Repetitorium anatomicum

von

Prof. Dr. med. G. Broesike

Mit 73 zumeist mehrfarbigen Abbildungen im Text
und einer Tafel

Berlin und Leipzig 1919
Vereinigung wissenschaftlicher Verleger
Walter de Gruyter & Co.
vormals G. J. Göschen'sche Verlagshandlung :: J. Guttentag, Verlagsbuchhandlung :: Georg Reimer :: Karl J. Trübner :: Veit & Comp.

Druck von Metzger & Wittig in Leipzig.

Vorrede.

Das vorliegende kleine Werk erhebt in keiner Weise den Anspruch irgendein Lehrbuch der Anatomie zu ersetzen. Es soll auch nicht ein sogen. Grundriß der Anatomie sein, d. h. also einen Anfänger in das anatomische Studium einführen. Dies Büchlein ist im Gegenteil für Studenten bestimmt, welche sich bereits gewisse Kenntnisse in der Anatomie erworben haben und, kurz vor dem Examen stehend, noch einmal das ihnen bereits Bekannte schnell sich wieder ins Gedächtnis zurückrufen möchten. Derartige kleine Bücher existieren bereits. Indessen sind dieselben zum Teil überhaupt nicht von Fachleuten geschrieben, zum Teil enthalten sie zahlreiche Fehler, zum Teil ist in ihnen das Wichtige und das Unwichtige nicht genügend auseinandergehalten. Unter dem „Wichtigen" verstehe ich in diesem Falle: 1. diejenigen anatomischen Kenntnisse, welche ein Examinator von einem Prüflinge verständigerweise überhaupt verlangen kann; 2. aber auch diejenigen, welche der praktische Arzt in seinem Berufe notwendig hat. Mit einem in diesem Sinne geschriebenen Werke glaube ich den mannigfach an mich herangetretenen Wünschen meiner Schüler am besten entsprochen zu haben. Im übrigen möchte ich noch ganz besonders vor dem gedankenlosen Auswendiglernen desselben warnen. Wer aber über genügende anatomische Kentnisse verfügt und dies Buch unter gleichzeitiger Benutzung eines Atlas durcharbeitet, kann allerdings schon wegen der größeren Zeitersparnis davon erheblichen Nutzen haben. Abbildungen habe ich deswegen nur insoweit beigegeben, als sich dieselben nicht in allen Atlanten vorfinden.

Für die vortreffliche Ausführung der Zeichnungen bin ich Fräulein Erna Naumann-Berlin zu großem Danke verpflichtet. Die Schönheit der Originalzeichnungen ist allerdings durch die kriegsmäßige Herstellung des Buches hie und da etwas beeinträchtigt worden.

Berlin-Halensee, im August 1919.

Professor Dr. G. Broesike.

Inhaltsverzeichnis.

Erster Teil.

Knochen-, Bänder- und Muskellehre.

Zweiter Teil.

Eingeweide und Sinnesorgane.

Dritter Teil.

Gefäß- und Nervenlehre.

Verzeichnis der Abbildungen.

Abkürzungen.

A.	Arteria
a.	arteriae (gen.)
Aa.	Arteriae (plur.)
ant.	anterior
Artic.	Articulatio
B. N. A.	Baseler nomina anatomica
bzw.	beziehungsweise
Cart.	Cartilago
Cartt.	Cartilagines
cf.	conferatur
Comm.	Commissura
comm.	communis
Corp.	Corpus
Corpp.	Corpora
dext.	dexter, dextra
dig.	digiti
digg.	digitorum
Fiss.	Fissura
For.	Foramen
Forr.	Foramina
Gl.	Glandula, Glandulae
Inc.	Incisura
Incc.	Incisurae
inf.	inferior
Lam.	Lamina
Lig.	Ligamentum
Ligg.	Ligamenta
lig.	ligamenti (gen.)
M.	Musculus
m.	musculi (gen.)
Mm.	Musculi (plur.)
N.	Nervus
n.	nervi (gen.)
Nn.	Nervi (plur.)
oss.	ossis, ossium
post.	posterior
Proc.	Processus
proc.	processus (gen.)
Procc.	Processus (plur.)
prof.	profundus
Protub.	Protuberantia
R.	Ramus
r.	rami (gen.)
Rr.	Rami (plur.)
s.	sive
sin.	sinister, sinistra
sogen.	sogenannt
s. o.	siehe oben
sup.	superior
superfic.	superficialis.
s. w. u.	siehe weiter unten
Tuberc.	Tuberculum
Tuber.	Tuberositas
vgl.	vergleiche
V.	Vena
v.	venae (gen.)
Vv.	Venae (plur.).

Erster Teil.

Knochen-, Bänder- und Muskellehre.

I. Die Wirbelsäule, ihre Bänder und Muskeln.

A. Die Wirbelsäule.

Die Wirbelsäule, *Columna vertebralis,* besteht aus einer Anzahl von knöchernen Segmenten, den Wirbeln, *Vertebrae,* von denen man die beiden obersten (*Atlas* und *Epistropheus*) wegen ihrer größeren Beweglichkeit um die Längsachse der Wirbelsäule auch als Drehwirbel, die übrigen als Beugewirbel bezeichnet. Die Wirbel teilt man ein in: 1. die 7 Halswirbel, *Vertebrae cervicales*; 2. die 12 Brustwirbel, *Vertebrae thoracales*; 3. die 5 Lendenwirbel, *Vertebrae lumbales*; 4. die 5 Kreuzbeinwirbel, *Vertebrae sacrales*; 5. die 4 bis 5 Steißbeinwirbel, *Vertebrae coccygeae.* Die 24 oberen (weil durch Bandmassen verbunden) werden als wahre Wirbel, *Vertebrae verae,* die 9—10 unteren (weil knöchern verwachsen) als falsche Wirbel, *Vertebrae spuriae,* bezeichnet. Die letzteren werden erst beim Becken näher beschrieben werden.

Die Krümmungen der Wirbelsäule sind: 1. die Halskrümmung (nach vorn konvex); 2. die Brustkrümmung (nach vorn konkav); 3. die Lendenkrümmung (nach vorn konvex); 4. die Kreuzbeinkrümmung (nach vorn konkav). Beim Neugeborenen bildet die ganze Wirbelsäule noch eine gerade Linie, die Krümmungen entwickeln sich erst später. Zwischen dem V. Lendenwirbel und dem Kreuzbein ein querer Vorsprung, *Promontorium* (gynäkologisch wichtig). Hinten, zu beiden Seiten der Dornfortsätze, die tiefen longitudinalen Rückenfurchen, *Sulci dorsales,* für die Streckmuskeln des Rückens.

a) Allgemeines über die wahren Wirbel.

Im allgemeinen nehmen die letzteren von oben nach unten an Masse zu, nur die mittleren Brustwirbel sind etwas schmäler. Jeder wahre Wirbel besteht aus dem dickeren vorderen Wirbelkörper, *Corpus vertebrae,* und dem schlankeren hinteren Wirbelbogen, *Arcus vertebrae,* welche das Wirbelloch, *Foramen vertebrale* (für das Rückenmark und seine Häute) umschließen. An jedem Wirbelbogen unterscheidet man: 1. den Wirbelhals, *Radix arcus vertebrae*; 2. die Seitenteile, *Massae laterales* und 3. den hinteren Bogenabschnitt, *Pars posterior.*

Am Wirbelhals oben und unten (vor den Gelenkfortsätzen) je ein Einschnitt, *Incisura vertebralis superior* und *inferior*, zwischen denen bei benachbarten Wirbeln das *For. intervertebrale* (zum Durchtritt für die Nn. spinales, sowie kleine Arterien und Venen) gelegen ist.

Am Seitenteil jederseits nach lateralwärts der Querfortsatz, *Processus transversus,* nach oben die beiden oberen Gelenkfortsätze, *Procc. articulares superiores,* nach unten die beiden unteren Gelenkfortsätze, *Procc. articulares inferiores.*

Am hinteren Bogenabschnitt ragt nach hinten der Dorn oder Dornfortsatz, *Spina* s. *Processus spinosus,* hervor.

b) Spezielles über die Halswirbel.

Das For. vertebrale ist relativ groß. Besonders charakteristisch ist für die Halswirbel der durchbohrte Querfortsatz, so daß der letztere mit zwei Wurzeln zu entspringen scheint. In dem Loch, *For. transversarium*, befindet sich die *A. vertebralis* nebst Vene (letztere manchmal doppelt). Die vordere Wurzel wird als Rippenrudiment (*Proc. costarius*) betrachtet. Seitlich zwei Zacken, das *Tuberculum anterius* und *posterius.* Die Gelenkflächen der Procc. articulares stehen nach vorn bzw. hinten schräg geneigt. Die Dornen klein, vielfach gespalten. Der I., II. und VII. Halswirbel zeigen jedoch Besonderheiten.

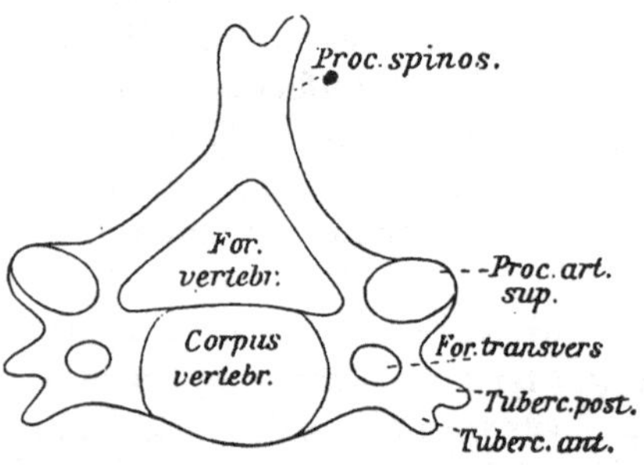

Fig. 1. Halswirbel, von oben.

Der I. Halswirbel, *Atlas,* besitzt keinen Körper, sondern besteht aus dem vorderen Bogen, *Arcus ant.*, dem hinteren Bogen, *Arcus post.,* und den Seitenteilen, *Massae laterales.* Am vorderen Bogen vorn in der Medianlinie das *Tuberc. ant.*, hinten die *Fovea dentis* für den Zahn des Epistropheus. Am hinteren Bogen hinten kein Dorn, dafür ebenfalls median gelegen das *Tuberc. posterius.* Gelenkfortsätze oben elliptisch und konkav, unten plan und rund. Die Inc. vertebralis sup. und inf. liegen hinter den Gelenkfortsätzen: die erstere bildet den sogen. *Sinus atlantis* für die *A. vertebralis*, welche von hier durch die Membrana atlanto-occipitalis post. in die Schädelhöhle zieht.

Der II. Halswirbel, *Epistropheus*, zeigt an der oberen Fläche den Zahnfortsatz, *Dens epistrophei*, mit *Caput*, *Collum* und *Apex dentis*. Am Caput vorn die Gelenkfläche für den vorderen Bogen des Atlas. Inc. vertebralis superior auch hier hinter dem Gelenkfortsatz gelegen. Querfortsatz klein, abwärts geneigt. Dorn ziemlich groß, gespalten.

Der VII. Halswirbel, *Vertebra prominens*, ist vor allem durch seinen an der Haut des Nackens deutlich fühl- und sogar sichtbaren langen Dorn ausgezeichnet (wichtig für das Abzählen der Wirbeldornen bei Lagebestimmungen am Rücken). Sein Querfortsatz zeigt meist kein For. transversarium.

c) Spezielles über die Brustwirbel.

Für die Brustwirbel sind besonders charakteristisch die beiden *Foveae costales*, kleine Gelenkflächen, je eine an der Grenze zwischen Körper und Bogen, und je eine zweite an der Spitze des Querfortsatzes. Die erste ist für das Rippenköpfchen, die zweite für den Rippenhöcker bestimmt. Da sich aber die Rippenköpfchen zwischen je zwei benachbarte Wirbelkörper einschieben, so ist an jedem von den letzteren immer eine obere halbe und eine untere halbe Gelenkfacette vorhanden, mit Ausnahme des I., XI. und XII. Brustwirbels, welche oben je eine ganze, unten (mit Ausnahme des I.) gar keine Fovea costalis besitzen. Der I. Brustwirbel hat nämlich nicht allein oben eine ganze, sondern auch unten noch eine halbe, der X. sogar nur oben eine halbe Gelenkfacette. Die Querfortsätze besitzen hinten an der Spitze Höcker (die Muskeltuberositäten). Die Gelenkfortsätze stehen mit ihren Gelenkflächen frontal. Die Dornen sind stark abwärts geneigt, unten sogar sich dachziegelförmig deckend.

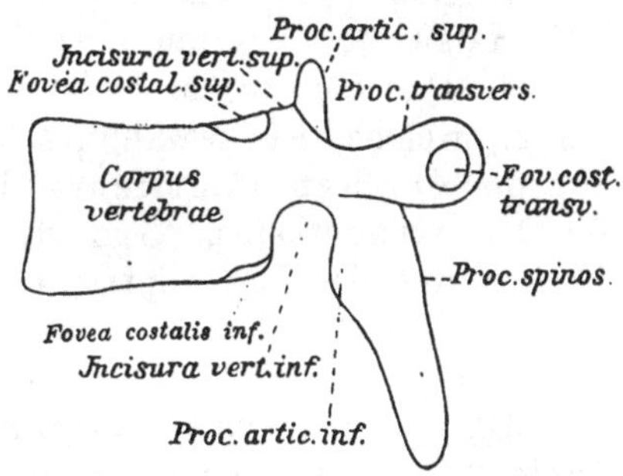

Fig. 2. Brustwirbel; von der Seite.

d) Spezielles über die Lendenwirbel.

Kein durchbohrter Querfortsatz, keine Foveae costales. Beträchtliche Größe. Die Gelenkfortsätze stehen mit ihren Flächen in der Sagittalebene. Am oberen Gelenkfortsatz meistens der *Proc. mamillaris*, an der Wurzel des Querfortsatzes der *Proc. accessorius* (beide für Muskelinsertionen bestimmt).

B. Die Gelenke und Bänder der Wirbelsäule.

1. Die Zwischenwirbelscheiben, *Fibro-cartilagines intervertebrales* sind wirklich faserknorpelige Scheiben zwischen den Wirbelkörpern. In der Mitte sind sie mehr gallertig (*Nucleus pulposus*).

2. Die Wirbelgelenke, *Articulationes vertebrarum,* sind wahre Gelenke (Amphiarthrosen) zwischen den benachbarten Gelenkfortsätzen.

3. Das *Lig. longitudinale anterius* verläuft an der Vorderfläche der Wirbelkörper vom Atlas bis zur Mitte des Kreuzbeins.

4. Das *Lig. longitudinale posterius* zieht an der Hinterfläche der Wirbelkörper vom Epistropheus bis zum Kreuzbein nach abwärts.

5. Die *Ligg. intertransversaria* zwischen benachbarten Querfortsätzen sind unbeständig.

6. Die *Ligg. interspinalia* liegen zwischen benachbarten Dornfortsätzen.

7. Das *Lig. supraspinale* verläuft längs der Dornspitzen vom VII. Halswirbel bis zum Kreuzbeinkamm abwärts.

8. Das *Lig. nuchae* bildet einen Ersatz für die Dornen der Halswirbel, welche, wie erwähnt, sehr kurz sind, ist dreiseitig und zieht von den Dornen sämtlicher Halswirbel zur Crista occipit. ext. des Hinterhauptbeins. Sein etwas verdickter hinterer Rand kann als Fortsetzung des Lig. supraspinale angesehen werden.

9. Die *Ligg. flava* (dunkelgelb, elastisch) füllen die Lücken zwischen den hinteren Abschnitten der Wirbelbogen aus.

10. Die *Artic. atlanto-occipitalis* (zwischen den Gelenkfortsätzen des Occiput und Atlas) hat ellipsoide Gelenkflächen. Als Verstärkungsband zwischen dem vorderen Atlasbogen und dem vorderen Rand des For. magnum fungiert die derbe, starke *Membrana atlanto-occipitalis anterior,* ebenso zwischen dem hinteren Atlasbogen und dem hinteren Rande des For. magnum die *Membrana atlanto-occipitalis posterior,* mehr schlaff; die letztere wird von der *A.* und *V. vertebralis* und dem *N. suboccipitalis* durchbohrt.

11. Das Zahngelenk, *Artic. atlanto-odontoidea,* ist ein Radgelenk, *Trochoides*, welches durch das hinter dem Zahn gelegene *Lig. cruciatum* in seiner Lage gehalten wird. An dem letzteren wird ein oberer Schenkel, *Appendix sup.*, ein unterer, *Appendix inf.*, und ein querer, *Lig. transversum,* unterschieden. Vom Kopf des Zahnes ziehen das mittlere *Lig. apicis* und die seitlichen *Ligg. alaria* zum vorderen Rande des For. magnum nach aufwärts. Hinten wird das Lig. cruciatum noch von dem *Lig. latum epistrophei* bedeckt, welches nach abwärts in das Lig. longitudinale post. der Wirbelsäule übergeht.

12. Die *Artic. atlanto-epistrophica lateralis* (zwischen den Gelenkfortsätzen des Atlas und Epistropheus) soll eine Art Kegelgelenk sein.

Die Bewegungen der Wirbelsäule sind hauptsächlich: 1. die Beugung nach vorn und nach hinten (letztere alsdann über die Streckung hinaus); 2. die seitliche Beugung nach rechts oder links; 3. eine Torsionsbewegung, also Drehung nach rechts oder links um eine senkrechte Achse. Im Halsteile kann entsprechend der Stellung der Gelenkflächen (vgl. S. 2), am besten die Beugung nach vorn oder hinten, im Brustteile (vgl. S. 3) die Beugung nach links oder rechts, im Lendenteil dieselbe nach vorn oder hinten ausgeführt werden.

In der *Artic. atlanto-occipitalis* findet Nickbewegung und geringe seitliche Neigung des Kopfes statt (senkrecht zur kurzen oder langen Achse des Ellipsoides).

In der *Artic. atlanto-odontoidea* und den *Articc. atlanto-epistrophicae laterales* dreht sich der Atlas zugleich mit dem Schädel um eine Achse, welche in vertikaler Richtung durch den Zahn geht.

C. Die Rückenmuskeln.

Die Rückenmuskeln werden eingeteilt in: a) die oberflächlichen Rückenmuskeln, b) die tiefen langen Rückenmuskeln, c) die tiefen kurzen Rückenmuskeln.

a) Die oberflächlichen Rückenmuskeln.

Die sämtlichen Muskeln dieser Gruppe entspringen von Wirbeldornen und ziehen mehr oder weniger nach lateralwärts, mit Ausnahme des *M. teres major*, welchen man aber auch zu den Armmuskeln rechnen könnte, obschon er eigentlich nur eine besondere Portion des M. latissimus darstellt. Für die Ursprünge spielen die Zahlen 2 und 4 eine mnemotechnische Rolle.

1. Der *M. trapezius* entspringt vom medialen Teil der Linea nuchae sup., vom Lig. nuchae und den Dornen sämtlicher Brustwirbel. Die Ansatzlinie (genau entsprechend dem Ursprung des M. deltoideus) befindet sich am lateralen Drittel der Clavicula, am Acromion und überhaupt der ganzen Spina scapulae. Funktion: Im ganzen zieht er die Schulter medianwärts. Die oberen Fasern für sich allein heben dieselbe, die unteren ziehen sie nach abwärts.

2. Der *M. latissimus dorsi* entspringt von den Dornen der vier (auch 5—8) unteren Brustwirbel, sowie der sämtlichen Lenden- und Kreuzbeinwirbel, ferner von der Crista iliaca, endlich mit 4 Zacken von den 4 unteren Rippen. Ansatz an der Crista tuberculi minoris des Oberarmbeins. Funktion: Der erhobene Oberarm wird nach unten und hinten gezogen und kann auch einwärts gedreht werden.

Ist der Oberarm fixiert, z. B. beim Aufstützen auf eine Unterlage, so kann der Latissimus auch die 4 untersten Rippen heben und somit zur Inspiration beitragen.

3. Der *M. teres major* entspringt an der hinteren Fläche des unteren Schulterblattwinkels. Ansatz (mit dem vorigen Muskel vereint) an der Crista tuberculi minoris des Oberarmbeins. Funktion: Einwärtsroller und auch Herabzieher des Armes, falls der untere Schulterblattwinkel durch andere Muskeln fixiert ist.

4. Der *M. rhomboideus* (*minor* und *major*). Ursprung: Der *Rhomboideus minor* vom Lig. nuchae der 2 untersten Halswirbel, der *Rhomboideus major* von den Dornen der 4 obersten Brustwirbel. Ansatz: am medialen Rande der Scapula (von der Spina bis zum unteren Winkel). Funktion: Der Muskel zieht die Scapula (besonders den unteren Winkel) nach hinten, oben und medianwärts.

5. Der *M. serratus posterior superior* entspringt von den Dornen der 2 unteren Hals- und 2 oberen Brustwirbel. Er setzt sich fest an 4 Rippen (von der II. nach abwärts gerechnet). Funktion: Er hebt diese Rippen (also Inspirationsmuskel).

6. Der *M. serratus posterior inferior* entspringt von den Dornen der 2 untersten Brust- und 2 oberen Lendenwirbel. Ansatz: an den 4 untersten Rippen. Funktion: Zieht diese Rippen abwärts, ist also wahrscheinlich Expirationsmuskel.

b) Die tiefen langen Rückenmuskeln.

Dazu kann man drei Muskeln, nämlich: 1. den *M. splenius capitis et cervicis*; 2. den *M. extensor dorsi communis* (jetzt *M. sacro-spinalis* genannt) und 3. den *M. transverso-spinalis* rechnen.

1. *Der M. splenius.*

Der *M. splenius capitis* entspringt von den Dornen des III. Hals- bis III. Brustwirbels, der *M. splenis cervicis* von den drei nächtsfolgenden Dornen (IV.—VI. Brustwirbel). Der *Splenius capitis* inseriert dicht unterhalb der Linea nuchae sup., der *Splenius cervicis* an den Querfortsätzen der 3 obersten Halswirbel.[1] Funktion: Zieht den Kopf bzw. die obersten Halswirbel schräg rückwärts (Antagonist des Sterno-cleido-mastoideus).

2. *Der M. extensor dorsi.*

Der *M. extensor dorsi communis* (jetzt *M. sacro-spinalis* benannt) bildet eine lange komplizierte Muskelmasse, welche vom Kreuzbein bis zum Hinterhaupt reicht. Man teilt denselben in drei

[1] Für den Splenius kehrt also bei Ursprung und Ansatz immer die Zahl 3 wieder.

Portionen: *α*) den *M. ilio-costalis*; *β*) den *M. longissimus* und *γ*) den *M. spinalis.*

α) Der *M. ilio-costalis* entspringt von der Crista iliaca und der hinteren Fläche des Kreuzbeins gemeinsam mit dem Longissimus, zieht sich dann längs der Rippenwinkel (*Anguli costarum*) und hierauf längs der Halswirbelquerfortsätze bis etwa zum IV. Halswirbel hinauf. Während dieses Verlaufes gibt er den Rippenwinkeln Zacken ab, nimmt aber auch solche von ihnen auf. Man kann den Muskel in einen *Ilio-costalis lumborum, dorsi* und *cervicis* zerlegen.

β) Der *M. longissimus* entspringt unten gemeinsam mit dem Ilio-costalis von der Crista iliaca und dem Kreuzbein, nimmt dann aber auch noch akzessorische Ursprungsehnen von den 5 Lendendornen, sowie von den Querfortsätzen der Brustwirbel und oben der Halswirbel auf. Seine Insertionssehnen befestigen sich am Thorax nach Art einer Kornähre an je einer Rippe und einem Querfortsatz, oben an den Querfortsätzen der Halswirbel. Die obersten (*M. trachelo-mastoideus* s. *longissimus capitis*) erreichen die Pars mastoidea des Schläfenbeins. Man hat einen *M. longissimus dorsi, cervicis* und *capitis* unterschieden.

γ) Als *M. spinalis* bezeichnet man jeden Muskel, welcher von Wirbeldorn zu Wirbeldorn zieht, dabei aber mindestens einen Wirbel überspringt. Meist gibt es nur einen *M. spinalis dorsi*, welcher stets mit den akzessorischen Ursprungsehnen des Longissimus fest verwachsen ist. Selten ist ein *M. spinalis cervicis* vorhanden, noch seltener soll ein *Spinalis capitis* vorkommen.

3. *Der M. tranverso-spinalis.*

Der *M. transverso-spinalis* (Henle) ist eine Muskelmasse, welche die Sulci dorsales der Wirbelsäule (zwischen Dornen und Querfortsätzen) ausfüllt. Ihre Fasern verlaufen sämtlich schräg von unteren Querfortsätzen zu oberen Wirbeldornen; sie beginnen unten am Kreuzbein und enden oben am Dorn des Epistropheus. Man unterscheidet: *α*) die am tiefsten gelegene Schicht, die kurzen *Mm. rotatores* (Theile), welche von der Wurzel eines Querfortsatzes zur Wurzel des nächst höheren oder zweitnächst höheren Dornfortsatzes verlaufen; *β*) den *M. multifidus*, d. h. etwas längere Fasern, welche ebenso, aber mit Überspringung eines Wirbels von einem tieferen Querfortsatz zu einem höheren Dornfortsatz ziehen; endlich *γ*) die oberflächlichste Schicht, die *Mm. semispinales*, welche wie die letzteren beschaffen sind, jedoch mehrere Wirbel überspringen. Als *M. semispinalis capitis* (früher *M. complexus et biventer cervicis*) hat man noch einen starken, am Nacken gelegenen

Muskel bezeichnet, welcher von den Querfortsätzen oberer Brust- und unterer Halswirbel entspringt und sich am Occiput zwischen Linea nuchae sup. und inf. festsetzt. Funktion des *Transversospinalis* ist die seitliche Drehung der Wirbel gegen einander. Der *Semispinalis capitis* zieht den Kopf nach hinten.

c) Die tiefen kurzen Rücken- und Nackenmuskeln.

Die wichtigsten Muskeln dieser Gruppe sind die *Mm. levatores costarum*, welche vom Querfortsatz eines Wirbels zur nächsttieferen Rippe verlaufen (sind somit Rippenheber, also Inspiratoren). Die *Mm. interspinales* verbinden die Dornen, die *Mm. intertransversarii* die Querfortsätze je zweier benachbarter Wirbel (fehlen an den Brustwirbeln).

Funktion: Nähern die betr. Fortsätze einander.

Als kurze tiefe Nackenmuskeln werden die *Mm. recti* und *obliqui capitis* bezeichnet. Sie verlaufen:

1. *M. rectus cap. post. major*: Dorn des Epistropheus — Linea nuchae inferior.
2. *M. rectus cap. post. minor*: Tuberc. post. des Atlas — Linea nuchae inf.
3. *M. obliquus cap. superior*: Querfortsatz des Atlas — Linea nuchae inf.
4. *M. obliquus cap. inferior*: Dorn des Epistropheus — Querfortsatz des Atlas.
5. *M. rectus cap. lateralis*: Querfortsatz des Atlas — Proc. jugularis des Hinterhauptbeines.

Funktion: Der *Rectus lateralis* neigt den Kopf zur Seite, die *Recti postt.* und *Obliqui supp.* ziehen ihn hauptsächlich nach hinten. Der *Obliquus inf.* dreht den Atlas um den Zahn (seitliche Drehung des Kopfes).

Zwischen dem M. obliquus cap. sup. und dem M. rectus cap. post. major ist dicht oberhalb des Atlas in der Tiefe die *A.* und *V. vertebralis* sowie der *N. suboccipitalis* aufzufinden (vgl. S. 2 unten).

D. Die Fascien des Rückens.

1. Die *Fascia superficialis dorsi* überzieht dicht unter der Haut als derbe graue Bindegewebslage die freie Oberfläche des Trapezius und Latissimus.

2. Die *Fascia lumbo-dorsalis* (Fascia profunda dorsi) besteht aus zwei Lagen oder Blättern, welche an der Lendenwirbelsäule

den M. extensor dorsi communis zwischen sich fassen, sich jedoch lateral zu einem einzigen Blatte vereinigen, aus dem die Ursprungsehne des M. transversus abdominis hervorgeht (s. Fig. 3).

a) Das vordere Blatt, *Lamina anterior*, (auch als *Lig. lumbocostale* s. *ilio-costale* bezeichnet) füllt den Raum zwischen der Crista iliaca und der XII. Rippe aus. Medial ist dasselbe an die Querfortsätze der Lendenwirbel befestigt, lateral geht es in die Transversussehne über. Vor dem vorderen Blatt ist der Quadratus lumborum, hinter demselben der Extensor dorsi gelegen (s. Fig. 3).

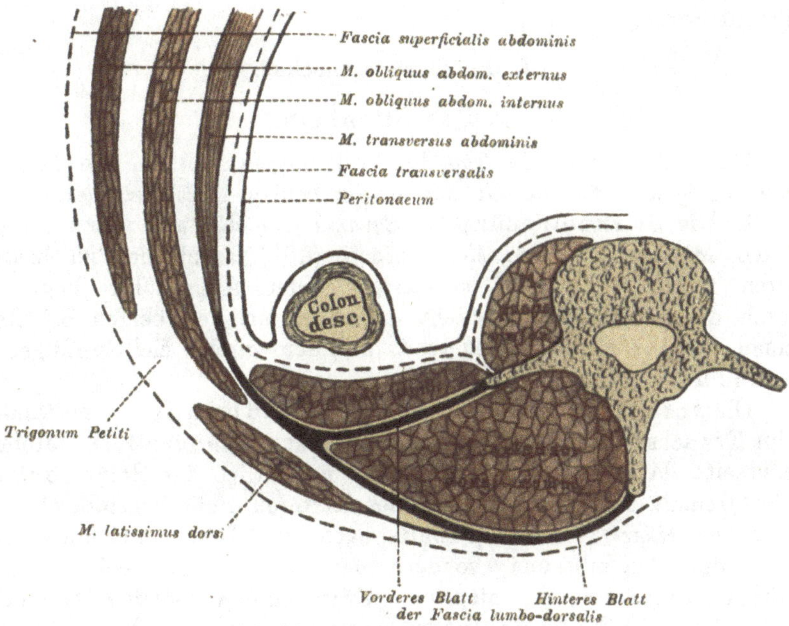

Fig. 3. Die Rückenfascien (schematisch). Horizontalschnitt durch die Lendenwirbelsäule.

b) Das hintere Blatt, *Lamina posterior*, liegt unter dem M. trapezius, rhomboideus und Latissimus auf der Oberfläche des Extensor dorsi comm.: es hüllt die beiden Mm. serrati postt. ein (daher auch *Fascia serrata* benannt) und verliert sich nach oben auf dem M. splenius, den es nur in dünner Lage bedeckt. Unten ist es mit der Latissimussehne untrennbar verschmolzen, medianwärts an die Wirbeldornen befestigt, lateralwärts geht es, wie das vordere Blatt, in die Transversussehne über (vgl. Fig. 3).

II. Schädel und Kiefergelenk.

Der Schädel, *Cranium*, besteht: 1) aus 8 Hirnschädelknochen, welche an das Gehirn bzw. seine Häute angrenzen; 2) aus 14 Gesichtschädelknochen, welche den Rest des Schädels bilden. Der oberste Teil des letzteren heißt Schädeldach, *Calvaria* (*Fornix cranii*), der untere Teil Schädelbasis, *Basis cranii*, deren innere Fläche wiederum *Basis cranii interna*, deren äußere Fläche *Basis cranii externa* genannt wird.

A. Die Schädelknochen.

1. Das Stirnbein.

Das Stirnbein, *Os frontale*, wird eingeteilt in: 1. die *Squama frontalis*; 2. die *Pars nasalis* und 3. die beiden *Partes orbitales*.

1. Die Stirnbeinschuppe, *Squama frontalis*, wird vorn unten in der Mitte durch den *Margo nasalis* (f. d. Nasenbeine), zu beiden Seiten durch den *Margo supraorbitalis* der Augenhöhle begrenzt. Durch die *Sutura coronalis* steht sie oben mit den beiden Scheitelbeinen, weiter abwärts jederseits mit dem großen Keilbeinflügel in Verbindung.

Die vordere Fläche, *Facies frontalis*, wird beim Foetus beständig, beim Erwachsenen mitunter durch eine Naht, *Sutura frontalis*, halbiert. Jederseits davon in der Mitte springt undeutlich der Stirnhöcker, *Tuber frontale*, hervor. Unterhalb des letzteren zieht bogenförmig der *Arcus superciliaris* von medianwärts nach lateralwärts, welcher jedoch nicht den Augenbrauen, sondern den dahinter gelegenen Stirnhöhlen, *Sinus frontales*, entspricht. Zwischen den medialen Enden der beiden Arcus ist die Stirnglatze, *Glabella*, gelegen. An dem unterhalb des Arcus befindlichen *Margo supraorbitalis* sieht man medial die *Inc. supraorbitalis* (für den N. supraorbitalis vom I. Ast des Trigeminus und die A. und V. supraorbitalis aus der Ophthalmica); mitunter noch weiter medial die flache *Inc. frontalis* (für Nebenzweige derselben Gefäße und Nerven). Lateral verbindet sich der Margo supraorbitalis mit dem Jochbein; dieser Teil desselben wird als *Proc. zygomaticus* bezeichnet. Von dem letzteren erstreckt sich nach oben die *Linea temporalis*, welche die obere Begrenzung der Ursprungsfläche des M. temporalis, des sogen. *Planum temporale*, bildet.

Die hintere Fläche, *Facies cerebralis*, zeigt in der Medianlinie unten eine Leiste, die *Crista frontalis*, welche sich nach oben in eine Furche, *Sulcus sagittalis*, spaltet. Leiste und Ränder der Furche sind für die Falx major der Dura bestimmt, in der Furche selbst ist der Sinus sagitt. sup. gelegen. Am unteren Ende der Furche liegt das *For. coecum*, welches ein sog. Emissarium d. h. eine Venenverbindung zwischen diesem Sinus und den Venen der Nasenhöhle aufnimmt. Zu beiden Seiten des Sulcus sagitt. zahlreiche wenig ausgeprägte *Impressiones digitatae* und *Juga cerebralia* für die Windungen und Furchen des Großhirns; zwischen denselben mitunter noch *Foveolae granulares*, welche von den Pacchioni'schen Granulationen (Arachnoidealzotten) der Dura mater herrühren. Zwei vertikale Gefäßfurchen dicht neben der Crista frontalis entsprechen jederseits der *A. meningea ant.* (aus der A. ethmoidalis ant.), alle übrigen stammen von der *A. meningea media* (aus der A. maxillaris int.)[1].

2. Die Augenhöhlenteile, *Partes orbitales*, vierseitig, sind begrenzt vorn durch den *Margo supraorbitalis*, lateral durch den *Margo zygomaticus* (für das Jochbein und den großen Keilbeinflügel), hinten durch den *Margo sphenoidalis* (für den kleinen Keilbeinflügel), medial durch den *Margo ethmo-lacrimalis* (für das Tränenbein und die Lam. papyracea des Siebbeins). In der Naht zwischen Siebbein und Stirnbein sind hier zwei kleine Löcher, das *For. ethmoidale ant.* für die A. und V. ethmoidalis ant. (aus der Ophthalmica) und den N. ethmoidalis ant. (aus dem Naso-ciliaris vom I. Trigeminusast) und das *For. ethmoidale post.* (ebenfalls für die gleichnamigen Gefäße und Nerven) gelegen.

Die obere Fläche, *Facies cerebralis*, besitzt nur *Impressiones* und *Juga* für die Gyri und Sulci orbitales des Stirnlappens.

Die untere Fläche, *Facies orbitalis*, zeigt medial die kleine *Fovea trochlearis* (für die Sehne des Obliquus oculi sup.), neben welcher mitunter eine kleine *Spina trochlearis* zum Ansatz für die Rolle (*Trochlea*) vorhanden ist, über welche diese Sehne gleitet. Lateral (an der unteren Fläche des Proc. zygomaticus) liegt die *Fossa glandulae lacrimalis*, in welche die Tränendrüse eingelagert ist.

3. Der Nasenteil, *Pars nasalis*, bildet nach Henle ein Hufeisen, welches zwischen den beiden Partes orbitales gelegen ist. Die Concavität desselben heißt *Inc. ethmoidalis* und umschließt die Lamina cribrosa des Siebbeins. Das Mittelstück des Hufeisens bildet die *Spina frontalis*, an welche sich vorn die Nasenbeine, hinten die Lam. perpendicularis des Siebbeins anlagern. Die beiden Enden des Hufeisens zeigen vorn jederseits neben dem median liegenden *Septum* den Eingang zu den Stirnhöhlen, *Sinus frontales*; hinten legen sich dieselben wie ein Deckel auf die offenen Siebbeinzellen (*Cellulae ethmoidales*), welche dadurch von oben her geschlossen werden.

2. Das Scheitelbein.

Die beiden Scheitelbeine, *Ossa parietalia*, sind vierseitig und zeigen demzufolge 4 Ränder, 4 Winkel und zwei Flächen.

Der vordere Rand, *Margo frontalis*, bildet mit dem Stirnbein

[1] Die Arterien sind (mit wenigen Ausnahmen) von doppelten Venen begleitet, was nicht immer besonders erwähnt werden wird.

die *Sutura coronalis*, der obere Rand, *Margo sagittalis*, mit dem anderen Scheitelbein die *Sutura sagittalis*, der hintere Rand, *Margo occipitalis*, mit dem Occiput die *Sutura lambdoidea*, der untere Rand, *Margo squamosus*, mit dem großen Keilbeinflügel und der Schläfenschuppe die Schuppennaht, *Sutura squamosa*.

Die vier Winkel sind dadurch ausgezeichnet, daß an jedem beim Embryo und noch im ersten Lebensjahre eine durch Bindegewebe verschlossene Lücke zwischen den Knochen (Fontanelle) vorhanden ist. Am vorderen oberen Winkel ist die große, viereckige oder Stirnfontanelle, *Fonticulus frontalis*, am hinteren oberen die kleine, dreiseitige oder Hinterhauptfontanelle, *Fonticulus occipitalis*, am vorderen unteren die vordere Seiten- oder Keilbeinfontanelle, *Fonticulus sphenoidalis*, am hinteren unteren die hintere Seiten- oder Warzenfontanelle, *Fonticulus mastoideus*, gelegen. Die beiden letzteren pflegen jedoch bald nach der Geburt zu verknöchern.

Die äußere Fläche, *Facies parietalis*, zeigt in der Mitte den Scheitelhöcker, *Tuber parietale*, über welchen bogenförmig die Schläfenlinie, *Linea temporalis* (manchmal doppelt), hinwegzieht, indem sie die obere Grenze des *Planum temporale* (der Ursprungsfläche des M. temporalis) begrenzt. Nahe dem oberen Rande ist das Scheitelbein durch das *For. parietale* (für ein Emissarium zwischen dem Sinus sagittalis sup. und den Außenvenen) durchbohrt.

Die innere Fläche, *Facies cerebralis*, zeigt außer verschiedenen *Impressiones digitatae* und *Juga cerebralia* (für das Großhirn) längs des oberen Randes den *Sulcus sagittalis* für den Sinus sagitt. sup. bzw. die Falx major der Dura mater, neben dem sich die meisten *Foveolae granulares* (s. S. 11) finden. Die schönen baumförmig verästelten *Sulci arteriosi* rühren von der *A. meningea media* (aus der Maxillaris int.) her. Meist pflegen sie am vorderen unteren Winkel einzustrahlen, woran der letztere leicht kenntlich ist.

3. Das Hinterhauptbein.

Das Hinterhauptbein, *Os occipitale* (*Occiput*), ist in 4 Teile zu zerlegen, welche noch beim Neugeborenen durch Knorpelmasse deutlich getrennt sind. Diese 4 Teile umschließen eine große ovale Öffnung, das Hinterhauptsloch, *For. occipitale magnum*, durch welches folgende wichtige Organe hindurchtreten: a) die *Medulla oblongata*; b) die beiden *Aa. vertebrales* (aus der Rückenmarks- in die Schädelhöhle); c) die beiden *Nn. accessorii* (ebenso von unten nach oben). Außer diesen wichtigen Organen ziehen noch verschiedene unregelmäßige Venen, sowie die beiden *Aa. spinales antt.* und *spinales postt.* (Äste der Aa. vertebrales) aus der Schädelhöhle in die Rückenmarkshöhle hinein. Die Spinales antt. verlaufen dann vereinigt an der Vorderfläche, die

Spinale postt. getrennt an der Hinterfläche des Rückenmarkes nach abwärts. Die vier Teile des Occipitale sind nun folgende:

1. Der Grundteil, *Pars basilaris*, ist vor dem For. magnum gelegen und zeigt 5 Flächen, von denen die vordere rauh und mit dem Keilbein verwachsen ist. Die obere Fläche bildet zusammen mit der Sattellehne des Keilbeines den *Clivus* (*Blumenbachi*), welcher zur Auflagerung für die Medulla oblongata und die Varolsbrücke dient. Die beiden Seitenflächen sind mit der Schläfenbeinpyramide durch die mit fibrösen Massen ausgefüllte *Fissura petro-basilaris* (petro-occipitalis) verbunden. Die untere Fläche zeigt in der Mitte das *Tuberculum pharyngeum* für den Ansatz des obersten Schlundkopfschnürers (M. cephalo-pharyngeus), zu beiden Seiten je zwei transversale Leisten für den Ansatz des M. longus capitis und rectus cap. anterior.

2. Die beiden Seitenteile, *Partes laterales* (zu beiden Seiten des For. magnum gelegen) sind an der unteren Fläche durch die Gelenkfortsätze für den Atlas, *Condyli occipitales*, ausgezeichnet. Hinter den letzteren je eine Grube, *Fossa condyloidea*, in deren Tiefe mitunter die Öffnung für das *Emissarium condyloideum* zu sehen ist, welches die V. jugularis int. mit den Nackenvenen verbindet. Oben findet sich an den Seitenteilen das *Tuberc. jugulare*, hinter demselben eine quere Furche für den IX., X. und XI. Hirnnerven (N. glosso-pharyngeus, vagus und accessorius). Unterhalb des Tuberculum werden die Partes laterales von dem *Canalis hypoglossi* (für den XII. Hirnnerven) schräg durchbohrt. Der hintere laterale Teil der Seitenteile heißt *Proc. jugularis*: er besitzt vorn die *Incis. jugularis*, welche das *For. jugulare* bilden hilft. Durch letzteres Loch treten in einem vorderen Fach die drei eben genannten Hirnnerven (IX., X. und XI.), in einem hinteren die V. jugularis int. nach außen. Die unebene untere Fläche des Proc. jugularis wird vom Ansatz des *M. rectus cap. lateralis* eingenommen.

3. Die Schuppe, *Squama occipitalis*, liegt hinter dem For. magnum und ist dreiseitig. Die Basis befindet sich unten, die Spitze oben. Jeder Seitenrand steht oben mit dem Scheitelbein (*Margo lambdoideus*), unten mit dem Warzenteil des Schläfenbeins (*Margo mastoideus*) in Verbindung. In der Naht zwischen Schuppe und Pars mastoidea ist manchmal das *For. mastoideum* (für ein Emissarium und den R. meningeus der A. occipitalis) vorhanden.

Die hintere Fläche der Schuppe zeigt in der Mitte die *Protuberantia occip. externa*, von welcher sich die *Crista occip. externa* (für das Lig. nuchae) nach abwärts erstreckt. Von der Protuberanz verläuft bogenförmig lateralwärts die *Linea nuchae superior*; ihr parallel, etwas tiefer gelegen, die *Linea nuchae inferior*. An der ersteren sind der M. sterno-cleido-mastoideus, trapezius sowie der M. occipitalis befestigt, an der letzteren die kurzen tiefen Nackenmuskeln (Mm. recti und obliquus cap. sup.), zwischen beiden Linien alle übrigen Muskeln, welche das Hinterhaupt erreichen.

Die vordere Schuppenfläche zeigt die *Eminentia cruciata*, in deren Mitte die *Protub. occipitalis interna* sich befindet. Der quere Schenkel der Eminentia cruciata bildet jederseits den *Sulcus transversus* zur Aufnahme des Sinus transversus und Anheftung des Tentorium, der obere den *Sulcus sagittalis* zur Aufnahme für den Sinus sagittalis sup. und Anheftung der Falx major, der untere die *Crista occip. interna* zur Anheftung für die Falx minor der Dura mater. Von den durch die Eminentia begrenzten 4 Gruben werden die oberen als *Fossae occipitales superiores* (für die Hinterhauptlappen des Großhirns), die unteren als *Fossae occipitales inferiores* (für die Kleinhirnhemisphären) bezeichnet.

4. Das Schläfenbein.

Das Schläfenbein, *Os temporale*, paarig, wird in drei Abschnitte, nämlich: 1. die Schläfenschuppe, *Squama temporalis*; 2. den Warzenteil, *Pars mastoidea* und 3. die Pyramide, *Pyramis*, eingeteilt.

Die Pyramide ist vierkantig, mit der Basis lateralwärts, der Spitze medianwärts gerichtet und besteht beim Foetus deutlich aus zwei Abschnitten, nämlich a) dem Felsenteil, *Pars petrosa*, und b) dem Paukenteil, *Pars tympanica*, welcher noch beim Neugeborenen die Form eines oben offenen Ringes hat und hier demzufolge *Annulus tympanicus* benannt wird. Beim Erwachsenen bildet die Pars tympanica die vordere und untere Wand des Gehörganges: sie ist hier nicht mehr scharf von der Pars petrosa abzugrenzen.

1. Die Squama temporalis grenzt mit dem vorderen Rande, *Margo sphenoidalis*, an den großen Keilbeinflügel, mit dem zugeschärften oberen Rande, *Margo parietalis*, an das Scheitelbein (*Sutura squamosa*) und ist hinten durch die *Inc. parietalis* von der Pars mastoidea getrennt. Der untere Rand derselben ist vorn mit dem Felsenteil durch die vielfach undeutliche *Fissura petro-squamosa*, hinten ohne scharfe Grenze mit der Pars mastoidea verbunden.

Die äußere Fläche, *Facies temporalis*, zeigt, dicht vor dem Gehörgang beginnend, den vertikalen *Sulcus a. temporalis mediae*, vorn unten den *Proc. zygomaticus*, zwischen dessen beiden Wurzeln die *Fossa mandibularis* für den Gelenkkopf des Unterkiefers gelegen ist. Die vor dieser Grube gelegene Wurzel ist zum *Tuberculum articulare* verdickt. Nach vorn stößt der Proc. zygomaticus mit dem Proc. temporalis des Jochbeins zusammen, um mit dem letzteren den Jochbogen, *Arcus zygomaticus*, zu bilden. Im übrigen werden an dieser Fläche durch die *Crista infratemporalis* das *Planum temporale* und *infratemporale* von einander geschieden. Die innere Fläche der Schuppe zeigt außer *Impressiones digitatae* und *Juga cerebralia* noch Gefäßfurchen für die *A. meningea media* (aus der Maxillaris interna).

2. Die Pars mastoidea hat ihren Namen daher, weil sich an derselben der *Proc. mastoideus* befindet, an dem sich der M. sterno-cleidomastoideus ansetzt und welcher die *Cellulae mastoideae* des Mittelohrs enthält. Zwischen dem Proc. mastoideus und dem äußeren Gehörgang ist eine Art Spalte, *Fiss. tympano-mastoidea,* sichtbar, aus welcher der *R. auricularis n. vagi* hervortritt, um zum Gehörgang zu verlaufen. Der vordere Rand der Pars mastoidea ist mit der Schuppe und Pyramide verwachsen, der obere grenzt an das Scheitelbein und der hintere an das Hinterhauptbein. Zwischen dem letzteren Knochen und der Pars mastoidea ist das bereits S. 13 erwähnte *For. mastoideum* gelegen. Medial von der Spitze des Proc. mastoideus wäre noch die *Inc. mastoidea* s. *digastrica* für den M. digastricus mandibulae, noch weiter medial, der letzteren parallel, die Furche für die A. occipitalis zu erwähnen. Die Innenfläche der Pars mastoidea endlich ist mit einer tiefen Furche, *Sulcus sigmoideus,* für den gleichnamigen Sinus versehen.

3. An der Pyramide unterscheidet man am besten die Basis, 4 Kanten und 4 Flächen[1].

Von der Basis liegt ein Teil in Gestalt der äußeren Gehöröffnung, *Porus acusticus externus*, frei: dieser führt in den äußeren Gehörgang, *Meatus acusticus externus,* hinein. Die vordere und untere Wand des letzteren entsprechen der schon erwähnten *Pars tympanica*: dagegen wird der Porus oben (an der sogen. *Incis. Rivini*) von der Schuppe begrenzt.

Die 4 Kanten werden (nicht ganz korrekt) jetzt als *Anguli* bezeichnet. Die obere Kante ist mit einer Längsfurche, dem *Sulcus petrosus superior*, für den gleichnamigen Sinus versehen. Die untere Kante stellt die in der Anmerkung erwähnte *Crista petrosa* dar. Die vordere Kante bildet an ihrem medialen Abschnitt mit dem großen Keilbeinflügel das zerrissene Loch, *Foramen lacerum* (auch als *Fiss. spheno-petrosa* bezeichnet), durch welches: a) medial die *Carotis interna*; b) lateral die *Tuba auditiva* und der *M. tensor tympani* und c) oberhalb derselben der *N. petrosus superficialis major* und *minor* hindurchtreten. Der laterale Abschnitt dieser Kante ist mit der Schuppe durch die meist undeutliche *Fiss. petro-squamosa* (s. S. 14) verbunden. Die hintere Kante ist in ihrem medialen Abschnitt mit einer Längsrinne, dem *Sulcus petrosus inferior* (für den gleichnamigen Sinus) versehen. Mit ihrem lateralen Abschnitt begrenzt sie das bereits S. 13 erwähnte *For. jugulare,* welches ein vorderes Fach zum Durchtritt für den

[1] Die neue Nomenclatur unterscheidet nur drei Flächen, indem sie die unten gelegene *Crista petrosa* nicht als Pyramidenkante betrachtet.

IX., X. und XI. Hirnnerven, ein **hinteres** zum Durchtritt für die V. jugularis int. besitzt.

Die vordere obere Fläche der Pyramide zeigt an der Spitze die seichte *Impressio trigemini*, welche von dem hier gelegenen Ganglion semilunare s. Gasseri herrührt. Lateral davon sind zwei schräge Furchen, die mediale für den *N. petrosus superficialis major*, die laterale für den *N. petrosus superficialis minor*[1] wahrzunehmen. Noch weiter lateral und etwas nach hinten (nahe der oberen Kante) springt ein starker Höcker, die *Eminentia arcuata*, hervor, welche durch den

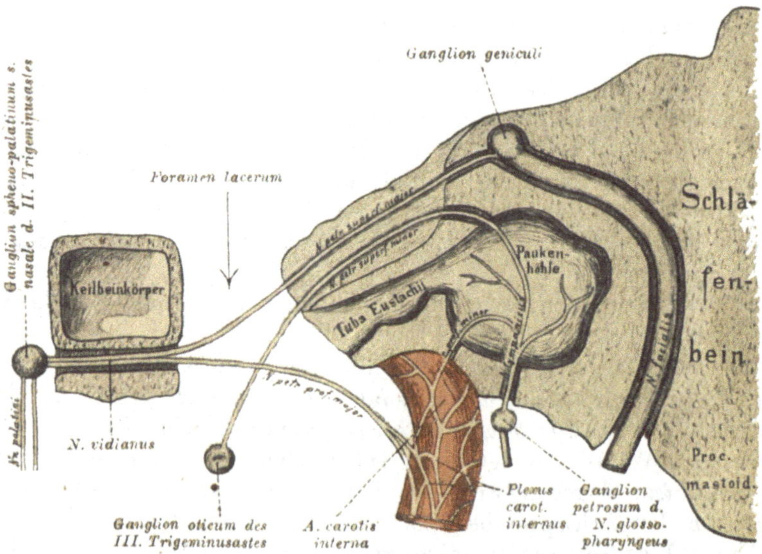

Fig. 4. Schematische Übersicht über die Nn. petrosi. Längsdurchschnitt durch die Schläfenbeinpyramide.

oberen Bogengang des Labyrinthes verursacht ist. Die etwas durchscheinende Stelle lateralwärts und nach vorn von der Eminentia bildet das wichtige *Tegmen tympani*, die Decke der Paukenhöhle, nach deren Eröffnung die Gehörknöchelchen (am höchsten der Hammerkopf) vorliegen.

---

[1] Der *N. petrosus superfic. major.* kommt vom *Ganglion geniculi* des N. facialis (also aus dem Felsenbein), verläuft hierauf an der vorderen oberen Pyramidenfläche und dann durch das For. lacerum zum *Ganglion spheno-palatinum* des II. Trigeminusastes hin (vgl. Fig. 4). Der Nerv ist wichtig, weil er die Gaumenmuskeln versorgt. Der *N. petrosus superfic. minor* stammt vom *Ganglion petrosum* des N. glosso-pharyngeus, geht dann als *N. tympanicus* in die Paukenhöhle, hierauf an der vorderen oberen Pyramidenfläche und weiterhin durch das For. lacerum zum *Ganglion oticum* des III. Trigeminusastes hin (vgl. Fig. 4). Der Nerv ist wahrscheinlich Sekretionsnerv für die Ohrspeicheldrüse.

Die hintere obere Fläche der Pyramide zeigt zunächst die innere Gehöröffnung nebst Gehörgang, *Porus* bzw. *Meatus acusticus internus*, in welche der VII. und VIII. Hirnnerv (N. facialis und acusticus), ferner die A. und V. auditiva int. (aus der Basilaris) eintreten. Weiter hinten, unter einem überhängenden Knochenplättchen, ist die *Apertura externa aquaeductus vestibuli* gelegen, durch welche die lymphatische Flüssigkeit des Vestibulum labyrinthi mit den Lymphgefäßen der Dura communiziert. Zwischen Porus und Aquaeductus, aber nahe der oberen Kante, ist noch die *Fossa subarcuata* wahrzunehmen, welche sich beim Embryo bis unter den oberen Bogengang hineinschiebt. Noch beim Kinde ist dieselbe groß und enthält den Flocculus des Kleinhirns.

Die vordere untere Fläche der Pyramide besitzt ganz vorn an der Spitze das *For. caroticum internum*, dicht daneben einen kleinen Doppelkanal, *Canalis musculo-tubarius*, dessen unteres Fach für die Tuba auditiva, dessen oberes für den M. tensor tympani bestimmt ist. Mehr lateral, dicht hinter der Fossa mandibularis liegen alsdann noch zwei quere Spalten (getrennt durch den kleinen *Proc. inf. tegminis tympani*) nämlich: 1. die meist undeutliche *Fiss. petrosquamosa* und 2. die stets vorhandene *Fiss. petro-tympanica s. Glaseri*, aus welcher die Chorda tympani[1], sowie die A. und V. tympanica aus- und eintreten.

An der hinteren unteren Fläche der Pyramide fällt vor allem der *Sulcus jugularis* für die V. jugularis int. auf, welcher das For. jugulare bilden hilft. In seiner Mitte findet sich ein kleines Loch für den hier eintretenden *R. auricularis n. vagi* (vgl. S. 15). Neben dem Sulcus jugularis sieht man ganz vorn das *For. caroticum externum* (für die Carotis interna), dicht dahinter die dreieckige *Fossula petrosa*[2] (für das Ganglion petrosum des N. glossopharyngeus) noch weiter hinten (am ganzen Schädel nur in der Tiefe sichtbar) den schreibfederförmigen Eindruck der *Apertura aquaeductus cochleae*, welcher die lymphatische Flüssigkeit der Schnecke zu den Lymphräumen der Dura mater leitet. Lateral vom Sulcus jugularis sind noch der *Proc. styloideus* und neben demselben das *For. stylo-mastoideum* gelegen. Aus dem letzteren tritt der N. facialis heraus. Auch eine kleine A. u. V. stylo-mastoidea (aus der Auricularis post.) ziehen durch dieses Loch in das Gehörorgan hinein.

---

[1] Die *Chorda tympani* geht vom *N. facialis* zum *N. lingualis* des III. Trigeminusastes, indem sie dem letzteren Geschmacksfasern für die Zungenspitze und sekretorische Fasern für die Gl. submaxillaris und sublingualis zuführt.

[2] Von hier aus tritt durch die winzige *Apertura inferior canaliculi tympanici* der *N. tympanicus* in die Paukenhöhle nach aufwärts (s. Fig. 4).

5. Das Keil- oder Wespenbein.

Das Keilbein, *Os sphenoidale*, wird eingeteilt in: 1. das unpaare Mittelstück, den Körper, *Corpus*; 2. drei Paar Fortsätze, nämlich: a) die großen Keilbeinflügel, *Alae magnae*; b) die kleinen Keilbeinflügel, *Alae parvae*, und 3. die Gaumenflügel, *Procc. pterygoidei*.

1. Der Körper ist würfelförmig, seine hintere Fläche ist mit dem Hinterhauptbein verwachsen.

Seine obere Fläche ist vorn mit der Lamina cribrosa des Siebbeins durch eine Naht verbunden. An dieser Fläche ist zunächst als quere Furche vorn der *Sulcus chiasmatis* für die Sehnervenkreuzung zu nennen, welcher seitlich zum *For. opticum* führt. Der quere Saum vor dem Sulcus chiasmatis wird *Limbus sphenoidalis* genannt. Dicht hinter dem Sulcus chiasmatis ist das *Tuberculum sellae* und dicht hinter letzterem die tiefe *Sella turcica* (Türkensattel) für die Hypophysis cerebri. Die Sella wird hinten durch die Sattellehne, *Dorsum ephippii*, begrenzt. Sowohl an der letzteren wie am Tuberculum und am kleinen Keilbeinflügel können mitunter kleine Vorsprünge, *Procc. clinoidei*, vorhanden sein.

Die vordere Fläche des Körpers besitzt in der Medianlinie eine Leiste, *Crista sphenoidalis*, an welche sich die Lamina perpendicularis des Siebbeins anlegt. Zu beiden Seiten dieser Leiste sind die Eingangsöffnungen der Keilbeinhöhlen, *Aperturae sinuum sphenoidalium*, gelegen. Der laterale Teil dieser Fläche wird durch das Siebbeinlabyrinth bedeckt.

Die untere Fläche des Körpers besitzt das kielförmige *Rostrum sphenoidale*, an das sich nach vorn und unten der Vomer ansetzt. Lateral vom Rostrum sind in der Wand der Keilbeinhöhlen als besondere kleine, dreiseitige Knochenstückchen jederseits die *Conchae sphenoidales* (Ossicula Bertini) gelegen.

Die beiden Seitenflächen des Körpers sind nur zum Teil frei, im übrigen von den Fortsätzen eingenommen. Der freie Teil zeigt den **S**-förmig gekrümmten *Sulcus caroticus*, in den die Carotis interna eingelagert ist.

2. Die großen Keilbeinflügel entspringen am Körper mit drei Wurzeln: zwischen der vorderen und mittleren Wurzel ist das *For. rotundum* für den II. Ast des Trigeminus, zwischen der mittleren und hinteren das *For. ovale* für den III. Ast desselben Nerven gelegen. Nach hinten und lateralwärts vom For. ovale ist noch das kleine *For. spinosum* zu erwähnen, durch welches die A. meningea media und der N. spinosus (recurrens des III. Trigeminusastes) in die Schädelhöhle treten.

Von den Rändern der Ala magna bildet der vordere mit

dem kleinen Keilbeinflügel die *Fiss. orbitalis superior*, durch welche der III. Hirnnerv (*N. oculo-motorius*), der IV. (*N. trochlearis*), der erste Ast des V. (*N. trigeminus*), der VI. (*N. abducens*) und die *V. ophthalmica sup.* hindurchtreten. Der obere Rand legt sich an das Stirnbein bzw. Scheitelbein, der laterale an die Schläfenschuppe. Der hintere Rand der Ala magna bildet mit dem Schläfenbein das *Foramen lacerum*, durch welches: a) medial die *Carotis interna*, b) lateral die *Tuba auditiva* und der *M. tensor tympani*, c) auf den letzteren gelegen der *N. petrosus superficialis major* und *minor* hindurchtreten (betreffs dieser Nerven vgl. S. 16). An der Ecke zwischen dem lateralen und hinteren Rand des großen Keilbeinflügels ragt die *Spina angularis* (Winkeldorn) nach abwärts.

Von den beiden Flächen zeigt die innere, *Facies cerebralis*, außer einzelnen *Impressiones digitatae* (vom Schläfenlappen) noch die vom For. spinosum ausgehende Gefäßfurche für die *A meningea media*, welche sich bald in einen vorderen und hinteren Ast teilt. Die äußere Fläche wird durch eine kreuzförmige Erhabenheit in vier Felder geteilt, von denen eines, die *Facies orbitalis*, zur Augenhöhle, das zweite, *Facies temporalis*, zum Planum temporale, das dritte, *Facies infratemporalis*, zum Planum infratemporale gehört, das vierte, *Facies spheno-maxillaris*, in die Fiss spheno-maxillaris hineinsieht. Der große Keilbeinflügel bildet nämlich mit den Nachbarknochen zwei Spalten: 1. mit dem Oberkieferbein und Proc. pterygoideus die eben erwähnte *Fiss. spheno-maxillaris*, in welcher das *Ganglion spheno-palatinum* des II. Trigeminusastes gelegen ist und 2. mit dem Oberkieferbein und Jochbein die *Fiss. orbitalis inferior*, durch welche a) der *N. infraorbitalis* (vom II. Trigeminusast); b) die *A.* und *V. infraorbitalis* (aus der Maxillaris interna) und c) die *V. ophthalmica inferior*[1] hindurchtreten.

3. Die kleinen Keilbeinflügel, *Alae parvae*, dreiseitig, haben zwei Wurzeln, zwischen denen das *For. opticum* (für den II. Hirnnerven, *N. opticus*, und die *A. ophthalmica* aus der Carotis int.) gelegen ist. Der vordere Rand grenzt an die Pars orbitalis des Stirnbeins. Die laterale Ecke bildet den spitzen *Proc. ensiformis*, die hintere den *Proc. clinoideus anterior* (vgl. S. 18). Die obere Fläche grenzt ans Gehirn, die untere sieht in die Augenhöhle, deren Decke der kleine Flügel zum Teil bildet. Über die Fiss. orbitalis sup. ist oben nachzusehen.

4. Die abwärts ragenden Gaumenflügel, *Procc. pterygoidei*, entspringen ebenfalls mit zwei Wurzeln, zwischen denen der sagittal gelegene *Canalis pterygoideus* (*Vidianus*) verläuft, welcher für die gleich-

[1] Die *V. ophthalmica sup.* geht nicht hier, sondern durch die Fiss. orbitalis sup., die *V. ophthalmica inf.*, wie eben erwähnt, durch die Fiss. orbitalis inf. hindurch.

namigen Gefäße und Nerven[1] bestimmt ist. Jeder Proc. pterygoideus besteht aus einer *Lamina medialis* und *lateralis*, welche hinten durch die tiefe *Fossa pterygoidea* geschieden sind. Unten ist zwischen beiden Laminae noch als Einschnitt die *Fissura* s. *Incisura pterygoidea* für den Proc. pyramidalis des Gaumenbeins gelegen. Die vordere Fläche eines jeden Gaumenflügels zeigt noch den *Sulcus pterygo-palatinus*, welcher durch Anlagerung des Gaumenbeins und Oberkieferbeins zum *Canalis pterygopalatinus* geschlossen wird. In dem letzteren verlaufen die *Nn. palatini* s. *pterygo-palatini* (aus dem II. Ast des Trigeminus) und die gleichnamigen Blutgefäße (aus der Maxillaris int.) zum Gaumen hinab. Die Lamina medialis zeigt außerdem noch einige Besonderheiten, nämlich: a) in der Mitte des hinteren Randes den *Processus tubarius*, auf dem die Tuba auditiva ruht, b) unten den Haken, *Hamulus pterygoideus*, mit einem Einschnitt, *Incisura hamuli*, um welchen sich die Sehne des *M. tensor veli palatini* herumschlingt. Die medial oben befindliche kleine *Fossa scaphoidea* dient einem Teil dieses Muskels zum Ursprung.

6. Das Siebbein.

Das Siebbein, *Os ethmoidale*, ein unpaarer Knochen, hat seinen Namen von der siebförmig durchlöcherten *Lamina cribrosa*, welche, in die Inc. ethmoidalis des Stirnbeins eingepaßt, den Zweigen des I. Hirnnerven, *N. olfactorius*, zum Durchtritt dient. Der größte Teil dieses Knochens gehört jedoch zur Nasenhöhle. Zwischen der Lamina cribrosa und dem Stirnbein ist das *For. caecum* (für ein kleines Emissarium) gelegen. In der Medianlinie der Lam. cribrosa ragt die *Crista galli* nach aufwärts, an der sich das vordere Ende der großen Hirnsichel befestigt. Nach abwärts setzt sich die Crista galli in die *Lamina perpendicularis* fort, welche den obersten Teil der Nasenscheidewand bildet.

Von einem jeden der beiden Seitenränder der Lamina cribrosa hängt eine schwammige Masse, das Labyrinth, *Labyrinthus*, nach abwärts, welches die Siebbeinzellen, *Cellulae ethmoidales*, enthält. Man hat die letzteren in drei Gruppen, nämlich die vorderen, mittleren und hinteren Siebbeinzellen eingeteilt. Der größte Teil der lateralen Wand des Labyrinthes wird nun durch die pergamentähnliche *Lamina papyracea* eingenommen, welche zugleich in die Augenhöhle sieht. An der medialen Wand des Labyrinthes sind, durch einen Einschnitt getrennt, die *Concha superior* und *Concha inferior* des Siebbeins wahrzunehmen. Letztere bildet jedoch die mittlere

[1] Der *N. Vidianus* besteht aus dem *N. petrosus superficialis major* (vom Ganglion geniculi) und dem *N. petrosus profundus major* (vom carotischen Geflecht) und senkt sich vorn in das *Ganglion spheno-palatinum* s. *nasale* ein (vgl. Fig. 4).

Muschel der Nasenhöhle: die untere Nasenmuschel stellt dagegen ein besonderes Knochenstück dar. Von der mittleren Muschel wird endlich noch ein blasiger Vorsprung, *Bulla ethmoidalis*, bedeckt, in dessen Mitte ein Teil der Siebbeinzellen mündet.

Zwischen dem oberen Rand der Lamina papyracea und dem Stirnbein sind noch jederseits das *For. ethmoidale anterius* und *posterius* (für die gleichnamigen Nerven und Blutgefäße, vgl. S. 11) gelegen. Am unteren Rand des Labyrinthes endlich ragt der *Proc. uncinatus* nach hinten und abwärts. Die offenen Siebbeinzellen werden oben durch die Pars nasalis des Stirnbeins, vorn durch das Tränenbein, hinten durch die Vorderfläche des Keilbeinkörpers, unten durch das Oberkiefer- und Gaumenbein geschlossen.

7. Das Nasenbein.

Die beiden Nasenbeine, *Ossa nasalia*, sind vierseitig und bilden den obersten Teil des Nasenrückens. Der obere Rand eines jeden grenzt an den Margo nasalis des Stirnbeins, der mediale an das andere Nasenbein, der laterale an den Stirnfortsatz des Oberkieferbeines, der freie untere Rand bildet die vordere Nasenöffnung, *Apertura piriformis*.

8. Das Tränenbein.

Das Tränenbein, *Os lacrimale*, paarig, grenzt oben an das Stirnbein, hinten an die Lamina papyracea, vorn an den Stirnfortsatz und unten an den Körper des Oberkieferbeines. Die mediale Fläche bedeckt die vorderen Siebbeinzellen, die laterale zeigt die vertikale *Crista lacrimalis ant.*, welche nach abwärts in einen kleinen Vorsprung, *Hamulus lacrimalis*, ausläuft. Vor der Crista ist der *Sulcus lacrimalis* gelegen, welcher den Tränensack, *Saccus lacrimalis*, aufnimmt.

9. Das Oberkieferbein.

Das Oberkieferbein, *Maxilla* (Max. superior), paarig, besteht aus einem Mittelstück, dem Körper, *Corpus*, und vier Fortsätzen, nämlich: a) dem Stirnfortsatz, *Processus frontalis*; b) dem Jochfortsatz, *Proc. zygomaticus*; c) dem Zahnfortsatz, *Proc. alveolaris*, und d) dem Gaumenfortsatz, *Proc. palatinus*.

1. Von den 4 Flächen des Körpers ist die vordere (Gesichtsfläche) oben durch den *Margo infraorbitalis*, medial durch die *Apertura piriformis* deutlich begrenzt, während sie ohne scharfe Grenze lateralwärts in den *Proc. zygomaticus*, abwärts in den *Proc. alveolaris*, oben vorn in den *Proc. frontalis* übergeht. In der Mitte findet sich die *Fossa canina*, in welcher der M. caninus (levator anguli oris) entspringt. Oberhalb dieser Grube liegt das *For. infraorbitale*,

aus welchem der N. infraorbitalis (vom II. Trigeminusast) und die gleichnamigen Blutgefäße (aus der Maxillaris int.) zum Gesicht treten. Oberhalb des Foramen ist häufig noch eine *Sutura infraorbitalis* vorhanden.

Die obere Fläche, dreiseitig, sieht in die Augenhöhle. Sie wird vorn durch den *Margo infraorbitalis* begrenzt. Ihr medialer Rand grenzt an das Tränenbein und die Lam. papyracea des Siebbeins. Ihr lateraler Rand bildet mit dem großen Keilbeinflügel (vorn auch noch mit dem Jochbein) die *Fiss. orbitalis inferior*, durch welche die eben erwähnten Infraorbitalgefäße und der N. infraorbitalis in die Augenhöhle treten. Von dieser Fissur aus sieht man dann den für die letzteren Gefäße und Nerven bestimmten *Sulcus infraorbitalis* nach vorn ziehen, welcher jedoch vorn zum *Canalis infraorbitalis* geschlossen ist. Öffnet man den letzteren, so sieht man unten feine Öffnungen für die vorderen Zahnnerven des Oberkiefers, *Nn. alveolares supp. anteriores*, Zweige des Infraorbitalnerven, welche von kleinen gleichnamigen Blutgefäßen begleitet sind. Ganz hinten besitzt die obere Fläche noch ein kleines dreiseitiges rauhes Feld, *Trigonum palatinum*, welches für den Proc. orbitalis des Gaumenbeins zur Anlagerung bestimmt ist.

Die hintere Fläche des Körpers zeigt oben die *Forr. alveolaria supp. posteriora*, in welche als Äste des N. infraorbitalis die hinteren Oberkiefernerven, *Nn. alveolares supp. postt.* (nebst Gefäßen), eindringen. Unten ist das *Tuber maxillare* zur Anlagerung für den Proc. pterygoideus gelegen. Zwischen dem hinteren Rande dieser Fläche und dem Proc. pterygoideus ist noch eine, bereits S. 19 erwähnte Spalte, *Fiss. spheno-maxillaris* s. *pterygo-maxillaris*, zu erwähnen (oben vom großen Keilbeinflügel begrenzt), welche gewissermaßen den Zugang zu einer Grube, *Fossa pterygo-palatina*, bildet. In der letzteren ist das Ganglion spheno-palatinum (Ganglion nasale) des II. Trigeminusastes und das Ende der A. maxillaris interna gelegen.

Die mediale Fläche des Körpers sieht in die Nasenhöhle: sie besitzt in der Mitte das große Kieferloch, *Hiatus maxillaris*, welches den Zugang zur Kiefer- oder Highmorshöhle, *Sinus maxillaris*, bildet. Die Höhle nimmt fast den ganzen Körper ein; ihr tiefster Punkt entspricht etwa den beiden hintersten Backzähnen, was bei einer Anbohrung der Kieferhöhle zwecks Eiterabfluß wichtig ist. Das große Kieferloch wird nun durch die Anlagerung der Nachbarknochen, insbesondere des Siebbeins (Proc. uncinatus), Gaumenbeins (Pars perpendicularis) und der unteren Muschel (drei Fortsätze, vgl. daselbst), stark verkleinert. Wenn die Nasenschleimhaut die mediale Fläche bekleidet, so sind statt des ursprünglichen großen Kieferloches schließlich sogar nur noch eine oder zwei ganz winzige Öffnungen vorhanden.

Vorn liegt zwischen dem Kieferloch und dem Stirnfortsatz der *Sulcus lacrimalis*, welcher durch das Tränenbein zum *Ductus naso-lacrimalis* geschlossen wird. Hinter dem Kieferloch ist noch der *Sulcus pterygo-palatinus* (für die gleichnamigen Gefäße und Nerven) vorhanden, welcher durch das Gaumenbein zum *Canalis pterygo-palatinus* geschlossen wird.

2. Der Stirnfortsatz, *Proc. frontalis*, zeigt an der medialen Fläche (in der Mitte) die sagittale *Crista ethmoidalis* für das vordere Ende der mittleren Muschel, (am Übergang in den Körper, ihr parallel) die *Crista conchalis* für das vordere Ende der unteren Muschel. An der lateralen Fläche desselben ist die *Crista lacrimalis ant.* bemerkenswert, hinter welcher der *Sulcus lacrimalis* für den *Ductus naso-lacrimalis* gelegen ist.

3. Der Jochfortsatz, *Proc. zygomaticus*, ist abgestutzt, rauh und mit dem Jochbein verbunden.

4. Der Zahnfortsatz, *Proc. alveolaris* (dentalis), ist bogenförmig und enthält die Zähne. Der freie Rand wird *Limbus alveolaris*, die Zahnlücken *Alveoli*, die äußerlich sichtbaren, den Wurzeln entsprechenden Erhabenheiten *Juga alveolaria* genannt.

5. Der Gaumenfortsatz, *Proc. palatinus*, bildet als horizontale Platte den harten Gaumen. Beide Fortsätze verbinden sich in der Medianlinie zur *Sutura palatina mediana*, hinten mit dem Gaumenbein zur *Sutura palatina transversa.* Oberhalb ersterer Naht ist die *Crista nasalis* (für den Vomer), am vorderen Ende derselben ein spitzer Stachel, *Spina nasalis anterior*, gelegen. Unten sind einige Furchen, *Sulci palatini*, für die Gaumennerven und Gaumengefäße vorhanden.

Der vorderste Abschnitt des Gaumen- und Zahnfortsatzes, in dem die Schneidezähne stecken, ist beim Embryo durch eine Naht, *Sutura incisiva*, von dem übrigen Oberkieferbein getrennt. Auch beim Erwachsenen sind undeutliche Reste dieser Naht noch manchmal vorhanden. Bleibt letztere ganz offen, so nennt man dies „Wolfsrachen", ist nur ein Lippenspalt da, so hat man von einer „Hasenscharte" gesprochen. Dies besondere Knochenstück, der Zwischenkiefer, *Os incisivum* (intermaxillare), steht dann nur noch durch den Vomer mit dem übrigen Schädel in Verbindung. Unmittelbar hinter den medialen Schneidezähnen wird der Zwischenkiefer durch den *Canalis incisivus* durchbohrt, welcher unten einfach ist, sich jedoch oben zu beiden Seiten der Nasenscheidewand öffnet. Der Kanal enthält außer kleinen Anastomosen zwischen den Blutgefäßen der Nasen- und Mundhöhle noch einen trichterförmigen Fortsatz der Nasenschleimhaut. In seltenen Fällen ist hier der Stenson'sche Gang, d. h. eine offene, mit Schleimhaut ausgekleidete Verbindung zwischen Nasen- und Mundhöhle vorhanden.

10. Das Gaumenbein.

Das Gaumenbein, *Os palatinum,* (paarig) besteht aus: 1. einer horizontalen Platte, *Pars horizontalis,* 2. einer vertikalen Platte, *Pars perpendicularis* und 3. aus drei Fortsätzen, dem *Proc. orbitalis, sphenoidalis* und *pyramidalis.*

1. Die Pars horizontalis stellt den hintersten Abschnitt des harten Gaumens (*Palatum durum*) dar. Mit dem Gaumenfortsatz des Oberkieferbeins ist sie durch die *Sutura palatina transversa,* mit dem anderen Gaumenbein durch die *Sutura palatina mediana* verbunden. Oberhalb der letzteren ist die *Crista nasalis* zur Anlagerung für den Vomer, hinten eine *Spina nasalis posterior* vorhanden.

2. Die Pars perpendicularis gehört zur Seitenwand der Nasenhöhle, wo sie die Nasenfläche des Oberkieferbeins bedeckt, indem sie das Kieferloch von hinten her verkleinert. An ihrer medialen Fläche sind wie am Stirnfortsatz des Oberkieferbeins, sagittal verlaufend, eine *Crista ethmoidalis* für die mittlere Nasenmuschel und eine *Crista conchalis* für die untere Nasenmuschel vorhanden. Zwischen der lateralen Fläche und dem Oberkieferbein ist der bereits S. 23 erwähnte *Canalis pterygo-palatinus* gelegen, welcher nach abwärts zu dem *For. palatinum majus* führt. Hinter dem letzteren wird die Pars perpendicularis noch durch ein oder zwei kleinere *Forr. palatina minora* durchbohrt. Durch diese Öffnungen treten die Nerven und Blutgefäße des Gaumens zur unteren Fläche des letzteren hin.

3. Von den drei Fortsätzen sitzt der größte, *Proc. pyramidalis,* dort, wo die Pars horizontalis und perpendicularis ineinander übergehen. Dieser nach hinten vorspringende spornartige Fortsatz legt sich, wie bereits S. 20 erwähnt, in die Fissura pterygoidea hinein. Die beiden anderen Fortsätze ragen von dem oberen Ende der Pars perpendicularis nach aufwärts, indem sich der vordere, *Proc. orbitalis,* bis zum Boden der Augenhöhle (vgl. S. 22), der andere, *Proc. sphenoidalis,* bis zur unteren Fläche des Keilbeinkörpers erstreckt. Zwischen beiden Fortsätzen und dem Keilbeinkörper liegt das ziemlich große *For. spheno-palatinum* (so benannt, weil es von dem Keilbein- und Gaumenbein gebildet wird). Durch dasselbe treten von der Fossa pterygo-palatina aus die Nn. nasales supp. postt. (vom Ganglion nasale) nebst den gleichnamigen Gefäßen (von der Maxillaris int.) in die Nasenhöhle hinein.

11. Das Jochbein.

Das Jochbein, *Os zygomaticum,* (paarig) besteht aus dem Körper und drei Fortsätzen.

1. Der Körper, *Corpus,* besitzt drei Flächen, nämlich: a) die *Facies orbitalis,* zu der Augenhöhle gehörig; b) die *Facies malaris,*

unter der Gesichtshaut gelegen, und c) die *Facies temporalis*, welche noch zum Planum temporale gehört. Der unterste Teil der Gesichtsfläche ist als Wangenhöcker, *Tuber zygomaticum*, unter der Gesichtshaut deutlich fühlbar. Der Körper wird von zwei kleinen Kanälchen, dem *Canalis zygomatico-facialis* und *zygomatico-temporalis*, durchbohrt, in denen feine Zweige des N. zygomaticus (vom II. Trigeminusast) und der A. und V. zygomatica (aus der Ophthalmica) zum Gesicht bzw. zur Schläfe verlaufen.

Von den drei Fortsätzen ragt der *Proc. fronto-sphenoidalis* zum Stirnbein und Keilbein nach aufwärts, der *Proc. maxillaris* bildet zum Teil den Margo infraorbitalis, der *Proc. temporalis* endlich zieht dem Proc. zygomaticus des Schläfenbeins entgegen, um mit dem letzteren den Jochbogen, *Arcus zygomaticus,* zu bilden.

12. Das Pflugscharbein.

Das Pflugscharbein, *Vomer*, unpaar, vierseitig, gehört zur Nasenscheidewand. Sein oberer Rand legt sich mittels der *Alae vomeris* an das Rostrum sphenoidale. Der vordere Rand grenzt oben an die *Lamina perpendicularis*, unten an den viereckigen Scheidewandknorpel. Der freie hintere Rand begrenzt in der Medianlinie die hinteren Nasenöffnungen, *Choanae*. Der untere Rand endlich ist auf der Crista nasalis des Oberkiefer- und Gaumenbeines gelegen. Die beiden Seitenflächen zeigen je eine von oben hinten nach vorn unten zum Canalis incisivus verlaufende Furche, *Sulcus naso-palatinus* (*Scarpae*), in welcher der N. naso-palatinus (vom II. Ast des Trigeminus) und die gleichnamigen Gefäße (aus der Maxillaris int.) liegen.

13. Die untere Muschel.

Die untere Muschel, *Concha inferior* s. *Os turbinatum*, paarig, von länglich muschelähnlicher Form zeigt ein stumpfes vorderes und ein spitzes hinteres Ende; ferner einen angehefteten oberen und einen freien unteren Rand; endlich eine konvexe mediale und eine konkave laterale Fläche; an beiden Flächen fallen zahlreiche Vertiefungen auf, welche von Blutgefäßen (Venen) herrühren. Der obere Rand ist vorn und hinten an die Crista conchalis des Oberkiefer- und Gaumenbeines angeheftet: in der Mitte zieht er über das Kieferloch, indem er das letztere mit drei von ihm ausgehenden Fortsätzen, nämlich: a) nach oben vorn mit dem *Proc. lacrimalis,* b) nach oben hinten mit dem *Proc. ethmoidalis*, endlich c) nach unten (untere Ecke des Kieferloches) mit dem *Proc. maxillaris* verschließen hilft.

14. Die Basis cranii interna.[1]

An der inneren Fläche des Schädelgrundes, *Basis cranii interna,* kann man drei große Gruben, die vordere, mittlere und hintere Schädelgrube unterscheiden. Die Grenze zwischen der vorderen und mittleren Grube wird in der Mitte durch den *Limbus sphenoidalis* (vgl. S. 18), lateralwärts durch den (geknickten) hinteren Rand des kleinen Keilbeinflügels gebildet. Die Grenze zwischen der mittleren und hinteren Grube ist in der Mitte durch das *Dorsum sellae,* lateral durch die obere Pyramidenkante mit dem *Sulcus petrosus sup.* (für den gleichnamigen Sinus) gegeben.

1. Die vordere Schädelgrube, *Fossa cranii anterior,* setzt sich aus den Partes orbitales des Stirnbeins, der Lam. cribrosa des Siebbeins, einem kleinen Teil des Keilbeinkörpers und den kleinen Keilbeinflügeln zusammen: sie nimmt die Stirnlappen des Großhirns nebst den Bulbi olfactorii auf. An dieser Grube sind zu merken:

Das *For. caecum* (für ein Emissarium), die *Lamina cribrosa* mit den Öffnungen für den N. olfactorius (I. Hirnnerv), die *Crista galli* und *Crista frontalis* zum Ansatz für die große Hirnsichel, ferner die bekannten *Impressiones digitatae* und *Juga cerebralia* für die Stirnlappen, endlich die Gefäßfurchen für die *A. meningea media* (aus der Maxillaris int).

2. Die mittlere Schädelgrube, *Fossa cranii media,* wird in der Mitte vom Keilbeinkörper, lateral jederseits vom großen Keilbeinflügel sowie von der Schläfenschuppe und der vorderen oberen Pyramidenfläche gebildet: sie nimmt das Chiasma, die Hypophysis cerebri und die Schläfenlappen des Großhirns auf. An dieser Grube ist zu merken:

a) Am Keilbeinkörper. Oben vorn der *Sulcus opticus* für das Chiasma opticum des II. Hirnnerven (N. opticus), welcher seitlich zum *For. opticum* (für den N. opticus und die A. ophthalmica) führt; dahinter das *Tuberculum sellae,* dicht hinter dem letzteren die *Sella turcica* für die Hypophysis cerebri mit der Sattellehne, *Dorsum sellae.* Zu beiden Seiten der *Sulcus caroticus* für die A. carotis interna.

b) Am großen Keilbeinflügel. Das *For. rotundum* für den II. Ast des V. Hirnnerven (Trigeminus), das *For. ovale* für den III. Ast desselben Nerven und das *For. spinosum* für den N. spinosus (Recurrens des III. Astes) und die A. meningea media, ferner Gefäßfurchen für die letztere (Teilung in einen vorderen und hinteren Ast).

---

[1] Da im vorhergehenden die einzelnen Schädelknochen bereits beschrieben sind, wird in diesem und den folgenden 4 Kapiteln (Basis cranii int. und ext., Augen- und Nasenhöhle), nur ganz kurz das bereits Beschriebene wiederholt: das ist aber auch das Minimum, was der Student über den Schädel wissen muß.

c) Zwischen großem und kleinem Keilbeinflügel die *Fiss. orbitalis sup.*, durch welche der III. Hirnnerv (N. oculo-motorius), der IV. Hirnnerv (N. trochlearis), der erste Ast des V. (N. trigeminus) der VI. (N. abducens) und die V. ophthalmica superior hindurchtreten.

d) Zwischen großem Keilbeinflügel und Pyramide das *Foramen lacerum,* durch welches medial die Carotis int., lateral die Tuba auditiva und der M. tensor tympani, oberhalb derselben der N. petrosus superficialis major und minor hindurchtreten.

e) An der vorderen oberen Pyramidenfläche. Ganz vorn die *Impressio trigemini* für das Ganglion Gasseri, lateral davon zwei Furchen, die mediale für den *N. petrosus superficialis major,* die laterale für den *N. petrosus superficialis minor* bestimmt (vgl. Fig. 4 und S. 16). Weiter hinten nahe der oberen Kante die *Eminentia arcuata,* hervorgerufen durch den oberen Bogengang des inneren Ohres. Vor und lateral von der Eminentia das *Tegmen tympani,* nach dessen Aufmeißelung die Gehörknöchelchen zutage treten.

3. Die hintere Schädelgrube, *Fossa cranii posterior,* ist die tiefste und wird durch das Dorsum sellae, das Hinterhauptbein, die hintere obere Pyramidenfläche und die Pars mastoidea des Schläfenbeins gebildet: sie nimmt die Varolsbrücke, die Medulla oblongata und die beiden Kleinhirnhemisphären auf. In dieser Grube sind zu merken:

a) Am Hinterhauptbein das *For. occipitale magnum,* durch welches die Medulla oblongata, die beiden Nn. accessorii (von unten nach oben), die beiden Aa. vertebrales (von unten nach oben), die beiden Aa. spinales antt. und Aa. spinales postt. (von oben nach unten) hindurchtreten. Vor dem For. magnum an der Pars basilaris und dem Dorsum sellae der *Clivus* (*Blumenbachi*) für die Varolsbrücke und Medulla oblongata. Lateral vom Clivus, in der *Fiss. petro-occipitalis* der *Sulcus petrosus inf.*, für den gleichnamigen Sinus bestimmt. Lateral vom For. magnum die *Partes laterales* des Hinterhauptbeines, welche mit der Pyramide das *For. jugulare* bilden. Durch das letztere treten in einem vorderen kleinen Fach drei Hirnnerven, der IX. (N. glossopharyngeus), der X. (N. vagus) und der XI. (N. accessorius), in einem hinteren großen Fach die V. jugularis interna nach abwärts. Weiterhin zeigt die Pars lateralis medial vom For. jugulare noch das *Tuberc. jugulare,* sowie unterhalb des letzteren den *Canalis hypoglossi* für den XII. Hirnnerven (N. hypoglossus). Hinter dem For. magnum die *Squama occipitalis*, an deren Innenfläche die *Crista occipitalis int.* (für den Ansatz der Falx minor), der *Sulcus transversus* (für den Sinus transversus bzw. den Ansatz des Tentorium), die *Protub. occip. interna* und die *Fossae occipitales inff.* (für die Kleinhirnhemisphären) zu erwähnen sind.

b) Am Schläfenbein. Die Pars mastoidea zeigt den *Sulcus*

sigmoideus für den gleichnamigen Sinus; sowie innerhalb dieser Furche oder in ihrer Nähe das *For. mastoideum,* durch welches ein Emissarium zieht. An der Pyramide (hintere obere Fläche) liegt der *Porus acusticus internus,* in den der VII. Hirnnerv (N. facialis) und der VIII. (N. acusticus), sowie die A. und V. auditiva interna eintreten; ferner mehr nach hinten und lateralwärts der *Aquaeductus vestibuli* und endlich (nahe der oberen Kante) die *Fossa subarcuata* (vgl. S. 17).

15. Die Basis cranii externa.

Die äußere Fläche des Schädelgrundes, *Basis cranii externa*[1], wird vorn von den Gesichtsknochen, hinten von Hirnschädelknochen gebildet. Bei ihrer Beschreibung kann man sich nur an die einzelnen Knochen halten. Man findet an denselben:

a) Am Hinterhauptbein ist in der Mitte das *For. magnum* (vgl. S. 12) gelegen. Die Basis cranii ext. wird hinten begrenzt von der *Linea nuchae sup.* (Insertion für den M. occipitalis, sterno-cleido-mastoideus und trapezius), in deren Mitte die *Protub. occipitalis externa* liegt. Zwischen der Linea nuchae sup. und dem For. magnum, parallel der vorigen, sieht man die *Linea nuchae inferior* (für die Insertion der Mm. recti cap. postt. major und minor und obliquus cap. post. superior), in der Medianlinie die *Crista occipitalis externa* für das Lig. nuchae. In der Naht zwischen Hinterhauptschuppe und Pars mastoidea findet sich häufig das *For. mastoideum,* durch welches ein Emissarium zum Sinus sigmoideus und ein R. meningeus der A. occipitalis in die Schädelhöhle tritt.

An den Partes laterales befinden sich zu beiden Seiten die elliptischen *Condyli occipitales* zur Artikulation mit dem Atlas, hinter denselben die *Fossa condyloidea* mit dem gleichnamigen Kanal für ein Emissarium, lateral davon der *Proc. jugularis* mit einem Höcker zum Ansatz für den M. rectus capitis lateralis. Vor dem Proc. jugularis ist das *Foramen jugulare* (vgl. S. 27) gelegen.

An der Pars basilaris in der Medianlinie das *Tuberculum pharyngeum* zum Ansatz für den M. constrictor pharyngis sup.; zu beiden Seiten desselben je zwei transversale Leisten, an denen sich der M. longus capitis und M. rectus cap. anterior fortsetzen.

b) Am Schläfenbein ist die Pyramide hinten durch die *Fiss. petro-occipitalis* und das *For. jugulare* vom Hinterhauptbein, vorn durch das *For. lacerum* (vgl. S. 27) vom großen Keilbeinflügel geschieden. An derselben fällt die scharfe *Crista petrosa* auf, welche hier unten die vordere und hintere Pyramidenfläche scheidet. Von der vorderen

[1] Da bereits bei den einzelnen Schädelknochen und jetzt erst wieder bei der *Basis cranii interna* alle diejenigen Organe erwähnt sind, welche durch die wichtigen Löcher der Schädelbasis hindurchtreten, erscheint es nicht mehr nötig, daß dieselben bei der *Basis cranii externa* noch einmal aufgeführt werden.

Fläche ist wenig mehr als die vordere Wand der Paukenhöhle und des äußeren Gehörganges zu sehen. An der hinteren Fläche fällt zunächst das *For. caroticum ext.* (für die Carotis interna) auf. Dicht dahinter ist die *Fossula petrosa* für das Ganglion petrosum des N. glossopharyngeus mit der *Apertura ext. canaliculi tympanici* (zum Eintritt für den N. tympanicus), endlich ganz in der Tiefe des For. jugulare der schreibfederförmige Eindruck des *Aquaeductus cochleae* gelegen. Lateral davon ist der *Sulcus jugularis* mit einer kleinen Furche bzw. Öffnung (*Canaliculus mastoideus*) für den *R. auricularis n. vagi* sichtbar. Noch weiter lateral sind der *Proc. styloideus* und das *For. stylo-mastoideum* für den N. facialis und die A. stylo-mastoidea (aus der Maxillaris int.) wahrzunehmen.

Die Pars mastoidea ist zunächst sofort an dem *Proc. mastoideus* zu erkennen, welcher die *Cellulae mastoideae* enthält und dem M. sterno-cleido-mastoideus zum Ansatz dient. Medial von demselben ist die *Inc. digastrica* für den M. digastricus mandibulae, noch weiter medial der *Sulcus a. occipitalis* wahrzunehmen. Dicht vor dem Proc. mastoideus ist endlich der *Porus acusticus externus* gelegen.

Die Squama temporalis zeigt vor allem die *Fossa mandibularis*, in die sich das *Capitulum mandibulae* hineinlegt. Vor dieser Grube liegt das *Tuberc. articulare*, hinter derselben die *Fiss. petro-squamosa* und noch weiter hinten die *Fiss. petro-tympanica* s. *Glaseri*, von denen jedoch meist nur die letztere vorhanden ist, weil durch dieselbe neben der kleinen A. und V. tympanica ein wichtiges Organ, nämlich die *Chorda tympani* (vom N. facialis zum N. lingualis des III. Trigeminusastes) heraustritt (vgl. S. 17).

c) Vom Keilbein sind an der Basis cranii ext. fast nur die großen Keilbeinflügel und die Gaumenflügel wahrzunehmen.

Der große Keilbeinflügel zeigt das *For. ovale* für den III. Ast des Trigeminus, weiter hinten und lateral das *For. spinosum*, durch welches die A. meningea media (aus der Maxillaris int.) und der Recurrens des III. Trigeminusastes (N. spinosus) in die Schädelhöhle treten. Der starke Vorsprung hinter dem For. spinosum wird als *Spina angularis* bezeichnet. Nach vorn von der letzteren ist das *Planum infratemporale* (*Fossa infratemporalis*) gelegen.

Am Proc. pterygoideus fallen zunächst die *Lamina medialis* und *lateralis* auf, welche durch die *Fossa pterygoidea* getrennt sind, während sich vom Gaumen her der Proc. pyramidalis des Gaumenbeins zwischen beide Platten einschiebt. Am unteren Ende der Lamina medialis ragt der *Hamulus pterygoideus* nach abwärts, welcher lateral einen Einschnitt, *Sulcus hamuli*, besitzt, um den sich die Sehne des M. tensor veli palatini herumschlingt. Am hinteren Rande der Lamina medialis ist mitunter noch der *Proc. tubarius* vorhanden, auf dem die Tubenmündung ruht. Von dem letzteren verläuft die kleine

Fossa scaphoidea in derselben Richtung wie die Tube nach oben und lateralwärts. Doch ist die Tube von dieser Grube durch den Ursprung des M. tensor veli getrennt. Zwischen dem Proc. pterygoideus und dem Oberkieferbein ist die *Fissura spheno-maxillaris* gelegen, welche den Zugang zur *Fossa pterygo-palatina* bildet, welche das Ganglion spheno-palatinum (Ganglion nasale) des II. Trigeminusastes und das Ende der A. und V. maxillaris int. aufnimmt. Zwischen den beiden *Procc. pterygoidei* sind die hinteren Nasenöffnungen, *Choanae*, gelegen, die durch den Vomer getrennt werden.

d) Der harte Gaumen, *Palatum durum*, wird umrahmt von den *Procc. alveolares* der Oberkieferbeine, in denen die Zähne stecken. An seiner Zusammensetzung sind jederseits der *Proc. palatinus* des Oberkiefer- und die *Pars horizontalis* des Gaumenbeins beteiligt. In der Medianlinie liegt die *Sutura palatina mediana*, quer verläuft die *Sutura palatina transversa*; vorn ist das *For. incisivum* und häufig noch eine *Sutura incisiva* vorhanden. Endlich sind am hintersten Abschnitt des Gaumens die *Spina nasalis posterior* sowie ganz lateral das *For. palatinum majus* und ein oder zwei *Forr. palatina minora* zu erwähnen. Durch dieselben treten, abgesehen von den gleichnamigen Blutgefäßen, Äste der Nn. palatini (pterygo-palatini) zum Gaumen, um dann in den Furchen desselben nach vorn und medianwärts zu verlaufen.

16. Die Augenhöhle.

Die Augenhöhlen, *Orbitae*, bilden vierkantige Hohlpyramiden, deren Basis nach vorn, deren Spitze nach hinten gerichtet ist und deren Längsachsen, nach hinten verlängert, am Türkensattel konvergieren würden.

Die Basis, *Aditus orbitae,* ist eine Öffnung, deren oberer Rand, *Margo supraorbitalis*, vom Stirnbein, deren medialer Rand von der *Crista lacrimalis ant.* des Oberkieferbeins, deren unterer Rand vom *Margo infraorbitalis* des Oberkiefer- und Jochbeins, deren lateraler Rand vom *Margo orbitalis* des Jochbeins gebildet wird. Am Margo supraorbitalis ist die *Inc. supraorbitalis*, welche manchmal als *Foramen* auftritt, für den N. frontalis s. supraorbitalis vom I. Trigeminusast und die gleichnamigen Blutgefäße zu erwähnen. Medial von der letzteren ist mitunter eine *Inc. frontalis* (für Nebenzweige) sichtbar.

Die obere Wand (Decke) der Augenhöhle wird von der Pars orbitalis des Stirnbeins und dem kleinen Keilbeinflügel gebildet. Ganz hinten ist zu derselben noch das *For. opticum* (für den N. opticus und die A. ophthalmica, aber nicht für die V. ophthalmica) zu rechnen. Vorn lateral, unter dem Proc. zygomaticus findet sich an der oberen Wand noch die deutliche *Fossa lacrimalis* für die Tränendrüse, vorn medial die seichte *Fovea trochlearis*, mitunter auch eine *Spina trochlearis* vor, welche für die Sehne des M. obliquus oculi sup. bzw. seine Rolle bestimmt sind.

Die mediale Wand wird durch den Stirnfortsatz des Oberkieferbeines, das Tränenbein, die Lam. papyracea des Siebbeines und hinten auch durch die Seitenfläche des Keilbeinkörpers gebildet. An der Grenze zwischen oberer und medialer Wand (genauer gesagt zwischen Lam. papyracea und Stirnbein) sind zwei Öffnungen, das *For. ethmoidale anterius* und *posterius* gelegen Die vordere, das For. ethm. ant., dient zum Durchtritt für den N. ethmoidalis ant. (vom Naso-ciliaris des I. Trigeminusastes) und die A. und V. ethmoidalis ant. (aus der Ophthal-

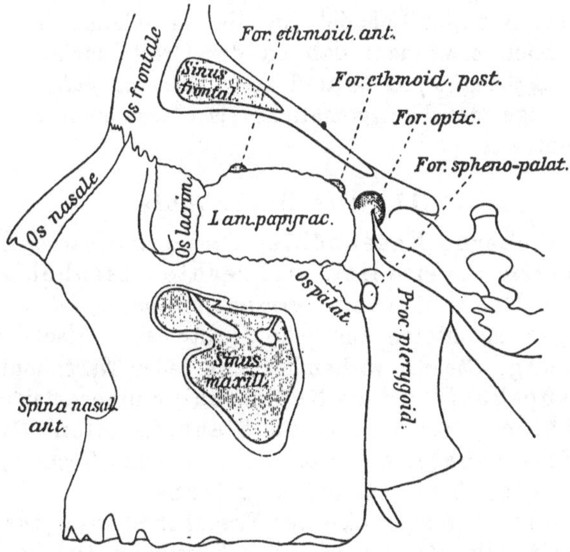

Fig. 5. Sagittalschnitt durch den Gesichtschädel; Augenhöhle und Kieferhöhle von außen geöffnet (nach Gegenbaur).

mica), die hintere, das For. ethm. post., zum Durchtritt für die gleichnamigen Zweige aus der Augen- in die Nasenhöhle. Ganz vorn befindet sich an dieser Wand zwischen der *Crista lacrimalis ant.* des Oberkieferbeines und der *Crista lacrimalis post.* des Tränenbeines der *Sulcus lacrimalis*, der sich nach unten in den Ductus naso-lacrimalis fortsetzt und den Tränensack beherbergt.

Die untere Wand (Boden der Orbita) wird durch den Proc. maxillaris des Jochbeins, die Facies orbitalis des Oberkieferbeines und den kleinen Proc. orbitalis des Gaumenbeines gebildet. An der Grenze zwischen dieser und der lateralen Wand befindet sich die untere Augenhöhlenspalte, *Fiss. orbitalis inferior,* durch welche der N. infraorbitalis (vom II. Trigeminusast), die gleichnamigen Blutgefäße (aus der Maxillaris int.) sowie die V. ophthalmica inf. aus- und eintreten. Die Infraorbitalgefäße und der N. infraorbitalis laufen alsdann in dem sagittalen *Sulcus infraorbitalis* nach vorn, welcher sich weiterhin zum *Canalis infraorbitalis* schließt. Oberhalb des letzteren ist noch häufig eine *Sutura infraorbitalis* vorhanden.

Die laterale Wand wird vorn durch das Jochbein, hinten durch den großen Keilbeinflügel gebildet. An der Grenze zwischen lateraler und oberer Wand ist die obere Augenhöhlenspalte, *Fissura orbitalis superior,* sichtbar. Durch die letztere treten außer der V. ophthalmica sup.[1] vier Hirnnerven, nämlich der III. (N. oculo-motorius), der IV. (N. trochlearis), der erste Ast des V. (N. trigeminus) und der VI. (N. abducens) aus der Schädel- in die Nasenhöhle hinein. Endlich kann man noch erwähnen, daß an der Orbitalfläche des Jochbeins der *Canalis zygomatico-facialis* und *zygomatico-temporalis* für die gleichnamigen Zweige des N. zygomaticus (II. Trigeminusast) in letzteren Knochen eintreten.

17. Die Nasenhöhle.

Die knöcherne Nasenhöhle, *Cavum nasi osseum,* wird durch das *Septum narium* in eine linke und rechte Nasenhöhle geschieden. Die vordere Nasenöffnung, *Apertura piriformis,* ist beiden gemeinsam; dagegen ist hinten für jede Hälfte eine besondere hintere Nasenöffnung, *Choana,* vorhanden. An jeder Nasenhöhle muß man nun die Haupthöhle und die Nebenhöhlen unterscheiden, zu denen die Stirnhöhle, *Sinus frontalis,* die Siebbeinzellen, *Cellulae ethmoidales,* die Kieferhöhle, *Sinus maxillaris* (*Antrum Higmori*), endlich die Keilbeinhöhle, *Sinus sphenoidalis,* gehören.

Die obere Wand (Decke der Nasenhöhle) wird jederseits durch das Nasenbein, die Pars nasalis des Stirnbeins (vgl. S. 11), endlich durch die vordere und untere Fläche des Keilbeinkörpers gebildet. Mit Ausnahme der bekannten *Lamina cribrosa* (vgl. S. 20) ist an dieser Wand nur das *For. sphenoidale* (der Eingang zur Keilbeinhöhle) zu erwähnen.

Die untere Wand wird vorn aus dem Zwischenkiefer, in der Mitte aus dem Proc. palatinus des Oberkieferbeins und ganz hinten aus der Pars horizontalis des Gaumenbeins gebildet. Vorn zu beiden Seiten des Septum ist die obere Öffnung des *Canalis incisivus* gelegen.

Die mediale Wand (*Septum*) setzt sich aus der Lamina perpendicularis des Siebbeins und dem Vomer zusammen. Beide bilden vorn einen Winkel, in welchen sich der viereckige Scheidewand-

---

[1] Die *V. ophthalmica sup.* sammelt das Blut aus dem oberen Teil der Augenhöhle und fließt in den Sinus cavernosus. Die *V. ophthalmica inf.* sammelt das Blut aus dem unteren Teil der Augenhöhle und mündet in den Plexus pterygoideus, der die V. maxillaris int. ersetzt.

knorpel (Cartilago quadrangularis) hineinschiebt. Am Vomer wäre noch der *Sulcus naso-palatinus Scarpae* für die gleichnamigen Gefäße und Nerven (vgl. S. 25) zu erwähnen.

Die laterale Wand der Nasenhöhle ist die wichtigste, aber auch komplizierteste insofern, als sich an der Bildung derselben eine große Zahl von Knochen beteiligen, nämlich: 1. der Stirnfortsatz und Körper des Oberkieferbeins, 2. das Tränenbein, 3. das Labyrinth des Siebbeins, 4. die Pars perpendicularis des Gaumenbeins, endlich noch 5. als besonderes Knochenstück die untere Muschel (die beiden oberen gehören zum Siebbein). An dieser Wand ragen

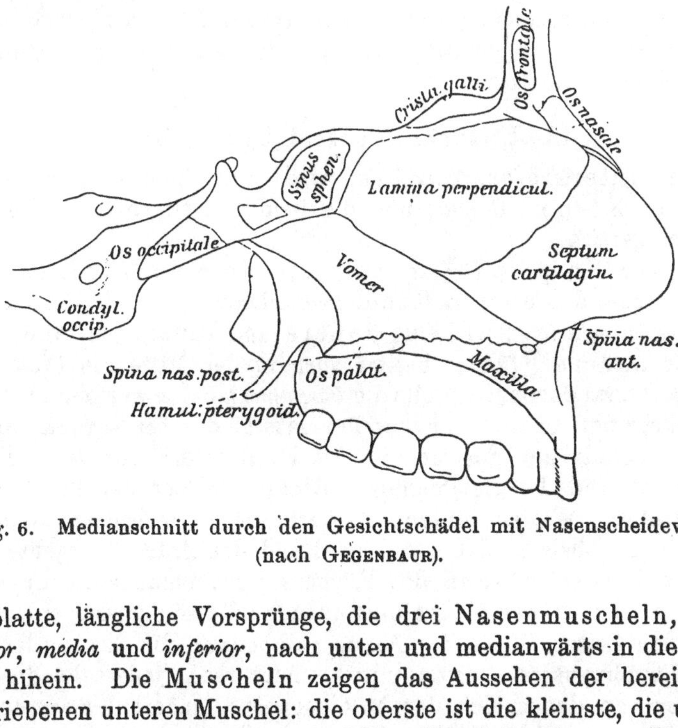

Fig. 6. Medianschnitt durch den Gesichtschädel mit Nasenscheidewand (nach GEGENBAUR).

drei platte, längliche Vorsprünge, die drei Nasenmuscheln, *Concha superior, media* und *inferior*, nach unten und medianwärts in die Nasenhöhle hinein. Die Muscheln zeigen das Aussehen der bereits S. 25 beschriebenen unteren Muschel: die oberste ist die kleinste, die unterste die größte. Den unterhalb einer jeden Muschel gelegenen Raum bezeichnet man als Nasengang, *Meatus narium*: man hat also einen oberen, *Meatus narium superior*, einen mittleren, *Meatus narium medius*, und einen unteren, *Meatus narium inferior*, zu unterscheiden. Der obere Nasengang bildet nur einen kurzen Einschnitt, welcher die hintere Hälfte der Nasenhöhle nicht überschreitet. Daher kann in denselben auch nicht die Stirnhöhle, sondern nur die mittleren und hinteren Siebbeinzellen einmünden. Hinter der Concha sup. ist eine Einbuchtung, *Recessus spheno-ethmoidalis*, gelegen: in die letztere sieht die Mündungsöffnung der Keilbeinhöhle, *For. sphenoidale*, hinein. Im mittleren Nasengang ist vorn oben (unter dem vorderen Ende der mittleren Muschel) die Mündung der Stirnhöhle, auf der Höhe der Bulla ethmoidalis diejenige der vorderen Siebbeinzellen, endlich dicht über der unteren Muschel die Mündung der Kieferhöhle, *For. maxillare*, gelegen. Die letztere wird durch den *Proc. uncinatus* des Siebbeins in zwei kleinere Öffnungen geschieden. In den unteren Nasengang endlich mündet der *Ductus naso-lacrimalis*, welcher indessen von der unteren Muschel ganz verdeckt wird. Am Boden dieses Ganges ist auch noch die bereits S. 23 erwähnte Mündung des *Canalis incisivus* wahrzunehmen. Dicht hinter dem hinteren Ende der mittleren Muschel ist endlich noch das *For. spheno-palatinum* zu erwähnen, durch welches (von der Fossa pterygo-palatina aus) die Nn. nasales postt. supp. und die gleichnamigen Blutgefäße in die Nasenhöhle treten.

18. Unterkiefer und Zungenbein.

Der Unterkiefer, *Mandibula,* wird in das hufeisenförmige Mittelstück, den Körper, *Corpus,* und die beiden aufwärts ragenden Äste, *Rami,* eingeteilt.

1. Der Körper, *Corpus*, zeigt den unteren Rand, *Basis mandibulae,* ferner den oberen Rand, *Proc. alveolaris*, mit den *Alveoli*, *Septa* und *Iuga alveolaria,* sowie eine äußere und innere Fläche.

Die äußere Fläche besitzt vorn in der Mitte die *Protuberantia mentalis*, lateral davon jederseits die *Fossa mentalis,* in welcher der M. mentalis entspringt, endlich noch weiter lateral das *For. mentale,* aus dem der N. mentalis als Fortsetzung des N. alveolaris inf. (vom III. Trigeminusast) und die gleichnamigen Blutgefäße (aus der Maxillaris int.) heraustreten. Weiter hinten ist noch die *Linea obliqua* zu nennen, welche nach oben in den vorderen Rand des Astes übergeht.

Die innere Fläche des Körpers zeigt median die *Spina mentalis*, von welcher der M. genio-hyoideus und genio-glossus entspringen. Zu beiden Seiten liegen die *Fossae sublinguales* (für das vordere Ende der Gl. sublinguales); weiter unten, mehr rauh, jederseits die *Fossae digastricae,* an denen sich der M. digastricus mandibulae ansetzt. Von den letzteren zieht schräg nach oben die *Linea mylo-hyoidea,* von welcher der M. mylo-hyoideus entspringt. Dicht unterhalb dieser Linie ist der *Sulcus mylo-hoideus* für die gleichnamigen Gefäße und Nerven (aus dem N., der A. und V. alveolaris inf.) mehr oder weniger deutlich wahrzunehmen.

2. Die beiden Äste, *Rami,* bilden mit dem Körper beim Kinde und Greise einen flachen, beim Erwachsenen einen mehr rechten Winkel. Die Übergangstelle in den Körper besitzt eine vorspringende Ecke, *Angulus mandibulae*, an deren Außenfläche sich der M. masseter, an deren Innenfläche sich der M. pterygoideus internus inseriert.

Der obere Rand des Astes zeigt die *Incis. mandibulae*, über die der N. massetericus bzw. die betr. Gefäße zu dem gleichnamigen Muskel treten. Vor der Inzisur ist der *Proc. coronoideus* (für den M. temporalis), hinter ihr der *Proc. condyloideus* mit dem *Capitulum* und *Collum mandibulae*, endlich an der Vorderfläche des Proc. condyloideus noch die *Fossa pterygoidea* (für den Ansatz des M. pteryg. ext.) zu erwähnen.

Die mediale Fläche des Astes zeigt neben der kleinen *Lingula* das *For. mandibulare*, das in den Kieferkanal, *Canalis mandibularis*, führt, welcher die beim For. mentale erwähnten Nerven und Gefäße enthält.

Das Zungenbein, *Os hyoideum*, ist ein kleiner hufeisenförmiger Knochen, welcher in die Zungenwurzel eingelagert ist und von dem außer verschiedenen Zungenmuskeln noch diverse Halsmuskeln entspringen bzw. an ihm inserieren. Seine Lage soll dem oberen Rande des IV. Halswirbels entsprechen. Das Zungenbein besteht aus dem vierseitigen Körper, *Corpus*, und den beiden großen Hörnern, *Cornua majora*. An der Grenze zwischen dem Körper und den großen Hörnern ragen nach oben die vielfach knorpligen kleinen Hörner, *Cornua minora*, welche durch das *Lig. stylo-hyoideum* mit dem Proc. styloideus verbunden sind.

19. Das Kiefergelenk.

Das Kiefergelenk, *Artic. mandibulae*, ist zwischen der Fossa mandibularis des Schläfenbeins und dem Gelenkkopf des Unterkiefers gelegen. Die annähernd zylindrischen Gelenkflächen sind inkongruent; deswegen ist eine fibröse Gelenkscheibe, *Discus articularis*, zwischen dieselben eingelagert, welche vom Gelenkkopf bei jeder Vor- und Rückwärtsbewegung wie eine Art von portativer Gelenkpfanne mitgenommen wird.

Die Hauptbewegungen im Kiefergelenk sind: 1. das Vorwärts- und Rückwärtsschieben des Unterkiefers, wobei die beiden Gelenkköpfe (nebst dem Discus) aus der Pfanne nach vorn und dann wieder zurücktreten; 2. das Öffnen und Schließen des Unterkiefers (eine Art Scharnierbewegung), wobei ebenfalls beide Gelenkköpfe nach vorn auf das Tuberc. articulare rücken, wenn der Kiefer ausgiebig geöffnet wird; endlich 3. die scheinbar seitliche Bewegung des Unterkiefers, wobei aber nur ein Gelenkkopf nach vorn auf das Tub. articulare tritt, während der andere in der Pfanne bleibt.[1] Von Verstärkungsbändern hat man am Kiefergelenk vor

[1] Man kann bei den Bewegungen des Unterkiefers vor dem Ohr sehr deutlich den Gelenkkopf fühlen.

allem zwei, nämlich: 1. das laterale Seitenband, *Lig. temporo-mandibulare,* welches in die Kapsel eingewebt ist und 2. das mediale Seitenband, *Lig. spheno-mandibulare,* welches neben der Kapsel von der Spina angularis zur Lingula mandibulae zieht, zu nennen. Als wichtig ist ferner noch das *Lig. pterygo-mandibulare* (intermaxillare) zu bezeichnen, welches den Hamulus pterygoideus mit dem Unterkiefer (dicht hinter dem letzten Backzahn) verbindet und eine zu weite Öffnung der Kiefer verhindert. Das Band, das ganz hinten in der Mundhöhle unter der Schleimhaut zu fühlen ist, dient vorn dem M. buccinator, hinten dem obersten Schlundkopfschnürer zum Ursprung (daher auch *Raphe pterygo-mandibularis* benannt).

III. Kopf- und Halsmuskeln.

A. Die Kopfmuskeln.

Die Kopfmuskeln kann man in: 1. die Schädelmuskeln; 2. die Augenmuskeln; 3. die Gesichtsmuskeln; 4. die Kaumuskeln einteilen, zwischen und auf denen dann die Faszien des Kopfes gelegen sind.

1. Die Schädelmuskeln.

Die Schädelmuskeln können auch als ein einziger, nämlich als Schädelhaubenmuskel, *M. epicranius,* angesehen werden, welcher dann in den *M. frontalis,* die sogen. *Galea aponeurotica* und den *M. occipitalis* eingeteilt wird. Die sogen. Schädelohrmuskeln, nämlich der *M. auricularis ant.* (M. attrahens auriculae), der *M. auricularis sup.* (Attollens) und der einfache oder doppelte *M. auricularis post.* (Retrahens) können wegen ihrer geringen Entwicklung übergangen werden.

1. Der *M. frontalis* entspringt mit einem kleinen Bündel von der Nasenwurzel (*M. procerus*), mit einem anderen vom Stirnfortsatz des Oberkieferbeins, mit der Hauptportion von einem Sehnenbogen, welcher mit der Haut der Augenbrauen, aber auch mit dem Orbicularis oculi fest verwachsen ist. Ansatz: Ausstrahlung in die Galea. Funktion: Hebt die Augenbrauen und runzelt die Stirn in Querfalten. Wird der Sehnenbogen durch Kontraktion des Orbicularis festgehalten, so zieht er mittels der Galea die Kopfhaut nach vorn.

Unter ihm liegt der *M. corrugator supercilii* (Runzler der Augenbraue), welcher von der Glabella entspringt und lateralwärts zwischen die Frontalisfasern einstrahlt.

2. Die sehnige Haube, *Galea aponeurotica,* ist mit der Kopfhaut durch zahlreiche fibröse Stränge fest verwachsen, dagegen gegen den Schädel (Einlagerung von lockerem Bindegewebe zwischen Schädel-

periost und Galea) leicht verschieblich. Kopfhaut und Galea bilden zusammen die „Kopfschwarte“.

3. Der *M. occipitalis* entspringt von der Linea nuchae sup. und strahlt nach oben in die Galea ein. Funktion: Zieht Galea und Kopfhaut nach hinten.

2. Die Augenmuskeln.

Hier sind innere und äußere Augenmuskeln zu unterscheiden. Die inneren, welche den Bulbus bewegen, werden beim Sehorgan erörtert werden. Die äußeren bilden eigentlich einen einzigen Muskel, *M. orbicularis oculi* (von Henle besser *M. sphincter oculi* genannt), an dem man drei Portionen, nämlich: 1. die *Pars orbitalis*; 2. die *Pars palpebralis* und 3. die *Pars lacrimalis* unterscheiden kann.

1. Die *Pars orbitalis* (der eigentliche *M. orbicularis oculi*) besteht aus ringförmigen Fasern, welche am medialen Augenwinkel entspringen und um den Augenhöhlenrand zur Ursprungstelle zurückkehren. Funktion: Herabziehen der Augenbrauen, Runzelung der Haut um die Lider.

2. Die *Pars palpebralis* (*M. palpebralis sup.* und *inf.*) entspringt vom Lig. palpebrale mediale und zieht unter der dünnen fettlosen Haut der Augenlider zum Lig. palpebrale laterale hin.[1] Der Muskel ist am freien Augenlidrande am stärksten entwickelt (*M. ciliaris Riolani*). Funktion: Lidschluß, Erweiterung des Tränensackes und Einsaugung des Tränensekretes in den letzteren (durch Vermittelung des Lig. palpebrale mediale).

3. Die *Pars lacrimalis* (*M. lacrimalis*, Horner'scher Muskel) entspringt in der Tiefe von der Crista lacrim. post. des Tränenbeins und setzt sich hauptsächlich in den M. ciliaris Riolani fort. Funktion: er dürfte hauptsächlich beim Aufeinanderpressen der Lidränder in Tätigkeit treten.

3. Die Gesichtsmuskeln.

Ihrer Funktion nach kann man dieselben im wesentlichen in Mund- und Nasenmuskeln einteilen. Henle teilt dieselben in drei Schichten, wogegen sich aber auch Einwendungen erheben lassen.

I. Schicht.

1. Der *M. zygomaticus* kommt vom Jochbein;
2. Der *M. risorius* von der Fascia parotideo-masseterica;
3. Der *M. triangularis* von der Basis des Unterkiefers.

---

[1] Das *Lig. palpebrale mediale* ist ein Streifen, welcher die Crista lacrimalis ant. mit der post. verbindet und mit dem Tränensack verwachsen ist. Das *Lig. palpebrale lat.* ist ein Bindegewebsstreifen, welcher die Augenlidknorpel mit dem Margo orbitalis des Jochbeins verbindet.

Alle drei ziehen zum Mundwinkel hin. Funktion: Der *M. zygomaticus* zieht den Mundwinkel nach oben und lateralwärts (breites Lachen), der *M. risorius* nach lateralwärts (Lächeln), der *M. triangularis* (M. depressor anguli oris) nach abwärts (z. B. beim Weinen).

II. Schicht.

1. Der *M. quadratus labii inferioris* entspringt mit drei Köpfen: a) dem *Caput zygomaticum* vom Jochbein; b) dem *Caput infraorbitale* vom Margo infraorbitalis und c) dem *Caput angulare* von der Nasenwurzel. Ansatz: an Nasenflügel und Oberlippe. Funktion: hebt die letzteren (z. B. bei üblem Geruch).

2. Der *M. caninus* geht von der Fossa canina zum Mundwinkel. Funktion: zieht letzteren aufwärts.

3. Der *M. quadratus labii inferioris* entspringt von der Basis mandibulae und inseriert zwischen den Fasern des Orbicularis am Lippenrot. Funktion: zieht die Unterlippe nach abwärts.

III. Schicht.

1. Der *M. buccinator* (Trompetermuskel) entspringt vom Lig. pterygo-mandibulare sowie vom Proc. alveolaris des Ober- und Unterkiefers. Ansatz: am Mundwinkel. Funktion: preßt den zwischen den Backen und Zähnen befindlichen Inhalt heraus. Wie er beim Trompetenblasen mitwirkt, ist noch zweifelhaft.

Zwischen dem Buccinator und dem Masseter liegt der Bichat'sche Fettklumpen, welcher beim Saugakt eine wichtige Rolle spielt. Der M. buccinator wird hinten vom *Ductus parotideus* durchbohrt.

2. Der *M. orbicularis oris* besteht größtenteils aus Ringfasern, welche im sogen. Lippenrot um die Mundspalte verlaufen. Andere Fasern desselben setzen sich am Lippenrot fest (*Mm. recti labiorum*), noch andere gehen unter Kreuzung in den Buccinator über. Funktion: er schließt und spitzt den Mund (Küssen).

3. Der *M. mentalis.* Ursprung: Fossa mentalis. Ansatz: abwärts ziehend an der Haut des Kinnes. Funktion: hebt die letztere.

4. Der *M. nasalis* ist vom M. quadratus labii superioris bedeckt. Ursprung: etwa vom Jugum des Eckzahns. Ansatz: seine Fasern ziehen zum Teil zum Nasenrücken (*M. compressor nasi*), zum Teil zum hinteren Ende des Nasenflügels (*M. depressor alae nasi*) zum Teil bogenförmig in die Haut des Nasenflügels (*M. levator alae nasi proprius*). Die Funktion ist in den drei letzten Bezeichnungen enthalten, welche allerdings jetzt nicht mehr angewendet werden.

4. Die Kaumuskeln.

Zu den Kaumuskeln gehören:

1. Der *M. masseter* entspringt vom Jochbogen und inseriert an der lateralen Fläche des Kieferwinkels. Funktion: Kieferschluß.

2. Der *M. temporalis* entspringt vom Planum temporale bzw. der Fascia temporalis (s. unten). Ansatz: zieht medial vom Jochbogen zum Proc. coronoideus mandibulae. Funktion: Kieferschluß. Die hintersten Fasern können den vorgeschobenen Unterkiefer nach vorn ziehen.

3. Der *M. pterygoideus externus* liegt noch weiter medial, als der vorige. Ursprung: oberer Kopf von der Lamina lateralis des Gaumenflügels, unterer Kopf vom Planum infratemporale. Ansatz: an der Fossa pterygoidea und der Kapsel des Kiefergelenkes. Funktion: zieht den Proc. condyloideus nebst der Gelenkkapsel bzw. Gelenkscheibe nach vorn, wie dies bei vielen Bewegungen des Unterkiefers (vgl. S. 35) der Fall sein kann.

4. Der *M. pterygoideus internus* liegt an der medialen Seite des Astes. Ursprung: Fossa pterygoidea des Keilbeins. Ansatz: Mediale Fläche des Kieferwinkels bis zum For. mandibulare hin. Funktion: Kieferschluß.

5. Die Faszien des Kopfes.

1. Unter den Faszien des Kopfes ist als stärkste die *Fascia parotideo-masseterica* zu nennen, welche, an der Außenfläche des M. masseter gelegen, zugleich die Parotis so fest einhüllt, daß die letztere unter derselben kaum zu fühlen ist. Sie ist oben mit dem Jochbogen, vorn mit dem Rand des Masseter verwachsen. Nach hinten und unten geht sie in die Lam. superficialis der Fascia colli propria über.

2. Die *Fascia temporalis,* ebenfalls sehr derb, entspringt von der ganzen Linea temporalis, bedeckt den M. temporalis und setzt sich unten mit zwei Blättern an der medialen bzw. lateralen Fläche des Jochbogens an.

3. Die *Fascia bucco-pharyngea* ist eine dünne Bindegewebslage an der Außenfläche des M. buccinator, sie ist hinten mit dem Lig. pterygomandibulare verwachsen und setzt sich von hier auch auf die Außenfläche der Schlundkopfschnürer fort.

B. Die Halsmuskeln.

Die Halsmuskeln kann man in eine oberflächliche und eine tiefe Schicht einteilen. Doch ist auch diese Einteilung etwas willkürlich.

a) Oberflächliche Schicht.

Man kann zu derselben rechnen: 1. das *Platysma,* 2. den *M. sternocleido-mastoideus,* 3. die Zungenbeinmuskeln (obere und untere).

1. Das *Platysma* (Hautmuskel des Halses) ist dicht unter der Haut des Halses gelegen. Seine Fasern entspringen etwa in Höhe der II. Rippe auf der Fascia pectoralis superficialis, ziehen schräg

nach oben und medianwärts und setzen sich zum Teil an der Basis des Unterkiefers fest, zum Teil ziehen sie höher ins Gesicht, um schließlich in den *M. risorius* umzubiegen. Das Platysma ist mit der darunter liegenden Fascia colli (oberflächliches Blatt) verwachsen. Funktion: Spannt die letztere und verhindert dadurch, daß die hindurchtretenden Halsvenen während der Inspiration kollabieren, wodurch eine Blutstauung eintreten müßte.

2. Der *M. sterno-cleido-mastoideus* entspringt vom Manubrium sterni (*Portio sternalis*), sowie vom medialen Ende der Clavicula (*Portio clavicularis*). Ansatz: am Proc. mastoideus und der Linea nuchae sup. Funktion: Wirkt nur einer, z. B. der rechte, so wird der Kopf nach links gedreht und nach rechts geneigt. Wirken beide Muskeln zugleich, so wird das Gesicht gehoben. Wahrscheinlich sind beide Muskeln beständig tätig, um den Kopf in der Gleichgewichtslage zu halten (daher die von mir vorgeschlagene Bezeichnung Kopfhalter). Ist der Kopf fixiert, kann er den Brustkorb heben (Inspiration).

3. Die Zungenbeinmuskeln (auch als mittlere Halsmuskeln bezeichnet) kann man in obere und untere Zungenbeinmuskeln (nicht mit den Zungenmuskeln zu verwechseln) einteilen.

Die oberen Zungenbeinmuskeln (oberhalb des Zungenbeins liegend) verhalten sich folgendermaßen:

a) Der *M. digastricus* (zweibäuchig) entspringt jederseits in der Inc. mastoidea, verläuft (mittels des hinteren Bauches) zum Zungenbein, an welches er mit einer Zwischensehne, *Tendo intermedius*, inseriert und setzt sich dann (mittels des vorderen Bauches) an der Fossa digastrica mandibulae fest. Funktion: Heber des Zungenbeins. Ist letzteres fixiert, kann er den Unterkiefer abwärts ziehen.

b) Der *M. stylo-hyoideus*. Ursprung: jederseits am Proc. styloideus. Ansatz: am Körper und großen Horn des Zungenbeins. Funktion: Hebt das letztere. Der Muskel wird von der Zwischensehne des Digastricus durchbohrt.

c) Der *M. mylo-hyoideus*, unpaar, oberhalb des vorderen Digastricusbauches gelegen, entspringt jederseits von der Linea mylo-hyoidea des Unterkiefers. Die Fasern setzen sich an einer medianen sehnigen Raphe fest, welche vom Unterkiefer zum Zungenbein zieht (zum Teil auch noch an letzterem Knochen). Funktion: Hebt den Boden der Mundhöhle, wie z. B. beim Schlucken, wobei auch das Zungenbein gehoben wird. Ist letzteres fixiert, so kann der Unterkiefer abwärts gezogen werden.

d) Der *M. genio-hyoideus*, paarig, von der Spina mentalis zum Körper des Zungenbeins. Funktion: Heber des Zungenbeins bzw. Abwärtszieher des Unterkiefers.

Die unteren Zungenbeinmuskeln, sämtlich paarig, erstrecken sich vom Zungenbein nach abwärts. Dazu gehören:

a) Der *M. sterno-hyoideus.* Ursprung: hintere Fläche des Manubrium sterni und Sterno-claviculargelenk. Ansatz: Körper des Zungenbeins. Funktion: Zieht das Zungenbein abwärts.

b) Der *M. omo-hyoideus*, zweibäuchig, mit einer Zwischensehne versehen, entspringt dicht neben der Inc. scapulae, zieht hinter dem M. sterno-cleido-mastoideus schräg aufwärts und inseriert dicht neben dem Sterno-hyoideus am Körper des Zungenbeins. Funktion: Da er in das tiefe Blatt der Fascia colli eingehüllt ist, welche mit der Scheide der großen Halsgefäße verwachsen ist, kann er die V. jugularis int. erweitern (Henle). Kann auch das Zungenbein abwärts ziehen.

c) Der *M. sterno-thyreoideus.* Ursprung: Hintere Fläche des Manubrium und der I. Rippe. Ansatz: Linea obliqua des Schildknorpels. Funktion: Kann den Kehlkopf abwärts ziehen.

d) Der *M. hyo-thyreoideus.* Ursprung: Linea obliqua des Schildknorpels. Ansatz: Körper des Zungenbeins. Funktion: Kann das Zungenbein abwärts oder den Kehlkopf aufwärts ziehen.

β) Tiefe Schicht.

1. Zur tiefen Schicht der Halsmuskeln kann man die seitlichen und die prävertebralen Halsmuskeln rechnen.

Zu den seitlichen Halsmuskeln (im Trigonum colli laterale gelegen) werden folgende gerechnet:

a) Der *M. levator scapulae* entspringt von den vier oberen Halswirbelquerfortsätzen und inseriert am oberen medialen Winkel der Scapula. Funktion: Heber des Schulterblattes, wie z. B. beim Achselzucken.

b) Die *Mm. scaleni,* ein *anterior, medius* und *posterior*, entspringen alle drei ebenfalls an den Querfortsätzen der Halswirbel, und zwar der *Scalenus medius* an sämtlichen, der *Scalenus anterior* und *posterior* an den 3—4 unteren Halswirbeln. Ansatz: Der *M. scalenus anterior* und *medius* an der I. Rippe (und zwar der Scalenus ant. am Tuberc. Lisfranci), der *M. scalenus posterior* an der II. Rippe. Funktion: Die Scaleni heben die I. und II. Rippe (Inspiration).

Wichtig ist, daß vor dem M. scalenus ant. die *V. subclavia,* zwischen dem M. scalenus ant. und medius die *A. subclavia,* sowie hinter und oberhalb derselben der *Plexus brachialis* über die I. Rippe ziehen.

2. Die prävertebralen Halsmuskeln liegen jederseits dicht vor der Wirbelsäule; dazu gehören:

a) Der *M. longus colli* liegt zwischen Atlas und III. Brustwirbel, in der vertikalen Furche, welche die Körper und Querfortsätze der

Halswirbel vorn bilden. Der Muskel hat die Form eines Dreiecks, dessen Basis (medial gelegen) den Wirbelkörpern, dessen abgestutzte Spitze (lateral gelegen) den Querfortsätzen etwa des III.—VI. Halswirbels entspricht. Die Basis besteht aus vertikalen, die obere und untere Seite des Dreiecks aus schrägen Fasern. Funktion: Beugt die Halswirbel nach vorn, kann dieselben auch ein wenig seitlich drehen oder beugen.

b) Der *M. longus capitis* (früher als Rectus cap. ant. major bezeichnet) entspringt von den Querfortsätzen des III.—VI. Halswirbels und inseriert an der Pars basilaris des Hinterhauptbeins. Funktion: Nickbewegung.

c) Der *M. rectus capitis anterior* (früher Rectus cap. ant. minor) entspringt von den Massae laterales des Atlas und inseriert an der Pars basilaris des Hinterhauptbeins. Funktion: Nickbewegung.

γ) Die Faszien des Halses.

1. Die sogen. *Fascia colli superficialis* ist nur eine dünne Bindegewebslage, welche das Platysma bedeckt und sich in die benachbarte oberflächliche Bindegewebslage fortsetzt, welche überall noch unter dem subkutanen Fettgewebe gelegen ist.

2. Die *Fascia colli propria* s. *profunda* (auch kurzweg als *Fascia colli* bezeichnet) besteht aus zwei festen, derben Blättern, welche unten getrennt, nach oben hin dagegen zu einer einfachen fibrösen Lage verschmolzen sind. Man hat diese beiden Blätter als vorderes oder oberflächliches Blatt, *Lamina superficialis* und hinteres oder tiefes Blatt, *Lamina profunda,* unterschieden (vgl. Fig. 7).

Das vordere (oberflächliche) Blatt ist unten an der Vorderfläche des Sternum und der Clavicula befestigt und zieht von hier aus dicht unter der Haut (jedoch noch vom Platysma bedeckt), also vor dem M. sterno-cleido-mastoideus nach aufwärts, um sich am Zungenbein bzw. Unterkiefer anzuheften. Lateralwärts geht dies Blatt an der Außenfläche des Trapezius in die Fascia superficialis dorsi über.

Das hintere (tiefe) Blatt ist unten mit der hinteren Fläche des Sternum und der Clavicula verwachsen und zieht von hier aus hinter dem Sterno-cleido-mastoideus nach oben zum Zungenbein und auch im Trig. colli laterale nach lateralwärts, wo sich dasselbe an der Innenfläche des M. trapezius verliert. Das tiefe Blatt hüllt dabei die unteren Zungenbeinmuskeln (Omo-hyoideus, Sterno-hyoideus etc.) vollständig ein. Wo es vor der Gefäßscheide der A. carotis und V. jugularis vorüberzieht, ist es mit derselben verwachsen. Ebenso mit dem Zungenbein.

Beide Blätter sind zwischen Zungenbein und Unterkiefer, sowie im oberen Abschnitt des Trig. colli laterale zu einer einzigen Faszie verschmolzen, welche die hier unter der Haut gelegenen Muskeln bedeckt. Nur die Glandula submaxillaris ist derartig in diese Faszie eingelagert, daß dieselbe an dieser einzigen Stelle wieder aus zwei Blättern zu bestehen scheint. Oben ist die

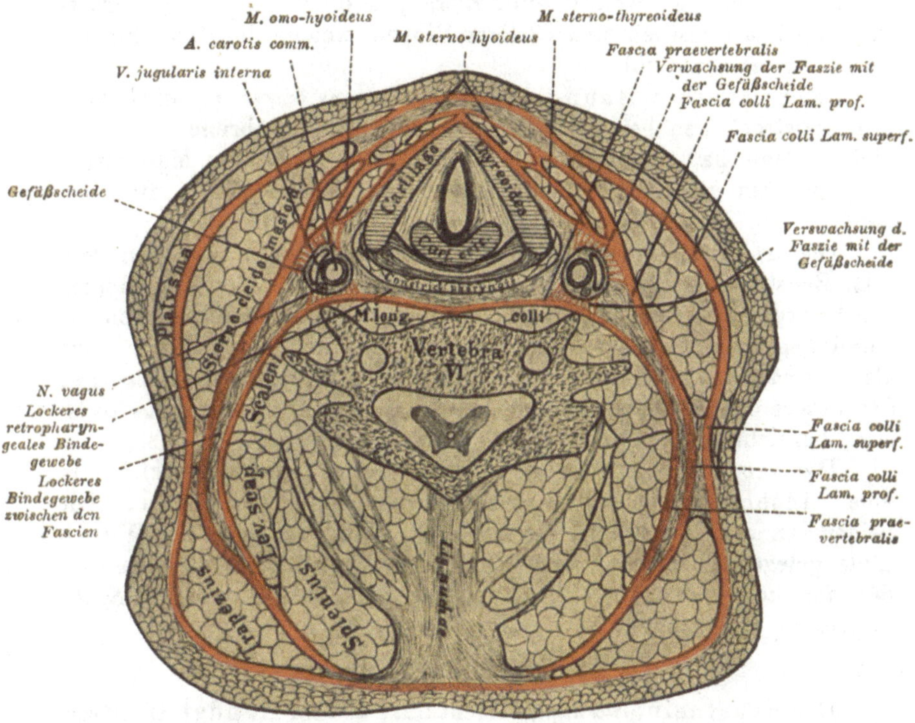

Fig. 7. Die Faszien des Halses (schematisch durch rote Linien dargestellt). Die Fascia superfic. colli ist nicht dargestellt.

Fascia colli zum Teil mit dem Unterkiefer verwachsen, zum Teil geht sie in die Fascia parotideo-masseterica über.

3. Die *Fascia praevertebralis* ist eine dünne Bindegewebslage, welche kaum den Namen einer Faszie verdient und die prävertebralen Halsmuskeln bedeckt, sich jedoch auch noch auf die lateralen Halsmuskeln (Scaleni und Levator scapulae) nach hinten erstreckt. Von dem Pharynx ist dieselbe durch das lockere retro-pharyngeale Bindegewebe geschieden, in dem sich etwaige Abszesse leicht in das Mediastinum posterius senken können. Auch diese Faszie soll an der Rückseite der Gefäßscheide mit letzterer verwachsen sein.

IV. Die Knochen, Bänder und Muskeln bzw. Faszien des Brustkorbes.

A. Der knöcherne Brustkorb.

Der knöcherne Brustkorb, *Thorax*, besteht aus den 12 Brustwirbeln, dem Brustbein und 12 Paar Rippen, welche die Brusthöhle, *Cavum thoracis*, umschließen.

Seine obere Öffnung, *Apertura thoracis superior*, wird vom I. Brustwirbel, den beiden I. Rippen und dem Manubrium sterni gebildet. Man hat zu beachten, daß der obere Rand des Manubrium in bezug auf seine Höhenlage ziemlich genau der Grenze zwischen dem II. und III. Brustwirbel entspricht.

Die untere Öffnung, *Apertura thoracis inferior*, wird von dem XII. Brustwirbel, den beiden XII. und den Spitzen der XI. Rippen, den Knorpeln der übrigen falschen Rippen sowie dem Proc. xiphoideus sterni begrenzt. Der winklige Einschnitt unterhalb des letzteren wird als Thoraxeinschnitt oder Thoraxwinkel, *Angulus infrasternalis*, der untere bogenförmige Thoraxrand als Rippenbogen, *Arcus costarum*, bezeichnet.

Die vier Thoraxwände, eine vordere, zwei seitliche und eine hintere, gehen ohne scharfe Grenze ineinander über. Die beiden, an der Innenfläche der hinteren Wand zur Seite der Wirbelsäule gelegenen, zur Aufnahme der Lungen bestimmten Buchten werden als *Sulci pulmonales*, die Räume zwischen den Rippen als *Spatia intercostalia* bezeichnet.

a) Das Brustbein.

Das Brustbein, *Sternum*, besteht aus: 1. dem Handgriff, *Manubrium*; 2. dem Körper, *Corpus*, und 3. dem Schwertfortsatz, *Proc. ensiformis*, welche Teile entweder knorplig oder knöchern miteinander verbunden sind.

Das Manubrium zeigt am oberen Rande (der sogen. *Basis*) einen flachen Einschnitt, *Inc. jugularis*: die beiden abgestutzten Basisecken sind mit überknorpelten Gelenkflächen, *Incc. claviculares*, für das Schlüsselbein versehen. Dicht unterhalb der letzteren ist die *Inc. costalis prima* (für die I. Rippe) gelegen. Dagegen schiebt sich die *Inc. costalis secunda* (für die II. Rippe) in die seitliche Grenze zwischen Manubrium und Corpus sterni ein. Diese, genau der II. Rippe entsprechende Stelle bildet an der Vorderfläche des Brustbeins einen meist deutlich fühlbaren Vorsprung, den Brustbeinwinkel (Ludwigschen Winkel), *Angulus sterni*, welcher deswegen wichtig ist, weil man von demselben aus vorn bequem die Rippen abzählen kann.

Das Corpus sterni zeigt an den Seitenrändern noch die *Incc. costales* für die III.—VI. Rippe: dagegen schiebt sich diejenige für die VII. Rippe wieder in die Grenze zwischen Körper und Schwertfortsatz hinein.

Der *Proc. xiphoideus,* meist unregelmäßig dreiseitig, pflegt ungefähr der Höhe des IX.—X. Brustwirbels zu entsprechen.

b) Die Rippen.

Von den Rippen, *Costae,* werden die 7 oberen, welche vorn am Brustbein befestigt sind, als wahre Rippen, *Costae verae,* die 5 unteren, welche nicht so weit reichen, als falsche Rippen, *Costae spuriae,* bezeichnet. Von den letzteren setzen sich die VIII., IX. und X. Rippe mit ihren Knorpeln stets an den nächsthöheren Rippenknorpel an. Die XI. und XII., *Costae fluctuantes,* zeigen nur eine knorplige Spitze, welche zwischen die Bauchmuskeln hineinragt. Auch jede andere Rippe besteht aus einem vorderen Teil, dem Rippenknorpel, *Cartilago costae,* und einem hinteren längeren, dem Rippenknochen, *Os costale.*

Die Rippenknorpel nehmen von der I.—VII. an Länge zu, von da an wieder ab. Sehr kurz ist der Knorpel der I. Rippe, welcher demzufolge bei Eröffnung des Thorax stets dicht neben dem Sternum durchschnitten werden muß.

Jeder Rippenknochen ist nach Henle auf dreifache Art gekrümmt, nämlich in bezug auf: 1. die Fläche; 2. die Kante und 3. die Längsachse. Die Flächenkrümmung bedingt die seitliche Wölbung des Brustkorbes, die Kantenkrümmung das Höherstehen des einen Rippenendes bei ebener Unterlage. Die Krümmung um die Längsachse ist eigentlich eine Torsion, ähnlich wie wenn man ein nasses Handtuch auswindet. An jedem Os costale unterscheidet man nun: 1. ein vorderes Ende, *Extremitas anterior*; 2. ein Mittelstück, *Corpus costae* und 3. ein hinteres Ende, *Extremitas posterior.* Die dickere Extremitas ant. geht ohne scharfe Grenze in den Körper über, dagegen ist der letztere gegen die Extremitas post. durch eine Einbiegung, den Rippenwinkel, *Angulus costae,* abgegrenzt. Die Länge der Extremitas post. nimmt von der I.—XII. Rippe allmählich zu. Im übrigen ist der Körper durch den an der Innenfläche (oberhalb des unteren Randes) befindlichen *Sulcus costae* für die Intercostalgefäße und -nerven (oberer Ast) ausgezeichnet. Das hintere Rippenende zeigt das Rippenköpfchen, *Capitulum costae,* welches an der Gelenkfläche mit der *Crista capituli*[1] versehen ist, ferner den Rippenhals, *Collum costae*, endlich hinten den Rippenhöcker, *Tuberculum costae.*

[1] An der I., XI. und XII. Rippe ist keine solche Crista vorhanden, da sich ihr Capitulum nicht zwischen zwei Wirbelkörper einschiebt.

Die I., XI. und XII. Rippe zeigen noch einzelne Besonderheiten Die I. Rippe zeigt gar keine Flächen-, dagegen eine starke Kantenkrümmung. An ihrem oberen Rande ist das scharfkantige *Tuberculum scaleni* (*Lisfranci*) für den M. scalenus ant. (vgl. S. 41), dicht hinter dem Tuberculum querlaufend der *Sulcus a. subclaviae* zu erwähnen Manchmal ist vor dem Tuberc. noch eine Furche für die V. subclavia vorhanden. Die Crista capituli fehlt (vgl. die Anm. S. 45), Tuberc und Angulus fallen zusammen. Bei der XI. und XII. Rippe fehlt nicht nur die Crista capituli, sondern auch das Tuberc. costae völlig.

Die vorderen Rippenenden (Sternalansatz) stehen im ganzen etwa um zwei Wirbel tiefer als die hinteren. Doch ist der tiefste Punkt jeder Rippe nahe an der Knorpelknochengrenze, bei den 6 oberen immer mehr medial, bei den 6 unteren immer mehr lateral von der Mamillarlinie entfernt (Joessel). Eine aus der Mitte der Achselhöhle vertikal abwärts gezogene Linie trifft ungefähr das vordere Ende der XII. Rippe.

B. Die Gelenke und Bänder des Brustkorbes.

a) Am Brustbein.

1. Das Gelenk zwischen Sternum und Clavicula, mediales Schlüsselbeingelenk, *Artic. sterno-clavicularis*, besitzt nicht ganz regelmäßige (vielleicht sattelförmige) Gelenkflächen, einen *Discus articularis* und eine starke, aber trotzdem schlaffe Kapsel, an welche der letztere angeheftet ist. Die Hauptbewegungen erfolgen in zwei zueinander senkrechten Richtungen, nämlich: 1. als Hebung und Senkung des Schlüsselbeins bzw. der Schulter; 2. als Vor- und Rückwärtsbewegung des Schlüsselbeins bzw. der Schulter. Die Clavicula kann dabei so weit nach hinten gezogen werden, daß die A. subclavia zwischen ihr und der I. Rippe völlig komprimiert wird und der Radialispuls aufhört.

2. Das *Lig. costo-claviculare* liegt in der Ecke zwischen dem Knorpel der I. Rippe und dem Schlüsselbein (dient zur Fixation des letzteren).

3. Das *Lig. interclaviculare* ist auf der Inc. jugularis zwischen beiden Claviculae gelegen (fixiert ebenfalls die letzteren gegeneinander).

4. Die *Articulationes sterno-costales* bilden wahre Gelenke (Amphiarthrosen, also sehr geringe Beweglichkeit) zwischen Brustbein und Rippen, deren Höhle meist durch ein *Lig. interarticulare* geteilt wird. Die vordere und hintere Kapselwand ist durch stärkere Fasern (*Ligg. sterno-costalia radiata*) verstärkt.

5. Das *Lig. costo-xiphoideum* ist ein starkes dreiseitiges Band, welches (mit aufwärts gekehrter Basis) die Vorderfläche des Schwertfortsatzes mit dem Knorpel der beiden VII. Rippen verbindet und eine zu weite Bewegung des Schwertfortsatzes nach rückwärts verhindert.

b) Zwischen den Rippen.

1. Die *Ligg. intercostalia externa* sind nur dünne Bandstreifen, welche zwischen den Rippenknorpeln die in gleicher Richtung verlaufenden Mm. intercostales externi ersetzen.

2. Die *Ligg. intercostalia interna* befinden sich zwischen den hinteren Rippenenden, wo sie die in gleicher Richtung verlaufenden Mm. intercostales interni ersetzen.

c) An den hinteren Rippenenden.

An dem hinteren Rippenende sind jederseits die beiden wichtigsten Rippengelenke, nämlich: 1. das Rippenköpfchengelenk und 2. das Rippenhöckergelenk gelegen (beide wahre Gelenke, Amphiarthrosen).

1. Die Rippenköpfchengelenke, *Articulationes capitulorum,* liegen zwischen den Wirbelkörpern und den Rippenköpfchen. Vorn stärkere Fasermassen, die *Ligg. capitulorum radiata*; innerhalb eines jeden Gelenkes das kleine *Lig. cap. interarticulare.*

2. Die Rippenhöckergelenke, *Articc. costo-transversariae* (Articc. tuberculi costae), liegen zwischen den Spitzen der Querfortsätze und den Rippenhöckern. Jedes Gelenk ist hinten durch ein starkes queres Band, *Lig. tuberculi costae,* verstärkt.

Als weitere, weniger wichtige Verstärkungsbänder kann man ein *Lig. costotransversarium anterius* und ein *posterius* nennen, so bezeichnet, weil sie beide (wenn auch sich kreuzend) zwischen dem Querfortsatz und Rippenhals verlaufen. Das vordere schließt sich in seinem Faserverlauf an das Lig. intercostale internum, das hintere an den M. intercostalis externus an.

In beiden Gelenken zugleich erfolgt das Heben und Senken der Rippe, wobei sich der Rippenhals um seine Längsachse dreht. Da die vorderen Rippenenden tiefer liegen als die hinteren, so muß eine jede Hebung der Rippe bzw. des Brustbeines den Tiefendurchmesser des Brustkorbes vergrößern (Inspiration), jede Senkung ihn verkleinern (Exspiration).

C. Die Muskeln und Faszien des Brustkorbes.

a) Die Brustmuskeln.

1. Der große Brustmuskel, *M. pectoralis major,* entspringt mit der *Portio clavicularis* von den medialen zwei Dritteln der Clavicula, mit der *Portio sterno-costalis* vom Sternum und den Knorpeln der wahren Rippen, mit der *Portio abdominalis* (einfache Zacke) von der Rectusscheide. Ansatz: Lateralwärts konvergierend an der Crista tuberc. majoris des Oberarmbeins.

Funktion: Adductor und Einwärtsroller des Oberarmes. Ist der Oberarm aufgestützt oder sonst fixiert, so kann er die wahren Rippen heben (Inspiration).

Dicht unterhalb des Schlüsselbeins findet sich häufig zwischen dem M. deltoideus und pectoralis major eine dreieckige Lücke, *Trigonum deltoideo-pectorale* s. *infraclaviculare*, in welche sich die *V. cephalica* einsenkt und aus der ein Ast der *A. thoraco-acromialis* heraustritt. Äußerlich, d. h. an der Haut, ist dies Dreieck durch eine Vertiefung, die Mohrenheim'sche Grube, bezeichnet.

2. Der kleine Brustmuskel, *M. pectoralis minor*, entspringt an der II.—V. Rippe mit 4 Zacken. Ansatz: am Proc. coracoideus. Funktion: zieht das Schulterblatt nach vorn und abwärts. Ist das letztere irgendwie fixiert, so kann es die II. bis V. Rippe heben.

Das Dreieck zwischen dem oberen Rande des Muskels und dem Schlüsselbein wird als *Trigonum clavi-pectorale* bezeichnet. In diesem Dreieck (hinter der tiefen Brustfaszie) ist die *A.* und *V. subclavia* bzw. der *Plexus brachialis* gelegen.

3. Der Schlüsselbeinmuskel, *M. subclavius*, entspringt halbverborgen von dem Knorpel der I. Rippe und inseriert am Sulcus subclavius des Schlüsselbeins. Funktion: Fixierung der Clavicula.

4. Der vordere Sägemuskel, *M. serratus anterior*, entspringt mit 8—9 Zacken von den 8—9 obersten Rippen, verläuft, dem Thorax dicht anliegend, nach hinten und inseriert am medialen Rande des Schulterblattes. Doch konvergiert der größte Teil seiner Fasern nach dem unteren Schulterblattwinkel. Funktion: Bei Kontraktion aller Serratusfasern wird das Schulterblatt nach vorn gezogen. Wenn sich jedoch nur die am unteren Winkel des letzteren inserierenden Fasern kontrahieren, so wird dieser Winkel nach vorn und lateralwärts bewegt, wie dies bei jeder Hebung des Armes über die Horizontale der Fall ist (s. auch beim M. deltoideus). Lähmung des Serratus bedingt die Unfähigkeit, den Arm zur Vertikalen zu erheben. Ist das Schulterblatt fixiert, so kann der Serratus die 8—9 oberen Rippen heben (Inspiration).

5. Die Zwischenrippenmuskeln, *Mm. intercostales*, füllen die Zwischenrippenräume aus. Die *Mm. intercostales externi* verlaufen zwischen je zwei benachbarten Rippen von hinten und oben nach vorn und unten. Zwischen den Rippenknorpeln sind sie durch die gleichnamigen Ligamente ersetzt. Die *Mm. intercostales interni* kreuzen sich mit den vorigen, indem sie von vorn und oben nach hinten und unten ziehen. Sie fehlen zwischen den hinteren Rippenenden, wo sich die gleichnamigen Bänder als Ersatz an sie anschließen. Die zwischen den Rippenknorpeln gelegenen Abschnitte derselben werden *Mm. intercartilaginei* genannt. Funktion: nach Fick wirken bei ruhiger Atmung die Intercostales externi und die Intercartilaginei als Inspiratoren (Rippenheber), die Intercostales interni als Exspiratoren (Rippensenker). Da die Interkostalmuskeln aber auch bei unbeweglichen Rippen (beim sogen. Rippenfenster) nicht atrophieren, so müssen sie nach Henle vor allem dazu bestimmt sein, durch ihre Kontraktion bei starker Inspiration ein zu tiefes Einsinken der Interkostalräume, bei starker Exspiration ein Hervordringen

der Lungenteile zwischen die Rippen (Einklemmung) zu verhindern.

6. Der *M. transversus thoracis* (M. transv. thoracis ant. s. triangularis sterni) und die *Mm. subcostales* (M. transv. thoracis post.), ersterer hinter den Rippenknorpeln, letztere vor den hinteren Rippenenden gelegen, haben wenig Bedeutung.

7. Dagegen ist das Zwerchfell, *Diaphragma,* ein sehr wichtiger Muskel: es ist ein dünner hautartiger Muskel von Kuppelform mit nach aufwärts gekehrter Konvexität und abwärts gerichteter Konkavität, welcher Brust- und Bauchhöhle scheidet.

a) Der sehnige Abschnitt, *Centrum tendineum,* nimmt die mittlere Partie des Zwerchfells ein und hat die Form eines Kleeblattes, dessen Mittelblatt sich nach vorn erstreckt. Rechts hinten, dicht neben der Medianlinie, ist die sehnige Substanz durch das vierseitige *For. venae cavaë* durchbohrt, durch welches die *V. cava inf.* und die *Rr. phrenico-abdominales* des *N. phrenicus* hindurchtreten.

b) Der muskulöse Teil des Zwerchfells (*Pars carnosa*) umgibt an der Peripherie des Muskels das Centrum tendineum und wird in eine *Pars sternalis, Pars costalis* und *Pars lumbalis* eingeteilt. Die Pars sternalis entspringt (gewöhnlich mit zwei Zacken) vom hinteren Blatt der Rectusscheide in Höhe des Proc. xiphoideus; die Pars costalis (6 Zacken) von einer Linie, welche von der Mitte der VII. Rippe bis zur Spitze der XII. Rippe verläuft; die Pars lumbalis endlich liegt in der Lendengegend und besteht jederseits wiederum aus zwei Portionen, dem *Crus mediale* und *Crus laterale,* welche folgendermaßen entspringen:

Die beiden medialen Schenkel kommen von den Körpern des III. und VI. Lendenwirbels, umfassen, aufwärts laufend, den Aortenschlitz, *Hiatus aorticus* (für die *Aorta* und den dahinter liegenden *Ductus thoracicus*) und kreuzen sich dann, um oberhalb der Kreuzung wieder den *Hiatus oesophageus* (für den *Oesophagus* und die beiden *Nn. vagi*) zu umkreisen.

Der laterale Schenkel entspringt von zwei Sehnenbogen, einem *Arcus lumbo-costalis medialis* und *lateralis* (Arcus Halleri): von diesen verläuft der mediale Sehnenbogen von dem Körper zu der Querfortsatzspitze des I. Lendenwirbels, der laterale Sehnenbogen wiederum von letzterer Spitze zur Spitze der XII. Rippe.

Der mediale Sehnenbogen überbrückt den M. psoas major, der laterale den M. quadratus lumborum. Doch kann der laterale Sehnenbogen bzw. der von ihm entspringende Zwerchfellteil auch fehlen.

Zwischen der Pars sternalis und costalis (also zur Seite des Sternum), sowie zwischen der Pars costalis und lumbalis (also über der Spitze der XII. Rippe) zeigt die Muskelsubstanz Lücken, an denen (nur durch lockeres Bindegewebe getrennt) das Brustfell und das Bauchfell einander naheliegen. Eiterungen in der Brust- oder Bauchhöhle können hier leicht durchbrechen, Entzündungen können sich leicht von einer Haut auf die andere fortpflanzen.

Der höchste Punkt des Zwerchfells ist im mittleren Stande in Höhe des IV. Sterno-costalgelenks, bei tiefster Inspiration einen Interkostalraum tiefer, bei tiefster Exspiration einen Interkostalraum höher gelegen.

Funktion des Diaphragma: das Zwerchfell flacht sich bei seiner Kontraktion ab und saugt dadurch die Luft in die Brusthöhle (Inspiration). Durch Druck auf die Baucheingeweide wird dabei die vordere Bauchwand hervorgewölbt (Bauch- oder Zwerchfellatmung.[1]) Während der Exspiration üben die Bauchmuskeln durch ihre Kontraktion einen Druck auf die Baucheingeweide aus, welche dann das Zwerchfell wieder in die Höhe drängen.

Außer den bereits angegebenen Durchtrittstellen (*For. venae cavae, Hiatus aorticus* und *Hiatus oesophageus*) besitzt das Zwerchfell noch zwischen dem medialen und lateralen Schenkel der Pars lumbalis einen Schlitz, durch welchen der Grenzstrang der *N. sympathicus* hindurchtritt. Durch eine Lücke im medialen Schenkel verlaufen ferner: 1. rechts die *V. axygos.*, links die *V. hemiazygos;* 2. auf beiden Seiten die *Nn. splanchnici major* und *minor*, welche vom Bruststrang des Sympathicus zu dem in der Bauchhöhle befindlichen Ganglion coeliacum bzw. renali-aorticum ziehen.

Weil die letztere Lücke jedoch mitunter den medialen Schenkel deutlich spaltet, haben die B. N. A. auf jeder Seite drei Schenkel, nämlich ein *Crus mediale, intermedium* und *laterale*, unterschieden. Da indessen die Autoren auch noch heute als *Crus intermedium* zu einem Teil die mediale Portion des Crus laterale, zu einem anderen Teil die laterale Portion des Crus mediale verstehen, so habe ich es vorgezogen, mit Henle auf jeder Seite nur zwei Schenkel, ein *Crus mediale* und ein *Crus laterale* anzunehmen.

b) Die Faszien des Brustkorbes.

1. Die oberflächliche Brustfaszie, *Fascia pectoralis superficialis*, ist eine ziemlich derbe Bindegewebslage, welche als Fortsetzung des oberflächlichen Blattes der Fascia colli zunächst mit der Clavicula verwachsen ist und weiter unten die ganze Außenfläche des M. pectoralis major und Serratus anterior bekleidet. Noch weiter abwärts setzt sie sich in die Fascia superficialis abdominis, nach lateralwärts als *Fascia axillaris* in die Achselhöhle und als *Fascia brachii* auf den Oberarm fort. Die stärkeren Faserzüge der Fascia axillaris, welche vom unteren Rande des Pectoralis major bogenförmig auf den unteren

[1] Außer der Bauch- oder Zwerchfellatmung gibt es bekanntlich noch die Rippen- oder Brustatmung, bei der die Rippen gehoben oder gesenkt werden.

Rand des Latissimus übergehen, hat man auch als Langer'schen Achselbogen, *Proc. falciformis axillaris*, besonders bezeichnet.

2. Die tiefe Brustfaszie, *Fascia coraco-clavicularis*, ist unter dem Pectoralis major und dicht vor dem Pectoralis minor bzw. Subclavius gelegen. Diese Faszie ist am stärksten im Trigonum clavipectorale, also oberhalb des Pectoralis minor, entwickelt, wo in dieselbe sogar ein besonderer Bandstreifen, das *Lig. coraco-claviculare anterius* von Henle, eingelagert ist, welches vom Proc. coracoideus zum Schlüsselbein zieht. Hinter diesem derben Bande sind große Gefäß- und Nervenstämme, nämlich medial die *V. subclavia*, lateral die *A. subclavia*, noch weiter lateral und hinten der *Plexus brachialis* gelegen. Nach abwärts und lateralwärts wird die tiefe Brustfaszie dünner und verliert sich allmählich in die Fascia pectoralis superficialis und axillaris, mit denen sie verschmilzt.

3. Die *Fascia endothoracica* ist eine dünne Lage, welche die Innenfläche des ganzen Thorax bzw. der dort gelegenen Muskeln überzieht. Nach innen von dieser Faszie ist dann noch die Pleura gelegen, mit der sie ziemlich fest verwachsen ist.

V. Bauchmuskeln, Bauchfaszien und Leistenkanal.

A. Die Bauchmuskeln.

Die Bauchmuskeln, *Mm. abdominis*, sind platt und besitzen auch hautartige Sehnen (Aponeurosen). In der Medianlinie sind sie alle durch einen sehnigen Streifen, *Linea alba*, getrennt, welcher in Höhe des III. oder IV. Lendenwirbels durch den Nabel, *Umbo*, unterbrochen ist.

1. Der *M. obliquus externus abdominis* verläuft wie die Intercostales externi von hinten und oben nach vorn und unten. Ursprung: Außenfläche der 7 untersten Rippen mit 7 Zacken. Ansatz: Linea alba, Os pubis, Lig. inguinale (Pouparti) und Labium externum der Crista iliaca.

Zwischen dem hinteren Rande des Obliquus ext. und dem vorderen Rande des Latissimus, dicht oberhalb der Crista iliaca, liegt das kleine *Trigonum lumbale s. Petiti*, an dem die Bauchwand nur aus den Fasern des M. obliquus int. und M. transversus besteht (vgl. Fig. 3 S. 9). Diese schwächere Stelle der Bauchwand kann Durchtrittstelle für die sogen. Lumbalhernien werden. Links wird das Dreieck mitunter zur Anlegung eines künstlichen Afters benutzt.

2. Der *M. obliquus internus abdominis* hat fächerförmige, von hinten nach medianwärts ausstrahlende Fasern, von denen die oberen in derselben Richtung wie die Intercostales interni, die mittleren horizontal, die untersten durch den Leistenkanal als *M. cremaster* zum Hoden ziehen. Ursprung: Linea intermedia der Crista iliaca[1]

[1] Der in den Lehrbüchern angegebene Ursprung von der *Fascia lumbodorsalis* ist meist nicht vorhanden.

und Lig. inguinale (Pouparti). Ansatz: oben am unteren Thoraxrand, vorn an der Linea alba.

3. Der *M. transversus abdominis* besitzt durchweg querlaufende Fasern. Ursprung: oben Innenfläche der 6 untersten Rippen, hinten (s. Fig. 3) aponeurotisch als Fortsetzung der Fascia lumbo-dorsalis, unten vom Labium internum der Crista iliaca und dem Lig. Pouparti. Ansatz: aponeurotisch an der Linea alba. Der Übergang

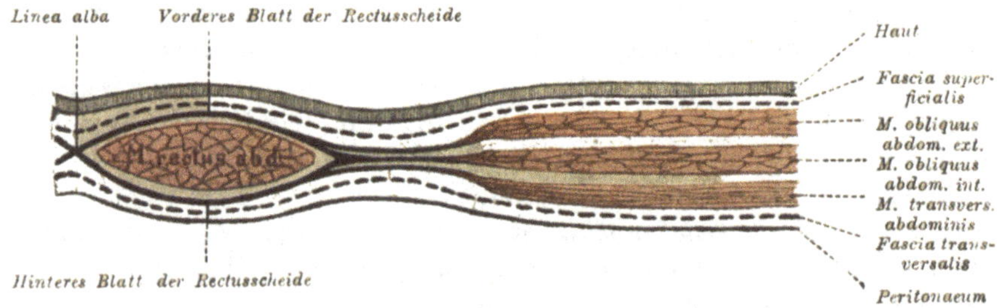

Fig. 8a.

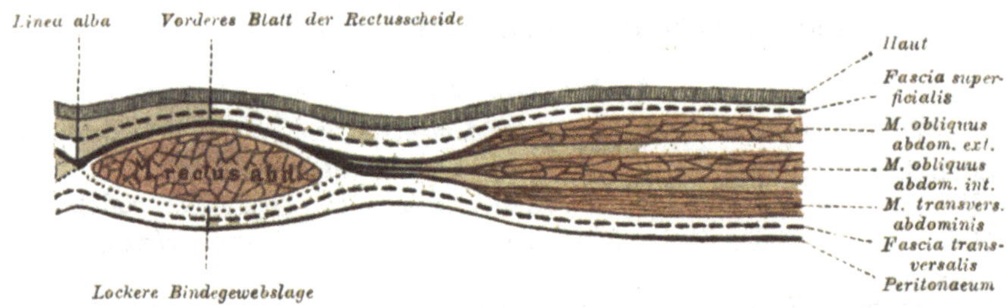

Fig. 8b.

Fig. 8. Horizontalschnitte durch die Bauchmuskeln: a) oberhalb, b) unterhalb der Linea semicirc. Douglasi.

des Muskels in die Aponeurose wird durch die halbmondförmige *Linea semilunaris Spigeli* gebildet.

4. Der *M. rectus abdominis* liegt vertikal zu beiden Seiten der Linea alba und ist durch 3—4 sehnige Streifen, *Inscriptiones tendineae*, unterbrochen. Ursprung: V.—VII. Rippenknorpel. Ansatz: Oberer Rand des Os pubis (zwischen Symphyse und Tuberculum).

Der Rectus ist in eine sehnige Scheide eingelagert, welche durch die Aponeurosen der übrigen Bauchmuskeln gebildet wird. Das vordere Blatt der Rectusscheide wird durch die ganze Aponeurose des Obliquus externus und die (in der Fläche gespaltene) halbe des Obliquus internus, das hintere Blatt durch die andere Hälfte der Internusaponeurose und die ganze des Transversus dargestellt (s. Fig. 8a). Doch hört das hintere Blatt beim Übergang in das untere

Drittel entweder scharfrandig (als *Linea semicircularis Douglasi*) oder seltener allmählich auf, so daß also von hier ab sämtliche Aponeurosen in das vordere Blatt übergehen (s. Fig. 8b) und der Rectus unterhalb der Linea Douglasi der Fascia transversalis (s. w. u.) unmittelbar anliegt.

5. Der *M. quadratus lumborum* kann zwar auch zu den Bauchmuskeln gerechnet werden, wird aber besser bei den vorderen Hüftmuskeln beschrieben.

Funktion der Bauchmuskeln: Druck auf die Baucheingeweide (Bauchpresse, *Premula abdominalis*), wie z. B. bei der Exspiration, namentlich beim Husten. Sollen die Baucheingeweide entleert werden, so muß sich außer den Bauchmuskeln noch das Zwerchfell kontrahieren. Rectus und Obliquus ext. für sich allein können den Thorax nach abwärts und vorn ziehen. War der letztere fixiert, so können dieselben die vordere Beckenhälfte heben.

B. Die Bauchfaszien.

Hierunter versteht man folgende in der Bauchwand gelegene stärkere Bindegewebslagen:

1. Die *Fascia superficialis abdominis* überzieht die Außenfläche des Obliquus ext. und seiner Aponeurose, mit der sie fest verbunden ist. Unten ist dieselbe mit dem Poupart'schen Bande und der Crista iliaca fest verwachsen. Nach oben geht sie in die Fascia superficialis der Brust, nach hinten in diejenige des Rückens über.

2. Die *Fascia transversalis abdominis* bekleidet vor allem die Innenfläche des M. transversus, überzieht jedoch auch die untere Fläche des Zwerchfells und die vordere Fläche des Psoas major und Quadratus lumborum. Unten ist sie mit dem Poupart'schen Bande und der Crista iliaca fest verwachsen. Die Faszie sendet durch den Leistenkanal nach Art eines langen Sackes einen Fortsatz, den *Proc. vaginalis fasciae transversalis* nach abwärts (vgl. Fig. 10), welcher den Samenstrang nebst Hoden als *Tunica vaginalis communis* allseitig umhüllt. Die Innenfläche der Fascia transversalis wird noch vom Peritonaeum austapeziert.

Die Fascia transversalis ist dicht oberhalb des Poupart'schen Bandes derber und stärker. Sie umgibt hier den unteren und medialen Rand des inneren Leistenringes nach Art eines sichelförmigen Vorsprunges, *Proc. falciformis*, über welchen der Ductus deferens in den Leistenkanal hineinzieht (vgl. Fig. 11). Das obere Ende dieses Vorsprunges wird auch als Hesselbach'sches Band, *Lig. interfoveolare*, bezeichnet, weil es zwischen den beiden Leistengruben (s. w. u.) gelegen ist. Medial von der medialen Leistengrube bildet die Faszie noch das Henle'sche Band (Braune), auch *Falx inguinalis* genannt, welches sich an den lateralen Rand der Rectusscheide ansetzt. Zwischen der Falx inguinalis und dem Hesselbach'schen Bande ist die mediale Leistengrube, lateral von letzterem die laterale Leistengrube bzw. der innere Leistenring gelegen (Näheres hierüber im folgenden Kapitel).

C. Der Leistenkanal.

Da der Leistenkanal, *Canalis inguinalis,* dicht oberhalb des Poupart'schen Bandes (*Lig. inguinale*) gelegen ist, so mag schon hier zunächst kurz betont werden, daß letzteres Band vom Tuberc. pubis zur Spina iliaca ant. verläuft, mit der Haut der sogen. Leistenfurche fest verwachsen ist und am medialen Ende in zwei andere kleine

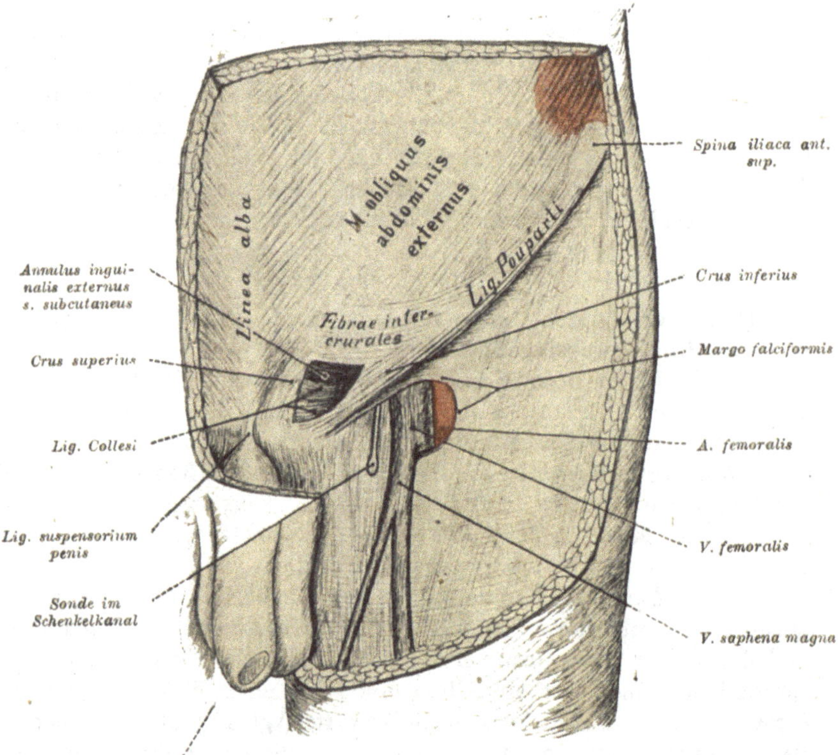

Fig. 9. Der Leisten- und Schenkelkanal. Ansicht von vorn.

Bänder, nämlich das *Lig. Gimbernati* und das *Lig. Collesi* übergeht (vgl. Fig. 9 und 17). Das dreiseitige *Lig. Gimbernati* s. *lacunare* füllt den Winkel zwischen dem Lig. inguinale und dem Pecten pubis aus, an dem es festsitzt. Das ebenfalls dreiseitige *Lig. Collesi* s. *inguinale reflexum* zieht längs des oberen Schambeinrandes dicht hinter dem *Crus superius* des äußeren Leistenringes im vorderen Blatt der Rectusscheide zur Linea alba hin, indem es den Boden des Leistenkanals bildet.

Der Leistenkanal selbst verläuft (lateral vom Rectus) von hinten, oben und lateralwärts nach vorn, unten und medianwärts (vgl. Fig. 10).

Sein Inhalt besteht beim Manne hauptsächlich aus dem Samenstrang, d. h. dem *Ductus deferens*, der *A.* und *V. spermatica int.*, welche vom *Plexus spermaticus int.* begleitet sind; beim Weibe nur aus dem *Lig. teres* (einem Analogon des Ductus deferens), während die *A.* und *V. spermatica int.* nebst den Nerven gar nicht zum Leistenkanal, sondern zum lateralen Tubenende hinziehen. Bei beiden Geschlechtern treten außerdem noch der *N. spermaticus ext.* und *N. ilio-inguinalis* (manchmal noch die inkonstante *A.* und *V. spermatica externa*) durch den Kanal nach auswärts.

Da der Leistenkanal die Bauchwand durchbohrt, muß derselbe zwei Öffnungen, nämlich den vorn gelegenen äußern Leistenring, *Annulus inguinalis subcutaneus*, und den hinten gelegenen inneren Leistenring, *Annulus inguinalis abdominalis*, besitzen. Der äußere Leistenring bildet eigentlich einen spaltförmigen Schlitz zwischen den Sehnenfasern des Obliquus externus, dessen spitzes oberes Ende jedoch durch die bogenförmigen *Fibrae intercrurales* verschlossen wird (vgl. Fig. 9). Die oben bzw. medial den Leistenkanal begrenzenden Sehnenfasern werden als *Crus superius* (mediale), die unten bzw. lateral angrenzenden als *Crus inferius* (laterale) bezeichnet. Der innere Leistenring wird durch die Fascia transversalis gebildet, welche jedoch in den Leistenkanal den *Proc. vaginalis* hineinschickt. Betreffs des letzteren bzw. betreffs des Hesselbach'schen Bandes (*Lig. interfoveolare*) ist S. 53 nachzusehen. Es ist zu beachten, daß längs des medialen Randes des Annulus abdominalis d. h. also auch längs des Hesselbach'schen Bandes die A. und V. epigastrica inferior (aus der Iliaca) nach aufwärts ziehen. Bei eingeklemmten Leistenbrüchen darf der Operateur niemals auf diese Blutgefäße einschneiden.

Die Bauchmuskeln verhalten sich zum Leistenkanal folgendermaßen (vgl. Fig. 10): Der M. obliquus externus wird vom Kanal, wie eben erwähnt, durchbohrt, gibt jedoch dem Samenstrang noch eine dünne meistens gar nicht wahrnehmbare Hülle, die Cooper'sche Faszie, *Fascia cremasterica* mit, welche die Außenfläche des M. cremaster bekleidet (in Fig. 10 nicht dargestellt). Der M. obliquus internus (hier noch muskulös) geht mit einem Teil seiner Fasern über dem Leistenkanal nach medianwärts, einen anderen Teil derselben sendet er durch den letzteren nach abwärts, in Gestalt des *M. cremaster*, welcher Hoden und Samenstrang schleuderförmig umgreift. Der M. transversus endlich geht mit seiner Sehne bogenförmig oberhalb des Leistenkanals zur Linea alba hin. Über die Fascia transversalis s. oben und S. 53.

In der ganzen Gegend des inneren Leistenringes wird die Innenfläche der Fascia transversalis noch vom Bauchfell, *Peritonaeum*, bekleidet, welches hier einige chirurgisch wichtige Gruben und Falten bildet. Zunächst ist als Einbuchtung in den inneren Leistenring eine Vertiefung, die *Fovea inguinalis lateralis*, medial davon (der Lücke zwischen dem Lig. interfoveolare und der Falx inguinalis entsprechend) eine zweite, die *Fovea inguinalis medialis*, gelegen (Fig. 10 und 11). Zwischen beiden steigt längs des Lig. interfoveolare (Hesselbach'sches Band) die durch die A. u. V. epigastr. inf. emporgehobene *Plica epigastrica* empor.

Diese beiden kleinen Gruben bilden nun zwei schwächere Stellen der Bauchwand, an denen sich mitunter Eingeweide, die sogen. Leistenbrüche, durch die Bauchwand nach außen drängen können. Diejenigen Brüche, welche in die Fovea inguinalis lateralis ein-

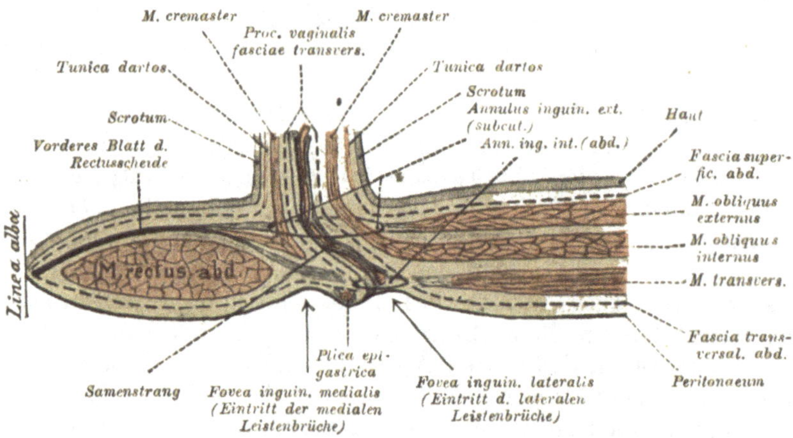

Fig. 10. Längsschnitt durch den Leistenkanal. Verhalten der Bauchmuskeln und Bauchfaszien zu dem letzteren. Man sieht, daß der Obliquus externus und Transversus dem Samenstrang keine Fortsetzung in den Leistenkanal mitgeben.

dringen, werden als laterale Leistenbrüche, *Herniae inguinales laterales*, (früher auch als äußere oder indirekte Brüche) bezeichnet: sie treten durch den inneren Leistenring in den Leistenkanal hinein und aus dem letzteren durch den äußeren Leistenring wieder hinaus, wo sie gewöhnlich nach vorn und lateralwärts von dem Samenstrange liegen. Auf diesem Wege haben sie sich in den *Proc. vaginalis fasciae transversalis* hineingeschoben. Ihr sogen. Bruchsack würde also außer dem vorgeschobenen Peritoneum noch aus der Fascia transversalis bestehen, welche Samenstrang und Hoden als *Tunica vaginalis comm.* umhüllt, außen jedoch noch vom M. cremaster und der Fascia cremasterica umgeben ist. Diejenigen Brüche, welche in die Fovea inguinalis medialis eintreten, werden dementsprechend als mediale Leistenbrüche, *Herniae inguinales mediales* (früher auch als innere oder direkte Brüche) bezeichnet: sie treten von hier sofort durch den äußeren Leistenring heraus, nachdem sie das Bauchfell, die Fascia transversalis und auch noch die spärlichen Sehnen-

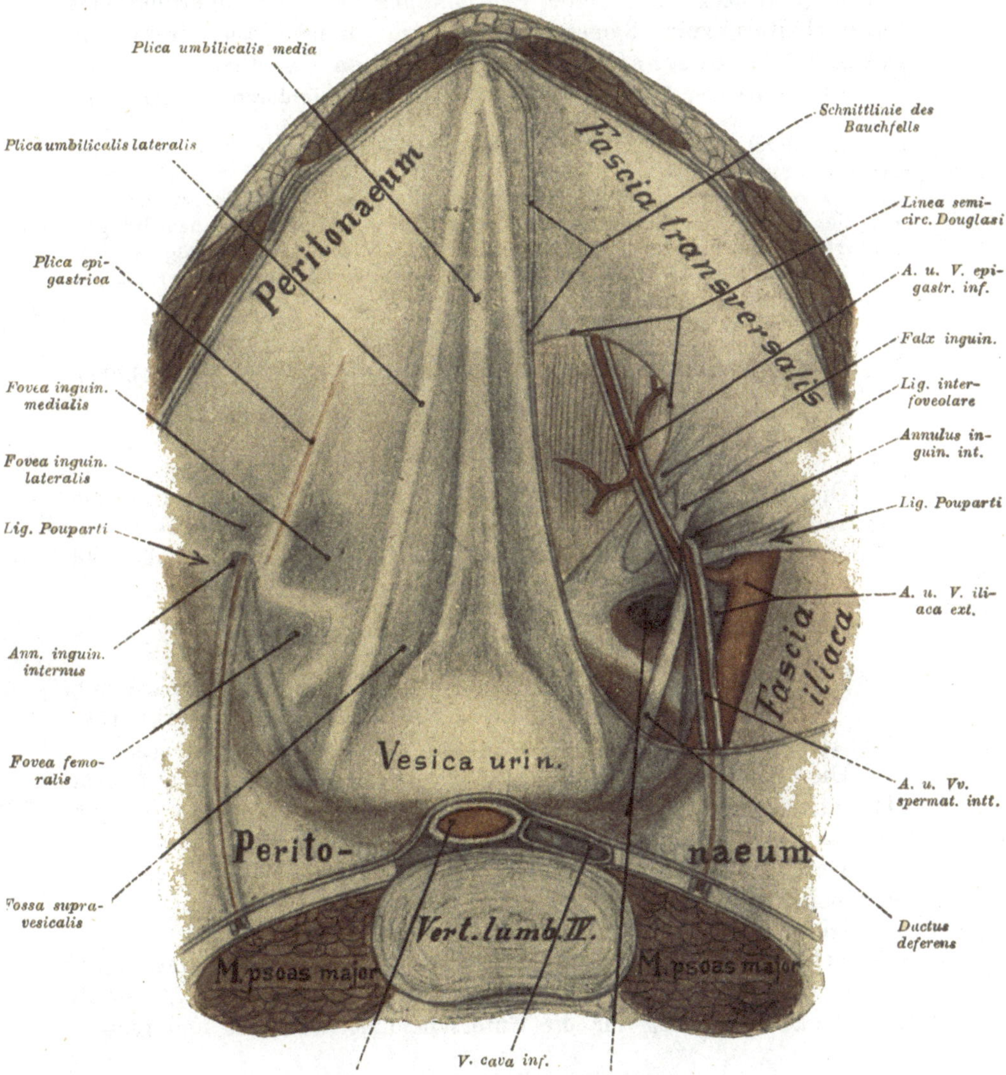

Fig. 11. Die Gegend des Leisten- und Schenkelkanales. Ansicht von hinten. Rechts ist das Peritonaeum zum Teil entfernt. (Aus Broesike, Atlas.)

und Muskelfasern des Transversus und Obliquus int. vor sich hergeschoben haben. Ihr Bruchsack muß dementsprechend außer dem Bauchfell und der Fascia transversalis noch die Reste der eben genannten Muskeln enthalten. Die inneren Leistenbrüche sind stets nach vorn und medianwärts von dem Samenstrang gelegen. Bei alten Brüchen mit weiter Bruchöffnung kann sich allerdings das Lageverhältnis zum Samenstrang ändern: immer aber treten die Leistenbrüche oberhalb des Poupart'schen Bandes heraus.

Medial von der Fovea inguin. medialis ist noch die durch das Lig. umbilicale laterale bedingte *Plica umbilicalis* (vesicalis) *lateralis* und in der Medianlinie die durch das Lig. umbilicale medium emporgehobene *Plica umbilicalis media* gelegen. Die zwischen diesen beiden Falten jederseits befindliche Grube wird als *Fossa supravesicalis* bezeichnet: auch in diese können Brüche eintreten und sich sogar schließlich durch den äußeren Leistenring hinausdrängen. Unterhalb des Poupart'schen Bandes (zwischen V. femoralis und Lig. Gimbernati) ist noch die *Fovea femoralis* (für die sogen. Schenkelbrüche) gelegen (Näheres beim Oberschenkel).

VI. Die Knochen, Gelenke, Muskeln und Faszien der oberen Extremität.

A. Die Knochen der oberen Extremität.

Die Knochen der oberen Extremität werden durch die Clavicula, Scapula, das Os humeri, den Radius und die Ulna, endlich durch die Knochen der Hand gebildet. Clavicula und Scapula werden zusammen als Schultergürtel bezeichnet.

a) Das Schlüsselbein.

Das Schlüsselbein, *Clavicula*, ein wenig S-förmig gekrümmt, zeigt ein mediales Ende, *Extremitas sternalis*, ein Mittelstück, *Corpus claviculae*, und das laterale Ende, *Extremitas acromialis*.

Die Extremitas sternalis, dreikantig, artikuliert mit dem Manubrium; unten besitzt dieselbe die *Tuberositas costalis* zur Anheftung für das Lig. costo-claviculare.

Der Körper zeigt unten den *Sulcus subclavius*, an den sich der M. subclavius ansetzt.

Die platte Extremitas acromialis artikuliert mit dem Acromion und zeigt unten die *Tuberositas coracoidea* für das Lig. coraco-claviculare. Beim lateralen Schlüsselbeinende ist die Konkavität nach vorn gekehrt (wichtig für die Unterscheidung von links und rechts).

b) Das Schulterblatt.

Das Schulterblatt, *Scapula*, dreiseitig, pflegt von der I. bis etwa zur VIII. Rippe nach abwärts zu reichen.

Der obere Rand zeigt die kleine *Inc. scapulae*, welche vom Lig. transversum scapulae überbrückt wird und dem N. suprascapularis[1]

[1] Die *A.* und *V. transversa scapulae*, die diesen Nerven begleiten, ziehen gewöhnlich oberhalb des Bandes hinüber.

zum Durchtritt dient. Lateral von der Inzisur springt der *Proc. coracoideus* nach vorn, an dem der kurze Kopf des M. biceps, der M. coraco-brachialis und der M. pectoralis minor entspringen bzw. inserieren. Der mediale Rand der Scapula wird auch *Margo vertebralis,* der etwas gewulstete laterale Rand *Margo axillaris* genannt.

Von den drei Winkeln dient der mediale dem Levator scapulae, der untere mit seiner hinteren rauhen Fläche dem M. teres major zum Ursprung bzw. Ansatz. Der laterale Winkel bildet eine Anschwellung, *Condylus scapulae,* welcher die Schultergelenkpfanne, *Cavitas glenoidalis,* für den Humerus zeigt. Die ringförmige Einschnürung, welche den Condylus von der übrigen Scapula trennt, wird als *Collum scapulae* (*Collum anatomicum scapulae* der Chirurgen) bezeichnet.[1] Oberhalb der Gelenkpfanne ist die *Tuberositas* (*Tuberc.*) *supraglenoidalis* für den langen Bizepskopf, unterhalb derselben die *Tuberositas* (*Tuberc.*) *infraglenoidalis* für den langen Trizepskopf gelegen.

Von den beiden Flächen bildet die vordere die *Fossa subscapularis,* aus welcher der M. subscapularis entspringt. Die hintere Fläche wird durch die Schultergräte, *Spina scapulae,* in ein oberes und unteres Feld geteilt. Das obere heißt *Fossa supraspinata,* aus demselben entspringt der M. supraspinatus. Das untere ist die *Fossa infraspinata,* aus welcher der M. infraspinatus und (am Margo axillaris) der M. teres minor ihren Ursprung nehmen. Die Spina scapulae selbst läuft nach oben und vorn in einen platten, leicht gebogenen Vorsprung, die Schulterhöhe, *Acromion,* aus. Der konkave laterale Rand der Spina bildet mit dem Condylus die *Inc. colli scapulae* (*Collum chirurgicum scapulae* s. u.).

c) Das Oberarmbein.

An dem Oberarmbein, *Humerus* (Os brachii), kann man das obere oder proximale Ende, das Mittelstück (den Körper) und das untere oder distale Ende unterscheiden.

Das proximale Ende zeigt zunächst den überknorpelten, halbkugeligen Oberarmkopf, *Caput humeri,* um dessen Rand als ringförmige Furche das *Collum humeri*[2] herumzieht. Weiterhin sind an demselben zwei Höcker, das lateral gelegene *Tuberculum majus* und das vorn gelegene *Tuberculum minus* vorhanden. Von diesen besitzt das Tuberc. majus drei kleine Flächen für den Ansatz der Mm.

[1] Das *Collum chirurgicum scapulae* (der gewöhnliche Sitz der Schulterblattbrüche) wird durch eine Linie bezeichnet, welche die Inc. scapulae mit der Inc. colli scapulae verbindet und dann ringförmig zur ersteren zurückläuft (vgl. die folg. Anm.).

[2] Man hat auch hier ein *Collum anatomicum* (die eben angegebene Furche) und ein *Collum chirurgicum* unterschieden. Das letztere ist unterhalb des ganzen oberen Endes gelegen.

supraspinatus infraspinatus und teres minor, das Tuberc. minus eine ebensolche für den Ansatz des M. subscapularis. Von jedem Tuberculum läuft eine Kante, die *Crista tuberculi majoris* bzw. *minoris*, nach abwärts. An die erstere setzt sich der M. pectoralis major, an die letztere der M. latissimus und teres major fest. Zwischen den beiden Tubercula und Cristae ist der *Sulcus intertubercularis* für die Sehne des langen Bizepskopfes gelegen.

Der Körper ist dreikantig und zeigt eine hintere und zwei vordere Flächen. Die vordere laterale ist mit einer Rauhigkeit, *Tuberositas deltoidea*, für den Ansatz des M. deltoideus versehen. Die hintere zeigt den schräg von oben und medianwärts nach unten und lateralwärts verlaufenden *Sulcus n. radialis*, in dem aber nicht allein der N. radialis, sondern auch die A. und V. profunda brachii verlaufen.

Das distale Ende zeigt an jeder Seite einen Höcker, den Oberarmknorren, *Epicondylus medialis* und *lateralis*, von denen die oberflächlichen Unterarmmuskeln entspringen. Der Epicondylus medialis ist stärker und zeigt hinten eine Furche für den N. ulnaris, *Sulcus n. ulnaris* (Stelle des sogen. Musikantenknochens). Der zwischen den Knorren befindliche überknorpelte Fortsatz wird als *Proc. cubitalis humeri* bezeichnet, er besteht aus dem halbkugligen *Capitulum humeri* (für das Radiusköpfchen) und einer Rolle, *Trochlea humeri*, auf welcher sich die Ulna bewegt. Die Trochlea ragt jedoch mit ihrem tiefsten Punkte etwa 1,5—2 cm weiter nach abwärts, als das Capitulum. Oberhalb des Proc. cubitalis befinden sich vorn zwei kleine Gruben, die *Fossa coronoidea*, für den Proc. coronoideus ulnae und die *Fossa radialis* für das Capitulum radii; hinten ist nur eine, nämlich die *Fossa olecrani*, für das Olecranon ulnae vorhanden.

d) Die Unterarmknochen.

Der Unterarm oder Vorderarm, *Antibrachium*, besitzt zwei Knochen, nämlich die Elle, *Ulna*, und die Speiche, *Radius*, welche das *Spatium interosseum* zwischen sich fassen. Beide Knochen sind gegen den Oberarm mittels der Beugung und Streckung, aber auch gegeneinander mittels der Pronation und Supination beweglich, wobei sich der Radius um eine Achse dreht, welche das Capitulum ulnae und Capitulum radii miteinander verbindet. Nach der Supination sind beide Knochen einander parallel, und zwar die Ulna medial, der Radius lateral gelegen. Nach der Pronation kreuzen sich beide Knochen unter spitzem Winkel, wobei der Radius vorn bzw. oben, die Ulna hinten bzw. unten liegt. Die Ulna entspricht in jeder Lage der Kleinfingerseite, der Radius der Daumenseite. Für die Beschreibung der beiden Knochen wird stets von der vollendeten Supinationstellung ausgegangen.

1. Der Radius.

Die Speiche, *Radius*, wird in das obere Ende, das Mittelstück und das untere Ende eingeteilt.

Das obere oder proximale Ende zeigt zunächst das Radiusköpfchen, *Capitulum radii*, welches zwei Gelenkflächen, nämlich: 1. oben die tellerförmige *Fovea capituli* für das Capitulum humeri; 2. peripher um die letztere verlaufend, die ringförmige *Circumferentia articularis radii* für die Inc. radialis ulnae besitzt. Unterhalb des Capitulum liegt das *Collum radii*; noch etwas weiter unten und vorn die *Tuberositas radii*, an der sich die Bizepssehne befestigt.

Der Körper, *Corpus radii*, zeigt drei Kanten, einen *Margo volaris* und *dorsalis*, sowie die scharfe *Crista interossea*, welche der Ulna gegenüberliegt. Die Flächen werden als *Facies volaris*, *dorsalis* und *lateralis* (*radialis*) bezeichnet.

Das distale Ende ist dicker und deshalb auch als *Basis radii* bezeichnet worden. An der lateralen Seite der letzteren ragt der stumpfe *Proc. styloideus* nach abwärts. Die Ulnarseite zeigt die überknorpelte, halbmondförmige *Inc. ulnaris radii* für das Capitulum ulnae. Außerdem ist noch eine andere Gelenkfläche, die *Fascies artic. carpea*, für das Os naviculare und lunatum vorhanden. Die Dorsalseite des distalen Endes besitzt einige Furchen für die Extensoren der Hand, unter denen die etwas schräglaufende kleine Furche für den M. extensor pollicis longus am deutlichsten ausgeprägt ist.

2. Die Ulna.

Die Elle, *Ulna*, wird ebenso wie der Radius in: a) das obere oder proximale Ende; b) ein Mittelstück, den Körper, und c) das untere oder distale Ende eingeteilt.

Das proximale Ende ist hier dicker (*Basis ulnae*): es wird durch die überknorpelte *Inc. semilunaris* in zwei Vorsprünge geteilt, den vorderen, *Proc. coronoideus*, und den hinteren, etwas hakenförmigen Ellbogen, *Olecranon*, an dem sich die Sehne des M. triceps festsetzt. Die Inc. semilunaris selbst legt sich an die Trochlea humeri. Außerdem besitzt die Basis ulnae noch an der lateralen (radialen) Seite des Proc. coronoideus die überknorpelte, halbmondförmige *Inc. radialis ulnae*, in der sich das Radiusköpfchen dreht. Von derselben läuft mitunter die *Crista m. supinatoris* nach distal- und dorsalwärts (Ursprung des M. supinator). Etwas unterhalb des Proc. coronoideus ist noch die *Tuberositas ulnae* für den Ansatz des M. brachialis zu erwähnen.

Der Körper, *Corpus ulnae*, zeigt ebenso wie am Radius einen *Margo volaris* und *dorsalis*, sowie die *Crista interossea*, welche das Spatium interosseum begrenzt. Die Flächen werden als *Facies volaris, dorsalis* und *medialis* (*ulnaris*) unterschieden. Die letztere ist überall dicht unter der Haut fühlbar.

Das distale Ende bildet das *Capitulum ulnae,* an dem sich wieder wie am Radius eine *Circumferentia articularis* für die Inc. ulnaris radii und eine *Facies articularis carpea* für das Os triquetrum befindet. Außerdem sind hier an der Dorsalseite noch die Rinne für den *M. extensor carpi ulnaris* und der *Proc. styloideus ulnae* zu erwähnen.

e) Die Knochen der Hand.

An der Hand, *Manus,* ist zunächst der Handrücken, *Dorsum* und die Hohlhand, *Vola manus,* ferner der Daumen- oder Radialrand und der Kleinfinger- oder Ulnarrand zu unterscheiden. Die Hand besitzt folgendes Knochengerüst: 1. die Handwurzel, *Carpus,* bestehend aus den 8 Handwurzelknochen, *Ossa carpi*; 2. die Mittelhand, *Metacarpus,* bestehend aus 5 Mittelhandknochen, *Ossa metacarpi*; 3. die 14 Fingerglieder, *Phalanges digitorum.*

1. Die Handwurzel.

Die 8 Handwurzelknochen sind je zu vieren in einer oberen (proximalen) und einer unteren (distalen) Reihe angeordnet. Die 4 Knochen der oberen Reihe (von der Daumenseite angefangen) heißen: 1. das Schiff- oder Kahnbein, *Os naviculare*; 2. das Mondbein, *Os lunatum*; 3. das Dreieckbein, *Os triquetrum*; 4. das Erbsenbein, *Os pisiforme.* Die 4 Knochen der unteren Reihe (in derselben Folge) heißen: 1. das große Vieleckbein, *Os multangulum majus*; 2. das kleine Vieleckbein, *Os multangulum minus*; 3. das Kopfbein, *Os capitatum*; 4. das Hakenbein, *Os hamatum.*[1]

Es ist kaum nötig, die einzelnen Karpalknochen genau zu beschreiben. Dagegen hat man folgendes zu merken. Das Erbsenbein artikuliert allein mit dem Os triquetrum, nicht mit den Unterarmknochen. Das Kopfbein ragt mittels seines kugligen Gelenkkopfes, *Caput ossis capitati,* erheblich in die proximale Reihe hinein. Endlich noch, daß an der Volarseite des Carpus sich zwei Hervorragungen, nämlich an der Daumenseite die *Eminentia carpi radialis,* an der Kleinfingerseite die *Eminentia carpi ulnaris* befinden. Die erstere wird von dem *Tuberc. oss. navicularis* und dem *Tuberc. oss. multanguli majoris,* die zweite von dem Haken, *Hamulus oss. hamati,* und dem *Os pisiforme* gebildet. Zwischen beiden Eminentiae ist der sogen. *Sulcus carpi* gelegen, in dem die Sehnen der Fingerbeuger hin und her gleiten.

[1] Es gibt einen schönen Vers, um sich die Handwurzelknochen in dieser Reihenfolge zu merken: So schiffen wir beim Mondenschein dreieckig um das Erbsenbein; Vieleckig groß, vieleckig klein, ein Kopf muß bei dem Haken sein.

2. Die Mittelhand.

Die 5 Mittelhandknochen, *Ossa metacarpalia* zeigen: 1. ein proximales Ende, *Basis*; 2. ein Mittelstück, *Corpus*, und endlich 3. ein distales Ende, *Capitulum*. Das Metacarpale des Daumens ist dadurch ausgezeichnet, daß es mit dem Multangulum majus ein Sattelgelenk bildet, während die übrigen Mittelhandknochen an ihrer Basis plane Gelenkflächen zeigen. Die Basis des III. Mittelhandknochens zeigt noch den *Proc. styloideus* zum Ansatz für die Sehne des M. extensor carpi radialis brevis. Die Capitula besitzen überall an der Radial- wie an der Ulnarseite je ein Grübchen, *Sinus capituli*, und ein Höckerchen, *Tuberc. capituli*, welches zum Ansatz für das jeweilige Lig. collaterale dient. Die Gelenkfläche des Capitulum ist immer an der Dorsalseite mehr kuglig, an der Volarseite mehr zylindrisch (vgl. die Gelenklehre).

3. Die Fingerglieder.

Von den Fingergliedern, *Phalanges*, sind am Daumen nur zwei, an jedem anderen Finger drei vorhanden: man bezeichnet dieselben an jedem Finger als I. oder Grundphalange, II. oder Mittelphalange und III. oder Endphalange (Nagelglied). Auch hier unterscheidet man Basis, Körper und Köpfchen. Die Gelenkflächen zwischen den einzelnen Phalangen zeigen sowohl an der Basis wie am Köpfchen im ganzen zylindrische Beschaffenheit, wie es für Scharniergelenke notwendig ist.

B. Die Gelenke und Bänder der oberen Extremität.

1. Schulter-Schlüsselbeingelenk.

Das Schulter-Schlüsselbeingelenk oder laterale Schlüsselbeingelenk, *Artic. acromio-clavicularis*, hat plane Gelenkflächen (Amphiarthrose) und manchmal einen *Discus articularis*. In dem Gelenk wird der untere Winkel des Schulterblattes nach lateral- oder medianwärts bewegt. Die obere Kapselwand ist sehr stark (*Lig. acromio-claviculare*).

Unter den Verstärkungsbändern ist zuerst das *Lig. coraco-claviculare* zwischen Proc. coracoideus und Tuberositas coracoidea des Schlüsselbeines zu nennen. Der vordere Teil des Bandes wird auch als *Lig. trapezoideum*, der hintere als *Lig. conoideum* bezeichnet. Ferner vom Proc. coracoideus zum Acromion das *Lig. coraco-acromiale*, welches diese beiden Fortsätze zum Schultergewölbe ergänzt.

Am Schulterblatt selbst wird die Inc. scapulae vom *Lig. transversum scapulae superius*, die Inc. colli scapulae vom *Lig. transversum scapulae inferius* überbrückt. Unter dem ersteren Band geht der

N. suprascapularis, oberhalb desselben die Vasa transversa scapulae zur Fossa supraspinata hin. Unter dem letzteren Bande Äste desselben Nerven sowie Gefäßanastomosen zwischen den Vasa transversa und circumflexa scapulae.

2. Das Schultergelenk.

Das Schultergelenk, *Articulatio humeri* (zwischen dem Gelenkkopf des Schulterblattes und dem Oberarmkopf) ist ein freies oder Kugelgelenk (Arthrodie), dessen Bewegungen fast nur durch das Acromion bzw. Schultergewölbe beschränkt werden. Die in diesem Gelenk möglichen Bewegungen sind hauptsächlich folgende: 1. die Abduktion und Adduktion (An- und Abziehen); 2. die Hebung nach vorn und nach hinten und 3. die Rotation nach einwärts (medianwärts) und nach auswärts (lateralwärts) um die Längsachse des Humerus. Die Rotationen können am Humeruskopf entweder unterhalb des Acromion oder in der Achselhöhle abgetastet werden.

Die Gelenkkapsel ist am fibrösen Rande (*Labrum glenoidale*) der Gelenkpfanne des Schulterblattes und am Collum anatomicum humeri befestigt und im allgemeinen zu schlaffer Faltung geneigt. Nur oben strahlt in die Gelenkkapsel vom Proc. coracoideus das starke *Lig. coraco-humerale* hinein, an welchem der Arm bei schlaffer Muskulatur aufgehängt ist. Die Kapsel wird jedoch durch die mit ihr verwachsenen Sehnen von drei Muskeln nämlich: 1. des M. supraspinatus; 2. des M. infraspinatus und teres minor und 3. des M. subscapularis geschützt bzw. verstärkt, welche zugleich durch ihre Kontraktion beim Ein- und Auswärtsrollen die sich faltende Kapsel vor Einklemmung schützen. In diesem Muskelpanzer sind jedoch zwischen den 3 Sehnen 3 Lücken vorhanden, an denen bei Verrenkungen der Oberarmkopf mit Vorliebe die Kapsel durchreißt und heraustritt. Es wäre noch zu erwähnen, daß die Sehne des langen Bizepskopfes innerhalb der Gelenkhöhle zu ihrer Insertion zieht.

Dicht am Schultergelenk sind noch einige beachtenswerte Schleimbeutel gelegen, nämlich: 1. die *Bursa subacromialis,* welche sich manchmal als *Bursa subdeltoidea* bis unter den M. deltoideus herunterschiebt[1]; 2. die *Bursa intertubercularis* umgibt als Ausstülpung der Gelenkkapsel die Sehne des langen Bicepskopfes in der gleichnamigen Furche; 3. die *Bursa subcapularis* hinter dem oberen Rande der Subscapularissehne; sie ist vielfach mit der folgenden Bursa zu einem Schleimbeutel

[1] Nicht selten sind auch zwei getrennte Schleimbeutel, eine *Bursa subacromialis* und eine *subdeltoidea*, vorhanden, von der die erstere zwischen dem Acromion und der Gelenkkapsel, die letztere zwischen dem Tuberc. majus und dem M. deltoideus liegt.

verschmolzen; 4. die *Bursa m. coraco-brachialis*, (subcoracoidea), welche dicht unterhalb des Proc. coracoideus über der vorigen gelegen ist. Die letzteren beiden Bursae communizieren häufig mit dem Schultergelenk. Einige andere in dieser Gegend vorkommende Schleimbeutel sind inkonstant und weniger wichtig.

3. Das Ellbogengelenk.

Das Ellbogengelenk, *Articulatio cubiti*, besteht eigentlich aus drei kombinierten Gelenken, nämlich: 1. der *Artic. humero-ulnaris* zwischen der Inc. semilunaris ulnae und der Trochlea humeri; 2. der *Artic. humero-radialis* zwischen Capitulum radii und Capitulum humeri und 3. der *Artic. radio-ulnaris proximalis* (superior) zwischen dem Capitulum radii und der Inc. radialis ulnae. Diese drei Gelenke werden jedoch von einer gemeinsamen Gelenkkapsel umschlossen. Von diesen Gelenken kann das erste als ein Schraubengelenk, das zweite als ein Kugelgelenk, das dritte als ein Radgelenk bezeichnet werden.

Die Hauptbewegungen in diesem Gelenk sind die Beugung und Streckung des Unterarmes, welche in den beiden ersteren Gelenken vor sich gehen. Dies sind aber keine Scharnierbewegungen, da während der Streckung der Unterarm mit dem Oberarm einen lateralwärts offenen Winkel bildet und bei der Beugung allmählich schraubenförmig auf dem Proc. cubitalis humeri nach medianwärts rückt. In dem oberen Radio-ulnargelenk kann außerdem noch die Pronation und Supination stattfinden.

Die Gelenkkapsel des Ellbogengelenkes ist am Humerus oberhalb der dort befindlichen drei Gruben (Fossa coronoidea, Fossa radialis und Fossa olecrani), unten am Rande des Inc. semilunaris ulnae und am Collum radii befestigt. Die Kapsel ist nur an einer Stelle wirklich schlaff, nämlich dort, wo sie sich an das Collum radii ansetzt (*Recessus sacciformis*) — sonst würde sich ja der Radius hier nicht um die Ulna drehen können. Im übrigen ist sie straff, wenngleich sie sich bei der Beugung vorn, bei der Streckung hinten faltet. Daß sie sich hierbei nicht einklemmt, wird vorn durch den Zug des *M. brachialis*, hinten durch den des *M. anconaeus* verhütet, welche beide mit der Gelenkkapsel verwachsen sind.

Als Verstärkungsbänder sind in die Kapsel eingewebt: 1. das dreiseitige *Lig. collaterale ulnare*, welches vom Epicondylus medialis zum Rande der Inc. semilunaris nach abwärts zieht; 2. das streifenförmige *Lig. collaterale radiale*, welches vom Epicondylus lateralis zu dem folgenden Bande verläuft; 3. das *Lig. annulare radii*, welches vom Proc. coronoideus der Ulna nahezu ringförmig um die Circumferentia articularis radii nach hinten zum Olecranon geht.

Von Schleimbeuteln ist wegen ihrer häufigen starken Vergrößerung (*the miner's elbow*) zunächst die *Bursa subcutanea olecrani* am oberen Ende des Ellbogens zu nennen. Subkutane Schleimbeutel sind ferner häufig auf dem *Epicondylus medialis* oder *lateralis* gelegen. Endlich kann noch dicht oberhalb des Olecranon in der Trizepssehne die *Bursa intratendinea*, unter derselben die *Bursa subtendinea olecrani* gelegen sein.

In der Streckung des Armes sind die Spitzen beider Epicondyli mit dem oberen Ende des Olecranon in einer Linie gelegen. Zu beiden Seiten des letzteren wird dann eine Grube sichtbar: in der medialen liegt der *N. ulnaris*, in der lateralen wird namentlich bei Drehungen das *Capitulum radii* deutlich fühlbar.

4. Die Radio-ulnargelenke.

1. Die *Artic. radio-ulnaris proximalis* zwischen Capitulum radii und Inc. radialis ulnae gehört zum Ellbogengelenk (s. S. 65).

2. Die *Artic. radio-ulnaris distalis* liegt zwischen dem Capitulum ulnae und der Inc. ulnaris radii: doch erstreckt sich ihre Gelenkhöhle noch unter einem rechtwinkligen Knick zwischen das Capitulum ulnae und das Os triquetrum, von dem sie allerdings durch einen *Discus articularis* (Cart. triangularis) geschieden ist (s. Fig. 12). Da die Exkursionen des unteren Radiusendes um das Ulnaköpfchen bei der Ein- und Auswärtsdrehung beträchtliche sind, so ist auch bei diesem Gelenk die Kapsel sehr schlaff (*Recessus sacciformis*).

Der Zwischenraum zwischen Radius und Ulna wird durch die *Membrana interossea antibrachii* verschlossen. Doch bleibt am oberen Ende eine Lücke für die *A.* u. *V. interossea dorsalis*, am unteren eine zweite für das Ende der *A. interossea volaris* bestehen. Beide Arterien gehen durch diese Lücken von der Volarseite nach der Dorsalseite hinüber.

5. Die Gelenke und Bänder der Hand.

α) Die Gelenke.

Die Gelenke der Hand, *Articc. manus*, werden von proximal- nach distalwärts folgendermaßen bezeichnet:

1. Das Handgelenk im engeren Sinne, *Artic. radio-carpea*, wird proximal von der Basis radii und dem vorhin erwähnten Discus articularis[1], distal von der ersten Reihe der Handwurzelknochen (mit Ausnahme des Erbsenbeines) gebildet. Die Ulna ist also (s. Fig. 12) durch den Discus von diesem Gelenk getrennt. Außerdem ist zu beachten, daß das Erbsenbein durch ein völlig isoliertes Gelenk, *Artic. ossis pisiformis*, lediglich mit dem Os triquetrum verbunden ist.

[1] Man kann diesen *Discus articularis* als eine faserknorplige Verlängerung des Knorpels betrachten, welcher die *Facies artic. carpea* des Radius bekleidet und sich zwischen Ulna und Carpus einschiebt.

Die Bewegungen im Radio-carpalgelenk geschehen entsprechend seiner ellipsoiden Form (Condylarthrose) um die kurze und die lange Axe der Ellipse: die Bewegungen um die lange Axe werden als Dorsalflexion und Volarflexion, diejenigen um die kurze Axe als Radialflexion und Ulnarflexion bezeichnet.

2. Das Handwurzelgelenk, *Artic. intercarpea,* ist zwischen der I. und II. Reihe der Handwurzelknochen gelegen und trotz der komplizierten Form der Gelenkflächen doch als Scharniergelenk zu betrachten, da die Hauptbewegungen in demselben Volarflexion und Extension[1] sind. Häufig ist eine Kommunikation mit dem folgenden Gelenk vorhanden.

3. Das Handwurzel-Mittelhandgelenk, *Artic. carpo-metacarpea,* besteht eigentlich aus drei kleinen Gelenken, welche durch zwei Scheidewände voneinander getrennt sind, nämlich den Carpo-metacarpalgelenken: 1. des Daumens (Sattelgelenk), 2. dem der zwei nächsten und 3. dem der zwei letzten Finger (beide Amphiarthrosen). Im Daumengelenk können zwei zueinander senkrechte Bewegungsarten ausgeführt werden, nämlich: 1. Adduktion und Abduktion und 2. die Opposition und Kontraopposition des Daumens. In den beiden anderen Gelenken ist die Beweglichkeit natürlich wie bei allen Amphiarthrosen sehr gering.

4. Die 5 Mittelhand-Fingergelenke, *Articc. metacarpo-phalangeae,* sind sogen. Ginglymo-arthrodien, d. h. ihre Gelenkflächen sind dorsalwärts Kugelabschnitte, volarwärts dagegen Zylinderabschnitte (vgl. S. 63). Daher ist die Beweglichkeit in diesen Gelenken während der Streckung eine ziemlich freie. Während der Beugung ist sie kaum vorhanden, was allerdings auch die Seitenbänder (s. w. u.) bewirken. Das Metacarpo-phalangealgelenk des Daumens läßt jedoch nur eine Scharnierbewegung zu. Die Kapsel dieser Gelenke ist an der Volarseite zur *Trochlea* verdickt: beim Daumen enthält dieselbe ein mediales und ein laterales Sesambein.

5. Die Fingergelenke, *Articc. digitorum manus,* d. h. die Gelenke zwischen den drei Phalangen, sind die reinsten Scharnier- oder Winkelgelenke des menschlichen Körpers: die Fingerglieder können gegeneinander nur gestreckt oder gebeugt werden.

β) Die Verstärkungsbänder der Handgelenke.

Zu den Verstärkungsbändern der Hand wurden früher das sogen. *Lig. carpi commune dorsale* und *volare* gerechnet, von denen jedoch nur das erstere als Retinaculum für die Extensorensehnen wichtig ist. Da dieselben in die oberflächliche Fascie des Unterarmes eingelagert sind, werden sie dort noch einmal erwähnt werden.

---

[1] Die Extension (Streckung) ist von der Dorsalflexion (Beugung nach dorsalwärts) wohl zu unterscheiden. Bei der Streckung bilden zwei benachbarte Glieder eine gerade Linie, bei der Dorsalflexion einen Winkel.

An der Dorsalseite der Handwurzel ist als stärkstes Band das *Lig. radio-carpeum dorsale* (rhomboideum) zu nennen, welches mit schrägen, zwischen dem Radius und der I. Reihe der Karpalknochen verlaufenden Fasern das Radio-carpalgelenk verstärkt, aber auch mit einzelnen Fasern über die Artic. intercarpea bis zur II. Reihe der Handwurzelknochen hinüberstrahlt. Außerdem werden aber die Hand-

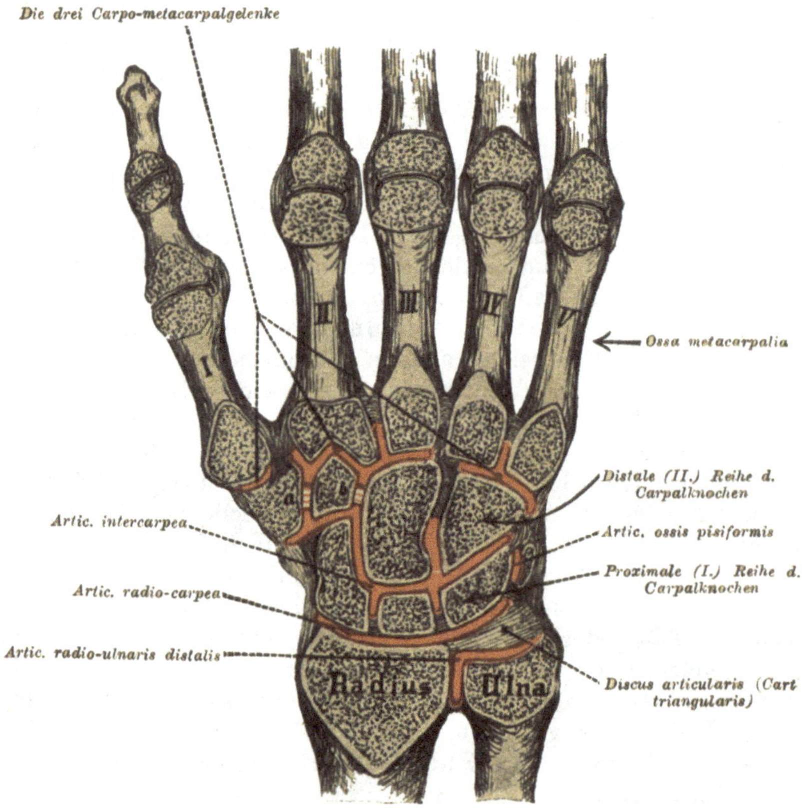

Fig. 12. Die Gelenke der Handwurzel (Flächenschnitt). Bei a und b stehen die Artic. intercarpea und carpo-metacarpea häufig miteinander in Verbindung.

wurzelknochen teils untereinander, teils mit den Basen der Mittelhandknochen durch kurze, aber derbe Bänder (*Ligg. carpi dorsalia brevia*) fest vereinigt. Man hat hier *Ligg. intercarpea*, *intermetacarpea*, *carpo-metacarpea* und auch noch *interossea* unterschieden, welche nach denjenigen Knochen benannt werden, zwischen denen sie verlaufen. So kommt es, daß die II. Reihe der Handwurzelknochen mit dem Metacarpus ein einziges festes Gerüst bildet.

Die Volarseite der Handwurzel zeigt die stärksten Bänder.

Hier ist vor allem zwischen der Eminentia carpi radialis und ulnaris das *Lig. carpi transversum* (Lig. carpi volare proprium) ausgespannt, welches den Sulcus tarsi zum *Canalis tarsi* schließt, in dem alsdann die Sehnen der Fingerbeuger und der N. medianus verlaufen. Dicht auf den Handwurzelknochen (vom Radius bis zu den Basen der Metakarpalknochen) liegt noch eine derbe, feste Fasermasse, das *Lig. carpi volare profundum* (HENLE), an der man noch als besondere Faserzüge das schräge *Lig. radiocarpeum volare*, ferner das vom Kopf des Kopfbeins radienförmig ausstrahlende *Lig. radiatum*, endlich die queren *Ligg. basium volaria* unterschieden hat.

An der Radial- und Ulnarseite der Handwurzel sind noch

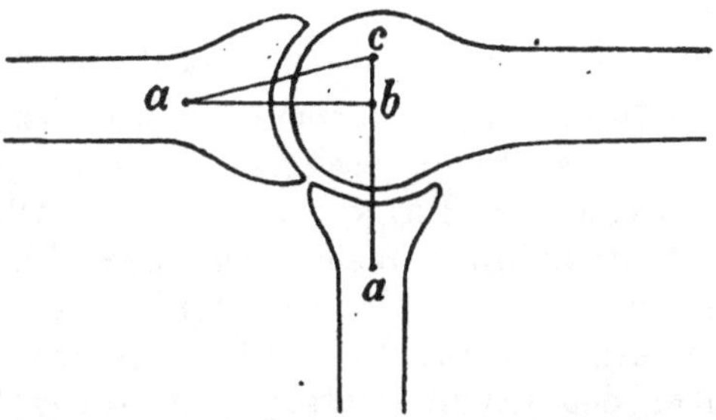

Fig. 13. Schema für die exzentrische Insertion der Ligg. collateralia digitorum. *a* und *c* Insertionspunkte. *b* Mittelpunkt der Krümmungsoberfläche. Man sieht ohne weiteres, daß die Punkte *a* und *c* in der Beugung viel weiter voneinander entfernt sind als in der Streckstellung.

streifenförmige Bänder, das *Lig. collaterale radiale* und *ulnare* besonders benannt worden.

An den Fingern sind die Metacarpo-phalangealgelenke (mit Ausnahme des Daumens) mit ulnaren und radialen Seitenbändern, *Ligg. collateralia*, versehen, welche die Eigentümlichkeit zeigen, daß sie an den Metakarpalköpfchen exzentrisch zur Krümmung der Gelenkfläche, d. h. mehr nach der Dorsalseite hin inserieren (s. Fig. 13). Die Folge davon ist, daß diese Bänder in der Streckung der Finger schlaff, in der Beugung mehr oder weniger stark gespannt sind. Daher die freie Beweglichkeit der Finger während der Streckung, die Feststellung derselben nach der Beugung. Außerdem ist, wie bereits S. 67 erwähnt, die Gelenkkapsel der Volarseite durch die sogen. Trochlea (auch als *Lig. accessorium volare* bezeichnet) verstärkt und verdickt. Die Trochleae sind durch die bereits oben erwähnten starken *Ligg. basium volaria* fest verbunden, während die gleichnamigen dorsalen Bänder als dünne Streifen kaum Erwähnung verdienen. Auch die Gelenke zwischen den Phalangen zeigen die *Trochlea* und die *Lig. collateralia*: doch sind die letzteren nicht exzentrisch befestigt, was ja auch bei einem reinen Scharniergelenk die Beweglichkeit stark beschränken würde.

Dagegen kann hier noch erwähnt werden, daß an der Volarseite der Phalangen die Sehnen der Fingerbeuger nicht allein von sogen. Schleimscheiden umgeben sind, sondern auch noch von je einer derben fibrösen Scheide, *Lig. vaginale*, in ihrer Lage erhalten werden. In diese fibrösen Scheiden sind nun noch halbringförmige oder schräge oder mitunter auch gekreuzte Verstärkungsstreifen eingewebt, welche man als *Ligg. annularia, obliqua* oder *cruciata* bezeichnet hat (s. Fig. 16 S. 79).

C. Die Muskeln und Faszien der oberen Extremität.

a. Die Schultermuskeln.

1. Der *M. deltoideus* entspringt vom lateralen Drittel der Clavicula, vom Acromion und der Spina scapulae, genau gegenüber der Insertion des Trapezius. Funktion: Hebt den Oberarm bis zur Horizontalen (Abduktion). Wenn sich nur die vorderen oder hinteren Fasern kontrahieren, wird der Arm nach vorn bzw. hinten bewegt. Soll der Arm bis zur Vertikalen gehoben werden, wobei der untere Winkel des Schulterblattes nach lateralwärts rücken muß, so tritt noch der M. serratus ant. (und auch die obersten Fasern des Latissimus) in Aktion (vgl. S. 48).

2. Der *M. subscapularis.* Urspr.: Fossa subscapularis. Ansatz: Tuberc. minus humeri. Funktion: Einwärtsroller des Oberarms.

3. Der *M. supraspinatus.* Urspr.: Fossa supraspinata. Ansatz: Tuberc. majus humeri. Funktion: Auswärtsroller und vielleicht auch schwacher Heber des Oberarmes.

4. Der *M. infraspinatus* und *teres minor* sind vielfach zu einem Muskel verschmolzen. Urspr.: Fossa infraspinata bzw. laterale Kante der Scapula. Ansatz: Tuberc. majus humeri. Funktion: Auswärtsroller des Oberarmes.

b. Die Oberarmmuskeln.

Diese Muskeln werden in eine vordere Gruppe, Beuger oder Flexoren, und eine hintere, Strecker oder Extensoren, eingeteilt.

α) Die Flexoren.

1. Der *M. biceps brachii* entspringt mit zwei Portionen, nämlich mit dem langen Kopf, *Caput longum*, von der Tuber. supraglenoidalis scapulae, mit dem kurzen Kopf, *Caput breve*, vom Proc. coracoideus, wobei zu bemerken ist, daß die Ursprungsehne des langen Kopfes zunächst innerhalb der Gelenkkapsel nach abwärts zieht. Ansatz

an der Tuber. radii. Außerdem geht von der Sehne ein fibröser Streifen, der *Lacertus fibrosus*, in die Unterarmfaszie über, welche die oberflächlichen Flexoren bedeckt. Funktion: Der Bizeps supiniert zuerst, wenn der Unterarm proniert war. Erst nach der Supination tritt die volle Beugewirkung auf den Unterarm ein. Nach FICK kann der kurze Kopf als Adduktor, der lange als Abduktor wirken.

Der Lacertus fibrosus bildet in der Ellenbeuge eine Art von Schutzdach für die *A.* und die beiden *Vv. brachiales* nebst dem *N. medianus*, welcher hier am meisten medial liegt. Ferner ist wichtig, daß zu beiden Seiten des Bizeps je eine Furche, der *Sulcus bicipitalis medialis* und *lateralis*, gelegen ist. In ersterer verläuft die *A. brachialis* begleitet von den beiden *Vv. brachiales* und verschiedenen Nerven, unter denen der starke *N. medianus* am wichtigsten ist, weil er in der Mitte des Oberarmes vor der Arterie liegt, also zuerst gefühlt wird, wenn man die Arterie aufsuchen will. Zwischen der unteren Bizepssehne und dem Radius (dicht neben der Tuberositas) ist endlich noch die kleine *Bursa bicipito-radialis* gelegen.

2. Der *M. coroco-brachialis* (häufig vom N. musculo-cutaneus durchbohrt) entspringt vom Proc. coracoideus. Ansatz in der Mitte der medialen Humerusfläche. Funktion: Adduktor des Oberarmes.

3. Der *M. brachialis* entspringt von den beiden Vorderflächen der unteren Humerushälfte (distal von der Tuberositas deltoidea). Ansatz: Tuber. ulnae. Funktion: Kräftiger Beuger des Unterarmes; zieht die Kapsel des Ellbogengelenkes während der Beugung aufwärts, da er mit der letzteren verwachsen ist.

β) Die Extensoren.

Die Streckmuskeln des Oberarmes (Extensoren) werden eigentlich nur von einem einzigen Muskel, *M. triceps brachii*, gebildet, welcher indessen aus drei Köpfen, dem *Caput longum*, *mediale* und *laterale* besteht, die sich mittelst einer gemeinsamen Sehne am Olecranon festsetzen. Das Caput longum entspringt zwischen dem M. teres major und teres minor an der Tuber. infraglenoidalis scapulae, das Caput laterale am oberen Rande des Sulcus n. radialis humeri, das Caput mediale unterhalb dieser Furche von der ganzen hinteren Fläche des Humerus (dreiseitiges Feld). An die Fasern des letzteren Kopfes schließt sich unmittelbar der *M. anconaeus* an, der vom Epicondylus lat. zum oberen Ende der Ulna verläuft, aber auch zu den Unterarmmuskeln (s. S. 73) gerechnet werden kann.

c. Die Unterarmmuskeln.

Auch diese Muskeln werden in Beugemuskeln (Flexoren) und Streckmuskeln (Extensoren) eingeteilt. Die Flexoren sind sämtlich an der Volar- und Ulnarseite, die Extensoren an der Dorsal- und Radialseite gelegen. Sowohl die Flexoren wie die Extensoren werden in je eine oberflächliche und eine tiefe Schicht eingeteilt.

Betreffs der Ursprünge ist zu merken, daß die oberflächliche Schicht beider Muskelgruppen hauptsächlich von den Epikondylen des Oberarmes, und zwar die der Extensoren vom *Epicondylus lateralis*[1], die der Flexoren vom *Epicondylus medialis* entspringt. Die tiefe Schicht beider Muskelgruppen hat ihre Ursprünge weiter abwärts, nämlich an der Ulna, dem Radius und dem Lig. interosseum.

Betreffs der Insertionen kann man festhalten, daß die Mm. flexor und extensor carpi radialis mit ihren Sehnen der Basis des II. Metakarpalknochens, die Mm. flexor und extensor carpi ulnaris der Basis des V. Metakarpalknochens zustreben.

α) Die Flexoren.

Zur oberflächlichen Schicht der Flexoren gehören: 1. der *M. pronator teres*; 2. der *M. flexor carpi radialis*; 3. der *M. palmaris longus*; 4. der *M. flexor digitorum sublimis* und 5. der *M. flexor carpi ulnaris*. Alle diese Muskeln entspringen als eine einzige fest verwachsene Masse vom Epicondylus medialis. Nur der *M. flexor digg. sublimis* bekommt noch den sogen. Radialkopf von der Speiche und der *M. flexor carpi ulnaris* eine platte Aponeurose von der Ulna[2]. Betreffs ihrer Insertionen ist zu merken, daß sich festsetzt:

1. Der *M. pronator teres* in der Mitte des Radius;
2. Der *M. flexor carpi radialis* an der Basis des II. Metacarpale;
3. Der *M. palmaris longus* strahlt an der Hohlhand in die starke *Aponeurosis palmaris* aus;
4. Der *M. flexor digitorum sublimis* zieht unter dem Lig. carpi transversum mit sehnigen Zipfeln zu den Basen der Mittelphalangen des II. bis IV. Fingers (also nicht des Daumens). Diese Zipfel werden von den darunterliegenden Sehnen des tiefen Fingerbeugers durchbohrt (M. perforatus).
5. Der *M. flexor carpi ulnaris* inseriert zunächst am Erbsenbein; doch geht seine Sehne mit einem Zipfel zur Basis des V. Metakarpalknochens, mit einem zweiten zum Haken des Hakenbeines weiter.[3]

Die tiefe Schicht der Flexoren besteht aus: 1. dem *M. flexor pollicis longus*; 2. dem *M. flexor digitorum profundus* und 3. dem *M. pronator quadratus*: sie entspringen von den beiden Unterarmknochen und dem Lig. interosseum.

1. Der *M. flexor pollicis* longus entspringt entsprechend der

[1] Als dieser Vorsprung noch *Condylus externus* hieß (alte Terminologie), konnte man sich leichter merken, daß die Extensoren vom Condylus externus, die Flexoren vom Internus ihren Ursprung nahmen.

[2] Zwischen beiden Köpfen des Flexor sublimis tritt der *N. medianus*, zwischen denen des Flexor carpi ulnaris der *N. ulnaris* nach abwärts in die Tiefe.

[3] Man hat diese Zipfel auch als besondere Bänder angesehen und demzufolge als *Lig. piso-metacarpeum* und *Lig. piso-hamatum* bezeichnet.

Daumenseite von der Volarfläche des Radius und zieht unter dem Lig. carpi transversum zum Daumen. Ansatz an der Basis der Endphalange.

2. Der *M. flexor digitorum profundus* entspringt von der Ulna und dem Lig. interosseum und zieht unter dem Lig. carpi transversum mit 4 Sehnen zu den 4 letzten Fingern, indem jede Sehne diejenige des über ihm liegenden *M. flexor dig. sublimis* durchbohrt (M. perforans). Ansatz: Basis der Endphalangen.[1]

3. Der *M. pronator quadratus* zieht am unteren Ende des Unterarmes (Volarseite) transversal von der Ulna zum Radius.

β) Die Extensoren.

Zur oberflächlichen Schicht der Extensoren gehören: 1. der *M. brachio-radialis* (früher M. supinator longus genannt); 2. der *M. extensor carpi radialis longus* und *brevis*; 3. der *M. extensor digitorum communis* bzw. *extensor digiti V proprius*; 4. der *M. extensor carpi ulnaris*; 5. der *M. anconaeus* (vgl. S. 71).

Alle diese Muskeln entspringen vom Epicondylus lateralis als eine gemeinsame Muskelmasse: nur der *M. brachio-radialis* entspringt nicht eigentlich vom Epicondylus, sondern von der dicht darüber gelegenen Humeruskante. Der *M. extensor carpi ulnaris* bekommt (ebenso wie der Flexor) noch einen aponeurotischen Ursprung vom oberen Teil der Ulna. Die Insertionen sind folgende:

1. Der *M. brachio-radialis* am Proc. styloideus radii.

2. Der *M. extensor carpi radialis longus* an der Basis des II. Metacarpus, der *brevis* dagegen am Proc. styloideus des III. Metacarpalknochens.

3. Der *M. extensor digitorum communis* an der Dorsalseite der 4 letzten Finger mit 4 Sehnen[2], von denen jede sich in drei Zipfel, nämlich einen mittleren für die Basis der II. Phalange, und zwei seitliche für die Basis des Nagelgliedes spaltet (s. auch Fig. 15). An die seitlichen Zipfel legen sich noch die Sehnen der *Mm. lumbricales* und *interossei* (s. S. 76) an, um ebenfalls zum Nagelglied zu verlaufen. Mit den unter der Extensorsehne gelegenen Gelenkkapseln ist dieselbe fest verwachsen.

4. Der *M. extensor digiti minimi proprius* geht aus der Muskelmasse des vorigen hervor, dann aber mit seiner Sehne durch ein besonderes Fach unter dem Lig. carpi comm. dorsale zum Nagelglied des kleinen Fingers.

5. Der *M. extensor carpi ulnaris* zieht zur Basis des V. Metakarpalknochens hin.

---

[1] An der Hand und am Fuß bohrt sich immer die tiefe Flexorsehne durch die oberflächliche hindurch.

[2] Die Ringfingersehne hängt mit den Nachbarsehnen häufig durch fibröse Brücken zusammen, woher es auch kommt, daß der Ringfinger von allen Fingern am schlechtesten isoliert gestreckt werden kann.

Zur tiefen Schicht der Extensoren gehören: 1. der *M. abductor pollicis longus* und *extensor pollicis brevis*; 2. der *M. extensor pollicis longus*; 3. der *M. extensor indicis proprius* und 4. der *M. supinator*. Auch diese Muskeln entspringen (wie die tiefen Flexoren) von den beiden Unterarmknochen und dem Lig. interosseum. Ihre Sehnen (mit Ausnahme des Supinator) treten zwischen dem M. extensor digg. communis und dem M. extensor carpi radialis brevis hervor, um alsdann über die Sehnen der beiden Mm. extensores carpi radiales zum Daumen und Zeigefinger zu ziehen.

1. Der *M. abductor pollicis longus* und *extensor pollicis* brevis entspringen gemeinsam vom Radius und Lig. interosseum. Ansatz des Abductor an der Basis des I. Metacarpale, des Extensor brevis an der Basis der I. Phalanx des Daumens.

2. Der *M. extensor pollicis longus* entspringt vom Lig. interosseum. Ansatz: Basis der Endphalange des Daumens.

3. Der *M. extensor indicis proprius* entspringt vom Lig. interosseum und der Ulna und verschmilzt am Zeigefinger mit der Sehne des M. extensor digitorum communis.

4. Der *M. supinator* liegt am oberen Ende des Unterarmes (Dorsalseite). Ursprung: Laterale Kapselwand des Ellbogengelenkes und oberes Ende der Ulna (*Crista m. supinatoris*). Seine Fasern ziehen schräg nach unten und radialwärts, um sich dann, hakenförmig umbiegend, an der Volarfläche des Radius (oberhalb der Tuberosität) festzusetzen.

Was die Funktion der Unterarmmuskeln betrifft, so ist dieselbe bei den meisten schon aus dem Namen zu ersehen. Einiges muß jedoch noch bemerkt werden.

Der *M. palmaris longus* spannt die *Aponeurosis palmaris* in der Längsrichtung, so daß die in der Hohlhand gelegenen Weichteile beim festen Zugreifen vor Druck geschützt werden.

Der *M. brachio-radialis* ist kein Supinator, wohl aber ein Beuger des Unterarmes, den er übrigens auch aus der Pronation oder Supination in die Mittelstellung (Daumen nach vorn) bringen kann.

Die *Flexores* und *Extensores carpi* endlich bewirken (jeder für sich allein) eine schräge Flexion der Handwurzel; so z. B. zieht der *Flexor carpi ulnaris* die Handwurzel zugleich nach volarwärts und ulnarwärts. Allerdings dürfte der *M. extensor carpi radialis brevis* für sich allein nur eine reine Dorsalflexion hervorbringen. Die drei *Extensores carpi* zusammen bewirken ebenfalls eine Dorsalflexion die beiden *Flexores carpi* zusammen eine Volarflexion. Wenn sich der *Extensor* und *Flexor carpi ulnaris* zugleich kontrahieren, kommt eine Ulnarflexion zustande; wirken endlich der *Extensor carpi radialis longus* und der *Flexor carpi radialis* zusammen, so wird eine Radialflexion hervorgebracht.

d. Die Muskeln der Hand.

An der Hand kann man drei Muskelgruppen, nämlich: 1. die Muskeln des Daumenballens (*Thenar*); 2. die Muskeln des Kleinfingerballens (*Anthithenar*) und 3. die mittleren Handmuskeln unterscheiden.

α) Die Muskeln des Daumenballens.

Die Muskeln des Daumenballens (mit Ausnahme des Adductor) entspringen im wesentlichen von der Eminentia carpi radialis (s. S. 62) bzw. dem benachbarten Lig. carpi transversum und inserieren (mit Ausnahme des Opponens) entweder am medialen oder lateralen Sesambein des Daumens (s. S. 67). Durch Vermittlung dieser, in die Gelenkkapsel eingelagerten Sesambeine können sie einen Zug auf die I. Phalanx ausüben. Die Ursprünge genauer zu wissen, hat nicht viel Wert. Im übrigen sind noch folgende Einzelheiten zu merken:

1. Der *M. abductor pollicis brevis*, am meisten lateral gelegen, setzt sich am lateralen Sesambein fest. Funktion: abduziert den Daumen und streckt die I. Phalanx desselben.

2. Der *M. flexor pollicis* entspringt mit zwei Köpfen, von denen sich der eine am lateralen, der andere am medialen Sesambein festsetzt. Funktion: beugt die I. Phalanx des Daumens.

3. Der *M. opponens pollicis* liegt unter dem Abductor und setzt sich am ganzen I. Os metacarpale fest. Funktion: zieht das letztere volarwärts (Opposition).

4. Der *M. adductor pollicis* entspringt hauptsächlich vom III. Metakarpalknochen und setzt sich am medialen Sesambein fest. Funktion: zieht den Daumen an den Zeigefinger.

β) Die Muskeln des Kleinfingerballens.

Die Muskeln des Kleinfingerballens (mit Ausnahme des Palmaris brevis) entspringen im wesentlichen von der Eminentia carpi ulnaris (s. S. 62) bzw. dem benachbarten Lig. carpi transversum und inserieren (mit Ausnahme des Opponens) an der Kapsel des Metacarpo-phalangealgelenkes des kleinen Fingers, durch deren Vermittlung sie auf die I. Phalanx des letzteren einen Zug ausüben. Zu merken wäre noch folgendes:

1. Der *M. palmaris brevis* liegt quer über allen anderen folgenden Muskeln. Ursprung: Aponeurosis palmaris. Ansatz: Haut des Kleinfingerballens. Funktion: Spannt die Aponeurose in querer Richtung und runzelt die Haut des Kleinfingerballens.

2. Der *M. abductor digiti minimi* setzt sich an die laterale Kapselwand. Funktion: Abductor des kleinen Fingers.

3. Der *M. flexor brevis digiti minimi*, meist mit dem vorigen ver-

schmolzen, häufig nicht vorhanden, setzt sich an die volare Kapselwand. Funktion: Beuger der I. Phalanx.

4. Der *M. opponens digiti minimi* setzt sich am ganzen Os metacarpale V. an. Funktion: zieht das letztere, also auch den Finger volarwärts (Opposition).

γ) Die mittleren Handmuskeln.

Zu den mittleren Handmuskeln gehören nur die *Mm. lumbricales* und *Mm. interossei.*

1. Die dünnen schlanken *Mm. lumbricales* entspringen am

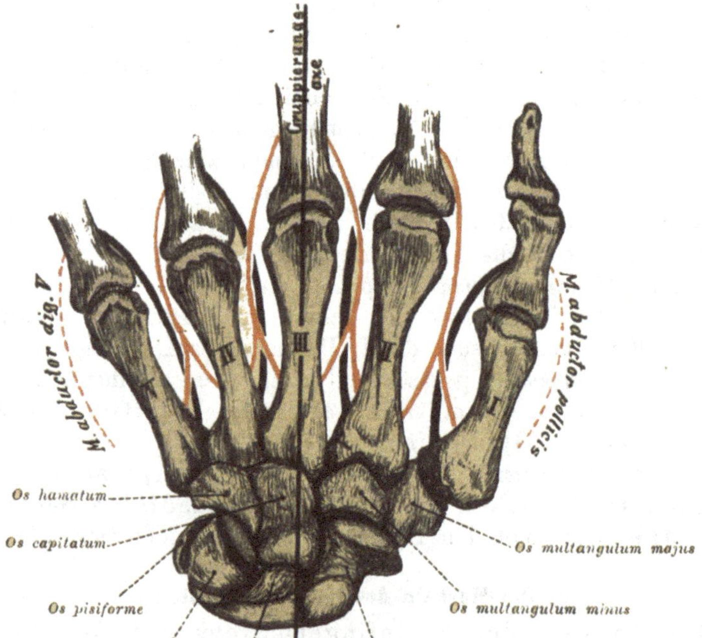

Fig. 14. Schema der Mm. interossei (Dorsalfläche). Die zweiköpfigen Interossei dorsales rot, die einköpfigen Interossei volares schwarz. Erstere streben mit ihren Insertionen zur Gruppierungsaxe, letztere wenden sich von derselben ab.

Radialrande der 4 Sehnen des tiefen Fingerbeugers und gehen am Radialrande der Finger in die Extensorsehne über, in der ihre Sehnenfasern sich bis zur Endphalange fortsetzen. Der Daumen hat keinen Lumbricalis.

Funktion: sie beugen die I. Phalanx und strecken zugleich die II. und III. Phalanx (Nasenstüberbewegung, Geigermuskeln (daher auch die Bezeichnung Mm. fidicini).

2. Die *Mm. interossei* liegen zwischen den Metakarpalknochen und werden als dorsale und volare unterschieden. Man kann 4 *Interossei dorsales* und 4 *Interossei volares* annehmen, obschon der *Interosseus volaris* I. meist mit dem Adductor pollicis innig verschmolzen ist, so daß er nur selten herauspräpariert werden kann. Sämtliche Interossei entspringen von den Basen der Metakarpalknochen und gruppieren sich dann mit ihren Insertionen um eine Achse, welche durch das längste Glied (also den Mittelfinger) geht. (Fig. 14). Die zweiköpfigen *Interossei dorsales* wenden sich mit ihren Insertionen dieser Achse zu, die einköpfigen Interossei volaris wenden sich dagegen mit denselben von dieser Achse ab. Die Sehnen aller Interossei gehen schließlich in die Extensorsehne über, mit der sie eng verschmolzen bis zur Endphalange verlaufen.

Funktion: Daß der *Interosseus volaris I* mit dem Adductor pollicis verschmolzen ist, deutet schon darauf hin, daß die *Interossei volares* Adduktoren sind, d. h. die Finger einander nähern. Die *Interossei dorsales* sind im Gegensatz dazu Abduktoren, d. h. sie spreizen die 3 mittleren Finger, während Daumen und Zeigefinger, wie bereits erwähnt, ihre besonderen Abduktoren haben. Beim Zusammenwirken sämtlicher *Interossei* volares und dorsales soll nach HENLE die I. Phalanx gebeugt, die II. und III. Phalanx gestreckt werden.

e) Die Sehnenscheiden und Schleimbeutel der Hand.

Die Sehnen- oder Schleimscheiden der Hand, *Vaginae mucosae*, haben als schleimgefüllte Hüllen die Aufgabe, eine zu starke Reibung der von ihnen umgebenen Sehnen gegen die Unterlage zu verhindern. An der Volarseite sind zunächst die Sehnen der langen Fingerbeuger, also des *M. flexor digitorum sublimis* und *profundus* von einer solchen gemeinsamen Scheide umschlossen, welche etwa 2 cm oberhalb des Radiokarpalgelenkes beginnt (s. Fig. 16) und sich bis über die Mitte der Hohlhand distalwärts erstreckt, beim kleinen Finger jedoch bis zur Endphalange geht. Bei den 3 mittleren Fingern sind dafür unter der Vagina fibrosa 3 besondere Schleimscheiden um die Sehnen vorhanden. Eine besondere Schleimscheide um die Sehne des *M. flexor pollicis longus* beginnt ferner ebenfalls oberhalb des Radio-carpalgelenkes, reicht jedoch wie beim kleinen Finger gleich bis zum Nagelgliede hinauf. Da die letztere mit der gemeinsamen Scheide der Fingerbeuger häufig kommuniziert, so kann es bei einer Entzündung dieser beiden Sehnenscheiden zu einer hufeisenförmigen Eiterung kommen, welche sich vom Daumen über die Hohlhand bis zum Ende des kleinen Fingers erstreckt, ohne daß die drei mittleren Finger mit ergriffen sind. Als weniger wichtig ist die kleine kurze Scheide des *M. flexor carpi radialis* unter dem Lig. carpi transversum zu nennen.

Am Handrücken haben ebenfalls gesonderte Scheiden alle diejenigen Extensoren, deren Sehnen durch besondere Fächer des Lig. carpi commune dorsale hindurchtreten (Fig. 15). Sämtliche Extensorenscheiden beginnen etwas oberhalb des Ulnaköpfchens und

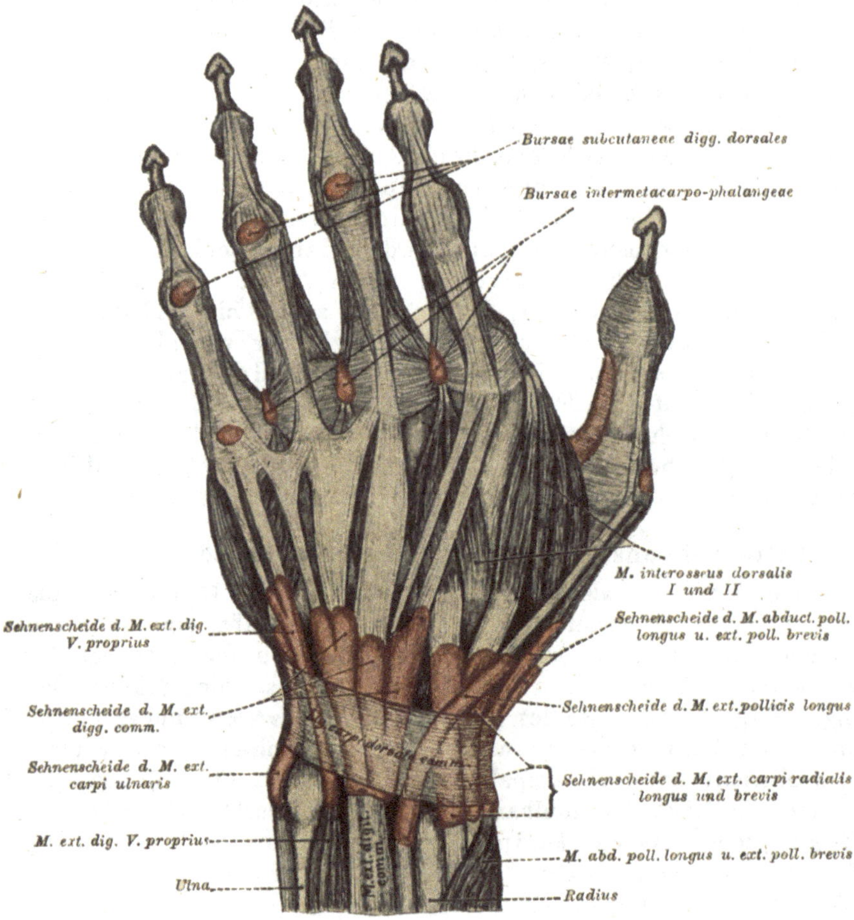

Fig. 15. Die Schleimscheiden und Schleimbeutel des Handrückens (rot injiziert). (Aus Broesike, Atlas.)

reichen distalwärts meist noch ein wenig über die Basen der Metakarpalknochen auf den Handrücken hinüber. Die Scheide des *M. extensor pollicis longus* kommuniziert mit der gemeinsamen Scheide der beiden *Mm. extensores carpi radiales* dort, wo sie über die letztere hinüberzieht. Die Kenntnis der Sehnenscheiden ist wichtig, sowohl wegen ihrer häufigen Entzündungen bzw. Vereiterungen, als auch wegen der Divertikel (Überbeine), welche sich an denselben entwickeln können.

Mitunter kommen auch noch Schleimbeutel, *Bursae mucosae*, so z. B. unter der Insertionsehne des *M. flexor carpi ulnaris*, sowie des *M. ext. carpi radialis brevis*, ferner subkutan an den Köpfchen der Metakarpalknochen und Grundphalangen vor.

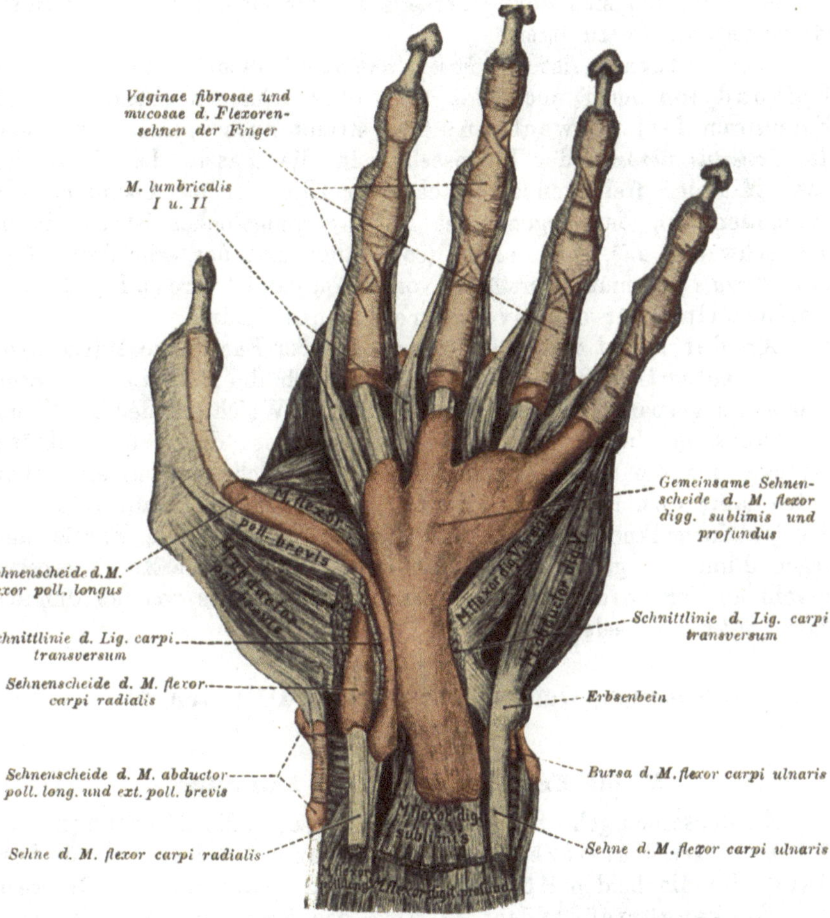

Fig. 16. Die Schleimscheiden und Schleimbeutel der Hohlhand (rot injiziert). (Aus Broesike, Atlas.)

f) Die Faszien der oberen Extremität.

Die Faszien sind überall dort mit den Knochen verwachsen, wo sie an die letzteren herantreten.

An der Schulter sind außer der oberflächlichen *Fascia deltoidea* und *axillaris* noch die mit den Rändern der Scapula verwachsenen Spezialfaszien, nämlich die *Fascia supraspinata*, *infraspinata* und *subscapularis*, zu erwähnen, welche die gleichnamigen Muskeln bedecken.

Am Oberarm ist die *Fascia brachii* nur an den Epikondylen mit der Unterlage fest verbunden. Oberhalb derselben schiebt sie sich vor dem M. triceps als *Septum intermusculare mediale* und *laterale* in die Tiefe, um sich dort jederseits an der medialen und lateralen Humeruskante festzusetzen.

Am Unterarm ist die *Fascia antibrachii* dicht unterhalb der Epikondylen auch noch mit den oberflächlichen Flexoren und Extensoren fest verwachsen; hier strahlt auch in der Ellenbeuge der *Lacertus fibrosus* der Bizepssehne in die Faszie der Ulnarseite aus. Mit der freiliegenden Fläche der Ulna ist sie ebenfalls fest verbunden. In der Gegend des Radio-carpalgelenkes ist sie durch das schwache *Lig. carpi volare* (commune) und das sehr derbe *Lig. carpi dorsale* (commune) verstärkt, von denen das letztere (s. Fig. 15) ein Retinaculum für die Extensorensehnen bildet.

An der Hand zeigt die Volarseite der Faszie die starke *Aponeurosis palmaris* (s. S. 74 u. 75), welche durch die *Mm. palmaris longus* und *brevis* gespannt werden kann, so daß die Weichteile der Hohlhand vor Druck geschützt sind. Die Aponeurose ist durch feste fibröse Stränge mit der Haut verbunden, so daß sich die letztere nicht falten läßt; vorn heftet sie sich mit je zwei Zipfeln an die Köpfchen der Metakarpalknochen an. Am Handrücken ist die Faszie dagegen dünn und ganz schlaff. Außerdem sind noch die Mm. interossei sowohl an der volaren wie an der dorsalen Seite von der dünnen *Fascia interossea* bedeckt.

VII. Die Knochen, Gelenke, Muskeln und Faszien der unteren Extremität.

A. Die Knochen der unteren Extremität.

Zu denselben gehören: a) die Hüftbeine; b) die Oberschenkelbeine; c) die Unterschenkelknochen und d) die Knochen der Hand. Da die beiden Hüftbeine mit dem Kreuzbein das Becken (den Beckengürtel) bilden, so wird das Kreuzbein nebst seinem Anhang, dem Steißbein, ebenfalls hier beschrieben, obschon es eigentlich zur Wirbelsäule gehört.

a) Das Kreuzbein.

Das Kreuzbein, *Os sacrum*, ist dreiseitig, nach vorn konkav und besteht aus 5 Wirbeln.

Von den 3 Rändern bildet der obere, die *Basis*, mit dem Körper des V. Lendenwirbels einen queren starken, gynäkologisch wichtigen Vorsprung, das *Promontorium*. Die Seitenränder zeigen oben jederseits die überknorpelte *Facies auricularis*, welche mit der gleichnamigen Fläche des Os coxae die Artic. sacro-iliaca bildet; nahe der Spitze einen Einschnitt, *Inc. sacralis*, welcher mit der *Inc. coccygea* des Steißbeins das *For. sacrale quintum* begrenzt, das jedoch an seinem lateralen Rande meist offen ist.

Die konkave vordere Fläche, *Facies pelvina*, besitzt die 4 querlaufenden *Lineae transversae*, welche die Körper der Kreuzbeinwirbel trennen. An den lateralen Enden der Lineae sind die 4 oberen *Forr. sacralia anteriora* gelegen, durch welche die starken vorderen Äste der Sakralnerven nebst kleinen Blutgefäßen aus- und eintreten. Das fünfte *For. sacrale* ist an der Grenze zwischen Kreuz- und Steißbein gelegen. Die lateral von den Kreuzbeinlöchern befindlichen Knochenmassen werden als *Partes laterales* des Kreuzbeins bezeichnet.

Die konvexe hintere Fläche zeigt in der Medianlinie eine Reihe von Höckern, *Procc. spinosi spurii*, welche meist zu der sogen. *Crista sacralis media* verschmolzen sind. Parallel mit der letzteren, jedoch mehr lateral, springt jederseits wieder eine Reihe von Höckern, die *Procc. articulares spurii*, hervor, die vielfach auch eine Art von Leiste, *Crista sacralis articularis*, bilden, Anstatt dieser rudimentären Höcker sind oben (an der Basis) zwei wirkliche Gelenkfortsätze, unten 2 stumpfe griffelförmige Vorsprünge, *Cornua sacralia*, gelegen. Lateral von den Procc. artic. spurii sind noch die *Forr. sacralia posteriora* für die hinteren schwachen Äste der Nn. sacrales und kleinere Blutgefäße sichtbar. Noch weiter lateral (nahe dem Seitenrande) ragen endlich jederseits die *Procc. transversi spurii* hervor, welche zusammen die *Crista sacralis lateralis* bilden. Die rauhe Partie unmittelbar hinter der Facies auricularis wird als *Tuberositas sacralis* bezeichnet und dient zum Ansatz für die Ligg. sacro-iliaca interossea. Das ganze Kreuzbein wird endlich der Länge nach vom Kreuzbeinkanal, *Canalis sacralis*, durchzogen, dessen untere von Bändern verschlossene Öffnung *Hiatus sacralis* benannt wird. Die abgestutzte Spitze des Kreuzbeins ist gewöhnlich mit dem Steißbein knöchern verschmolzen.

b) Das Steißbein.

Das Steißbein, *Os coccygis*, besteht aus 4—5 Wirbeln, von denen jedoch nur der oberste noch einige Merkmale eines Wirbels zeigt. Man kann an demselben noch einen Körper, die *Procc. transversi spurii* und *Procc. artic. spurii* (die *Cornua coccygea*) und lateral davon die *Inc. coccygea* (s. oben) unterscheiden. Zwischen dem I. und II. Steißbeinwirbel ist häufig ein Gelenk vorhanden. Der II. bis V. Steißbeinwirbel sind nur unregelmäßig gestaltete Knöchelchen, welche meist untereinander knöchern verwachsen sind.

c) Das Hüftbein.

Die beiden Hüftbeine, *Ossa coxae*, bilden den vorderen und seitlichen Teil des Beckengürtels: ein jedes wird in drei Abschnitte, nämlich: 1. das oben gelegene Darmbein; 2. das vorn befindliche Schambein und 3. das unten liegende Sitzbein, eingeteilt. Noch im Kindesalter sind dieselben durch Knorpel deutlich voneinander getrennt, später aber nicht mehr scharf voneinander abzugrenzen. Alle drei Teile stoßen an der Hüftgelenkpfanne, *Acetabulum*, zusammen.

1. Das Darmbein, *Os ilium*, ist im wesentlichen vierseitig. Der untere dickere Teil bildet das *Corpus ossis ilium*, der obere platte Teil die Darmbeinschaufel, *Ala ossis ilium*.

Von den 4 Rändern ist der untere mit dem Os ischii und pubis verschmolzen. Der vordere Rand zeigt oben die *Spina iliaca ant. superior* (Ursprung des M. sartorius bzw. des M. tensor fasciae latae und des Lig. Pouparti), weiter unten die *Spina iliaca ant. inferior* (für den Urprung des M. rectus femoris und des Lig. ilio-femorale), endlich am Übergang in das Os pubis die *Eminentia ilio-pectinea*, von der das Lig. ilio-pectineum entspringt. Der obere Rand bildet den bogen- und S-förmig gekrümmten Darmbeinkamm, *Crista iliaca*, an dem man drei Linien, nämlich: 1. das *Labium externum* für den Ansatz des M. obliquus abd. externus; 2. die *Linea intermedia* für den Ansatz des Obliquus int. und 3. das *Labium internum* für den M. transversus abdominis wahrnimmt. Am Übergang in den hinteren Rand ist die Spina iliaca post. superior und etwas tiefer an dem letzteren selbst die *Spina iliaca post. inferior* gelegen; beide sind für die Ligg. sacro-iliaca bestimmt. An die letztere Spina schließt sich nach abwärts bereits die *Inc. ischiadica major* an, welche jedoch nur mit ihrer oberen Hälfte dem Os ilium, dagegen mit der unteren dem Os ischii angehört.

Von den beiden Flächen des Os ilium zeigt die äußere drei rauhe Linien, welche die Ursprungsflächen der drei Mm. glutaei gegeneinander abgrenzen. Die *Linea glutaea ant.* zieht bogenförmig von der Spina iliaca ant. sup. zur Spina iliaca post. inf.; die *Linea glutaea post.* verläuft vertikal nahe dem hinteren Rande, die *Linaea glutaea inf.* oberhalb des Acetabulum ziemlich parallel der Linea glutaea ant. Oberhalb der letzteren (zwischen ihr, der Linea glutaea post. und der Crista iliaca) ist der Ursprung des *M. glutaeus medius*, hinter der Linea glutaea post. der des *M. glutaeus maximus*, zwischen der Linea glutaea ant. und inf. derjenige des *M. glutaeus minimus* gelegen. Die innere Fläche zeigt die *Linea arcuata*, welche einen Teil der *Linea terminalis* des ganzen Beckens (s. daselbst) bildet und nach vorn in das *Pecten oss. pubis* übergeht. Oberhalb der Linea arcuata liegt die *Fossa iliaca*, aus welcher der M. iliacus entspringt. Ihr hinteres

Ende stößt an die überknorpelte *Facies auricularis* (vgl. S. 70), hinter welcher sich noch die *Tuberositas iliaca* für die Ligg. sacro-iliaca interossea befindet.

2. An dem Schambein, *Os pubis,* unterscheidet man das an der Hüftgelenkpfanne gelegene *Corpus ossis pubis*, von ihm nach medianwärts laufend den *Ramus superior oss. pubis* und von ihm absteigend den *Ramus inferior oss. pubis.* Bei diesen Bezeichnungen wird von der natürlichen Stellung des Beckens ausgegangen. Der *Ramus superior* zeigt oben als scharfe Kante das *Pecten oss. pubis*, welches nach vorn am *Tuberc. pubicum* endet, an dem sich das Lig. Pouparti befestigt. Unten ist dieser Ast mit dem *Sulcus obturatorius* (zum Durchtritt für die gleichnamigen Gefäße und Nerven) versehen. Die faserknorplige Verbindung zwischen den beiden Schambeinen heißt *Symphysis pubis:* unterhalb der letzteren ist zwischen den beiden absteigenden Schambeinästen der Schamwinkel, *Angulus pubis*, gelegen, welcher beim Weibe normalerweise zu dem Schambogen, *Arcus pubis*, ausgerundet ist.

3. Am Sitzbein, *Os ischii,* kann man (ähnlich wie am Schambein): 1. das oberhalb des Acetabulum gelegene *Corpus ossis ischii*; 2. den absteigenden *Ramus superior* und 3. den aufsteigenden *Ramus inferior* unterscheiden. Das Sitzbein zeigt unten das *Tuber ischiadicum*, von dem außer dem Lig. sacro-tuberosum hauptsächlich die Beugemuskeln des Oberschenkels entspringen. Am Ramus sup. springt hinten die *Spina ischiadica* hervor, an der sich das Lig. sacro-spinosum befestigt. Oberhalb der Spina ist nun die *Inc. ischiadica major*, unterhalb derselben die *Inc. ischiadica minor* gelegen, welche durch die beiden vorhin erwähnten Bänder zum *For. ischiadicum majus* bzw. *minus* geschlossen werden. Durch das For. ischiadicum majus tritt vor allem der M. piriformis hindurch, welcher jedoch oben und unten je eine Lücke, das *For. suprapiriforme* und *infrapiriforme* (Waldeyer), freiläßt. Durch das *For. suprapiriforme* zieht der *N. glutaeus sup.* nebst den gleichnamigen Blutgefäßen, durch das *For. infrapiriforme* der *N. glutaeus inf.* nebst den gleichnamigen Blutgefäßen, sodann der sehr wichtige *N. ischiadicus,* sowie hinter demselben der *N. cutaneus femoris post.*, endlich der *N. pudendus* nebst den gleichnamigen Blutgefäßen nach außen. Durch das For. ischiadicum minus tritt der M. obturator internus heraus; außerdem aber geht der ebengenannte *N. pudendus* nebst Blutgefäßen durch dasselbe wieder in die Beckenhöhle hinein, um an der Innenfläche des M. obturator int. weiter nach vorn und oben zur Symphysis pubis zu verlaufen.

Von dem Os pubis und Os ischii wird das Hüftbeinloch, *For. obturatum,* umschlossen, durch dessen obere Ecke (im *Sulcus obturatorius* s. oben) der *N. obturatorius* nebst den gleichnamigen Blutgefäßen

6*

hindurchtritt. Betreffs der Hüftgelenkpfanne ist noch zu bemerken, daß dieselbe einen gewulsteten Rand, *Supercilium acetabuli*, besitzt, welcher einen Einschnitt, *Inc. acetabuli*, gerade dort zeigt, wo er an das For. obturatum angrenzt. In der Gelenkpfanne selbst ist die überknorpelte, sichelförmige *Facies lunata* von der mehr rundlichen *Fossa acetabuli* zu unterscheiden, aus der das Lig. teres des Hüftgelenkes entspringt.

d) Das Becken.

An dem Becken, *Pelvis*, (Beckengürtel) werden zwei Abschnitte, das obere große Becken und das untere kleine Becken unterschieden, welche durch die ringförmige *Linea terminalis* geschieden sind. Diese Linie wird vorn aus dem Pecten ossis pubis seitlich aus der Linea arcuata, hinten aus der Basis oss. sacri bzw. dem Promontorium gebildet. Sie umschließt den Beckeneingang, *Apertura pelvis sup. (Aditus pelvis)*, während der Beckenausgang, *Apertura pelvis inf. (Exitus pelvis)*, am knöchernen Becken von dem unteren Rande des letzteren begrenzt wird. Am Bänderbecken (s. S. 91) ist dies anders. Der mediane Durchmesser des Beckeneinganges heißt *Conjugata vera;* die Gynäkologen verstehen jedoch unter dieser Bezeichnung die kürzeste Entfernung zwischen Promontorium und Symphyse, deren vorderer Endpunkt gewöhnlich etwas tiefer, d. h. 0,5 cm unter dem oberen Symphysenrand gelegen ist. Die Ebene des Beckeneinganges bildet in aufrechter Haltung mit der Horizontalebene beim Manne einen Winkel von 50—55°, beim Weibe von 55—65°; beim Sitzen ist die Eingangsebene dagegen mehr oder weniger horizontal gelegen.

Das Becken des Mannes und des Weibes zeigen normalerweise folgende Unterschiede: 1. Das weibliche Becken ist in allen Durchmessern geräumiger; 2. der Beckeneingang ist beim Weibe mehr rundlich, vielfach elliptisch, beim Manne kartenherzförmig; 3. der Schamwinkel des Mannes, *Angulus pubis*, ist beim Weibe zum Schambogen, *Arcus pubis*, ausgerundet; 4. die Darmbeinschaufeln neigen sich beim Weibe mehr nach lateralwärts, liegen also flacher. Doch sind diese Unterschiede nicht immer deutlich ausgeprägt.

e) Das Oberschenkelbein nebst der Kniescheibe.

Das Oberschenkelbein, *Femur*, wird in: 1. ein oberes oder proximales Ende; 2. ein Mittelstück, den Körper, und 3. ein unteres oder distales Ende eingeteilt.

1. Das obere Ende beginnt mit dem Oberschenkelkopf, *Caput femoris,* dessen Knorpelfläche die *Fovea capitis femoris* zum Ansatz für das Lig. teres zeigt und in das Acetabulum eingefügt ist. An den Oberschenkelkopf schließt sich der schlankere Oberschenkelhals, *Collum femoris*, an. Außerdem zeigt das obere Ende medial

und mehr abwärts den kleinen Rollhügel, *Trochanter minor*, zum Ansatz für den M. ilio-psoas, lateral und mehr oben den großen Rollhügel, *Trochanter major*, an den sich die meisten hinteren Hüftmuskeln ansetzen. An der medialen Fläche des letzteren ist noch die *Fossa trochanterica* für den Ansatz der Mm. obturatores und gemelli zu erwähnen. Vom Trochanter major verläuft endlich an der Vorderfläche des Oberschenkels die *Linea intertrochanterica* nach unten und medianwärts zur Linea aspera hin: sie ist zur Insertion oben für das Lig. ilio-femorale, s. Bertini, unten für die obersten Fasern des M. vastus medialis bestimmt[1]. Dagegen verbindet die viel stärkere, an der Dorsalseite gelegene *Crista intertrochanterica* die beiden Trochanteren miteinander; an dieselbe setzt sich der M. quadratus femoris fest.

2. Der Körper, *Corpus femoris*, ist dreikantig, die beiden vorderen Kanten sind abgerundet, die hintere bildet eine starke rauhe Leiste, *Linea aspera femoris*, an welcher man zwei Ränder, das *Labium mediale* und *laterale* unterscheidet, die zur Insertion für die meisten Oberschenkelmuskeln dienen. Beide Labia divergieren nach oben und nach unten: oben lassen sich dieselben bis zum Trochanter major und minor, unten bis zum Condylus medialis und lateralis verfolgen. Das obere Ende des *Labium mediale* bildet die sogen. *Linea pectinea* für die Insertion des M. pectineus, dasjenige des *Labium laterale* einen länglichen Höcker zum Ansatz für einen Teil des M. glutaeus maximus, die *Tuberositas glutaea*, welche sich manchmal sogar zum *Trochanter tertius* vergrößert. Zwischen beiden zieht mitunter noch eine vertikale Linie von der Mitte der Crista intertrochanterica bis zur Linea aspera hin: sie ist für die Insertion des M. adductor minimus bestimmt. Unten ist zwischen beiden Labia das dreiseitige *Planum popliteum femoris* gelegen. Die drei Flächen des Körpers werden als *Facies anterior, medialis* und *lateralis* unterschieden.

3. Das distale Ende zeigt zwei knorrige Anschwellungen, den teilweise überknorpelten *Condylus lateralis* und *medialis*, von denen der letztere erheblich weiter abwärts ragt und stärker gekrümmt ist. Nichtsdestoweniger liegen die tiefsten Punkte beider Kondylen beim Aufrechtstehen in einer Horizontalebene, so daß das Oberschenkelbein mit den Unterschenkelknochen einen lateralwärts offenen Winkel bildet[2]. Beide Kondylen werden vorn durch die *Fossa patellaris* (für die Kniescheibe), hinten durch die *Fossa intercondyloidea* (für die Insertion der Ligg. cruciata) geschieden. Die Seitenfläche zeigt an jedem Condylus einen kleinen Höcker (*Epicondylus medialis* und *lateralis*), welcher jederseits dem Lig. collaterale zum Ansatz dient.

---

[1] Die *Linea intertrochanterica* wurde von Henle sehr richtig *Linea obliqua femoris* benannt, weil sie die beiden Trochanteren nicht verbindet.

[2] Am Skelett hat also jeder Mensch X-Beine.

Die Kniescheibe, *Patella,* ist eigentlich eine Art Sesambein, welches in die Sehne des M. quadriceps femoris eingelagert ist. Das obere breite Ende wird als *Basis*, das untere spitze als *Apex patellae* bezeichnet. An der vorderen rauhen Fläche ziehen die Sehnenfasern des Quadriceps femoris vorüber, zum Teil setzen sie sich an derselben fest. Die hintere überknorpelte Fläche zeigt zwei Felder, von denen das kleinere mediale dem größeren Condylus medialis, das größere laterale dem kleineren Condylus lateralis entspricht.

f) Die Unterschenkelknochen.

Die beiden Unterschenkelknochen, *Ossa cruris,* sind das Schienbein und das Wadenbein, welche jedoch im Gegensatz zu den Unterarmknochen gegeneinander nur sehr wenig beweglich sind. Von beiden Knochen artikuliert nur das Schienbein mit dem Femur, das Wadenbein dagegen nur mit dem Schienbein.

1. Das Schienbein.

Das Schienbein, *Tibia,* besteht wieder aus einem oberen proximalen Ende, einem Mittelstück, dem Körper und einem unteren distalen Ende.

Das obere Ende zeigt als knorrige Anschwellungen den *Condylus medialis* und *lateralis*, welche jedoch nicht so deutlich wie die Oberschenkelknorren von einander geschieden sind. Jeder Condylus tibiae ist oben mit einer rundlichen Gelenkfläche für den entsprechenden Condylus femoris versehen. Zwischen beiden Gelenkflächen ist die *Eminentia intercondyloidea* gelegen, welche eigentlich aus dem *Tuberc. intercondyloideum mediale* und *laterale* besteht. Vor der Eminentia intercondyloidea ist die *Fossa intercondyloidea ant.* für die Insertion des Lig. cruciatum ant., hinter derselben die *Fossa intercondyloidea post.* für das Lig. cruciatum post. vorhanden. Das obere Ende zeigt ferner vorn noch die *Tuberositas tibiae* zum Ansatz für die Quadrizepssehne, hinten die schräge *Linea poplitea*, oberhalb der sich das dreiseitige *Planum popliteum tibiae* für den Ursprung des M. popliteus befindet. Endlich ist noch an der hinteren Seite des Condylus lat. die kleine Gelenkfläche für das Capitulum fibulae zu erwähnen.

Der Körper der Tibia ist dreikantig. Von den Kanten ist die vordere, der Schienbeinkamm, *Crista ant.* s. *Crista tibiae* kurzweg, sehr scharf. Die laterale, der Fibula gegenüberliegende, wird *Crista interossea* genannt. Von den drei Flächen ist die mediale überall dicht unter der Haut gelegen; die beiden anderen sind von Muskeln bedeckt.

Das untere Ende der Tibia besitzt medial als vierseitigen Fortsatz den medialen Knöchel, *Malleolus medialis,* dessen hintere Seite eine vertikale Furche, den *Sulcus malleolaris*, für die Sehnen der Mm. tibialis post. und flexor digg. longus zeigt. Lateral ist dagegen am unteren Tibiaende ein Einschnitt, *Inc. fibularis*, zur Einlagerung für das Wadenbein vorhanden. Die untere Fläche der Tibia bzw. die laterale des Malleolus medialis sind zur Artikulation mit dem Talus überknorpelt.

2. Das Wadenbein.

Auch am Wadenbein, *Fibula*, sind das obere proximale Ende, ein Mittelstück oder Körper und das untere distale Ende zu unterscheiden.

Das obere Ende bildet das Wadenbeinköpfchen, *Capitulum fibulae*, welches eine kleine Gelenkfläche für den lateralen Condylus tibiae und eine Spitze, *Apex capituli*, zum Ansatz für die Bizepssehne zeigt.

Der Körper, *Corpus*, ist dreikantig prismatisch, zeigt sich jedoch derartig um die Längsaxe gedreht, daß weiter unten seine mediale Fläche zur vorderen, seine laterale zur hinteren und seine hintere zur medialen wird. Außerdem zieht noch an der medialen Fläche eine vertikale Kante, *Crista interossea*, nach abwärts, an welcher das Lig. interosseum befestigt ist.

Das untere Ende bildet den lateralen Knöchel, *Malleolus lateralis*, welcher medial eine Gelenkfläche für den Talus, hinter der letzteren eine Grube zur Insertion des Lig. talo-fibulare posterius und noch weiter hinten den vertikalen *Sulcus malleolaris* für die Sehnen des M. peronaeus longus und brevis besitzt.

g) Die Fußknochen.

Die Fußknochen, *Ossa pedis*, werden in: 1. die Fußwurzelknochen; 2. die Mittelfußknochen und 3. die Zehenglieder eingeteilt.

α) Die Fußwurzel.

Die Fußwurzel, *Tarsus*, besteht aus 7 Knochen, nämlich: 1. dem Sprungbein; 2. dem Fersenbein; 3. dem Schiff- oder Kahnbein; 4. den 3 Keilbeinen und endlich 5. dem Würfelbein[1].

Diese Knochen sind nicht wie an der Hand in zwei Reihen angeordnet, sondern nur die 4 letzten bilden eine Reihe: von den 3 ersten ist das Sprungbein größtenteils oberhalb des Fersenbeines, das Schiffbein zwischen dem Sprungbein und den 3 Keilbeinen gelegen.

---

[1] Auch für die Fußwurzelknochen gibt es ein schönes Verschen:

Das Sprungbein und das Fersenbein
Die wollten in das Schiff hinein,
Und kriegten dreimal Keile
Vom Würfelbein.

1. Das Sprungbein, *Talus,* besteht aus dem stärkeren hinteren Abschnitt, dem Körper, *Corpus tali,* und dem schwächeren vorderen Kopfe, *Caput tali,* welche durch den etwas eingeschnürten Hals, *Collum tali,* verbunden sind. Der Körper besitzt oben eine nach vorn sich verschmälernde, im übrigen von vorn nach hinten konvexe Gelenkfläche für die Tibia, zu beiden Seiten die beiden kleineren Gelenkflächen für den Malleolus medialis und lateralis. Diese drei Gelenkflächen bilden zusammen die sogen. *Trochlea tali.* Die untere Fläche des Körpers zeigt noch eine konkave Gelenkfläche für den Körper des Calcaneus: vor derselben liegt der schräge *Sulcus tali,* vor diesem noch zwei kleinere, nahezu plane Gelenkflächen, die eine am Collum tali für das ebenfalls zum Calcaneus gehörige Sustentaculum, die andere am Caput tali für den Proc. anterior calcanei. Das Caput tali artikuliert außerdem noch vorn durch eine kugelige Gelenkfläche mit dem Schiffbein. Lateral unten zeigt der Talus endlich noch den *Proc. lateralis tali,* ganz hinten den *Proc. posterior tali,* welcher durch den *Sulcus m. flexoris hallucis longi* in zwei Höckerchen geteilt wird.

2. An dem Fersenbein, *Calcaneus,* unterscheidet man den hinteren stärksten Abschnitt, Körper, *Corpus calcanei,* den nach vorn gelegenen *Proc. ant. calcanei* und endlich einen medialen unter der Haut deutlich fühlbaren Vorsprung, *Sustentaculum* (sc. *tali,* weil dasselbe den Talus tragen hilft). Der Körper zeigt oben vorn eine konvexe Gelenkfläche zur Verbindung mit dem Körper des Talus, hinten die rauhe Ansatzstelle für die Achillessehne, darüber jedoch ein kleines glattes Feld für die *Bursa calcanea,* welche hier zwischen Sehne und Knochen gelegen ist. Unten hinten liegt das starke *Tuber calcanei,* welches aus einem medialen Höcker für den Ursprung des M. abductor hallucis und flexor digg. brevis und aus einem lateralen Höcker für den Ursprung des M. abductor dig. V. besteht. Die laterale Körperfläche zeigt noch den *Proc. trochlearis* (manchmal doppelt), an dem sich das Retinaculum für die Sehnen der Mm. peronei befestigt (Fig. 21). Der Proc. ant. calcanei artikuliert vorn durch eine sattelförmige Gelenkfläche mit dem Würfelbein. Außerdem besitzt noch die obere Fläche des Calcaneus an jedem seiner 3 Teile je eine Gelenkfläche zur Artikulation mit dem Talus, nämlich eine hintere größere konvexe am Körper, zwei vordere, kleinere, plane, die eine am Sustentaculum, die andere am Proc. ant. calcanei. Die beiden vorderen sind von der hinteren (wie am Talus) durch eine schräge Furche, *Sulcus calcanei,* getrennt, welche mit dem *Sulcus tali* zusammen eine kanalartige Höhlung, den sog. *Sinus tarsi,* bildet, der größtenteils durch Bandmassen ausgefüllt wird.

3. Das Schiffbein, *Os naviculare,* ist hinten mit dem Caput tali, vorn mit den 3 Keilbeinen verbunden. Medial und unten springt

die wichtige *Tuberositas oss. navicularis* hervor, welche unter der Haut deutlich fühlbar ist.

Von den drei Keilbeinen, *Ossa cuneiformia*, artikuliert vorn ein jedes mit dem entsprechenden Metatarsalknochen: das I. ist das größeste, das II. das kleinste, so daß sich die Basis des II. Metatarsalknochens zwischen das I. und II. Keilbein hineinschiebt.[1] Das letztere ist noch durch eine kleinere Gelenkfläche mit dem Würfelbein verbunden.

5. Das Würfelbein, *Os cuboideum*, steht außerdem vorn mit den beiden Metatarsalknochen, hinten mit dem Proc. ant. calcanei in Artikulation. Die Plantarfläche desselben ist mit einem schrägen, zum Teil überknorpelten Wulst, *Tuberositas oss. cuboidei* (Eminentia obliqua) verstehen, auf dessen Knorpelfläche nach Stieda die Sehne des Peroaenus longus wie auf einer Rolle hin- und hergeleitet. Der vor der Tuberositas liegende, ebenfalls überknorpelte *Sulcus m. peronaei* nimmt nur den Rand der Peronaeussehne auf.

β) Die Mittelfußknochen.

Die 5 Mittelfußknochen, *Ossa metatarsi,* lassen die keilförmige, mit der Schneide abwärts gerichtete Basis, das Mittelstück, *Corpus*, und das mit einer kuglig-zylindrischen Gelenkfläche (s. S. 63 sub 2) versehene Köpfchen, *Capitulum*, unterscheiden. Beim V. Metatarsalknochen ist jedoch die Schneide des Basiskeiles in Gestalt eines Höckers, der sog. *Tuberositas oss. metatarsalis* V, nach lateralwärts gekehrt: sie ist unter der Haut deutlich fühlbar und dient der Sehne des M. peronaeus brevis zur Insertion. Auch die Basis des I. Metatarsalknochens besitzt einen starken, jedoch an der Plantarfläche gelegenen Höcker, die *Tuberositas oss. metatarsalis 1*, an der sich der M. peronaeus longus und zum Teil auch der M. tibialis ant. festsetzen. Das Capitulum dieses Knochens zeigt, ebenfalls an der Plantarfläche, noch zwei kleine besondere Gelenkflächen für die beiden Sesambeine der großen Zehe.

γ) Die Zehenglieder.

Die Zehenglieder, *Phalanges digitorum,* werden, wie bei der Hand (s. S. 63), an jeder Zehe als Grundphalange, Mittelphalange und Endphalange (Nagelglied) unterschieden, von denen eine jede eine Basis, den Körper und das Köpfchen besitzt. Die Endphalange zeigt auch hier die hufeisenförmige *Tuberositas unguicularis.* Doch sind die Zehenglieder viel kürzer als die Fingerglieder und meist verkümmert, manchmal auch knöchern verwachsen.

---

[1] Diese Tatsache ist für die Amputation im Tarso-metatarsalgelenk nach Lisfranc von Wichtigkeit.

ε. Der Fuß im Ganzen.

Der Fuß, *Pes,* im Ganzen betrachtet, stellt ein Gewölbe dar, dessen Skelett hauptsächlich auf drei Unterstützungspunkten ruht, nämlich: 1. auf dem Tuber calcanei; 2. auf dem Capitulum des I. Metatarsalknochens bzw. den dort gelegenen Sesambeinen und 3. auf dem Capitulum des V. Metatarsalknochens. Zwischen diesen Punkten und der Haut sind häufig subkutane Schleimbeutel gelegen (vgl. S. 109 u. 110). Beim Lebenden ruhen allerdings während des Stehens und Gehens außerdem noch sämtliche Zehenspitzen, die Capitula sämtlicher Metatarsalknochen und der ganze laterale Fußrand auf dem Boden: nur der mediale darf ihn nicht berühren. Ist das letztere infolge einer Schlaffheit der Bänder an der Planta pedis oder bei mangelhafter Funktion gewisser Unterschenkelmuskeln (namentlich des M. tibialis ant. und peronaeus longus) der Fall, liegt also die ganze Fußsohle mehr oder weniger dem Boden auf, so spricht man von einem Plattfuß, *Pes planus*, welcher bei längerem Gehen oder Stehen oft erhebliche Beschwerden macht. Als chirurgisch wichtige Punkte sind zu bezeichnen: 1. das *Sustentaculum,* weil oberhalb desselben die Artic. talo-calcanea liegt; 2. die *Tuber. ossis navicularis*, weil hinter derselben das Chopart'sche Gelenk und 3. die *Tuber. oss. metatarsalis V*, weil hinter derselben das Lisfrank'sche Gelenk zu finden ist. Alle drei Punkte sind deutlich unter der Haut fühlbar.

B. Die Gelenke und Bänder der unteren Extremität.

a) Die Gelenke und Bänder des Beckens.

1. Die Schamfuge, *Symphysis pubis*, verbindet mittelst einer festen faserknorpligen Masse die beiden Schambeine in der Medianlinie miteinander. Das Innere dieser Masse ist mitunter (namentlich beim schwangeren Weibe) erweicht, bildet jedoch niemals eine wirkliche Gelenkhöhle. Ein stärkerer Faserzug, *Lig. pubicum superius*, zieht in querer Richtung über den oberen Symphysenrand dahin. Der Arcus pubis wird durch das bogenförmige *Lig. arcuatum pubis* ausgerundet.

2. Die *Artic. sacro-iliaca* ist jederseits zwischen der Facies auricularis des Kreuz- und Hüftbeines gelegen und bildet eine straffe Amphiarthrose (ebene Gelenkflächen), bei der die Gelenkhöhle nur selten durch Fasermassen ersetzt ist. Die sehr kräftigen Verstärkungsbänder sind fast nur an der Rückseite des Gelenkes gelegen. Man unterscheidet: a) das *Lig. sacro-iliacum posterius longum*, welches von der Spina iliaca post. sup. zum Seitenrande des Kreuzbeins zieht; b) das *Lig. sacro-iliacum posterius breve*, welches von der

Spina iliaca post. inf. unter dem vorigen ebenfalls zum Seitenrande des Kreuzbeines verläuft; c) die sehr starken *Ligg. sacro-iliaca interossea,* welche den Winkel zwischen der Tuberositas sacralis und iliaca ausfüllen. Als Verstärkungsband dieses Gelenkes kann man auch noch das *Lig. ilio-lumbale* ansehen, welches vom Proc. transversus des V. Lendenwirbels ausgeht und sich mit einer oberen Portion an der Crista iliaca, mit einer unteren am oberen Ende der Artic. sacroiliaca ansetzt.

3. Die *Artic. sacro-coccygea* ist meistens nicht zwischen Kreuz- und Steißbein, sondern zwischen dem I. und II. Steißbeinwirbel gelegen. Vielfach ist gar kein Gelenk vorhanden. Von den Verstärkungsbändern ist eigentlich nur das kräftige *Lig. sacro-coccygeum posterius superficiale* zu nennen, welches mit senkrechten und schrägen Fasern den *Hiatus sacralis* hinten verschließt. Ein dünnerer Bandstreifen, *Lig. sacro-coccygeum laterale,* welcher jederseits das Cornu sacrale und Cornu coccygeum verbindet, wäre vielleicht noch zu erwähnen.

4. Das *Lig. sacro-spinosum* zieht von der Spina ischiadaca zum Seitenrande des Kreuzbeins, indem es das For. ischiadicum majus und minus von einander scheidet. Das Band ist an seiner Vorderfläche meist muskulös (*M. coccygeus*), manchmal gänzlich durch diesen Muskel ersetzt.

5. Das *Lig. sacro-tuberosum* zieht vom Tuber ischiadicum zum Seitenrande des Kreuzbeins und begrenzt beim Bänderbecken den Beckenausgang. Zwischen ihm und dem vorigen Bande ist das For. ischiadicum minus gelegen.

Das Band setzt sich meistens in Gestalt des sichelförmigen *Proc. falciformis* bis zum Rande des Angulus pubis fort: dadurch entsteht eine Rinne, in welcher der *N. pudendus* bzw. die gleichnamigen Blutgefäße (bedeckt von der Fascia obturatoria) zur Symphyse verlaufen (Alcock'scher Kanal).

6. Die *Membrana obturatoria* füllt das For. obturatum aus bis auf die obere Lücke, durch welche der *N. obturatorius* nebst den gleichnamigen Blutgefäßen aus dem Becken tritt. Die Membran ist meistens nur oben gut entwickelt.

7. Das *Lig. inguinale* s. *Pouparti* (früher auch als Schenkelbogen, Arcus cruralis, bezeichnet) verbindet als ein mit der Sehne des Obliquus ext. fest verwachsener Streifen (s. Fig. 17) die Spina iliaca ant. sup. mit dem Tuberc. pubis: das Band ist nicht allein mit den hier zusammenstoßenden Fascien (Fascia superfic. und transversalis abdominis, Fascia iliaca und Fascia lata), sondern auch mit der Haut fest verwachsen, wodurch die Leistenfurche, *Sulcus inguinalis,* entsteht. Nach medianwärts besitzt das Lig. inguinale zwei Ausstrahlungen, nämlich (vgl. S. 54): 1. das dreiseitige *Lig. Collesi* s. *inguinale reflexum,* welches den Boden des Leistenkanals bildet, sich dann aber im

vorderen Blatt der Rectusscheide bis zur Linea alba fortsetzt, und 2. das *Lig. lacunare* s. *Gimbernati*, welches leicht ausgerundet den medialen Winkel zwischen Lig. inguinale und Pecten oss. pubis ausfüllt.

Unterhalb des Poupart'schen Bandes ist in die Fascia iliaca ein stärkerer Streifen eingewebt, welcher sich von diesem Bande zur Eminentia ilio-pectinea hinzieht. Man kann diesen Streifen, obschon er eigentlich kein Band ist, als *Lig. ilio-pectineum* bezeichnen.

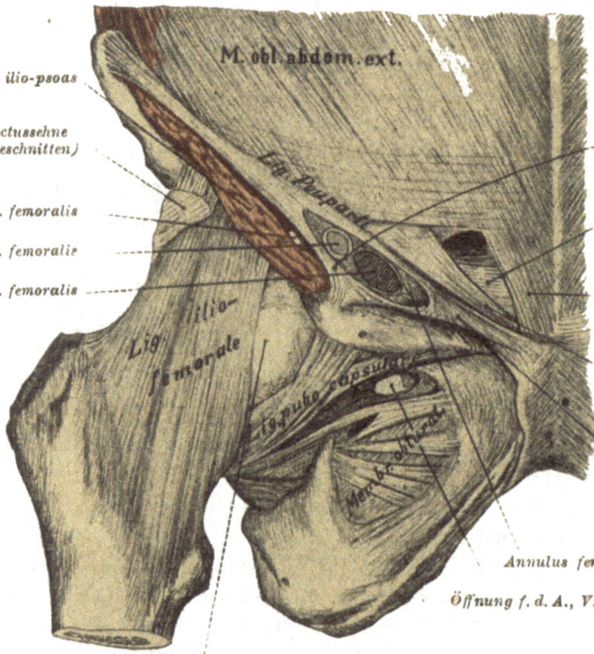

Fig. 17. Das Lig. Pouparti, der Leisten- und Schenkelring.

Der Raum unter dem Poupart'schen Bande wird nun durch diesen bandähnlichen Streifen in zwei Fächer, die medial gelegene *Lacuna vasorum* und die lateral gelegene *Lacuna musculorum* geteilt (Fig. 17). Die Lacuna musculorum dient dem *M. ilio-psoas* und dem *N. femoralis* zum Durchtritt. Die Lacuna vasorum enthält die *A.* und *V. femoralis*, und zwar ist die Vene medial, die Arterie lateral gelegen. Dicht neben letzterer, aber noch weiter lateral ist der bei der Lacuna musculorum soeben erwähnte *N. femoralis* zu finden. Zwischen der V. femoralis und dem Lig. Gimbernati befindet sich endlich noch in der Lacuna vasorum eine kleine Lücke, der Schenkelring, *Annulus femoralis* (früher Ann. cruralis genannt), welcher stets durch Bindegewebe *(Septum femorale)*, manchmal auch durch eine Lymphdrüse, die *Rosenmüller'sche Drüse* ausgefüllt ist und die Eintrittspforte für die Schenkelbrüche (*Herniae femorales* s. crurales) bildet.[1]

b) Das Hüftgelenk.

Das Hüftgelenk, *Artic. coxae*, liegt zwischen Acetabulum und Oberschenkelkopf und ist ein sogen. Nußgelenk, d. h. ein Kugelgelenk (Arthrodie), bei welchem der Gelenkkopf größtenteils von der Pfanne umschlossen wird. Das Acetabulum ist nämlich nicht allein durch das *Supercilium* (s. S. 84), sondern auch noch durch einen faserknorpligen Ring, *Labrum glenoidale*, derart vertieft, daß dasselbe den Oberschenkelkopf luftdicht umschließt. Doch ist zwischen den Gelenkflächen etwas Synovia vorhanden. Derjenige Teil des Labrum, welcher die Inc. acetabuli überbrückt, wird *Lig. transversum acetabuli* genannt. Die Beweglichkeit in einem Nußgelenk ist an und für sich beschränkter als in anderen Kugelgelenken, weil der Gelenkkopf bei größeren Exkursionen bald an den Pfannenrand stößt.

An dem Labrum glenoidale ist auch der obere Rand der Gelenkkapsel befestigt. Unten heftet sich die letztere vorn an die Linea intertrochanterica, hinten dagegen oberhalb der Crista trochanterica an den Schenkelhals, so daß der letztere vorn ganz, hinten nur zum größten Teil von der Kapsel umschlossen ist.

Die Hauptbewegungen, welche in diesem Gelenk vor sich gehen, sind: 1. die Abduktion und Adduktion des Oberschenkels; 2. die Aus- und Einwärtsrotation um die Längsaxe, welche am Trochanter major unter der Haut deutlich fühlbar ist und 3. das Heben (Flexion) und das Senken (Extension) des Oberschenkels. Wird der letztere scheinbar hyperextendiert, also über die Vertikale nach hinten gezogen, so findet diese Bewegung nicht im Hüftgelenk statt, sondern das Becken wird dabei nach vorn geneigt.

Die Verstärkungsbänder der Hüftgelenkkapsel sind sehr derb. Man unterscheidet:

1. Das *Lig. ilio-femorale* s. *Bertini* entspringt von der Spina iliaca ant. inf. bzw. aus dessen Nachbarschaft und setzt sich mit zwei divergierenden Schenkeln an der Linea intertrochanterica fest. Ein anderer Teil seiner Fasern geht in die *Zona orbicularis* (s. w. u.) über. Das starke Band, welches auch bei Verrenkungen nur selten vollständig reißt, verhindert die Hyperextension des Oberschenkels bzw. beim Stehen zu starke Rückwärtsneigung des Beckens.

2. Das *Lig. pubo-capsulare* sollte eigentlich Lig. pubo-femorale

---

[1] Von manchen Autoren wird die ganze Lacuna vasorum als Schenkelring bezeichnet, da es vorkommt, daß die Schenkelbrüche mitunter auch vor der A. und V. femoralis zum Oberschenkel treten.

heißen, da der größte Teil seiner Fasern mit dem medialen Schenkel des vorigen Bandes zusammenfließt. Ein anderer Teil seiner Fasern geht in die *Zona orbicularis* über. Das Band kann eine zu starke Abduktion des Femur, mit dem vorigen gemeinsam eine zu starke Auswärtsrotation verhindern.

3. Das *Lig. ischio-capsulare* entspringt oberhalb des Tuber ischiadicum und verschmilzt unten mit der Zona orbicularis: es kann eine zu starke Einwärtsdrehung des Femur verhindern.

4. Die *Zona orbicularis* (Weberi) umgibt mit ringförmigen Fasern den Schenkelhals, ohne sich an demselben festzusetzen. Diesen Ringfasern gesellen sich andere von den drei vorigen Bändern hinzu.

5. Das *Lig. teres* zieht von der Fossa acetabuli zur Fovea capitis femoris. Das Band dient wahrscheinlich nur dazu, die nötige Synovia für das Hüftgelenk abzusondern.

Drei dünnere Stellen der Kapsel sind zwischen den drei erstgenannten Verstärkungsbändern gelegen. Hier pflegt bei Verrenkungen mit Vorliebe der Oberschenkelkopf hindurchzutreten. Zwischen Lig. ilio-femorale und pubo-capsulare ist (vor der Kapselwand und unter dem M. ilio-psoas) häufig ein großer Schleimbeutel, *Bursa ilio-pectinea*, gelegen, welcher gar nicht selten durch die dünne Kapselwand mit dem Gelenk communiziert. Eine vierte dünnere Stelle, *Recessus sacciformis*, ist an der Gelenkkapsel noch hinten zwischen der Zona orbicularis und dem Collum femoris vorhanden.

c) Das Kniegelenk.

Das Kniegelenk, *Artic. genu*, wird von dem Femur, der Tibia und Patella, aber nicht von der Fibula gebildet. Man hat dasselbe als eine Ginglymo-Arthrodie bezeichnet, weil zunächst die Hauptbewegung, nämlich die Beugung und Streckung des Unterschenkels, als Scharnierbewegung angesehen wird, obschon auch dies nicht richtig ist, da, wie schon S. 85 erwähnt, am gestreckten Bein Ober- und Unterschenkel einen lateralwärts offenen Winkel bilden.[1] Die Bezeichnung Arthrodie bezieht sich darauf, daß bei gebeugtem Knie der Unterschenkel um seine Längsaxe nach einwärts (Pronation) und nach auswärts (Supination) gedreht werden kann. Indessen werden die Bewegungen im Kniegelenk auch noch dadurch kompliziert, daß in dasselbe zwei etwa halbringförmige Gelenkscheiben, die *Menisci*, eingelagert sind (s. w. u.).

Die Gelenkkapsel befestigt sich im allgemeinen an den Grenzen der Knorpelflächen: nur oberhalb der Fossa patellaris geht sie etwa 2—8 cm dicht auf dem Femur in die Höhe, um sich dann nach vorn umzuschlagen und unter dem M. quadriceps bis zur Basis

---

[1] Bei einem reinen Scharniergelenk, *Ginglymus*, bleiben die artikulierenden Knochen bei allen Bewegungen in ein und derselben Ebene.

patellae zu verlaufen. Die Kapsel bildet hier den dünnwandigen *Recessus suprapatellaris*, welcher sich bei Flüssigkeitsansammlungen zuerst füllt und in Form zweier Wülste links und rechts neben der Quadrizepssehne bemerkbar macht. Auch unterhalb der Epikondylen ist die Umschlagstelle der Kapsel etwa um 1 cm höher als der Knorpelrand gelegen. Übrigens ist die Kapsel mit Ausnahme des Recessus suprapatellaris überall durch die folgenden, sehr kräftigen Verstärkungsbänder geschützt.

1. Die Seitenbänder des Kniegelenkes werden als *Lig. collaterale tibiale* und *fibulare* unterschieden. Das dreiseitige *Lig. collat. tibiale* geht vom Epicondylus medialis zur medialen Fläche der Tibia, wobei es mit dem *Meniscus medialis* verwachsen ist; das *Lig. collat. fibulare* als einfacher derber Streifen vom Epicondylus lat. zum Capitulum fibulae. Beide Seitenbänder inserieren am Femur exzentrisch zur Krümmung der Knorpelfläche, und zwar mehr dorsal, woher es kommt, daß sie in der Beugung schlaff, in der Streckung gespannt sind, so daß die Rotation des Unterschenkels nach einwärts und auswärts nur in der Beugung vor sich gehen kann.

2. Die sehr starke hintere Kapselwand zeigt einen, wie der M. popliteus, schräg von unten und medianwärts nach oben und lateralwärts verlaufenden Faserzug, das *Lig. popliteum obliquum*, sowie einen anderen, abwärts konvexen, dicht über der Popliteussehne[1] gelegenen Faserzug, das *Lig. popliteum arcuatum*: von denselben hängt das erstere mit der Sehne des Semimembranosus, das letztere mit der Popliteussehne zusammen, so daß bei einer Kontraktion dieser Muskeln während starker Beugung die Gelenkkapsel vor Einklemmung geschützt wird. Beide Bänder verhindern die Hyperextension im Kniegelenk.

3. Die vordere Kapselwand enthält die drei Kniescheibenbänder, welche allerdings außen nicht sichtbar, sondern vollständig durch die Fascia lata bedeckt sind, von der man sie nur schwer trennen kann. Von diesen 3 Bändern gehen die beiden sogen. *Retinacula patellae*, ein *mediale* und ein *laterale*, von den Epikondylen bzw. Seitenbändern zum entsprechenden Seitenrande der Kniescheibe. Das *Lig. patellae inferius* ist dagegen eigentlich nur derjenige Teil der Quadrizepssehne, welcher zwischen Patella und Tuber. tibiae verläuft.

4. Gänzlich innerhalb der Gelenkhöhle sind zunächst die beiden Kreuzbänder gelegen. Das *Lig. cruciatum ant.* verläuft von der Fossa intercondyloidea ant. tibiae zur medialen Fläche des Condylus lat. femoris, das *Lig. cruciatum post.* von der Fossa intercondyloidea post. tibiae zur lateralen Fläche des Condylus med. femoris.

[1] Die Popliteussehne tritt dicht unter dem Bande in das Gelenk hinein.

Die Hauptfunktion beider Bänder besteht zweifellos darin, Femur und Tibia bei gebeugtem Knie gegeneinander zu fixieren. Nach JOESSEL hemmen beide die Rotation des Unterschenkels nach einwärts; das vordere widersetzt sich auch einer forcierten Flexion, das hintere einer Hyperextension.

5. Auch die nahezu ringförmigen Gelenkscheiben, der *Meniscus medialis* und *lateralis,* sind innerhalb der Gelenkhöhle gelegen: sie dienen dazu, den Krümmungsunterschied der Gelenkflächen auszugleichen, welcher hier zwischen Femur und Tibia besteht. Auf dem Querschnitt erscheint jeder Meniscus als Keil, dessen Basis nach außen gekehrt und mit der Gelenkkapsel verwachsen ist, während die Schneide desselben an seinem inneren Rande gelegen ist. Die Gebr. WEBER haben sie deshalb auch mit Keilen verglichen, welche man vorn und hinten unter ein Wagenrad geschoben hat. Jeder Meniscus verläuft von der Fossa intercondyloidea ant. bogenförmig nach hinten zur Fossa intercondyloidea post.; vorn sind beide Menisci häufig durch einen fibrösen Streifen, das *Lig. transversum genu,* verbunden. Die Flexion und Extension des Unterschenkels vollzieht sich zwischen dem Femur und beiden Menisci, die Rotation nach einwärts und auswärts zwischen der Tibia und den letzteren.

6. Ebenfalls innerhalb der Gelenkhöhle ist noch eine fetthaltige Erhebung der Synovialhaut, *Plica synovialis patellaris,* gelegen, welche am Lig. cruciatum ant. beginnt, nach vorn zieht und sich unterhalb der Kniescheibe gabelförmig spaltet, um sich neben den Seitenrändern der letzteren zu verlieren. Die beiden Enden der Gabel werden auch *Plicae alares* genannt. Nach hinten umhüllt diese Synovialfalte auch noch die beiden Ligg. cruciata und heftet sich schließlich an die hintere Kapselwand an, so daß die Kniegelenkhöhle durch dieselbe in zwei völlig getrennte Abschnitte geteilt wird.

In der Nachbarschaft des Kniegelenkes befindet sich eine beträchtliche Zahl von Schleimbeuteln, *Bursae mucosae,* welche vielfach mit der Gelenkhöhle in offener Verbindung stehen. Die wichtigsten und beständigsten sind:

1. Die *Bursa suprapatellaris* liegt oberhalb des Recessus suprapatellaris unter dem M. quadriceps, pflegt jedoch meistens mit dem Recessus zu einer gemeinsamen Höhle zu verschmelzen.

2. Die *Bursa praepatellaris* ist meist subkutan an der Vorderfläche der Patella gelegen. Doch können außer derselben noch innerhalb oder unter der Quadrizepssehne eine *Bursa praepat. intratendinea* oder *subtendinea* vorkommen. Diese Bursae können durch Flüssigkeitsansammlung stark anschwellen (*chambermaid-knee* der Engländer).

3. Eine *Bursa infrapatellaris* kann hinter, seltener vor dem Lig. patellae inferius liegen.

4. Eine *Bursa subcutanea tuberositatis tibiae* ist mitunter vor dem Schienbeinhöcker gelegen.

5. Die *Bursa m. poplitei* liegt zwischen der Popliteussehne und der hinteren Kapselwand: sie kommuniziert stets mit der Gelenkhöhle.

6. Die *Bursa m. semimembranosi* befindet sich in gleicher Weise zwischen der Sehne des Semimembranosus und der hinteren Kapselwand: auch sie steht fast immer mit der Gelenkhöhle in offener Verbindung.

d. Die Gelenke zwischen Tibia und Fibula.

1. Die *Artic. talo-fibularis* (*superior*) ist zwischen dem Wadenbeinköpfchen und Condylus lat. tibiae gelegen und stellt eine kaum bewegliche, mit straffen Verstärkungsbändern versehene Amphiarthrose dar.

2. Die *Membrana interossea cruris* verläuft zwischen den Cristae interosseae beider Unterschenkelknochen: sie besitzt oben eine Lücke zum Durchtritt der *A.* u. *V. tibialis ant.* nach vorn, unten eine solche für den Durchtritt der *A. peronea perforans* zum lateralen Knöchel bzw. Fußrücken hin.

3. Die *Syndesmosis tibio-fibularis* (*Artic. tibio-fibularis inf.*) ist kein selbständiges Gelenk insofern als seine Höhle nur eine kleine Fortsetzung der Gelenkhöhle des Talo-cruralgelenkes nach oben hin (zwischen die beiden Unterschenkelknochen) darstellt. Da sie vorn und hinten (*Ligg. malleoli lat. ant.* und *post.*), aber auch oben durch sehr starke fibröse Massen begrenzt ist, hat man sie (wohl nicht ganz mit Recht) als Syndesmose bezeichnet.

e. Die Gelenke und Bänder des Fußes.

1. Das Sprunggelenk (auch als oberes Sprungbeingelenk oder Knöchelgelenk bezeichnet), *Artic. talo-cruralis*, ist zwischen der Gabel der beiden Unterschenkelknochen und dem Talus gelegen: es kann als *Ginglymus* bezeichnet werden, weil seine Hauptbewegungen, das Heben und Senken der Fußspitze (Dorsalmotion und Plantarmotion) eine Art von Scharnierbewegung darstellen[1]. Bei gesenkter Fußspitze kann außerdem noch in geringem Maße die Abduktion und Adduktion der letzteren (Bewegung der Fußspitze nach lateralwärts und medianwärts) ausgeführt werden, welche allerdings gewöhnlich mit dem Heben und Senken des medialen oder lateralen Fußrandes (Pronation und Supi-

[1] Von einer Flexion und Extension des Fußes kann man nicht gut reden, weil die früher so genannte Flexion nur von den Extensoren, die Extension jedoch überhaupt nicht ausgeführt werden kann, da Fuß und Unterschenkel nicht in eine gerade Linie gebracht werden können. Höchstens kann man von einer Dorsalflexion sprechen.

nation) kombiniert sind. Die erstgenannte Bewegung wird um die transversale, die zweitgenannte um die vertikale dieses Gelenkes, die letztere um die sagittale Achse des Fußes ausgeführt.

Von Verstärkungsbändern der Artic. talo-cruralis ist an der medialen Seite das sogenannte *Lig. deltoideum* zu nennen, an dem drei Portionen, nämlich a) das *Lig. talo-tibiale ant.*; b) das *Lig. calcaneo-tibiale* und c) das *Lig. talo-tibiale post.* unterschieden werden können. Alle drei entspringen vom medialen Knöchel: a) geht zur medialen Talusfläche; b) zum Sustentaculum (also zum Calcaneus) und c) zum Proc. post. tali. Eine mehr oberflächliche Schicht des Lig. deltoideum, welche das Lig. talo-tibiale bedeckt, geht als Lig. tibionaviculare am Taluskopf vorüber und setzt sich am Schiffbein fest. Die Innenfläche dieses Bandes ist dort, wo sie an den Taluskopf angrenzt, glatt und überknorpelt, so daß sich der letztere gegen dieselbe wie in einer Gelenkpfanne bewegen kann (daher der Name Pfannenband).

Auch an der lateralen Seite der Artic. talo-cruralis liegen drei Verstärkungsbänder, nämlich: a) das *Lig. talo-fibulare ant.*; b) das *Lig. calcaneo-fibulare* und c) das *Lig. talo-fibulare post.*, welche vom Malleolus lat. ebenfalls nach abwärts ausstrahlen. Von denselben setzt sich a) an der lateralen Fläche des Talus, b) an der lateralen Fläche des Calcaneus und c) wieder am Proc. post. tali fest.

Von diesen Verstärkungsbändern spannen sich die beiden vorderen bei starker Plantarmotion, die beiden hinteren bei starker Dorsalmotion des Fußes. Die beiden mittleren, das *Lig. calcaneo-tibiale* und *calcaneo-fibulare* werden abwechselnd beim Heben und Senken der Fußränder in Spannung versetzt.

2. Das untere Sprungbeingelenk, *Artic. talo-calcanea*, ist zwischen dem Körper des Talus und dem des Calcaneus gelegen. Die Gelenkflächen desselben sollen nach Stieda Stücke eines Kegelmantels, nach anderen zylindrisch, nach W. Krause sattelförmig sein. Jedenfalls kann in diesem Gelenk nur eine Art von Bewegung, nämlich das Heben und Senken des medialen und lateralen Fußrandes vor sich gehen. Verstärkungsbänder sind vorn und hinten, medial und lateral vorhanden. Doch ist nur eines stärker entwickelt, nämlich das *Lig. talo-calcaneum interosseum,* welches den Sinus tarsi (vgl. S. 88) nahezu vollständig ausfüllt.

3. Das Chopart'sche Gelenk[1], *Artic. tarsi transversa (mediotarsea)*, besteht aus zwei selbständigen Gelenken, welche eine einzige, leicht wellenförmige Linie bilden. Hiervon ist das eine, nämlich das vordere Talusgelenk, *Artic. talo-navicularis*, ein Kugelgelenk

[1] So bezeichnet, weil hier häufig die bequeme Amputation nach Chopart ausgeführt wird.

(Arthrodie), welches zwischen dem Taluskopf und Schiffbein liegt. Da es sich jedoch auch zwischen die beiden kleinen, vor dem Sinus tarsi gelegenen Gelenkflächen des Talus und Calcaneus (vgl. S. 88)

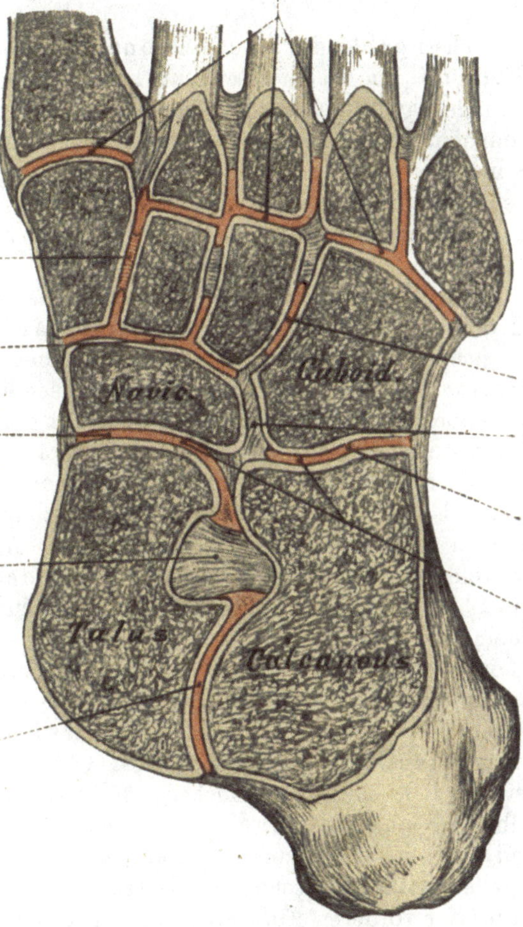

Fig. 18. Horizontalschnitt durch die Fußwurzel. Bei *a* findet häufig eine Kommunikation zwischen der Artic. cuneo-navicularis und dem Lisfranc'schen Gelenk statt. Gelenkhöhlen rot.

nach hinten erstreckt, ist es auch als *Artic. talo-calcaneo-navicularis* bezeichnet worden. Das zweite, nämlich das vordere Calcaneusgelenk, *Artic. calcaneo-cuboidea,* ist allgemein als Sattelgelenk anerkannt. Als Scheidewand zwischen beiden Gelenken ist das starke, Y-förmige *Lig. bifurcatum* gelegen, welches den Calcaneus mit dem

Naviculare und Cuboideum verbindet. In dem Chopart'schen Gelenk findet ebenso wie in dem unteren Sprungbeingelenk (vgl. S. 98) das Heben und Senken des medialen und lateralen Fußrandes (Pro- und Supination) statt — Bewegungen, welche allerdings ohne Abduktion bzw. Adduktion der Fußspitze kaum auszuführen sind.

Die Verstärkungsbänder des Chopart'schen Gelenkes sind an der Fußsohle am mächtigsten entwickelt. Das *Lig. plantare longum* geht von der ganzen unteren Calcaneusfläche zur Tuber. oss. cuboidei und darüber hinaus bis zu den Basen sämtlicher Metatarsalknochen hin, indem es die Sehne des Peronaeus longus in einer Rinne einschließt. Noch zwei andere starke Bänder, das *Lig. calcaneo-cuboideum* und *Lig. calcaneo-naviculare plantare*[1] sind tiefer in der Fußsohle gelegen.

4. Das Schiffbeingelenk, *Artic. cuneo-navicularis,* zwischen dem Schiffbein und den drei Keilbeinen, ist eine Amphiarthrose (ebene Gelenkflächen, geringe Beweglichkeit), welche zwischen die vier vorderen Fußwurzelknochen kleine Divertikel hineinsendet. Zwischen dem I. und II. Keilbein steht das Schiffbeingelenk mit dem Lisfranc'schen Gelenk meistens sogar in offener Kommunikation (s. Fig. 18).

Kleine Verstärkungsbänder sind oben, medial und unten vorhanden: an der Dorsal- wie an der Plantarseite ziehen auch noch kleine Bänder vom Schiffbein zum Würfelbein hin. An der Planta pedis wird die Gelenkkapsel noch durch die Sehne des M. tibialis post. verstärkt, welche von ihrer Insertion am Schiffbein bis zu den drei Keilbeinen hin ausstrahlt.

5. Das Lisfranc'sche Gelenk[2], *Artic. tarso-metatarsea,* liegt zwischen den vier vorderen Fußwurzelknochen und den Basen der Metatarsalknochen und besteht eigentlich aus drei voneinander getrennten Amphiarthrosen, nämlich dem Gelenk: 1. zwischen dem I. Keilbein und I. Metatarsalknochen; 2. zwischen den beiden folgenden Keilbeinen und Metatarsalknochen und 3. zwischen dem Würfelbein und den beiden letzten Metatarsalknochen. Von diesen Gelenkhöhlen gehen sowohl zwischen die Basen der Mittelfußknochen wie zwischen die vier vorderen Fußwurzelknochen kleine Divertikel hinein. Zu beachten ist, daß (vgl. S. 89) die Basis des II. Metatarsalknochens sich zwischen das I. und II. Keilbein einschiebt, wodurch bei der Amputation in diesem Gelenk ein großes Hindernis entsteht, welches beim Schnitt umgangen werden muß.

---

[1] Dies Band soll den Taluskopf tragen und dadurch die Gewölbform des Fußes erhalten. Noch mehr tragen dazu zweifellos die Sehnen des *M. tibialis post.* (Henle) und *peronaeus longus* (Duchenne) bei.

[2] So bezeichnet, weil hier mitunter die Amputation nach Lisfranc ausgeführt wird.

An Verstärkungsbändern für dieses Gelenk sind zunächst an der Dorsal- wie an der Plantarseite zahlreiche sagittale *Ligg. tarso-metatarsea*, außerdem noch die queren *Ligg. intertarsea* zwischen den einzelnen Fußwurzelknochen und *Ligg. intermetatarsea* zwischen den Basen der Metatarsalknochen vorhanden. Die *Ligg. intertarsea* und *intermetatarsea interossea* schließen das Lisfranc'sche Gelenk vorn und hinten ab.

6. Die Gelenke zwischen den Köpfchen der Metatarsalknochen und den Grundphalangen, *Articc. metatarso-phalangeae*, und die Gelenke zwischen den einzelnen Phalangen, *Articc. digitorum pedis*, verhalten sich genau so wie an der Hand (s. S. 67). Auch hier sind z. B. bei jedem Gelenk an der Plantarseite die fibröse Trochlea, *Lig. accessorium plantare*, und an den Seiten die *Ligg. collateralia* vorhanden.

C. Die Muskeln der unteren Extremität.

Die Muskeln der unteren Extremität werden in folgende Gruppen eingeteilt: a) die Hüftmuskeln; b) die Oberschenkelmuskeln; c) die Unterschenkelmuskeln und d) die Muskeln des Fußes.

a) Die Hüftmuskeln.

α) Vordere Hüftmuskeln.

Dazu werden gerechnet:

1. Der *M. psoas major* entspringt mit einer vorderen Schicht von den Körpern des XII. Brust- und der vier oberen Lendenwirbel, mit einer hinteren Schicht von den Querfortsätzen sämtlicher Lendenwirbel. Zwischen beiden Schichten ist der Plexus lumbalis gelegen. Ansatz: Gemeinsam mit der Sehne des folgenden Muskels am Trochanter minor.

2. Der *M. iliacus* entspringt aus der Fossa iliaca und inseriert mit dem vorigen Muskel am Trochanter minor (daher die Bezeichnung *M. ilio-psoas* für beide Muskeln). Funktion: Beide heben den Oberschenkel ventralwärts. Ist der letztere fixiert, so können sie Becken und Lendenwirbel vornüber ziehen.

3. Der *M. psoas minor*, unbeständig, entspringt meistens von den mittleren Lendenwirbeln. Ansatz: Entweder an der Linea terminalis oder Fascia iliaca. Funktion: Zieht die Lendenwirbel nach vorn oder spannt die Fascia iliaca.

4. Der *M. quadratus lumborum* entspringt von der Crista iliaca und den Querfortsätzen der Lendenwirbel und inseriert an der XII. Rippe. Funktion: Kann die XII. Rippe abwärts ziehen (Exspiration). Ist letztere fixiert, kann er die Beckenhälfte heben, an der er entspringt (wie z. B. beim Stehen auf einem Bein oder Gehen).

β) Hintere Hüftmuskeln.

Alle hinteren Hüftmuskeln (mit Ausnahme des *M. glutaeus maximus*) setzen sich am Trochanter major fest, und zwar die *Obturatores* und *Gemelli* speziell an der Fossa trochanterica des letzteren.

1. Der *M. glutaeus maximus* entspringt hinter der Linea glutaea post. ossis ilium, ferner vom Seitenteil des Kreuz- und Steißbeins, auch noch vom Lig. sacro-tuberosum. Der Muskel inseriert nicht am Trochanter major, von dem er sogar durch einen Schleimbeutel, *Bursa trochanterica m. glutaei maximi*, getrennt ist, sondern seine Fasern gehen zum Teil zur Tuber. glutaea (vgl. S. 85), zum Teil in die Fascia lata (den sogenannten Maissiat'schen Streifen) über[1]. Ein anderer Schleimbeutel liegt subkutan auf dem Trochanter major, ein dritter, *Bursa glutaeo-tuberosa*, zwischen dem M. glutaeus maximus und dem Tuber ischiadicum.

2. Der *M. glutaeus medius* entspringt zwischen Linea glutaea ant., post. und Crista iliaca. Ansatz: Troch. major.

3. Der *M. glutaeus minimus* entspringt zwischen der Linea glutaea ant. und inf. Ansatz: Troch. major.

4. Der *M. piriformis* entspringt von der vorderen Fläche des Kreuzbeines (vgl. S. 83). Ansatz: Troch. major.

5. Der *M. obturator internus* entspringt von der ganzen Innenfläche des Hüftbeines unterhalb der Linea terminalis und zieht hierauf unter rechtwinkliger Umbiegung durch das For. ischiad. minus zur Fossa trochanterica. Zwischen dem Rande des For. isch. minus und dem Muskel ist stets ein Schleimbeutel, *Bursa m. obturatoris interni*, gelegen.

6. Die beiden *Mm. gemelli*, ein *sup.* und ein *inf.*, kommen von der Spina und der Tuber. ischiadica, um dann mit der Insertionssehne des M. obturator int. zu verschmelzen.

7. Der *M. quadratus femoris* geht vom Tuber ischiadicum zum Troch. major bzw. der Crista intertrochanterica.

8. Der *M. obturator externus* entspringt vom äußeren Umfang des For. obturatum und der Membr. obturatoria, läuft hinter dem Collum femoris lateralwärts und inseriert in der Fossa trochanterica.

Funktion: Die hinteren Hüftmuskeln sind in der Hauptsache Auswärtsroller: nur über die Glutaei ist noch einiges hinzuzufügen. Der *M. glutaeus maximus* ist zwar auch Auswärtsroller sowie Spanner der Oberschenkelfaszie, dient jedoch hauptsächlich dazu, den Oberschenkel dorsalwärts zu ziehen. Der *M. glutaeus medius* und *minimus* sind bei Kontraktion aller ihrer Fasern Abduktoren des Oberschenkels: ihre hintersten Fasern können den letzteren allerdings nach auswärts, die vorderen dagegen nach einwärts rotieren. Wie man sieht, sind für letztere Aktion nur eine beschränkte Anzahl von Muskelfasern, für die Auswärtsrotation viele Muskeln vorhanden.

[1] Über den Maissiat'schen Streifen ist bei der Fascia lata nachzusehen.

b) Die Oberschenkelmuskeln.

Am Oberschenkel unterscheidet man drei Muskelgruppen, nämlich: α) die Strecker, *Extensores*; β) die Beuger, *Flexores*, und γ) die Anzieher, *Adductores*. Alle diese Muskeln, mit Ausnahme des *M. tensor fasciae latae* und des *M. gracilis*) setzen sich an der Linea aspera femoris fest.

α) Die Extensoren.

1. Der *M. tensor fasciae latae* entspringt lateral von der Spina iliaca ant. sup. und setzt sich nach abwärts in den Maissiat'schen Streifen der Fascia lata fort. Funktion: spannt die letztere bzw. abduziert den Oberschenkel.

2. Der *M. sartorius* (Schneidermuskel) entspringt an der Spina iliaca ant. sup., zieht schräg nach unten und medianwärts bis hinter den Condylus med. femoris, von dort wieder nach vorn und unten bis neben die Tuberositas tibiae, wo er inseriert. Seine Endsehne bildet mit den Sehnen des Gracilis und Semitendinosus eine breite Aponeurose, welche man als Gänsefuß, *Pes anserinus* (*Patte d'oie* der Franzosen), bezeichnet hat. Zwischen dieser Aponeurose und der Tibia ist als Schleimbeutel die *Bursa anserina* gelegen. Funktion: hebt ein Bein über das andere. Bei gebeugtem Unterschenkel kann er den letzteren weiter beugen und einwärts rotieren.

3. Der Unterschenkelstrecker, *Quadriceps femoris*, besteht aus vier Portionen, von denen die *Mm. vasti* nicht immer deutlich voneinander abzugrenzen sind. Die vier Köpfe entspringen folgendermaßen: a) der *M. rectus femoris* von der Spina iliaca ant. inf.; b) der *M. vastus medialis* vom Labium med. der Linea aspera; c) der *M. vastus lateralis* von dem Labium lat. der Linea aspera und d) der *M. vastus intermedius* von der Vorderfläche des Femur bis zur Linea intertroch. ant. nach aufwärts[1]. Alle diese Muskeln gehen abwärts in eine gemeinsame Sehne über, welche sich zum Teil an der Basis und den Seitenrändern der Patella, zum Teil aber auch, vor der letzteren hinwegziehend, an der Tuber. tibiae ansetzt. Funktion: Starker Strecker des Unterschenkels.

β) Die Flexoren.

Sämtliche Flexoren (mit Ausnahme des kurzen Bizepskopfes, welcher von dem Labium lat. der Linea aspera kommt) entspringen vom Tuber ischiadicum und inserieren wie folgt:

1. Der *M. semimembranosus* (halbhäutiger Muskel) am Condylus med. tibiae, indem seine Sehne zugleich in die Gelenkkapsel ausstrahlt (s. S. 95).

---

[1] Ein fünfter Muskel, *M. articularis genu*, kann als tiefe Portion des Vastus intermedius angesehen werden, welche sich am Rec. suprapatellaris ansetzt und letzteren bei der Streckung vor Einklemmung schützt.

2. Der *M. semitendinosus* (halbsehniger Muskel) mittelst des „Gänsefußes“ neben der Tuber. tibiae (s. S. 90).

3. Der *M. biceps femoris* (langer und kurzer Kopf vereinigt) am Capitulum fibulae.

Funktion: Alle drei gemeinsam beugen den Unterschenkel. Ist der letztere bereits gebeugt, so kann ihn der Bizeps nach auswärts, die beiden anderen nach einwärts rotieren.

γ) Die Adduktoren.

Die Adduktoren entspringen sämtlich vom Os pubis und Os ischii in zwei Bogen, welche konzentrisch um das For. obturatum verlaufen (s. Fig. 19). Sämtliche Adduktoren (mit Ausnahme des

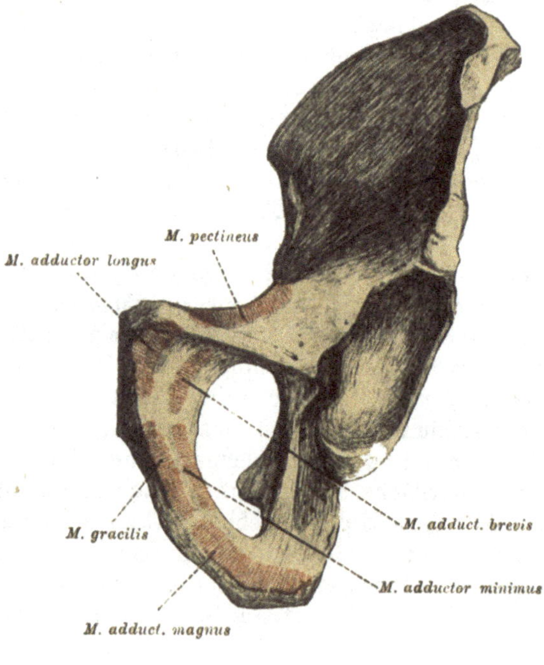

Fig. 19. Die Ursprünge der Adduktoren (rot bezeichnet).

Gracilis) inserieren ferner am Labium med. der Linea aspera. Im einzelnen verhalten sie sich folgendermaßen:

1. Der *M. pectineus*[1]. Urspr.: Pecten oss. pubis. Ans.: Linea pectinea.

2. *M. adductor longus*. Urspr. zwischen Symphysis und Tuberc. pubis. Ans.: Mitte des Labium med. lineae asperae.

[1] Der Pectineus und Ilio-psoas bilden die *Fossa ilio-pectinea*, eine tiefe Rinne, in welcher *A.*, *V.* und *N. femoralis* gelegen sind.

3. *M. gracilis.* Urspr.: Rand des Ramus inf. oss. pubis. Ans. mittelst des „Gänsefußes" neben der Tuber. tibiae. Der Gracilis ist somit der einzige Adduktor, welcher das Kniegelenk überschreitet.

4. *M. adductor magnus.* Urspr.: Ram inf. oss. ischii und Tuber ischiadicum. Ans. am ganzen Labium med. bis zum Condylus abwärts. Die Sehne wird etwa in der Höhe zwischen dem mittleren und unteren Drittel des Femur von der *A.* und *V. femoralis* durchbohrt (Adduktorenschlitz, *Hiatus tendineus adductorius*). Oberhalb des Adduktorenschlitzes liegt der Adduktorenkanal, vorn geschlossen durch Sehnenfasern, welche vom Adductor magnus zum Vastus medialis ziehen und die *A.* und *V. femoralis* bedecken.

5. Der *M. adductor brevis*, Urspr. halb unter dem Pectineus, halb unter dem Adductor longus vom Os pubis. Ans. oberhalb des Add. longus an dem Labium med. der Linea aspera.

6. Der *M. adductor minimus* ist eigentlich nur die oberste Portion des Adductor magnus, dessen Fasern mehr horizontal verlaufen. Betreffs der Insertion s. S. 85 sub 2.

Funktion: Sämtliche Adduktoren adduzieren den Oberschenkel. Nur der *M. gracilis*, der das Kniegelenk nach abwärts überschreitet, kann den gebeugten Unterschenkel noch nach auswärts rotieren.

c) Die Unterschenkelmuskeln.

Auch diese Muskeln werden in drei Gruppen geteilt, nämlich: 1. die vorn befindlichen Strecker, *Extensores;* 2. die hinten gelegenen Beuger oder Wadenmuskeln, *Flexores*, und 3. die lateral liegenden Wadenbeinmuskeln, *Mm. peronaei*. Als allgemeinen Satz kann man sich merken, daß die *Mm. tibiales* mit ihren Insertionen der Basis des I. Metatarsalknochens, die *Mm. peronaei* der Basis des V. Metatarsalknochens zustreben.

α) Die Extensoren.

1. Der *M. tibialis ant.* entspringt von der lateralen Fläche der Tibia. Ansatz an der Plantarfläche der Basis des I. Metatarsalknochens und I. Keilbeins. Von der medialen Fläche beider Knochen ist seine Sehne sogar durch einen Schleimbeutel, *Bursa subtendinea m. tibialis ant.*, geschieden. Über die Funktion aller Unterschenkelmuskeln s. S. 107.

Der *M. extensor hallucis longus* entspringt hauptsächlich von der Membr. interossea. Ans.: Nagelglied der großen Zehe.

3. Der *M. extensor digitorum longus* kommt hauptsächlich von der Fibula und endet in den Extensorensehnen der 4 letzten Zehen, welche sich genau wie an der Hand verhalten (s. S. 73). Von dem Muskel entspringt außerdem noch eine fünfte Sehne, welche sich an die Basis des V. Metatarsalknochens ansetzt (*M. peronaeus tertius*).

β) Die Flexoren.

Man kann dieselben in eine oberflächliche Schicht (den *M. triceps surae*) und eine tiefe Schicht (die übrigen Wadenmuskeln) einteilen.

1. Der *M. triceps surae* besteht aus dem zweiköpfigen *M. gastrocnemius* und dem breiten, platten *M. soleus*, welche sich nach abwärts zur Achillessehne, *Tendo calcaneus*, vereinigen. Der *M. gastrocnemius* entspringt mit je einem *Caput mediale* und *laterale* oberhalb des Condylus med. und lat. femoris, der *M. soleus* von der Linea poplitea tibiae und dem Capitulum fibulae; beide setzen sich mittelst der Achillessehne an die hintere Fläche des Tuber calcanei. Dicht oberhalb der Insertion ist zwischen Calcaneus und Sehne ein Schleimbeutel, *Bursa tendinis calcanei*, gelegen.

Als Varietät ist mitunter noch ein vierter Kopf, der *M. plantaris*, zu nennen, welcher neben dem lat. Gastrocnemiuskopf entspringt, um dann mit langer Sehne zwischen Gastrocnemius und Soleus bis zur Achillessehne zu verlaufen, neben der er sich meist festsetzt.

2. Der *M. popliteus*. Urspr.: Planum popliteum tibiae. Die Insertionssehne dringt in die Kniegelenkhöhle ein, um sich, bedeckt vom Lig. collaterale fibulare, am Condylus lat. femoris anzusetzen. Zum Teil hängt sie mit dem *Lig. popliteum arcuatum* zusammen.

3. Der *M. tibialis post.*[1] entspringt hauptsächlich von der Membrana interossea. Die Sehne läuft dicht hinter dem medialen Knöchel in die Fußsohle zum Os naviculare und den drei davorgelegenen Keilbeinen.

4. Der *M. flexor hallucis longus* entspringt hauptsächlich von der Fibula. Die Sehne geht zunächst in der Rinne des Proc. post. tali, dann unterhalb des Sustentaculum zur Endphalange der großen Zehe.

5. Der *M. flexor digg. longus* entspringt von der Tibia und setzt sich an die Endphalangen der 4 letzten Zehen mit 4 Zipfeln, welche diejenigen des Flexor digg. brevis durchbohren (s. S. 73 sub 2). Seine Sehne kreuzt zwei andere Sehnen, nämlich: 1. die des M. tibialis post. (hinter dem medialen Knöchel) und 2. die des M. flexor hallucis longus (in der Fußsohle). Die Sehne des M. flexor digg. longus ist bei diesen Kreuzungen stets oberflächlicher, d. h. der Haut näher, gelegen.

γ) Die Wadenbeinmuskeln.

1. Der *M. peronaeus longus*. Ursprung: Obere Hälfte der Fibula. Die Sehne verläuft zunächst hinter dem lateralen Knöchel, dann neben dem Proc. trochlearis calcanei bis in die Nähe der

[1] Man hat hier von einer Revolution der Ursprünge gesprochen, indem der *M. tibialis post.* auf die Membrana interossea, der *M. flexor hallucis longus* auf die Fibula und der *M. flexor digg. longus* auf die Tibia hinübergewandert ist (vgl. die Ursprünge der Extensoren S. 105).

Basis oss. metatarsalis V, endlich im Sulcus oss. cuboidei (s. S. 89) schräg über die Fußsohle zur Tuber. oss. metatarsalis I.

2. Der *M. peronaeus brevis.* Ursprung: Untere Hälfte der Fibula. Die Sehne verläuft hinter derjenigen des M. peronaeus longus, d. h. also hinter dem lateralen Knöchel zur Tuber. oss. metatarsalis V. An der Außenfläche des Calcaneus werden beide Sehnen durch besondere Retinacula (s. Fig. 21) in ihrer Lage erhalten.

Funktion der Unterschenkelmuskeln: Der *M. triceps surae* senkt die Fußspitze. Der *M. popliteus* kann beugen und dann einwärts rotieren, ist aber wohl hauptsächlich Kapselspanner (s. S. 95). Der *M. tibialis ant.* hebt den medialen Fußrand, der *M. tibialis post.* kehrt die Fußsohle einwärts (wie beim Klettern auf den Mastbaum, daher die Bezeichnung Schiffermuskel). Die *Mm. peronaei* heben den lateralen Fußrand, der *Peronaeus longus* zieht außerdem zugleich den medialen Fußrand abwärts (Schwimmuskel). Die übrigen Muskeln zeigen ihre Tätigkeit schon durch den Namen.

d) Die Fußmuskeln.

Die Fußmuskeln werden zunächst in: α) die Muskeln des Fußrückens und β) die Muskeln der Fußsohle eingeteilt.

α) Die Muskeln des Fußrückens.

Die beiden hier gelegenen Muskeln, der *M. extensor hallucis brevis* und der *M. extensor digg. brevis,* entspringen beide dicht neben dem Sinus tarsi vom Calcaneus und gehen mit ihren Sehnen in die Extensorensehnen der Zehen über.

β) Die Muskeln der Fußsohle.

Dieselben werden eingeteilt in: a) die Muskeln des Großzehenballens; b) die Muskeln des Kleinzehenballens; c) die mittleren Fußmuskeln (Muskeln des Mittelballens).

a) Die Muskeln des Großzehenballens inserieren alle an dem medialen oder lateralen Sesambein in der Kapsel des I. Metatarso-phalangealgelenkes und können durch die letztere einen Zug auf die I. Phalanx ausüben. Es sind:

1. Der *M. abductor hallucis.* Ursprung vom Proc. med. des Tuber calcanei (auch noch vom Lig. laciniatum und der Tuber. oss. navicularis). Ansatz: Med. Sesambein der großen Zehe.

2. Der *M. flexor hallucis brevis.* Ursprung hauptsächlich vom I. Keilbein und den nahegelegenen Bändern der Fußwurzel. Ansatz mit je einer Zacke am medialen und am lateralen Sesambein.

3. Der *M. adductor hallucis* besteht aus einem schrägen und queren Kopf. Das *Caput obliquum* entspringt hauptsächlich vom

III. Keilbein und den Nachbarknochen bzw. den dort gelegenen Bändern, das *Caput transversum* von den Kapseln der drei letzten Metatarso-phalangealgelenke; beide inserieren am lateralen Sesambein.

Einen *M. opponens* besitzt die große Zehe nicht, weil beim Menschen der Fuß ein Gehorgan, aber nicht wie beim Affen ein Greiforgan darstellt.

b) Die Muskeln des Kleinzehenballens sind:

1. Der *M. abductor digiti V.* Ursprung: Proc. lat. tuberis calcanei bzw. akzessorischer Kopf von der Tuber. oss. metatarsalis V. Ansatz: Basis der I. Phalange der kleinen Zehe.

2. Der *M. flexor brevis digiti V.* liegt medial neben dem vorigen; er kann fehlen oder mit dem vorigen verschmolzen sein.

3. Der *M. opponens digiti V.* entspringt vom Os cuboideum bzw. den dort gelegenen Bändern. Ansatz: Von den beiden vorigen bedeckt am ganzen V. Os metacarpale.

c) Zu den mittleren Fußmuskeln gehören:

1. Der *M. flexor digg. brevis* entspringt vom Proc. medialis des Tuber. calcanei (auch von der Aponeurosis plantaris). Ansatz: An der Basis der Mittelphalangen mit 4 Zipfeln, welche von den 4 Sehnenzipfeln des M. flexor digg. longus durchbohrt werden (vgl. S. 106 sub 2).

2. Der *M. quadratus plantae* (Caro quadrata Sylvii) entspringt von der medialen Fläche des Calcaneus und inseriert wie ein zweiter Kopf an die Hauptsehne des M. flexor digg. longus. Er dient dazu, als ein sogen. Leit- oder Zügelmuskel die schräg verlaufende Sehne des M. flexor digg. longus behufs kräftigerer Wirkung geradezuziehen.

3. Die 4 *Mm. lumbricales* entspringen von den 4 Sehnen des M. flexor digg. longus und verhalten sich im übrigen wie an der Hand (vgl. S. 76).

4. Auch die *Mm. interossei* verhalten sich wie an der Hand. Auch hier gruppieren sich dieselben um eine Achse, welche durch das längste Glied geht. Nur wird das letztere hier nicht durch den Mittelfinger, sondern durch die II. Zehe repräsentiert. Man hat *Interossei dorsales* und *plantares* unterschieden. Da jedoch am Fuß der *Interosseus plantaris I* untrennbar mit dem Adductor hallucis verschmolzen ist, so sind hier stets wohl 4 Interossei dorsales, aber nur 3 Interossei plantares vorhanden. Die ersteren spreizen die drei mittleren Zehen (sogen. Abduktoren), die letzteren nähern dieselben (Adduktoren).

Die Funktion der Fußmuskeln ist fast überall durch den Namen ausgedrückt, wo dieselbe nicht schon besonders erwähnt wurde.

e) Die Schleimscheiden und Schleimbeutel des Fußes.

Die drei langen Extensoren (*M. tibialis ant., M. extensor hallucis longus* und *M. extensor digg. longus)* werden am Fußrücken von drei gesonderten Schleimscheiden umgeben, welche etwa 2–5 cm oberhalb des Knöchelgelenkes beginnen und sich etwa bis zum Chopart'schen Gelenk nach vorn erstrecken. Nur die Schleimscheide des *M. ext. hallucis longus* kann noch weiter, nämlich bis zum Metakarpalknochen, ja sogar bis zur I. Phalanx reichen (vgl. Fig. 20 u. 21).

Die beiden *Mm. peronaei longus* und *brevis* besitzen zunächst hinter dem lateralen Knöchel eine gemeinsame Scheide, welche

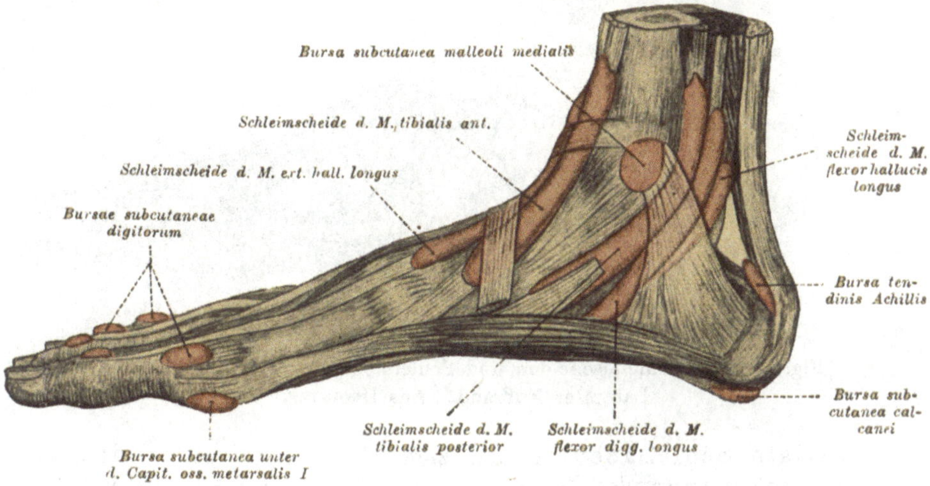

Fig. 20. Die Schleimscheiden und Schleimbeutel des Fußes (rot injiziert). Medialer Fußrand. Aus BROESIKE, Atlas.

ebenfalls etwa 3 cm oberhalb der Spitze des letzteren beginnt und sich bis in die Nähe des Chopart'schen Gelenkes erstreckt. Doch ist die Sehne des *M. peronaeus longus* während ihres Verlaufes im Sulcus oss. cuboidei von einer zweiten besonderen Schleimscheide umhüllt.

Die drei tiefen Flexoren (*M. tibialis post., M. flexor hallucis longus* und *M. flexor digg. longus*) besitzen gesonderte Schleimscheiden, welche hinten meist tiefer als die der entsprechenden Extensoren, also dicht oberhalb des Knöchelgelenkes, beginnen und sich bis etwa zum Chopart'schen Gelenk erstrecken. Nur die Schleimscheide des *M. flexor hallucis longus* kann (ähnlich wie die des gleichnamigen Streckers) bis zum I. Mittelfußknochen reichen.

Von Schleimbeuteln, *Bursae mucosae,* sind am Fuß eine sehr

große Zahl, allerdings nicht immer konstant, vorhanden. Subkutane Schleimbeutel können an den bereits S. 90 erwähnten drei Unterstützungspunkten des Fußgewölbes, außerdem noch an den Malleolen und mitunter auch an den Köpfchen der Mittelfußknochen oder sogar Grundphalangen vorkommen. Sub-

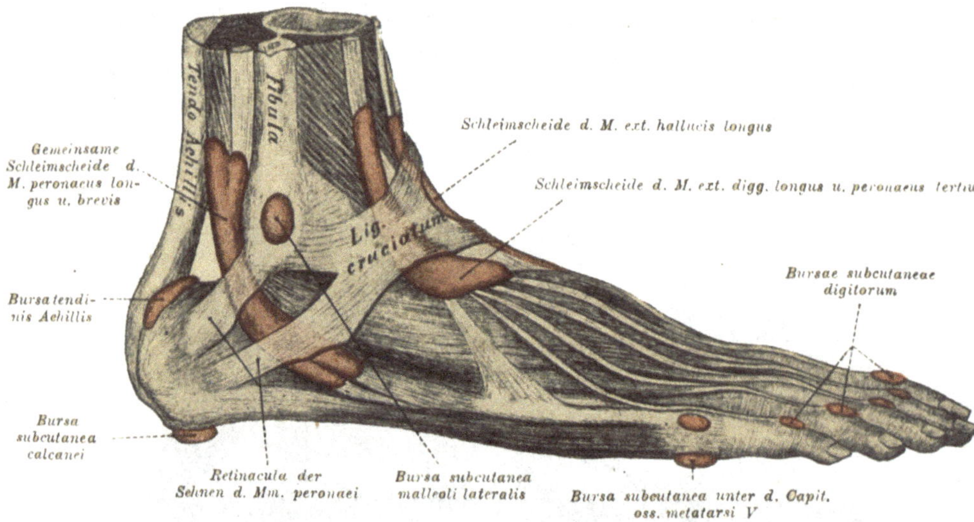

Fig. 21. Die Schleimscheiden und Schleimbeutel des Fußes (rot injiziert). Lateraler Fußrand. Aus Broesike, Atlas.

fasziale Schleimbeutel sind ziemlich konstant unter den Insertionssehnen des *M. triceps surae*, des *M. tibialis ant.* und *post.* gelegen (vgl. S. 105 u. 106). Auch zwischen den Metatarso-phalangealgelenken sind meistens kleine *Bursae intermetatarso-phalangeae* vorhanden.

f) Die Faszien der unteren Extremität.

1. Hier ist zunächst die Darmbeinfaszie, *Fascia iliaca*, zu nennen, welche in der Bauchhöhle die Vorderfläche des M. ilio-psoas bekleidet. Die Faszie ist mit den Lendenwirbeln, der Crista iliaca, der Linea terminalis bis zur Eminentia ilio-pectinea und mit dem Poupart'schen Bande fest verwachsen. Betreffs des Lig. ilio-pectineum vgl. S. 92. Von der Vorderfläche des M. psoas zieht sie auch über die Vorderfläche des M. quadratus lumborum nach lateralwärts, um sich in die *Fascia transversalis* fortzusetzen. Die *Fascia iliaca* setzt sich aber auch über das Poupart'sche Band hinaus an der Vorderfläche des M. ilio-psoas in die Tiefe des Oberschenkels fort. Hier ist dieselbe als *Fascia ilio-pectinea* bezeichnet worden, weil sie außer dem Ilio-psoas noch den M. pectineus an der Vorderfläche bekleidet und

somit die sogen. *Fossa ilio-pectinea* bildet, in welcher die A., V. und der N. femoralis gelegen sind. Andere Autoren rechnen die Fascia ilio-pectinea zum tiefen Blatt der Fascia lata.

2. An der Oberschenkelfaszie, *Fascia lata*, kann man an verschiedenen Stellen deutlich ein oberflächliches und ein tiefes Blatt unterscheiden. Das tiefe Blatt ist identisch mit der eben beschriebenen *Fascia ilio-pectinea*, welche nach medianwärts und lateralwärts mit dem oberflächlichen Blatt verschmilzt. Zwischen beiden Blättern sind, wie soeben erwähnt, in der Fossa ilio-pectinea die *A.* und *V.* sowie der *N. femoralis*, weiter lateral der *M. sartorius* und *tensor fasciae latae* gelegen. Das oberflächliche Blatt (die eigentliche Fascia lata) ist oben mit den unmittelbar unter der Haut gelegenen Knochenlinien (Crista iliaca, Kreuzbein, Os ischii, Os pubis) sowie dem Poupart'schen Bande untrennbar verwachsen; es bildet eine sehr derbe Faszie, welche alle Oberschenkelmuskeln dicht unter der Haut umhüllt und nur auf dem Glutaeus maximus dünner ist. An der lateralen Seite ist in dieselbe wie ein Generalstreifen der starke Maissiat'sche Streifen, *Tractus ilio-tibialis*, eingewebt, welcher oben aus der Einstrahlung der Sehnen des Glutaeus maximus und Tensor fasciae latae hervorgeht und unten am Condylus lat. tibiae endet. Nach hinten setzt sich dieser Streifen als *Septum intermusculare laterale* an das ganze Labium lat. femoris fest[1], indem sich derselbe zwischen die Extensoren und Flexoren einschiebt. Eine zweite, weniger starke Fortsetzung der Fascia lata, *Lig. intermusculare mediale*, senkt sich zwischen die Adduktoren und Extensoren in die Tiefe und befestigt sich am Labium mediale lineae asperae.

Eine besondere Betrachtung erfordert noch die Fascia lata in der Leistengegend: hier befindet sich dicht unterhalb des Poupart'schen Bandes ein sichelförmiger Vorsprung derselben, *Proc. falciformis* (vgl. Fig. 9 S. 54), dessen Konkavität, *Margo falciformis*, nach medianwärts gerichtet ist und die Eintrittstelle der *V. saphena magna* in die *V. femoralis*, die sogen. *Fossa ovalis*, begrenzt. Medial von dem Margo falciformis ist in der letzteren stets die *V. femoralis*, manchmal auch noch ein Stück der *A. femoralis* sichtbar. Das obere Horn des Proc. falciformis endet meistens am Lig. Gimbernati, selten etwas tiefer, das untere verliert sich unter der V. saphena magna.

Am Knie ist die Fascia lata vorn mit der Patella, den Kniescheibenbändern und der Quadricepssehne fest verwachsen. Hinten ist sie dagegen von der Kniegelenkkapsel durch eine tiefe rhombische Grube, die Kniekehlengrube, *Fossa poplitea*, getrennt, welche oben medial vom Semimembranosus und Semitendinosus, lateral vom Biceps femoris, unten dagegen von den beiden Gastrocnemiusköpfen begrenzt

[1] Hier kann der Chirurg also bequem an den Oberschenkelknochen gelangen, ohne irgendwelche größeren Gefäße oder Nerven zu verletzen.

wird. In der Grube sind außer einer großen Menge Fett: 1. der *N. tibialis* (lateral davon der N. peronaeus); 2. etwas tiefer die *V. poplitea* (meist doppelt); 3. endlich am tiefsten, dicht auf der Kniegelenkkapsel die *A. poplitea*[1] gelegen. Zugleich nimmt der N. tibialis ziemlich genau die Mitte ein: etwas mehr medial ist die Vene und noch ein wenig mehr medial die Arterie sichtbar. Oberschenkelabszesse können sich leicht durch die Fossa poplitea nach dem Unterschenkel senken.

3. Die Unterschenkelfaszie, *Fascia cruris (superficialis)*, ist als Fortsetzung der Fascia lata überall dort mit den Knochen fest verwachsen, wo sie dieselben berührt. Unterhalb des Kniegelenkes ist sie auch von den Extensoren kaum zu trennen, hüllt jedoch im übrigen die Unterschenkelmuskeln nur lose ein. Hinten ist außerdem noch unter dem Triceps surae ein dünneres tiefes Blatt, *Fascia cruris profunda*, auf den tiefen Flexoren gelegen. Beim Übergang auf den Fuß verstärkt sich die *Fascia cruris superficialis* durch eingelagerte Faserzüge vorn zum *Lig. transversum cruris* und *Lig. cruciatum cruris*, welche Retinacula für die Extensorensehnen darstellen. Unterhalb des medialen Knöchels bildet sie auf dieselbe Weise das *Lig. laciniatum* und an der lateralen Calcaneusfläche das *Retinaculum tendinum mm. peronaeorum sup.* und *inf.*, von denen das erstere die Sehnen der tiefen Flexoren, die letzteren die der Peronaei in ihrer Lage erhalten (vgl. Fig. 20 u. 21).

4. Die Faszie des Fußes ist im übrigen an der Dorsalseite, obschon sie eine Fortsetzung der Fascia cruris superf. bildet, so dünn und schlaff, daß sie nicht den Namen einer Faszie verdient. An der Plantarseite verstärkt sie sich dagegen beträchtlich zu der sehnigen *Aponeurosis plantaris*, welche am Tuber calcanei entspringt und sich vorn mit je zwei Zipfeln an die Köpfchen der Metatarsalknochen ansetzt. Der hintere Abschnitt der Aponeurose ist mit den benachbarten Muskeln (M. abductor hallucis und dig. V., M. flexor digg. brevis) fest verwachsen. Außerdem wäre am Fuß noch die dünne *Fascia interossea* zu erwähnen, welche sowohl an der Plantar- wie an der Dorsalseite die Mm. interossei bedeckt.

g) Der Schenkelkanal.

Bei einer Betrachtung des Schenkelkanals, *Canalis femoralis* (früher *cruralis*), hat man sich zunächst dasjenige zurückzurufen, was S. 91 u. 92 über das Poupart'sche Band und S. 111 über die Fossa ovalis gesagt worden ist (vgl. Fig. 9, 11 und 17). Im Anschluß daran sei hier noch kurz bemerkt, daß ein wirklicher Schenkelkanal meistens gar nicht existiert, sondern daß man unter dieser Bezeichnung nur

[1] Man kann sich dies Lageverhältnis mittels des Wortes Newa merken (*Ne., V. A.*)

den kurzen Weg versteht, welchen mitunter Baucheingeweide als sogen. Schenkelbrüche, *Herniae femorales* (crurales), bei ihrer Wanderung von der Bauchhöhle bis unter die Haut des Oberschenkels nehmen können. Immerhin kann man für die Beschreibung an demselben den inneren Schenkelring, die Wände und den äußeren Schenkelring unterscheiden.

Der innere Schenkelring, *Annulus femoralis internus,* bildet die Eintrittspforte der Schenkelbrüche: er wird medial vom Lig. lacunare (Gimbernati), oben vom Lig. Pouparti, lateral von der V. femoralis[1], unten vom Pecten oss. pubis begrenzt (vgl. Fig. 17 und Fig. 11). Von der Bauchseite betrachtet bildet dabei das Gimbernat'sche Band mit der V. femoralis eine Art von trichterförmiger Vertiefung (*Infundibulum, Entonnoir crural* der Franzosen), welche das Eindringen der Brüche in den Schenkelkanal wahrscheinlich begünstigt. Indessen ist der innere Schenkelring keineswegs offen, sondern durch eine Bindegewebsmasse, das sogen. *Septum femorale,* ausgefüllt, welches vielfach von einem kleinen Lymphknoten, der Rosenmüller'schen Drüse, unterbrochen oder sogar ersetzt ist. Das Bauchfell überzieht die Innenfläche des Septum femorale, indem es hier eine kleine Bucht, *Fovea femoralis,* bildet (Fig. 11).

Was die Wände des Schenkelkanals betrifft, so wird die vordere Wand durch das obere Horn des Proc. falciformis, die hintere Wand durch die Fascia pectinea, die laterale durch die V. femoralis gebildet. Eine mediale Wand existiert nicht: an ihrer Stelle ist die Verwachsungslinie der Fascia pectinea mit dem oberflächlichen Blatt der Fascia lata gelegen. Wenn das obere Horn des Proc. falciformis sich — wie dies meistens der Fall ist — direkt am Poupart'schen Bande und nicht an der Fascia pectinea anheftet, ist gar keine vordere Wand, demzufolge eigentlich auch kein Kanal vorhanden. Dann treten etwaige Schenkelbrüche aus dem inneren Schenkelring direkt durch die Fossa ovalis unter die Haut des Oberschenkels.

Als äußeren Schenkelring, *Annulus femoralis externus,* muß man die *Fossa ovalis* ansehen (vgl. Fig. 9), da dieselbe die Austrittspforte der Schenkelbrüche darstellt. Die Grube nebst den in ihr gelegenen Blutgefäßen wird nun von einer Bindegewebslage bedeckt, welche von eingelagerten Lymphdrüsen sowie hindurchtretenden Blutgefäßen und Nerven stark durchlöchert und infolgedessen als *Fascia cribrosa* (Lamina cribriformis) bezeichnet worden ist.[2]

Die Schenkelbrüche, *Herniae femorales* s. crurales, treten also in die *Fovea femoralis* des Bauchfells hinein und schieben das letztere

---

[1] Da die *A.* und *V. femoralis* von einer gemeinsamen derben Gefäßscheide umhüllt werden, so wird der innere Schenkelring, bzw. der Schenkelkanal, eigentlich von der letzteren begrenzt.

[2] Andere Autoren sehen die *Fascia cribrosa* als eine Fortsetzung des Proc. falciformis, also als Teil der Fascia lata an.

vor sich her, indem sie wahrscheinlich zwischen den Fasern des Septum femorale in den Schenkelkanal treten oder auch das ganze bindegewebige Septum vor sich herdrängen. Nachdem sie aus der *Fossa ovalis* herausgetreten sind, bleiben sie, von der *Fascia cribrosa* bedeckt, unter der Haut liegen. Es kommt nun zur Bildung eines Bruchsackes, welcher: 1. aus dem Bauchfell; 2. nach außen von dem letzteren aus der sogen. *Fascia propria herniae femoralis* (COOPER) besteht. Das Bauchfell des Bruchsackes zeigt hier die Eigentümlichkeit, daß dasselbe nicht allein an seiner Innenfläche, sondern auch an seiner Außenfläche eine glatte, manchmal sogar glänzende Beschaffenheit besitzt, so daß dasselbe leicht für eine Darmschlinge gehalten werden kann. Auch die Fascia propria der Hernie verdichtet sich bei längerem Bestehen der Brüche zu einer sehnig glänzenden Schicht: sie ist aus den Bindegewebsfasern der Septum femorale bzw. des Schenkelkanales sowie der Fascia cribrosa entstanden.

Die Schenkelhernien kommen im Gegensatz zu den Leistenhernien beim weiblichen Geschlecht häufiger vor als beim männlichen, was wohl damit zusammenhängt, daß beim Weibe der innere Schenkelring infolge des größeren Beckens auch etwas größer, der Leistenkanal dagegen enger ist. Bei älteren, länger bestehenden Schenkelbrüchen können die Baucheingeweide nicht allein den inneren Schenkelring, sondern die ganze Lacuna vasorum ausfüllen, also vor der A. und V. femoralis, in seltenen Fällen sogar lateral oder hinter den letzteren gelegen sein. In solchen Fällen kann es dann vorkommen, daß der Bruch nicht aus der Fossa ovalis heraustritt, sondern unter dem oberflächlichen Blatt der Fascia lata liegen bleibt. Als wichtig ist noch zu betonen, daß beim Manne das Poupart'sche Band stets oberhalb des Schenkelbruches, dagegen stets unterhalb eines Leistenbruches (s. Fig. 9), gelegen ist. Endlich sei noch erwähnt, daß bei eingeklemmten Schenkelbrüchen — meist ist der innere Schenkelring Sitz der Einklemmung — der Operateur nicht schneiden darf: 1. nach oben wegen einer Verletzung des Poupart'schen Bandes; 2. nach lateralwärts wegen Verletzung der V. femoralis; 3. aber auch nicht nach medianwärts, weil dort hinter dem Lig. Gimbernati häufig (als Ast der Epigastrica inf. oder Obturatoria s. daselbst) eine anomale Arterie, die sogen. Totenkranzarterie, gelegen ist. Demnach würde nur der Schnitt nach abwärts in die Fascia pectinea übrig bleiben.

Anhang: Die Körperregionen.

Die B. N. A. haben für sämtliche Körperregionen ein System von Bezeichnungen aufgestellt, welche nachfolgend wiedergegeben werden, obwohl die einzelnen Gegenden nicht überall deutlich gegeneinander abzugrenzen sind und auch in der praktischen Medizin nicht viel Anwendung finden.

I. Kopf.

Am Kopfe unterscheidet man *Regiones capitis* (Gegenden des Schädeldaches) und *Regiones faciei* (Gegenden des Gesichtes). 1. Zu den Regiones capitis gehören: a) die *Regio supraorbitalis* (ein schmaler Streifen dicht oberhalb des Margo supraorbitalis); b) die *Regio frontalis* (die übrige Stirnbeingegend); c) die *Regio parietalis* (Scheitelbeingegend); d) die *Regio occipitalis* (des Hinterhauptbeines); e) die *Regio temporalis* (die Gegend des M. temporalis); f) die *Regio auricularis* (die Gegend der Ohrmuschel); und endlich g) die *Regio mastoidea* (die Gegend des Warzenfortsatzes). 2. Zu den Regiones faciei werden gerechnet: a) die *Regio nasalis* (Nase); b) die *Regio labialis sup.* und *inf.* (Gegend der Ober- und Unterlippe); c) die *Regio oralis* (Gegend des Lippenrotes); d) die *Regio mentalis* (Kinngegend); e) die *Regio orbitalis* (Gegend der Augenhöhlenöffnung); f) die *Regio palpebralis sup.* und *inf.* (oberes und unteres Augenlid); g) die *Regio infraorbitalis* (zwischen Margo infraorbitalis und Oberlippe); h) lateral davon die *Regio zygomatica* (Gegend des Jochbeines); i) unterhalb der letzteren die *Regio buccalis* (Gegend des Bichat'schen Fettklumpens); k) hinter dieser endlich die *Regio parotideo-masseterica* (Gegend des M. masseter bzw. der ihn teilweise deckenden Parotis). Als Unterabteilung der letzteren kann man noch die zwischen dem Unterkieferaste und M. sternocleidomastoideus gelegene *Fossa retromandibularis* betrachten.

II. Hals.

Am Hals werden nach den B. N. A. vier große Abschnitte unterschieden, nämlich: 1. die *Regio colli anterior* (Trigonum colli ant.), welche oben vom Unterkiefer, unten vom Manubrium sterni, lateral von den beiden Mm. sternocleidomastoidei begrenzt wird; 2. die *Regio sternocleidomastoidea,* welche jederseits dem Verlauf des dem M. sternocleidomastoideus entspricht; 3. die *Regio colli lateralis* (Trig. colli lat., jederseits zwischen dem hinteren Rande des Sternocleido, dem vorderen des Trapezius und der Clavicula gelegen); endlich 4. die *Regio colli posterior* (ist identisch mit der *Regio nuchae* und entspricht den oberen Teilen beider Mm. trapezii).

1. Die Regio colli ant. kann in einen medianen und zwei laterale Abschnitte geteilt werden.

Der mediane Abschnitt zeigt in der Richtung von oben nach unten: a) die *Regio submentalis* (liegt zwischen den beiden vorderen Bäuchen der Mm. digastrici vom Unterkiefer bis zum Zungenbein), b) die *Regio hyoidea* (Gegend des Zungenbeins selbst); c) die *Regio subhyoidea* (Gegend zwischen Zungenbein und Kehlkopf); d) die *Regio laryngea* (Gegend des Kehlkopfes); e) die *Regio thyreoidea* (Gegend der Schilddrüse); f) die *Regio suprasternalis* (zwischen Sternum nnd Schilddrüse), deren tiefster, dicht oberhalb des Sternum, gelegener Punkt durch die *Fossa jugularis* gebildet wird.

Der wichtige laterale Abschnitt der Regio colli ant. besteht aus zwei Dreiecken, nämlich: a) der *Regio submaxillaris* (jederseits zwischen dem Unterkiefer und dem M. digastricus gelegen); und b) der *Fossa carotica*, welche jederseits durch den Sterno-cleido-mastoideus, den hinteren Bauch des Digastricus und den Omo-hyoideus begrenzt wird und in der als wichtigste Organe die *A. carotis* (*comm.*, *ext.*

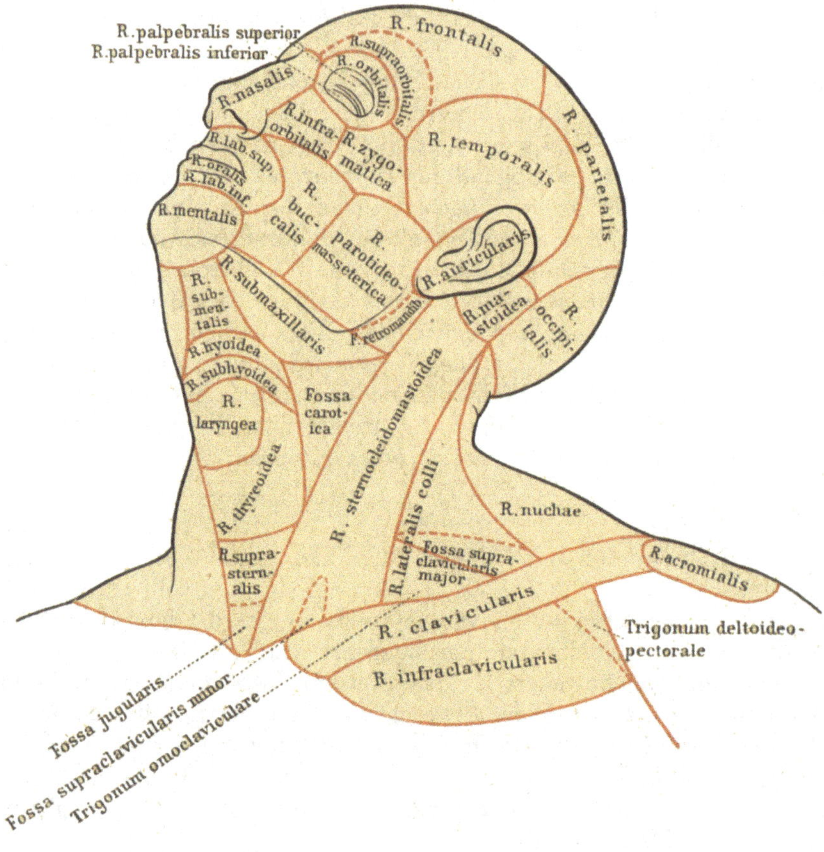

Fig. 22. Die Regionen des Kopfes und des Halses.

und *int.*), lateral davon die *V. jugularis interna*, zwischen und hinter beiden der *N. vagus* gelegen sind, während vor denselben der *R. descendens n. hypoglossi* auf der Gefäßscheide nach abwärts verläuft.

2. Als Regio sterno-cleido-mastoidea bezeichnet man den ganzen länglichen breiten Wulst, welchen der gleichnamige Muskel an der Oberfläche des Halses in die Höhe hebt. Dicht oberhalb des Schlüsselbeines befindet sich zwischen den beiden Ursprungszacken des Muskels eine Lücke, welche sich äußerlich an der Haut als die

kleine *Fossa supraclavicularis minor* markiert, in deren Tiefe man die V. jugularis int. auskultieren kann.

3. Die Regio colli lateralis kann wiederum in zwei Dreiecke geteilt werden, welche durch den *M. omo-hyoideus* voneinander getrennt sind, nämlich: 1. das zwischen der Clavicula und dem Omo-hyoideus gelegene *Trigonum omo-claviculare* und 2. das oberhalb des Omo-hyoideus befindliche *Trigonum omo-trapezium,* welches oben noch vom Sterno-cleido und Trapezius begrenzt wird. Die oberhalb des Schlüsselbeins befindliche, dem ersteren Dreieck entsprechende Grube ist die *Fossa supraclavicularis major:* in der Tiefe derselben sind die *V. subclavia,* dahinter die *A. subclavia* und noch mehr dorsal, zum Teil auch oberhalb der letzteren der *Plexus brachialis* zu finden.

4. Die Regio colli posterior bildet die Nackengegend, *Regio nuchae,* deren oberster Abschnitt unterhalb der Protub. occip. ext. die kleine *Fovea nuchae* zeigt.

III. Brust.

An der Brust, *Thorax,* werden die vordere *Regio pectoris anterior* und die beiden seitlichen *Regiones pectoris laterales* unterschieden.

1. Die Regio pectoris anterior zeigt als kleinere Abschnitte: a) die *Regio clavicularis* (Schlüsselbeingegend); b) die *Regio sternalis* (Brustbeingegend), c) die *Regio infraclavicularis* (zwischen Schlüsselbein und Brustdrüse), an deren lateraler Grenze sich zwischen Pectoralis major und Deltoideus eine kleine Lücke, das *Trigonum deltoideo-pectorale,* befindet, in welches sich die *V. cephalica* einsenkt, um in die *V. subclavia* zu münden. Äußerlich macht sich dies Dreieck als Mohrenheim'sche Grube, *Fossa infraclavicularis,* bemerkbar; d) die *Regio mammalis* (Gegend der Brustdrüse); e) die *Regio inframammalis* (von der Brustdrüse bis zu einer Horizontallinie, welche man sich vom unteren Ende des Corpus sterni nach lateralwärts gezogen denkt).

2. Die Regio pectoris lateralis wird jederseits eingeteilt in: a) die unten befindliche *Regio costalis lateralis* (seitliche Rippengegend) und b) die darüber liegende *Regio axillaris* (Gegend der Achselhöhle). Die Achselhöhle wird vorn hauptsächlich vom M. pectoralis major, hinten vom Latissimus dorsi gebildet. Der Eingang zur Achselhöhle ist durch die Achselgrube, *Fossa axillaris,* gekennzeichnet. In dieser Höhle liegen als Hauptorgane medial die *V. axillaris,* lateral die *A. axillaris,* welche von den drei Strängen des *Plexus brachialis* umgeben ist.

Für die Erörterung von klinischen Verhältnissen ist es jedoch weit nützlicher, sich am Brustkorb folgende Linien zu merken, welche bei der Lagebestimmung der Brustorgane eine wichtigere Rolle spielen, nämlich: 1. Die *Linea mediana anterior* (vordere, am Sternum befindliche Medianlinie); 2. die *Linea sternalis,* welche senkrecht am Seitenrande des Sternum nach abwärts zieht; 3. die *Linea parasternalis* (zwischen ihr und der folgenden Linie); 4. die *Linea mammillaris,* welche durch die Brustwarze senkrecht nach abwärts läuft; 5. die *Linea axillaris* (von der Mitte der Achselhöhle senkrecht nach unten[1]); 6. die *Linea scapularis*, welche ebenfalls vertikal durch den unteren Winkel der Scapula verläuft, und 7. die *Linea mediana posterior* (die hintere, an der Wirbelsäule befindliche Medianlinie), welche den Wirbeldornen entspricht. Es ist schließlich noch zu beachten, daß die vorderen Enden der beiden II. Rippen genau dem Angulus Ludowici (s. S. 44) entsprechen, welcher stets unter der Haut des Sternum deutlich fühlbar ist und von dem aus man die einzelnen Rippen bequem abzählen kann.

IV. Bauch.

Zum Bauch wird nach den B. N. A. auch noch die *Regio hypochondriaca* gerechnet, obschon sie jederseits gänzlich hinter den unteren Rippen und Rippenknorpeln gelegen ist, und zwar nach abwärts von jener bereits erwähnten Horizontallinie, welche man sich von der Grenze zwischen dem Körper und Schwertfortsatz des Brustbeines nach lateralwärts gezogen denken kann. Zwischen beiden Regiones hypochondriacae ist dann noch in der Mitte, genau entsprechend dem Angulus infrasternalis, die eigentliche Oberbauchgegend, *Regio epigastrica* (Epigastrium), gelegen, in welcher die Leber und der Magen an die vordere Bauchwand grenzen. Unterhalb der Regio epigastrica und der Regiones hypochondriacae ist dann die mittlere Bauchgegend, *Regio mesogastrica*, und unterhalb der letzteren die Unterbauchgegend, *Regio hypogastrica*, wahrzunehmen.

Zieht man nun vom Tuberc. pubicum eine senkrechte Linie nach aufwärts, so werden ebensowohl die *Regio mesogastrica* wie die *Regio hypogastrica* durch dieselbe in je eine mediane und zwei seitliche Partien geteilt. Die Regio mesogastrica zerfällt auf diese Weise in: a) die *Regio umbilicalis* (Nabelgegend) und b) die beiden *Regiones abdominales laterales*; die Regio hypogastrica in: a) die *Regio pubica* (Gegend des Mons pubis) und b) die beiden *Regiones inguinales* (jederseits dicht oberhalb des Poupart'schen Bandes gelegen). Die Gegend der äußeren Geschlechtsteile wird *Regio pudendalis* benannt.

V. Rücken.

Am Rücken wird zunächst die Gegend der Wirbelsäule vom VII. Halswirbel- bis V. Lendenwirbeldorn als *Regio mediana dorsi*, sodann die Schulterblattgegend als *Regio scapularis*, die Gegend zwischen beiden Schulterblättern als *Regio interscapularis*, die Gegend oberhalb und unterhalb eines jeden Schulterblattes als *Regio suprascapularis* und *Regio infrascapularis* bezeichnet. Zwischen der XII. Rippe

[1] Wenn man will, kann man auch drei Axillarlinien, nämlich eine vordere, mittlere und hintere annehmen, von denen alsdann die vordere vom Pectoralis major, die mittlere aus der Mitte der Achselhöhle, die hintere vom Latissimus senkrecht nach abwärts verlaufen würde.

und der Crista iliaca ist jederseits neben der Regio mediana dorsi noch die *Regio lumbalis* gelegen. Am Becken werden noch die Kreuzbeingegend als *Regio sacralis* und unterhalb derselben die *Regio perinealis* unterschieden, von denen die letztere wiederum in die Aftergegend, *Regio analis,* und die Gegend des Diaphragma uro-genitale, *Regio urogenitalis* (zwischen Symphysis pubis und den beiden Tubera ischiadica gelegen) eingeteilt wird. Lateral davon wird am Becken die Gegend des M. glutaeus maximus als *R. glutaea,* die zwischen dem oberen Rande des letzteren und der Crista iliaca befindliche Partie als *Regio coxae* bezeichnet (beide können jedoch auch bereits zur unteren Extremität gerechnet werden).

VI. Obere Extremität.

An der Schultergegend werden besonders bezeichnet: a) die *Regio acromialis* (Gegend des Acromion); b) die *Regio deltoidea* (auf dem gleichnamigen Muskel); sodann am Oberarm eine *Regio brachii anterior, medialis, lateralis* und *posterior.* In der Gegend des Ellbogengelenkes werden ebenso eine *Regio cubitalis anterior, medialis, lateralis* und *posterior* unterschieden. In der Regio cubit. ant. befindet sich die *Fossa cubitalis* (Ellenbeuge), in der Regio cubit. post. der Vorsprung des Ellbogens, *Regio olecrani.* Der Unterarm wird in eine *Regio antibrachii volaris, radialis, ulnaris* und *dorsalis* eingeteilt. An der Hand wird endlich der Handrücken, *Regio dorsalis manus,* die Hohlhand, *Regio volaris manus,* und die Fingergegend, *Regio digitorum,* unterschieden.

VII. Untere Extremität.

Der Oberschenkel wird in eine *Regio femoris anterior, medialis, lateralis* und *posterior* eingeteilt. An der Regio ant. ist dicht unterhalb des Poupart'schen Bandes noch die *Fossa subinguinalis* (SCARPA'sches Dreieck, Trigonum subinguinale) zu erwähnen, welche vom Lig. Pouparti, M. adductor longus und M. sartorius gebildet wird und in der die *A.* und *V. femoralis* sowie die Äste des *N. femoralis* gelegen sind. Im obersten Abschnitt der Regio lat. wird die Gegend des Trochanter major, welcher hier leicht durch die Haut fühlbar ist, als *Regio trochanterica* besonders bezeichnet. Die Kniegegend wird in eine *Regio genu anterior* und *posterior* eingeteilt; an der ersteren entspricht der Kniescheibe die *Regio patellaris,* an der letzteren ist als Vertiefung die Kniekehle, *Fossa poplitea,* vorhanden. Am Unterschenkel wird die *Regio cruris anterior, posterior, medialis* und *lateralis* unterschieden: die Gegend der Wadenwölbung wird speziell *Regio suralis* benannt. Unten werden noch die *Regio malleolaris lateralis* bzw. *retromalleolaris lateralis* und die *Regio malleolaris medialis* bzw. *retromalleolaris medialis* besonders bezeichnet. Am Fuß werden endlich noch der Fußrücken, *Regio dorsalis pedis,* die Fußsohle, *Regio plantaris pedis* und die Zehengegend, *Regio digitorum pedis,* voneinander unterschieden.

Zweiter Teil.

Eingeweide und Sinnesorgane.

A. Die Verdauungsorgane.

Der Verdauungsapparat, *Apparatus digestorius*, erstreckt sich von der Mundspalte bis zur Afteröffnung. Wegen ihrer nahen nachbarlichen Beziehungen wird auch die Milz gewöhnlich bei den Verdauungsorganen beschrieben, obschon sie mit der Verdauung nichts zu tun hat, sondern als Blutgefäßdrüse zu betrachten ist.

I. Mundhöhle, Zähne und Speicheldrüsen.

Die Mundhöhle, *Cavum oris,* wird in drei Abschnitte eingeteilt, nämlich: 1. den Vorhof, *Vestibulum oris;* 2. die eigentliche Mundhöhle, *Cavum oris proprium,* und 3. die Rachenenge, *Isthmus faucium,* an welche sich dorsalwärts der *Pharynx* anschließt.

a) Das Vestibulum oris.

Den Eingang zum Vestibulum bildet die Mundspalte, *Rima oris,* deren beide laterale Enden, die Mundwinkel, *Anguli oris,* durch die *Commissura labiorum dextra* und *sinistra* begrenzt werden. Die Oberlippe, *Labium sup.*, wird lateral jederseits durch den tiefen schrägen *Sulcus naso-labialis* von den Wangen, *Buccae,* geschieden. In der Mitte derselben läuft von der Nasenscheidewand die Unternasenrinne, *Philtrum,* nach abwärts. Die Unterlippe, *Labium inf.*, wird wiederum von dem Kinn, *Mentum*, durch den queren *Sulcus mento-labialis* geschieden. Jede Lippe besteht außen aus der äußeren Haut, innen aus der Mundschleimhaut; zwischen beiden sind die Fasern des *M. orbicularis oris* gelegen. Der Übergang von der Haut zur Schleimhaut wird als Lippenrot bezeichnet. Die rote Farbe des letzteren wird wohl hauptsächlich durch die stark entwickelten, blutgefäßreichen Papillen bedingt. Auch zahlreiche Nerven, insbesondere Krause'sche Endkolben, sind hier vorhanden. Die Innenfläche der Schleimhaut ist mit dem Zahnfleisch, *Gingiva,* oben und unten durch eine mediane Falte, *Frenulum labii sup.* und *inf.*, verbunden. Die Wangen, *Buccae,* bilden die Seitenwände des Vestibulum; sie bestehen innen aus der Mundschleimhaut, nach außen davon aus dem *M. buccinator*, an den sich dann der Bichat'sche Fettklumpen (vgl. S. 38) anschließt, welcher wieder von der äußeren Haut bedeckt wird. Die Schleimhaut der Lippen und Wangen besitzt tubulöse Schleimdrüsen, *Glandulae labiales* und *buccales*, welche zum Teil unter der Schleimhaut als kleine Höckerchen fühlbar, zum Teil aber an der Außenfläche des M. orbicularis und buccinator gelegen sind, so daß ihre Ausführungsgänge diese Muskeln durchbohren müssen, um in die Mundhöhle zu münden.

Von der Mundhöhle im engeren Sinne ist das Vestibulum durch die Procc. alveolares bzw. die Zähne beider Kiefer geschieden. Seine hintere Grenze wird durch die *Plica pterygo-mandibularis* gebildet, welche hinter dem letzten Backzahn deutlich sicht- und fühlbar ist und das S. 36 bereits erwähnte gleichnamige Band enthält.

b) Die Zähne.

An jedem Zahn kann man: 1. die im Kiefer steckende Zahnwurzel, *Radix dentis;* 2. den vom Zahnfleisch umgebenen Zahnhals, *Collum dentis,* und 3. die frei sichtbare Zahnkrone, *Corona dentis,* unterscheiden. Jeder Zahn besitzt im Inneren die Zahnhöhle, *Cavum dentis,* die von der rötlichen Zahnpulpe, *Pulpa dentis,* ausgefüllt ist. Letztere enthält die Gefäße und Nerven des Zahnes, welche durch ein kleines Loch an der Wurzelspitze *For. apicale,* in die Zahnhöhle eindringen. An der Krone kann man endlich noch eine Außenfläche, *Facies labialis* bzw. *buccalis,* eine Innenfläche, *Facies lingualis*, die Seitenflächen, *Facies contactus*, und eine Schneide- oder Kaufläche, *Facies masticatoria*, unterscheiden.

Jede Kieferhälfte zeigt beim Erwachsenen in der Richtung von vorn nach hinten: 1. die beiden Schneidezähne, *Dentes incisivi;* 2. den Eck- oder Hundszahn, *Dens caninus;* 3. die beiden kleinen Backzähne, *Dentes praemolares* (bicuspidati), und 4) die drei großen Backzähne, *Dentes molares* (multicuspidati). Das Gebiß des Erwachsenen hat also im ganzen 32 Zähne.

1. Die Schneidezähne haben eine meißelförmige Krone, an welcher man eine konvexe vordere, eine konkave hintere und zwei dreiseitige Seitenflächen unterscheidet. Die hintere Fläche zeigt die hufeisenförmige, mit der Konvexität nach dem Zahnhals gerichtete Schmelzleiste, *Cingulum;* die Schneide besitzt beim Kinde ursprünglich drei Zacken, welche jedoch bald durch Abnutzung in eine quere Kante verwandelt werden. Der mediale Schneidezahn zeigt den medialen Winkel der Schneide rechteckig, den lateralen abgerundet. Der laterale Schneidezahn besitzt dagegen eine Schneide, deren beide Ecken abgerundet sind.

2. Die Eckzähne verhalten sich ähnlich wie die Schneidezähne, nur ist die Krone dicker und länger und die Schneide pfriemenförmig, d. h. also winklig geknickt. Auch die Wurzel derselben ist erheblich länger; sie reicht bei den oberen Eckzähnen bis zum Boden der Augenhöhle (Augenzähne).

3. Die kleinen Backzähne besitzen eine Krone, deren elliptische Kaufläche durch eine Furche in eine mediale und laterale Zacke geteilt wird. Die Wurzel ist meist einfach, läuft jedoch manchmal in zwei oder drei kleinere Zacken aus.

4. Die großen Backzähne haben eine Krone, deren rundliche Kaufläche durch zwei sich kreuzende Furchen in vier Zacken geteilt wird. Manchmal, namentlich häufig bei den I. Molarzähnen ist noch eine fünfte Zacke vorhanden. Die Wurzel läuft meistens in zwei, jedoch häufig auch in mehrere Zacken aus.

Jeder Zahn besteht außer der Pulpa aus drei Gewebsarten, nämlich dem Dentin, Schmelz und Zement, von denen das erstere die Zahnhöhle umgibt, während der Schmelz die Außenfläche der Krone, das Zement die der Wurzel überzieht. Zwischen dem Zement und der Alveole ist außerdem noch die Wurzelhaut, *Periosteum alveolare*, gelegen.

Das gelbliche Dentin, *Substantia eburnea*, besteht unter dem Mikroskop aus einer homogenen Grundsubstanz, welche von den leicht schraubenförmigen Dentinkanälchen, *Canaliculi dentales*, durchzogen wird.[1] Die Grundsubstanz ist aber keineswegs gleichartig, sondern enthält noch die außerordentlich feinen, unverkalkten Dentinfibrillen (v. Ebner), welche in eine kalkhaltige homogene Masse eingelagert sind. In der Außenschicht des Dentins sind endlich noch die sogen. Interglobularräume zu erwähnen, d. h. kleine unverkalkte Inseln von Grundsubstanz, welche von kalkhaltigen Kugelabschnitten (Zahnbeinkugeln) begrenzt sind.

Der bläulich weiße Schmelz, *Substantia vitrea*, besteht aus den verkalkten, fünf- oder sechskantigen Schmelzprismen, welche auch in leichten Biegungen verlaufen und meist quergestreift sind. Die freie Oberfläche des Schmelzes wird — wenigstens an noch nicht abgenutzten Zähnen — von dem ebenfalls verkalkten, gegen Reagentien sehr widerstandsfähigen Schmelzoberhäutchen, *Cuticula dentis*, überzogen.

Das Zement, *Substantia ossea*, besteht aus gewöhnlichem Knochengewebe, welches jedoch beim Menschen keine Blutgefäße enthält. Die Zahnpulpa oder der Zahnkeim ist eine weiche rötliche Masse, welche, abgesehen von zahlreichen Gefäßen und Nerven, aus einem nur undeutlich gefaserten Bindegewebe mit wenig sternförmigen, aber

[1] Die gleichlaufenden Krümmungen erscheinen optisch als parallele Linien (Schreger'sche Linien).

viel runden Zellen besteht. Bei jungen Zähnen finden sich in der äußersten, an das Dentin grenzenden Schicht die sogen. Dentinzellen (Odontoblasten von WALDEYER), d. h. walzenförmige oder zugespitzte, epithelähnliche Zellen, von denen jede einzelne einen langen Fortsatz in ein nahegelegenes Dentinkanälchen hineinschickt und denen man die Bildung des Dentins zuschreibt.

Das Hervorbrechen der Zähne aus den ursprünglich zahnlosen Kiefern beginnt gewöhnlich erst sechs Monate nach der Geburt, sehr selten früher. Noch seltener wird der Mensch schon mit einzelnen Zähnen geboren. Zuerst treten die medialen, dann die lateralen Schneidezähne, hierauf aber nicht die Eckzähne, sondern die ersten Prämolarzähne hervor, denen dann erst die Eckzähne[1] und endlich die zweiten Prämolarzähne folgen. Gewöhnlich pflegen dabei die Zähne des Unterkiefers den gleichnamigen des Oberkiefers in bezug auf das Erscheinen etwas vorauszugehen. Mit dem Ende des zweiten Lebensjahres sind die eben genannten Zähne, im ganzen 20 an der Zahl, sämtlich durchgebrochen. Da dieselben indessen später wieder alle ausfallen, werden sie als Milchzähne, *Dentes decidui* s. lactei, bezeichnet. Wie man sieht, fehlen diesem „Milchgebiß" jederseits hinten die 3 großen Backzähne (Molarzähne). Dafür haben aber die Prämolarzähne des Milchgebisses genau dieselbe Form wie die S. 122 geschilderten Molarzähne des Erwachsenen. Die Schneide- und Eckzähne des Milchgebisses sind dagegen von den späteren bleibenden Zähnen des Erwachsenen nicht wesentlich verschieden.

Diese bleibenden Zähne, *Dentes permanentes*, brechen nun, wenn auch in viel längeren Zwischenräumen, nämlich zwischen dem sechsten bis etwa zum zwölften Lebensjahre, in ungefähr derselben Reihenfolge wie die Milchzähne hervor, nachdem sie die letzteren durch ihr Wachstum gelockert und zum Ausfallen gebracht haben. Doch geht dem Durchbruch sämtlicher bleibenden Zähne schon im vierten bis fünften Lebensjahre derjenige der ersten Molarzähne voraus. Da die letzteren am Gebiß des Erwachsenen am ältesten und demzufolge am ehesten abgenutzt sind, werden sie auch als Stockzähne bezeichnet. Die zweiten Molarzähne des Erwachsenen treten dagegen viel später, nämlich zwischen dem vierzehnten bis sechzehnten Lebensjahre, die dritten bleibenden Molarzähne erst zwischen dem sechzehnten bis vierzigsten Lebensjahre heraus. Da dieser Prozeß so spät (übrigens immer unter lebhafter Entzündung des Zahnfleisches und großen Schmerzen) vor sich geht, werden diese letzten Molarzähne auch als Weisheitszähne, *Dentes serotini*, bezeichnet. Ob in spätem Alter noch ein

[1] Man kann sich dies Verhalten als „Sprung um die Ecke" merken.

zweiter Zahnwechsel, eine sogen. *Dentitio tertia*, vorkommt, ist noch als zweifelhaft anzusehen, wenngleich vielleicht einmal einzelne überzählige oder im Kiefer zurückgebliebene Zähne auch noch nach dem vierzigsten Lebensjahre hervorbrechen können.

c) Die eigentliche Mundhöhle nebst den Speicheldrüsen.

Die eigentliche Mundhöhle, *Cavum oris proprium*, liegt hinter den Zähnen und reicht hinten bis zum vorderen Gaumenbogen, mit dem der *Isthmus faucium* beginnt. Der Boden derselben wird hauptsächlich durch den M. mylo-hyoideus gebildet, welcher eine Art *Diaphragma oris* darstellt. Oberhalb dieses Diaphragma erhebt sich die Zunge mit ihrem Muskelstiel, welcher in dem Zungenbändchen gelegen ist. Zu beiden Seiten des letzteren, am Boden der Mundhöhle ragen die *Glandulae sublinguales* hervor, die indessen von derselben Schleimhaut überzogen sind, welche sich weiterhin auf die Zunge und die Innenfläche des Unterkiefers fortsetzt. Diese Schleimhaut bekleidet nun die eben genannten Drüsen derartig, daß sie über denselben zu beiden Seiten des Zungenbändchens je zwei längliche, nach vorn konvergierende Wülste, *Plicae sublinguales*, bildet. Das rundliche vordere Ende einer jeden Plica wird *Caruncula sublingualis* genannt; auf der Höhe derselben ist als kaum sichtbare Öffnung die Ausmündung des *Ductus submaxillaris* bzw. *sublingualis* gelegen. Die obere Wand der Mundhöhle bildet der Gaumen, *Palatum*, an dem man den vorn gelegenen knöchernen harten Gaumen, *Palatum durum*, und den hinten befindlichen weichen Gaumen, *Palatum molle* (auch als Gaumensegel, *Velum palatinum*, bezeichnet), unterscheidet. Vom Rande des letzteren hängt das Zäpfchen, *Uvula*, nach abwärts. Hinter den Schneidezähnen sind an der Schleimhaut mitunter noch die queren Gaumenleisten, *Plicae palatinae transversae*, manchmal auch ein kleiner Schleimhautzapfen, *Papilla incisiva*, als Überrest des Stenson'schen Ganges (vgl. S. 23) sichtbar.

α) Die Zunge.

An der Zunge, *Lingua*, kann man die Zungenwurzel, den Zungenkörper und die Zungenspitze, ferner eine obere Fläche (den Zungenrücken), eine untere Fläche und die beiden Seitenränder unterscheiden.

Die glatte untere Fläche ist mit dem Boden durch das Zungenbändchen, *Frenulum linguae*, verbunden, in dem, von Schleimhaut überzogen, der bereits erwähnte Muskelstiel der Zunge liegt, welcher hauptsächlich aus dem *M. genio-glossus* besteht. Zu beiden Seiten des Frenulum sieht man, den Zungenrändern parallel, zwei nach vorn konvergierende, schmale, gekerbte Schleimhautfalten, *Plicae fimbriatae*, verlaufen, neben denen die Ausführungsgänge der sogen. Nuhn'schen oder Blandin'schen Drüse ausmünden.

Am Zungenrücken, *Dorsum linguae*, kann man einen mehr rauhen vorderen und einen mehr glatten hinteren Abschnitt unterscheiden, welche durch den V-förmigen *Sulcus terminalis* geschieden werden. Letzterer zeigt an der Winkelspitze eine Vertiefung, das *For. caecum*, welches aber nur beim Fötus ein Loch darstellt, da beim Erwachsenen der hier mündende Ausführungsgang der Schilddrüse, *Ductus thyreo-glossus*, nur noch sehr selten und höchstens auf kurze Strecken vorhanden ist. Der hintere glatte Abschnitt des Zungenrückens wird als Zungentonsille, *Tonsilla lingualis*, bezeichnet, weil hier unter der Schleimhaut dicht gedrängte, häufig konfluierende Lymphfollikel liegen, welche man als Zungenbalgdrüsen, *Folliculi linguales*, bezeichnet. Diese Zungenfollikel sind gewöhnlich um kleine (höchstens 1 mm tiefe) blinde Gänge, die *Recessus folliculares*, gruppiert, welche vom Mundepithel ausgekleidet sind und häufig käsige Pfröpfe enthalten, die aus abgeschilferten Epithelzellen, ausgewanderten Leukozyten und allerlei zersetztem Material bestehen. Es kann endlich schon hier erwähnt werden, daß sich von dem hintersten Teil des Zungenrückens die drei *Plicae glosso-epiglotticae* zum Kehldeckel hinüberspannen. Der rauhe vordere Abschnitt des Zungenrückens zeigt dicht gedrängt eine große Anzahl von Hervorragungen, welche man als *Papillae filiformes*, *conicae*, *fungiformes* und *vallatae* ihrer Form nach unterschieden hat. Alle diese Papillen sind vom Mundepithel bekleidet, welches allerdings an den *Papillae filiformes* in vielfache Spitzen zerklüftet ist. Die *Papillae conicae* sind kegelförmig, die *Pap. fungiformes* pilzförmig, die *Pap. vallatae* plattrundlich, von einem ringförmigen Graben und Wall umgeben. Die *Papillae vallatae* bilden außerdem dicht vor dem Sulcus terminalis ebenfalls ein V, dessen Spitze nach hinten gekehrt ist. An den Seitenrändern der Zunge sind endlich noch als vertikale Streifen die *Papillae foliatae* gelegen.

Die Muskelsubstanz der Zunge wird durch eine mediane derbfibröse Platte, *Septum linguae*, unvollständig in zwei Hälften geteilt. Die Muskeln selbst durchsetzen sich gegenseitig in den verschiedensten Richtungen. Man unterscheidet:

1. Der *M. genio-glossus* ist als sogen. Muskelstiel der Zunge im Zungenbändchen gelegen. Ursprung: Spina mentalis. Ansatz: fächerförmig ausstrahlend und die anderen Muskeln durchsetzend in der derben Schleimhaut des Zungenrückens. Funktion: zieht die Zunge nach vorn und abwärts.

2. Der *M. hyo-glossus* entspringt vom großen Zungenbeinhorn bzw. manchmal auch vom Körper und kleinen Horn. Ansatz: zuerst längs des Seitenrandes verlaufend, dann zum Zungenrücken. Funktion: zieht die Zunge nach unten und rückwärts.

3. Der *M. stylo-glossus* entspringt vom Proc. styloideus. An-

satz: am Seitenrand der Zungenwurzel, wo seine Fasern dann strahlenförmig zum Teil nach der Zungenspitze, zum Teil nach medianwärts ziehen. Funktion: hebt die Zungenwurzel nach hinten und oben.

4. Der *M. transversus linguae* besteht aus vielen getrennten Faserbündeln, welche die anderen Muskeln in querer Richtung durchsetzend, von einem Zungenrande zum anderen verlaufen. Funktion: verkleinert den queren Durchmesser der Zunge, so daß die letztere verlängert wird.

5. Der *M. longitudinalis inf.* zieht an der unteren Zungenfläche zwischen Hyoglossus und Genioglossus, der *M. longitudinalis sup.* unter der Schleimhaut des Zungenrückens, die anderen Muskeln durchsetzend, von hinten nach vorn. Funktion: macht die Zunge breiter. Endlich ist auch noch die Existenz eines *M. verticalis linguae* behauptet worden.

Betreffs der Nerven der Zunge möge man sich schon hier merken, daß der motorische Nerv der *N. hypoglossus*, der sensible Nerv der *N. lingualis* des III. Trigeminusastes ist. Die Geschmacksfasern werden hauptsächlich vom *N. glosso-pharyngeus*, außerdem aber für die Zungenspitze durch Vermittlung der *Chorda tympani* ebenfalls noch vom *N. lingualis* geliefert. Dabei ist allerdings zu betonen, daß die Chorda tympani (s. d. Nervenlehre) zerebralwärts auch bis zum Glossopharyngeuskern verfolgt worden ist.

Betreffs der Zungenschleimhaut ist weiter unten bei der Mundschleimhaut nachzusehen. Hier mag nur erwähnt sein, daß dieselbe außer der bereits erwähnten Nuhn'schen oder Blandin'schen Drüse noch verästelte tubulöse Schleimdrüsen, *Glandulae linguales*, am Zungenrande und am Zungenrücken enthält. Die Ausführungsgänge der letzteren pflegen am Zungenrande zwischen den Papillae foliatae, am Zungenrücken meist in den Gräben der Papillae vallatae oder in die Recessus folliculares zu münden.

β. Der Gaumen.

Von dem Gaumen, *Palatum*, ist bereits S. 124 erwähnt worden, daß derselbe sich aus dem harten Gaumen, *Palatum durum*, und dem weichen Gaumen, *Palatum molle* (auch als Gaumensegel, *Velum palatinum*, bezeichnet), zusammensetzt: am freien Rande des letzteren hängt das Zäpfchen, *Uvula*, nach abwärts. Das Gaumensegel besteht im wesentlichen aus einer aponeurotischen Platte, welche oben und unten von Schleimhaut überzogen ist, und wird von folgenden Muskeln bewegt:

1. Der *M. levator veli palatini* entspringt von der Spitze der Schläfenpyramide und dem knorpligen Teil der Tuba Eustachii und zieht hierauf medial von der Lam. medialis proc. pterygoidei dicht unter der Rachenschleimhaut zur fibrösen Platte des Gaumensegels, welches er heben kann. Bei seiner Kontraktion drängt er sich in die Tubenmündung hinein (Levatorwulst).

2. Der *M. tensor veli palatini* entspringt von der Spina angularis und der Fossa scaphoidea des Keilbeins, aber auch noch vom häutigen Teil der Tuba Eustachii, zieht hierauf lateral von der Lam. medialis proc. pterygoidei (also auch lateral vom vorigen Muskel) bis zur Incisura hamuli und schlingt sich dann um die letztere nach medianwärts, um mit seiner Sehne in die fibröse Gaumenplatte einzustrahlen. Funktion: spannt die Gaumenplatte und erweitert die Tuba Eustachii.

3. Der *M. uvulae* (azygos uvulae) bildet oberhalb der Gaumenplatte einen doppelten oder einfachen Muskel, welcher in oder neben der Medianlinie von der Spina nasalis post. entspringt und an der Spitze des Zäpfchens endigt. Funktion: verkürzt die Uvula.

4. Der *M. glosso-palatinus* ist als Längsmuskel im vorderen, der *M. pharyngo-palatinus* ebenso im hinteren Gaumenbogen gelegen. Funktion: beide können den Gaumen abwärts ziehen und den Isthmus faucium verengern.

Verästelte linsen- bis erbsgroße tubulöse Schleimdrüsen sind unter der Schleimhaut an der oberen Fläche des Gaumensegels und der unteren des ganzen Gaumens dicht nebeneinander gedrängt in großer Zahl vorhanden.

Man kann sich schon hier merken, daß die Gaumenmuskeln (mit Ausnahme des Tensor veli) durch Vermittlung des *N. petrosus superf. major* und der *Nn. palatini* vom Facialis innerviert werden, so daß bei Facialislähmungen immer auch der Gaumen zu inspizieren ist.

γ. Die Speicheldrüsen.

Zu den Speicheldrüsen, *Gl. salivales*, werden jederseits: 1. die Ohrspeicheldrüse, *Gl. parotis*; 2. die Unterkieferdrüse, *Gl. submaxillaris*; 3. die Unterzungendrüse, *Gl. sublingualis* und 4. die Nuhn'sche oder Blandin'sche Drüse, *Gl. lingualis ant.*, gerechnet. Doch besteht nur das Sekret der Parotis aus reinem Speichel, das der anderen Drüsen ist mehr schleimiger Natur. Der Speichel, *Saliva*, enthält etwa 99 $^0/_0$ Wasser, in dem außer einer großen Anzahl von Luftblasen gequollene, ausgewanderte Leukozyten (sogen. Speichelkörperchen), abgestoßene Mundepithelien, Bakterien und Mikrokokken, Zerfallsprodukte und Speisebestandteile, sowie manchmal ein Fadenpilz, Leptothrix buccalis, umherschwimmen.

1. Die Ohrspeicheldrüse, *Gl. parotis*, ist ein dreiseitiges plattes Organ, dessen Basis unterhalb des Jochbogens, dessen Spitze etwa am Kieferwinkel gelegen ist. Ihr hinterer bzw. unterer Abschnitt schiebt sich zwischen den Unterkieferast und den M. sternocleidomastoideus bis zum Proc. styloideus in die Tiefe: sie bedeckt hier die Carotis ext. und die V. facialis post. Die Drüse wird von dem *Pes anserinus* des *N. facialis* durchsetzt. Durch die derbe *Fascia*

parotideo-masseterica ist sie an den Masseter angeheftet und fest umhüllt, so daß ihre höckrige Beschaffenheit schlecht durchzufühlen ist. Ihr Ausführungsgang, *Ductus parotideus* (*Stenonianus*), zieht 1—2 cm unterhalb des Jochbogens nach vorn, um in Höhe des II.—III. oberen Molarzahnes in die Mundhöhle zu münden.

2. Die Unterkieferdrüse, *Gl. submaxillaris*, ist als rundliches Organ von der Größe einer halben Kastanie medial vom Kieferwinkel, unterhalb des M. mylo-hyoideus, in dem Raum gelegen, welcher vom Unterkiefer und dem M. digastricus umgrenzt wird. Aus dem hinteren Ende der Drüse entwickelt sich der Ausführungsgang, *Ductus submaxillaris* (*Whartonianus*), welcher über den hinteren Rand des M. mylo-hyoideus, sodann zwischen ihm und der *Gl. submaxillaris* nach vorn zieht, um inmitten der Caruncula sublingualis (vgl. S. 124) auszumünden.

3. Die Unterzungendrüse, *Gl. sublingualis*, ist als längliches Organ dicht oberhalb des M. mylo-hyoideus in der Plica sublingualis (vgl. S. 124) gelegen. Ihre 8—10 kurzen Ausführungsgänge, *Ductus sublinguales minores*, münden auf der Höhe letzterer Falte: ein Teil derselben vereinigt sich jedoch zu einem stärkeren Gange, dem *Ductus sublingualis major* (*Bartholinianus*), welcher gemeinsam mit dem Ductus submaxillaris auf der Höhe der Caruncula sublingualis ausmündet.

4. Die Nuhn'sche oder Blandin'sche Zungenspitzendrüse, *Gl. lingualis ant.*, besteht aus einer Reihe kleinerer Drüsen, welche jederseits neben der Crista fimbriata in die Muskulatur der Zunge eingelagert sind und auch an der Crista ausmünden.

Inbezug auf den Bau der Speicheldrüsen ist zu bemerken, daß neuerdings die Parotis als eine zusammengesetzt alveoläre, die anderen als zusammengesetzt alveolo-tubuläre Drüsen bezeichnet werden. Die vielfach verästelten Endstücke, die sogenannten Endkammern, treten zu kleinen Läppchen, *Lobuli*, zusammen, die von einem reichlich mit Blutgefäßen versehenen interstitiellen Bindegewebe umgeben sind, welches auch die Oberfläche der Drüsen bekleidet. Jede Endkammer besteht aus einer homogenen Membrana propria, deren Innenfläche von sehr verschiedenartig gestalteten Epithelzellen ausgekleidet ist. Diese Zellen treten hauptsächlich auf: 1. als Schleimzellen (*Cellulae muciparae*), d. h. Zellen mit undeutlichen Kernen und einem vielfach gallertigen Inhalt, und 2. als Eiweißzellen, d. h. kleinere Zellen mit vielen Körnchen, welche sich durch Überosmiumsäure stark bräunen und demzufolge wahrscheinlich Fermentkörnchen darstellen. Die erstere Art von Zellen sollen nur Schleim, die letzteren nur wässeriges Eiweiß und Speichelferment (Ptyalin) sezernieren. Außerdem ist noch eine dritte Art von dunkelkörnigen, leicht färbbaren und mit mehrfachen Kernen versehenen

Zellen in Form der sogenannten Gianuzzi'schen Halbmonde vorhanden, welche der Membrana propria der Endkammern in Halbmondform ansitzen. Diese Zellen sind wahrscheinlich dazu bestimmt, abgestoßene andere Zellen durch Proliferation zu ersetzen. Da die Parotis nur Eiweißzellen, die Sublingualis und die Nuhn'sche Drüse nur Schleimzellen, endlich die Submaxillaris sowohl Eiweiß- wie Schleimzellen enthält, so ist wohl die Parotis als reine Speicheldrüse, die Sublingualis und Nuhn'sche Drüse als reine Schleimdrüsen, die Submaxillaris als gemischte Drüse anzusehen.

Betreffs der Innervation der Speicheldrüsen möge man sich merken, daß die Sekretionsnerven der Parotis durch Vermittlung des *N. auriculotemporalis* bzw. *N. petrosus superf. minor* vom N. glosso-pharyngeus herstammen. Die anderen Drüsen werden durch den *N. lingualis* (vom III. Trigeminusast) versorgt, der indessen seine sekretorischen Fasern durch die *Chorda tympani* bezieht, welche ihrerseits in der Bahn des N. facialis zerebralwärts wieder zum Glosso-pharyngeuskern hinführt. Der *N. glosso-pharyngeus* ist also nicht allein Geschmacksnerv der Zunge, sondern auch Sekretionsnerv für sämtliche Speicheldrüsen. Außer den eben genannten Nerven sendet aber noch der N. sympathicus mit den Blutgefäßen zahlreiche Fasern in die Speicheldrüsen hinein.

d. Der Isthmus faucium.

Die Rachenenge, *Isthmus faucium*, bildet jederseits eine dreiseitige Nische, deren Basis unten an der Zungenwurzel, deren Spitze oben am Rande des Gaumensegels gelegen ist und deren Seiten durch zwei Schleimhautfalten, den vorderen und hinteren Gaumenbogen, repräsentiert werden. Der vordere Gaumenbogen, *Arcus glosso-palatinus*, zieht vom hinteren Rand des Gaumensegels zur Zungenwurzel, der hintere Gaumenbogen, *Arcus pharyngopalatinus*, von demselben Rande zur Seitenwand des Pharynx nach abwärts. Doch läuft von letzterem (gewissermaßen als Abzweigung) noch eine besondere Falte, *Plica palato-epiglottica*, zum Seitenrande der Epiglottis hin. In der dreiseitigen Nische zwischen beiden Gaumenbogen, dem sogen. *Sinus tonsillaris*, ist nun eine länglich runde Anhäufung von Lymphfollikeln, die Mandel, *Tonsilla palatina*, gelegen, deren Innenfläche fest mit der Mundschleimhaut verwachsen, deren Außenfläche vom M. constrictor pharyngis sup. bedeckt ist. Lateral von dem letzteren ist noch eine ziemliche Menge von Fett- und Bindegewebe vorhanden. Dagegen sind die großen Halsgefäße (Carotis int. und V. jugularis int.) dorsal von der Tonsille gelegen, was man wissen muß, falls man die Tonsille herausschneiden will. Die Schleimhaut der Mandel besitzt zahlreiche kleine *Recessus folliculares*, wie sie bereits (vgl. S. 125) bei der Zungentonsille beschrieben worden sind. Die kleine Vertiefung des Sinus tonsillaris oberhalb der Mandel wird *Fossa supratonsillaris* genannt.

e) Die Schleimhaut der Mundhöhle.

Die Schleimhaut der Mundhöhle ist beim Zahnfleisch (*Gingiva*), also an den Alveolarfortsätzen der Kiefer, ferner am harten Gaumen und am Zungenrücken durch eine sehr derbe Submucosa fest mit der Unterlage verwachsen, hängt jedoch im übrigen, vielleicht mit Ausnahme der Mandeln, lockerer mit der letzteren zusammen. Mikroskopisch besteht dieselbe aus einem festen bindegewebigen Substrat (*Tunica propria*), auf dem eine ziemlich dicke Lage von geschichtetem Pflasterepithel aufliegt. Das Substrat besitzt besonders am Zahnfleisch und Lippenrot lange und zahlreiche Papillen mit reichlichen Blutgefäßen — daher die Neigung dieser Organe zum Bluten. Von den *Papillae filiformes, fungiformes, vallatae* und *foliatae* (s. S. 125) bildet jede einzelne einen Komplex von Einzelpapillen, welche von einem gemeinsamen Epithelhandschuh überzogen sind. Letzterer ist bei den fadenförmigen Papillen in mehrere Spitzen zerklüftet. In dem Epithel dieser Papillen sind nun als Geschmacksorgane die sogen. Geschmacksknospen oder Geschmackszwiebeln (Schmeckbecher von SCHWALBE) gelegen. Eine jede Geschmacksknospe besteht: 1. aus der zuführenden Nervenfaser; 2. aus den zwiebelartig geschichteten, platten Deckzellen und 3. aus den im Innern liegenden spindelförmigen Stiftzellen, deren eines Ende mit der zuführenden Nervenfaser in Verbindung steht, deren anderes in einen stiftförmigen Fortsatz ausläuft, welcher in eine Vertiefung des Epithels (Geschmacksporus) hineinragt und demzufolge durch die Speisebestandteile direkt erregt werden kann. Geschmacksknospen finden sich vor: 1. an den Papillae fungiformes und foliatae; 2. in dem ringförmigen Graben der Papillae vallatae; 3. am Gaumensegel und vorderen Gaumenbogen; 4. eigentümlicherweise auch noch an der hinteren Fläche der Epiglottis und den wahren Stimmbändern. Auch Krause'sche Endkolben sind in der Mundschleimhaut vorhanden. Die verschiedenen Drüsen der Mundschleimhaut, meist Schleimdrüsen, sind schon früher bei dem Vestibulum der Zunge und dem Gaumen erwähnt worden.

II. Der Pharynx.

Der Schlund oder Rachen, *Pharynx*, ist direkt hinter der Nasenhöhle, Mundhöhle und dem Kehlkopf gelegen und wird deshalb in eine *Pars nasalis*, *Pars oralis* und *Pars laryngea pharyngis* eingeteilt, welche in drei Etagen übereinander liegen. Oben ist der Pharynx durch das Dach oder Gewölbe, *Fornix pharyngis* (auch als Schlundkopf[1] bezeichnet), an die Pars basilaris oss. occipitis ange-

[1] Als Schlundkopf wird bald der ganze Pharynx, bald nur der oberste Teil desselben bezeichnet.

heftet, unten geht er an der Grenze zwischen dem VI.—VII. Halswirbel in die Speiseröhre über. Die Seitenwände grenzen an die Carotiden und deren Zweige, die hintere Wand ist dicht vor der Halswirbelsäule bzw. der Fascia praevertebralis gelegen, von diesen Teilen jedoch durch das lockere, mit einzelnen Lymphdrüsen versehene retropharyngeale Bindegewebe geschieden, in dem sich Abszesse sehr leicht nach abwärts bis in das Mediastinum post. senken können.

1. Die Pars nasalis pharyngis (Nasenrachenraum) ist dicht hinter den Choanen gelegen. Ihre Seitenwand wird von derjenigen der Nasenhöhle durch die manchmal undeutliche *Plica naso-pharyngea* abgegrenzt, hinter der mitunter ein *Sulcus naso-pharyngeus* vorhanden ist. Dicht hinter letzterer Furche, in Höhe der unteren Muschel, befindet sich die Mündung der Tuba Eustachii, *Ostium pharyngeum tubae*; ihr oberer, stark vorspringender Rand wird als Tubendach oder Tubenwulst, *Torus tubarius*, bezeichnet. Das vordere Ende des Tubenwulstes bildet die schwache vordere Tubenlippe, *Labium ant.*, das hintere Ende die kräftig hervortretende hintere Tubenlippe, *Labium post.* Hinter und über dem Tubenwulste ist als ziemlich tiefe Bucht die Rosenmüllersche Grube, *Recessus pharyngeus*, gelegen. Die vordere Tubenlippe verlängert sich mittels einer Schleimhautfalte, *Plica salpingo-palatina*, bis zum Gaumensegel, die hintere Tubenlippe desgleichen hinter dem hinteren Gaumenbogen mittels der *Plica salpingo-pharyngea* auf die Seitenwand des Pharynx nach abwärts, an der sie sich allmählich verliert. Ein unterer Rand ist an der Tubenmündung nicht vorhanden: statt dessen springt hier der abwärts laufende Wulst des M. levator veli als sogen. Levatorwulst deutlich hervor. An dieser Stelle, d. h. also zwischen dem Tubenwulst und dem Gaumensegel, ist außerdem in der Schleimhaut noch die Tubentonsille (Nasenrachenmandel der Laryngologen) gelegen, d. h. eine wenig sichtbare Anhäufung von Lymphfollikeln, welche aber krankhafterweise so stark wuchern kann, daß dieselbe operativ entfernt werden muß. Eine andere, weit ausgedehntere Anhäufung von meist konfluierenden Lymphfollikeln, die von Luschka sogen. *Tonsilla pharyngea*, zieht sich an der oberen und hinteren Pharynxwand von einer Tubenmündung zu der anderen hinüber. Wie man sieht, ist in Gestalt der Tonsilla pharyngea, der beiden Tubentonsillen, der beiden Mandeln und der Zungentonsille eine Art lymphatischer Rachenring um den Eingang des Pharynx gelegen. Bei allen diesen Organen sind zahlreiche *Recessus folliculares* vorhanden. Eine besondere, in der Medianlinie, an der Grenze zwischen oberer und hinterer Wand gelegene, etwa erbsgroße Bucht, *Bursa pharyngea*, ist betreffs ihrer Bedeutung noch nicht anerkannt.

Die Pars oralis des Schlundes liegt unmittelbar hinter dem Isthmus faucium, wo ihre hintere Wand von der Mundhöhle aus sichtbar ist. Ihr Bereich würde sich von der Höhe des Gaumensegels bis zu der des Kehlkopfeinganges erstrecken.

Die Pars laryngea des Pharynx reicht von dem letzteren bis zum Übergang in die Speiseröhre[1] und ist hinter dem Kehlkopf gelegen. Zu derselben gehört auch der *Recessus piriformis* (Sinus piriformis), welcher sich als tiefe Bucht zwischen die Schildknorpelplatte und die Plica ary-epiglottica des Kehlkopfes einschiebt. Eine in dieser Bucht verlaufende schräge Schleimhautfalte, *Plica n. laryngei*, wird durch den hier gelegenen *N. laryngeus sup.* bzw. die gleichhnamigen Blutgefäße emporgehoben. Der Rec. piriformis dient hauptsächlich zum Durchtritt für die genossenen Speisebestandteile, da beim Schlingakt der Kehlkopfeingang gegen den Gaumen gedrückt und dadurch vollständig verschlossen wird.

An der Pharynxwand kann man von innen nach außen: 1. die Schleimhaut, *Mucosa;* 2. die derbe *Submucosa;* 3. die Schlundkopfschnürer und 4. die *Fascia bucco-pharyngea* unterscheiden. Die Schleimhaut besteht aus einem Substrat (*Tunica propria*) und einer darüber liegenden Lage von Epithel. Die Epithelzellen sind in der Pars nasalis, welche nur Atmungszwecken dient, lediglich Flimmerzellen. Die Pars oralis und laryngea besitzen dagegen (als Speisewege) das widerstandsfähigere geschichtete Pflasterepithel, wie es auch sonst von der Mundöffnung bis zum Ende der Speiseröhre vorhanden ist. Das Substrat ist, abgesehen von eingestreuten Leukozyten und Lymphfollikeln, bindegewebig: es enthält, namentlich an der hinteren Pharynxwand, zahlreiche verästelte tubulöse Schleimdrüsen, *Gl. pharyngeae,* und ist unter dem Pflasterepithel mit Papillen versehen. Als (quergestreifte) Muskeln des Pharynx sind außer dem *M. stylo-pharyngeus* noch die Schlundkopfschnürer, *Mm. constrictores pharyngis,* zu nennen. Die letzteren inserieren alle an einer medianen sehnigen Raphe, welche an der Rückwand des Pharynx vom Tuberc. pharyngeum oss. occipitis nach abwärts verläuft, aber beim Übergang in die Speiseröhre aufhört. Ihre Ursprünge sind folgendermaßen:

1. Der *M. constrictor pharyngis sup.* entspringt vom Hamulus pterygoideus, vom Lig. pterygo-mandibulare, von der Linea mylo-hyoidea und der Zungenwurzel mit ebensoviel Portionen, welche überflüssigerweise (hier und auch bei den anderen Konstriktoren) noch besondere Namen erhalten haben. Die obersten Fasern erreichen zwar das Tuberc. pharyngeum, lassen jedoch im übrigen hinten und seitlich die Wand der Pars nasalis frei, welche ja auch lediglich Atmungs- und nicht mehr Verdauungszwecken dient.

---

[1] Der Übergang des Pharynx in den Oesophagus und des Kehlkopfes in die Trachea sind beide etwa entsprechend der Grenze zwischen dem VI.—VII. Halswirbel gelegen.

2. Der *M. constrictor pharyngis medius* entspringt vom großen und kleinen Zungenbeinhorn.

3. Der *M. constrictor pharyngis inf.* entspringt von der Außenfläche des Schild- und auch Ringknorpels. Indem seine Fasern schräg nach abwärts auseinanderweichen, gehen sie allmählich in die (glatte) Längsmuskulatur des Oesophagus über. Am Übergang hier ist die schwächste Stelle dieser Muskulatur gelegen (Divertikelbildung).

4. Der *M. stylo-pharyngeus* entspringt vom Proc. styloideus und strahlt zwischen dem oberen und mittleren Konstriktor in die Pharynxwand ein.

In der Plica salpingo-pharyngea ist endlich noch der winzige *M. salpingo-pharyngeus* gelegen.

An der Außenfläche sind die Konstriktoren von der *Fascia buccopharyngea* (vgl. S. 39) bekleidet, welche vorn mit dem Lig. pterygomandibulare verwachsen ist und sich von letzterem noch weiter auf die Außenfläche des M. bucciuator festsetzt.

III. Der Oesophagus.

Die Speiseröhre, *Oesophagus,* geht an der Grenze zwischen dem VI.—VII. Halswirbel aus dem Pharynx hervor und etwa in Höhe des X. oder XI. Brustwirbels in die Cardia des Magens über. Seine Länge beträgt etwa 23—24 cm.[1] Der Oesophagus ist zunächst median dicht hinter der Trachea und unmittelbar vor der Wirbelsäule gelegen, tritt jedoch schon am Halse ein wenig nach links hinüber so daß er sich nach dem Eintritt in die Brusthöhle mit dem linken Bronchus kreuzt, welcher ebenso wie die Trachea vor ihm gelegen ist. In der Brusthöhle liegt er dann weiterhin zunächst dicht hinter dem Herzbeutel zwischen Aorta descendens und V. azygos: weiterhin wendet er sich jedoch in Höhe des VIII. Brustwirbels vor der Aorta noch weiter nach links hinüber, um endlich in Höhe des X.—XI. Brustwirbels durch das Zwerchfell in die Cardia überzutreten.

Am Oesophagus finden sich drei enge Stellen vor, oberhalb deren Erweiterungen vorhanden sind, welche sich manchmal krankhafterweise sogar zu völligen. Blindsäcken (Divertikeln) entwickeln können. Diese Stellen sind: 1. die Übergangstelle in den Pharynx; 2. die Kreuzungsstelle mit dem linken Bronchus; 3. die Übergangsstelle in die Cardia des Magens.

Die Wand des Oesophagus besteht zunächst innen aus einer Schleimhaut, *Mucosa,* welche sich wiederum aus dem bindegewebigen, mit langen Papillen versehenen Substrat und geschichtetem

---

[1] Die Entfernung von den Schneidezähnen bis zur Cardia wird auf 40 cm höchstens angenommen.

Pflasterepithel zusammensetzt. In dem Substrat *(Tunica propria)* ist außer einzelnen Lymphfollikeln eine schmale Lage von glatten Längsmuskelfasern, *Muscularis mucosae,* vorhanden. Die Submucosa besteht aus lockerem Bindegewebe mit größeren Gefäßen und Nerven. Vereinzelte Schleimdrüsen, *Gl. oesophageae,* können vorkommen. Es folgt die Muscularis, welche sich aus einer äußeren longitudinalen und einer inneren ringförmigen Schicht glatter Muskelzellen[1] zusammensetzt. Die Muscularis wird außen von einer Menge lockeren Bindegewebes (*Tunica adventitia*) umgeben.

IV. Der Magen.

Der Magen, *Ventriculus* (auch Stomachus s. Gaster genannt), hat in ausgedehntem Zustande eine birnförmige Gestalt. Man hat an demselben die Eintrittstelle der Speiseröhre als Magenmund, *Cardia,* das untere, ringförmig eingeschnürte Ende als Pförtner, *Pylorus,* bezeichnet. Innen ragt an dem letzteren eine Verdickung der Ringmuskulatur, *Valvula pylori,* hervor; außen sind als Verdickungen der Längsmuskulatur drei longitudinale Streifen, *Ligg. pylori,* vorhanden. Im übrigen werden noch am Magen oben die konkave kleine Kurvatur, *Curvatura minor,* unten die konvexe große Kurvatur, *Curvatura major,* ferner eine vordere und eine hintere Fläche, endlich eine *Pars cardiaca,* sodann der links gelegene Blindsack, *Fundus ventriculi,* der Körper, *Corpus ventriculi,* und die *Pars pylorica* unterschieden, welche sämtlich ohne scharfe Grenze ineinander übergehen.

In bezug auf seine Lage ist zu bemerken, daß meist nur ein Sechstel des Magens die Medianlinie nach rechts überschreitet. Da die Cardia links neben der Medianlinie durch das Zwerchfell und der Pylorus rechts von derselben durch das *Lig. hepato-duodenale* fixiert ist, so muß die Längsachse des Magens ein wenig schräg von links und oben nach rechts und unten verlaufen. Die Ausdehnung des Magens erfolgt im wesentlichen nach vorn und unten: doch dürfte ein normaler Magen selbst bei größter Ausdehnung den Nabel kaum überschreiten.

Was die Lage zu den Nachbarorganen betrifft (Fig. 23), so wird die kleine Kurvatur und ein Teil der vorderen Fläche vom linken Leberlappen bedeckt. Der Rest der vorderen Fläche liegt links dem Zwerchfell, rechts dem Epigastrium der vorderen Bauchwand an. Der Fundus nimmt die linke Zwerchfellkuppe ein: er grenzt hinten an die linke Niere bzw. Nebenniere und die Milz, welche sich allerdings bei stärkerer Vergrößerung zwischen dem Fundus und Zwerchfell bis zum Rippenbogen nach vorn schieben kann. Die hintere

[1] Im ganzen Verdauungskanal ist die longitudinale Schicht außen, die zirkulare innen gelegen.

Fläche ist vor dem Pankreas bzw. medialer Zwerchfellschenkel gelegen, jedoch von beiden durch den Spaltraum der Bursa omentalis getrennt. Längs der großen Kurvatur zieht sich das Colon transversum hin.

Die Wand des Magens besteht wie die des Darmkanals, von außen nach innen gerechnet, aus folgenden Schichten: 1. dem Peritonaealüberzug, *Tunica serosa;* 2. der Muskellage, *Tunica muscularis;* 3. der Submucosa, *Tunica submucosa;* 4. der Schleimhaut, *Tunica mucosa.*

1. Die *Tunica serosa* oder das Bauchfell, *Peritonaeum,* ist mit der Muscularis überall fest verwachsen — bis auf die schmalen Streifen an der großen und kleinen Kurvatur, an denen sich die peritonaealen Bänder ansetzen. Sie besteht aus fibrillärem Bindegewebe mit elastischen Fasern, dessen Außenfläche von einer einfachen Lage platter Endothelzellen (auch als Peritonaealepithel bezeichnet) überzogen ist.

2. Die *Tunica muscularis* zeigt wie überall im Digestionsapparat eine äußere longitudinale und eine innere zirkuläre Schicht von glatten Muskelfasern. Die Längsfasern bilden besonders an der großen und an der kleinen Kurvatur stärkere Züge. Die Ringfaserschicht verläuft nicht überall zirkulär, sondern zum Teil, namentlich am Fundus, auch in mehr schräger Richtung (*Fibrae obliquae*). Nach Kölliker sollen jedoch die Fibrae obliquae noch eine besondere Schicht zwischen den Ringfasern und der Schleimhaut bilden.

3. Die *Tunica submucosa* besteht aus bläulichweißem Bindegewebe mit zahlreichen Gefäßen und Nerven (daher auch *Tunica vasculosa* s. *nervea* benannt). Zwischen ihr und der folgenden Schicht ist noch eine Lage glatter Muskelfasern, *Muscularis mucosae,* gelegen.

4. Die *Tunica mucosa* ist an ihrer Innenfläche bei ausgedehntem Magen glatt, zeigt jedoch beim kontrahierten Organ und auch nach Anschwellung zahlreiche Falten und Höcker (état mamelonné). Auch diese Schleimhaut setzt sich aus einem Substrat und den aufsitzenden Epithelzellen zusammen. Die Epithelzellen stellen einen Überzug von einfachem Zylinderepithel dar, welches sich gegen das Pflasterepithel des Ösophagus mit scharfzackiger Grenzlinie absetzt. Das Substrat (*Tunica propria*) zeigt nur wenig fibrilläres Bindegewebe, dagegen außer vereinzelten Lymphfollikeln viele Rundzellen (Leukozyten). Außerdem sind aber in dasselbe dicht gedrängt die sehr zahlreichen Magendrüsen, *Gl. gastricae,* eingebettet, welche an ihrer Mündung stets einen trichterförmigen Vorraum, das Magengrübchen, *Foveola gastrica,* besitzen.

Diese Magendrüsen sind sämtlich tubulös, wenn auch ihre blinden Enden hier und da mit Ausbuchtungen oder Teilungen versehen sind. Ihr Absonderungsprodukt, der Magensaft (aus Pepsin und 0,5 % Salzsäure bestehend), dient dazu, die aufgenommenen

Eiweißkörper aufzulösen und resorptionsfähig zu machen. Jede Drüse besitzt eine homogene *Tunica propria*, deren Innenfläche von dem Drüsenepithel ausgekleidet wird. Dieses Drüsenepithel tritt in zwei Formen, nämlich: 1. als Hauptzellen und 2. als

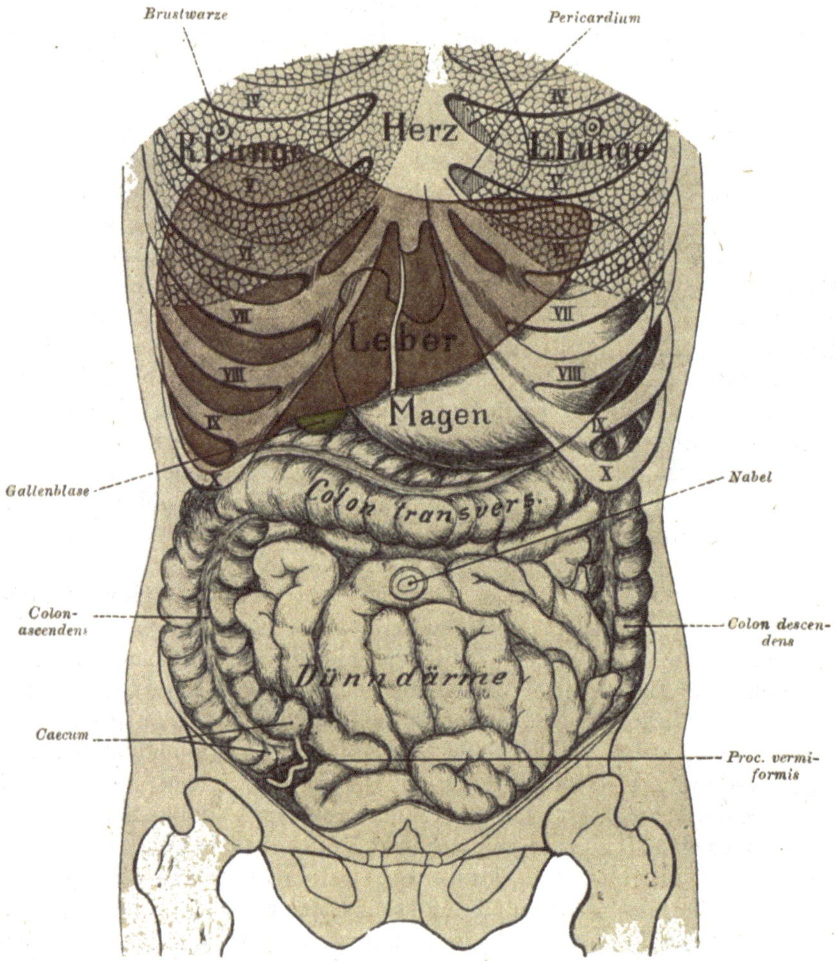

Fig. 23. Die Lage der Baucheingeweide. Ansicht von vorn.

Belegzellen auf. Die Hauptzellen sind zylindrisch, hell und durch Färbemittel nur schwach färbbar: weil man ihnen die Sekretion des Magenschleimes zuschrieb, hat man sie auch als Schleimzellen bezeichnet. Die Belegzellen finden sich meist nur vereinzelt (wie eine Art Belag) zwischen den letzteren vor: sie sind groß, rundlich oder auch eckig, dunkelkörnig und leicht zu färben. Man hat ihnen die Sekretion des Magensaftes zugeschrieben und sie daher auch Labzellen benannt. Nach EBSTEIN sollen jedoch beide Zellarten Pepsin sezernieren können. Jedenfalls kommen in den Drüsen des Fundus und Corpus ventriculi beide Zellarten, in denen der Pars pylorica nur die Hauptzellen vor.

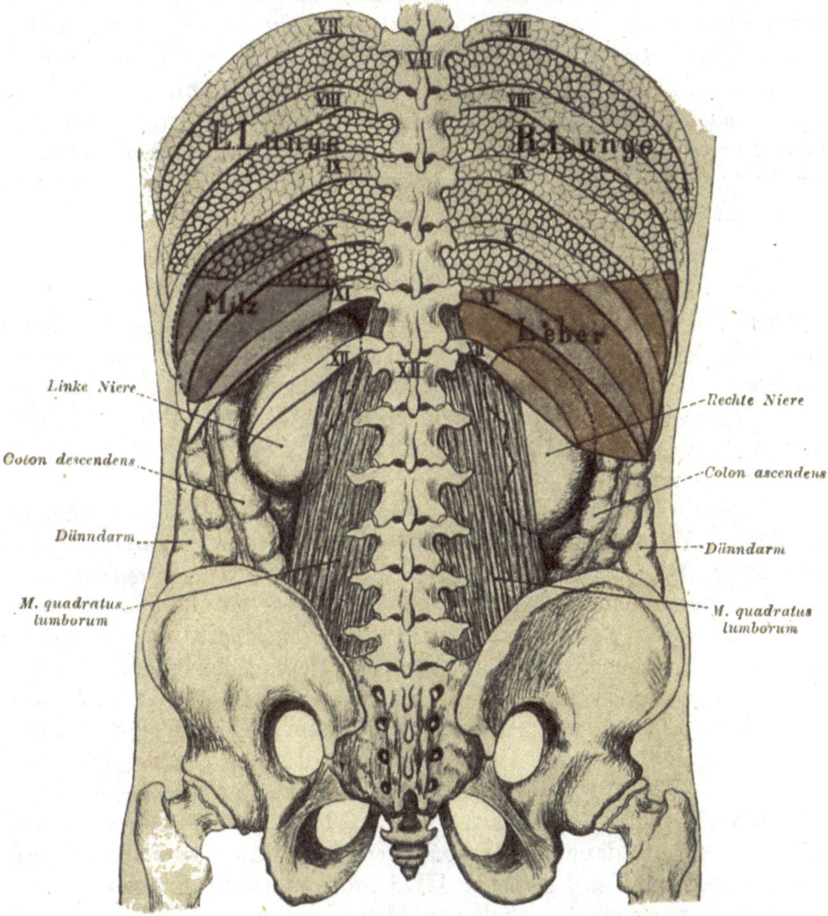

Fig. 24. Die Lage der Baucheingeweide. Ansicht von hinten.

Die Nerven des Magens, welche sowohl vom *N. vagus* wie vom *N. sympathicus* geliefert werden, bilden zwei große, mit Ganglienzellen reichlich versehene Geflechte, von denen der zwischen den beiden Schichten der Muscularis gelegene Auerbach'sche Plexus (*Plexus muscularis*) die Tunica muscularis, der in der Submucosa gelegene Meissner'sche Plexus, *Plexus submucosus*, die sogen. Muscularis mucosae innerviert. Die Vagusfasern sind wahrscheinlich sensibel, die Sympathicusfasern für die glatten Muskelzellen bestimmt. Auch im Darmkanal sind dieselben Geflechte vorhanden.

V. Der Darmkanal.

Der Darmkanal, *Tractus intestinalis*, wird in den Dünndarm, *Intestinum tenue*, und den Dickdarm, *Intestinum crassum*, eingeteilt. Abgesehen von dem Kaliber, welches jedoch nur in ausgedehntem bzw. aufgeblasenem Zustande beurteilt werden kann, können die beiden Darmabschnitte äußerlich hauptsächlich dadurch voneinander unterschieden werden, daß der Dickdarm an seiner Oberfläche drei muskuläre Längsfaserzüge besitzt, die Valsalva'schen Bänder, *Taeniae coli*, welche dem Dünndarm völlig fehlen. Innen ist der Dünndarm im Gegensatz zum Dickdarm mit 1 mm langen, dünnen, zylindrischen Fortsätzen, den Darmzotten, *Villi intestinales*, versehen, welche am besten sichtbar sind, wenn man sie unter Wasser flottieren läßt.

a) Der Dünndarm.

Am Dünndarm kann man drei allerdings nicht scharf voneinander abgrenzbare Abschnitte, nämlich: 1. den Zwölffingerdarm, *Duodenum*; 2. den Leerdarm, *Jejunum*, und 3. den Krummdarm, *Ileum*, unterscheiden. Der ganze Dünndarm, mit Ausnahme der unteren zwei Drittel des Duodenum, ist an einem Gekröse, *Mesenterium*, aufgehängt.

1. Am Duodenum sind beim Erwachsenen gewöhnlich nur drei Teile, nämlich: a) eine *Pars superior* (horizontalis s. transversa sup.); b) eine *Pars descendens* und c) eine *Pars ascendens* vorhanden. Beim Kinde ist zwischen b) und c) mitunter noch eine Pars horizontalis s. transversa inferior, eingelagert, welche später schwindet. Zwischen der Pars sup. und descendens ist die *Flexura duodeni sup.*, zwischen Pars descendens und ascendens die *Flexura duodeni inf.* und zwischen Pars ascendens und dem Jejunum die *Flexura duodeno-jejunalis* gelegen. Die Pars sup. duodeni zieht etwa in Höhe des I. Lendenwirbels, dicht unterhalb der Leber bzw. Gallenblase[1], vom Pylorus nach rechts und hinten; die Pars descendens verläuft dann rechts von der Wirbelsäule vor der rechten Niere (medialer Teil) bis zum III. Lendenwirbel nach abwärts; die Pars ascendens zieht endlich von hier vor der Aorta und V. cava inf. schräg nach links oben bis in die Nähe der Anfangstelle des Duodenum, d. h. bis zum unteren Rande des Pankreas, um hier mittels der Flexura duodeno-jejunalis in das Jejunum überzugehen. Das Duodenum bildet also einen links und oben etwas offenen Ring (richtiger ein Dreieck mit abgerundeten Ecken), in dessen Konkavität der Kopf des Pankreas sich einfügt. Dicht oberhalb der

---

[1] Die Anlagerungsstelle der Gallenblase ist am Duodenum stets durch gelbbraune Verfärbung leicht kenntlich.

Flexura duodeno-jejunalis und weiter rechts quer vor der Mitte der Pars descendens zieht die Wurzel des Colongekröses, das sogen. *Mesocolon transversum*, vorüber, indem es das Duodenum gewissermaßen in eine *Pars supracolica* und *infracolica* teilt, welche also oberhalb und unterhalb des Mesocolon transversum aufzusuchen sind. Längs der Pars ascendens ist in schräger Richtung noch die Wurzel des Dünndarmgekröses angeheftet. Die *Pars sup. duodeni* ist allseitig vom Peritonaeum überzogen, die anderen beiden Abschnitte dagegen nur an ihrer Vorderfläche, während die hintere durch lockeres Bindegewebe, also retroperitonaeal mit der hinteren Bauchwand verbunden ist.

Die Schleimhaut des Duodenum zeigt in der Pars sup. eine höckrige Beschaffenheit, welche von den in ihr befindlichen zusammengesetzt tubulösen Brunn'schen oder Brunner'schen Drüsen, *Gl. duodenales*, herrührt, deren alkalisches Sekret eine gewisse Ähnlichkeit mit dem Pankreassaft haben soll. Die Pars descendens und ascendens besitzen dagegen bereits deutliche, quere oder ringförmige, mitunter konfluierende Schleimhautfalten, *Plicae circulares* (Valvulae conniventes Kerckringii), welche keine Muscularis enthalten und weiterhin auch im ganzen Jejunum zu finden sind. Mitten in der Konkavität des Duodenum, in der linken Wand der Pars descendens, ist die gemeinsame Mündungsöffnung des Ductus choledochus und pancreaticus auf der Höhe eines kleinen Schleimhautkegels, *Papilla duodenalis*, gelegen, welcher allerdings gewöhnlich durch eine Plica circularis verdeckt wird. Führt man eine Sonde in die Papillenöffnung hinein, so gelangt man zunächst in einen weiteren Vorraum, *Diverticulum Vateri*, aus dem die Sonde sich alsdann nach oben durch den Ductus choledochus bis zur unteren Leberfläche, nach links durch den Ductus pancreaticus in die Pankreassubstanz weiterschieben läßt. Solitäre Lymphfollikel und Darmzotten sind bereits in den unteren zwei Dritteln des Duodenum vorhanden.

2. Das Jejunum wird meistens von Speisen leer gefunden und besitzt bereits ein eigenes Gekröse, *Mesenterium*, so daß es stets in Windungen verläuft. Sein unteres Ende pflegt man dort anzunehmen, wo die an seiner Innenfläche sehr zahlreich vorhandenen *Plicae circulares* (Valvulae Kerckringii) aufhören. Sein Kaliber nimmt nach dem Ileum hin allmählich an Ausdehnung ab. Die Darmzotten sind hier in besonderer Länge vorhanden. Solitäre Lymphfollikel kann es überall geben: mitunter sind dieselben schon zu kleineren rundlichen Haufen, *Noduli lymphatici aggregati*, vereinigt.

3. Das Ileum geht ebenfalls in zahlreichen Windungen, sich immer mehr verengernd, bis zur rechten Fossa iliaca, wo dasselbe in das Caecum einmündet. Für dieses Darmstück ist charakteristisch,

daß sich in demselben keine Valvulae Kerckringii befinden. Die Lymphfollikel[1] sind ebenfalls entweder solitär oder in Form kleinerer rundlicher Aggregate in größerer Menge vorhanden. Außerdem besitzt aber allein das Ileum noch größere, länglich ovale Follikelhaufen, die linsenförmigen Peyer'schen Haufen (Peyer'sche Plaques), welche stets dem Ansatz des Mesenterium gegenüber liegen und mit ihrer Längsachse der Längsachse des Darmes entsprechen. Die Darmzotten werden gegen das Caecum hin immer kleiner. Der Inhalt des Jejunum hat meistens bereits eine fäkulente Beschaffenheit. Auch das Jejunum hängt von der hinteren Bauchwand an einem längeren Gekröse, *Mesenterium,* nach abwärts.

b) Der Dickdarm.

Der Dickdarm, *Intestinum crassum*, unterscheidet sich vom Dünndarm, wie bereits S. 138 erwähnt, hauptsächlich durch die drei Valsalva'schen Bänder, *Taeniae coli*, welche als Verdickungen der Längsmuskulatur an seiner Außenfläche stets sichtbar sind. Von diesen Tänien entspricht die eine, *Taenia mesocolica*, dem Ansatze des Mesocolon, die zweite, *Taenia omentalis*, dem Ansatze des Netzes bzw. der fetthaltigen Anhänge (*Appendices epiploicae*), die dritte, *Taenia libera*, liegt an der Oberfläche frei zutage. Der Dickdarm ist aber noch dadurch ausgezeichnet, daß an seiner Innenfläche die halbmondförmigen *Plicae semilunares* (sigmoideae) hervorragen, welche nicht wie die Valvulae Kerckringii bloße Schleimhautfalten sind, sondern auch noch ringförmige glatte Muskelfasern enthalten. Die Ausbuchtungen der Wand, welche zwischen den Plicae liegen, werden *Haustra coli* genannt. Darmzotten und Peyer'sche Haufen sind nicht vorhanden, wohl aber Solitärfollikel. Die drei Abschnitte des Dickdarms sind:

1. Der Blinddarm, *Caecum* (Typhlon), bildet in der Fossa iliaca dextra einen frei abwärtshängenden Blindsack, welcher ohne scharfe Grenze in das Colon übergeht. Sein blindes Ende setzt sich noch in den Wurmfortsatz, *Proc. vermiformis*, fort, welcher bald vor, bald hinter dem Caecum nach aufwärts geschlagen ist, meist jedoch über die Linea terminalis ins kleine Becken hängt. Die Einmündungsstelle des Ileum ins Caecum liegt stets links am oberen Ende des letzteren, derart, daß sie durch eine Plica semilunaris hindurchtritt, indem sie dieselbe in zwei Lippen teilt. Diese zweilippige Plica, *Valvula coli* s. *Bauhini*, schließt sich nach Art einer Klappe, wenn Kotmassen aus dem Caecum ins Ileum treten wollen, während sie den letzteren in umgekehrter Richtung freien Durchtritt gestattet.

---

[1] Alle Lymphfollikel sind im normalen Zustande kaum mit bloßem Auge zu erkennen. Wenn sie deutlich sichtbar sind, sind sie wohl immer angeschwollen.

2. Der Grimmdarm, *Colon*, welcher sich vom Caecum zunächst nach aufwärts fortsetzt, kann in 4 Abschnitte, nämlich das *Colon ascendens*, *transversum*, *descendens* und *sigmoideum*, eingeteilt werden. Das Colon ascendens geht zunächst vor der rechten Niere bis zur Leber nach oben und hierauf unter einer rechtwinkligen Umbiegung, *Flexura coli dextra* s. *hepatica*, nach medianwärts in das Colon transversum über. Letzteres zieht dicht unterhalb der Pars sup. duodeni und der großen Kurvatur des Magens bis zur Milz, um sich dicht unter der letzteren mittels der *Flexura coli sin.* s. *lienalis*, in das *Colon descendens* fortzusetzen, welches weiterhin vor dem lateralen Teil der linken Niere abwärts zieht und etwa in Höhe der Crista iliaca in das Colon sigmoideum übergeht. Nachdem das letztere eine S-förmige Krümmung gemacht hat, geht es wiederum beim Eintritt ins kleine Becken in das Rectum über. Das Colon ascendens und descendens sind durch das retroperitonaeale Bindegewebe an die hintere Bauchwand angeheftet. Das Colon transversum und sigmoideum sind dagegen durch ein langes, manchmal sogar sehr langes Gekröse, *Mesocolon*, an der hinteren Bauchwand aufgehängt und infolgedessen leicht beweglich, so daß mitunter z. B. das erstere bis an die Symphysis pubis herabhängen, das letztere sogar bis unter die Leber nach rechts und aufwärts gelagert sein kann.

3. Der Mastdarm, *Intestinum rectum*, beginnt links vom Promontorium und zeigt verschiedene, nicht immer gleiche Krümmungen. Man teilt denselben am besten ein in: a) den ersten Abschnitt, welcher mit der Konkavität nach links sieht, ein Gekröse, *Mesorectum*, besitzt, somit vom Peritonaeum bekleidet ist und deswegen auch als *Colon pelvinum* bezeichnet wird; b) den zweiten, *Flexura sacralis*, welcher mit der Konkavität nach vorn in der Aushöhlung des Kreuzbeins liegt und nur vorn vom Bauchfell überzogen wird; endlich c) den dritten, *Flexura perinealis*, welcher mit der Konkavität nach hinten dicht vor der Steißbeinspitze und gänzlich außerhalb des Peritonaeum gelegen ist. Dieser unterste Abschnitt ist am weitesten, so daß er im Notfall eine Faust fassen kann (*Ampulla rectalis*). Sein Ende ist die Afteröffnung, *Anus*. Dicht oberhalb der letzteren liegen Längsfalten, *Columnae rectales* (*Morgagnii*), in denen sich Venengeflechte befinden, welche den *Annulus haemorrhoidalis* bilden.[1] Ferner wäre auch zu erwähnen, daß meistens eine Handbreit über dem Anus rechtsseitig eine Art Plica semilunaris vorhanden ist, welche jedoch hier als *Plica transversa recti* (KOHLRAUSCH) bezeichnet wird. Mitunter finden sich noch 2—3 andere ähnliche Falten an der linken Rektalwand vor.

---

[1] Durch Erweiterung dieser Venen entstehen die sogen. Hämorrhoiden.

c) Die Struktur der Darmwand.

Die Darmwand besteht aus ganz denselben Schichten, welche wir S. 135 beim Magen kennengelernt haben. An der Muscularis ist ebenfalls eine äußere longitudinale und innere zirkuläre Schicht vorhanden. Nur über den feineren Bau der Schleimhaut ist noch einzelnes zu bemerken.

Die Schleimhaut, *Mucosa*, besteht wieder aus dem Substrat (*Tunica propria*) und dem Epithel. Das Epithel ist einfach und zylindrisch, besitzt jedoch am freien Ende einen Cuticularsaum, welcher behufs Durchtritt der verdauten Speisebestandteile von feinen Kanälchen durchzogen ist. Jede Zylinderzelle steht am Fußende durch Ausläufer mit den Lymphgefäßen einer Darmzotte in Verbindung, welche in der letzteren stets zentral, d. h. umgeben von Blutgefäßschlingen gelegen sind. Außer dieser Art Zellen gibt es im Darmkanal noch die sogen. Becherzellen, d. h. Zylinderzellen, deren freies Ende nach Art eines Bechers mit Schleim gefüllt ist. Da Schleimdrüsen im Darm nicht existieren, so kann kein Zweifel sein, daß der mitunter bei entzündlicher Reizung oder sonst im Darm vorhandene Schleim von den Zylinder- bzw. Becherzellen sezerniert wird. Das Substrat ist wie beim Magen bindegewebig mit lymphatischem Charakter. In dasselbe sind — abgesehen von den Brunn'schen Duodenaldrüsen (vgl. S. 139) — überall die Lieberkühn'schen Darmdrüsen, *Gl. intestinales*, eingelagert, d. h. kleine schlauchförmige Drüsen, welche keinen Schleim, wohl aber den Darmsaft, *Succus entericus*, absondern, der eine gewisse Ähnlichkeit mit dem Pankreassaft haben soll.

VI. Die Leber.

Die Leber, *Hepar*, die größte Drüse des menschlichen Körpers, ist von rötlichbrauner Farbe und länglich viereckiger Gestalt mit abgerundeten Ecken. Man kann dieselbe als zusammengesetzte tubulöse Drüse bezeichnen, deren Schläuche durch Anastomosen verbunden sind. Wenn man die Leber, frisch aus der Leiche herausgenommen, vor sich liegen hat, kann man an derselben einen scharfen vorderen, einen stumpfen hinteren Rand und die beiden weniger scharfen Seitenränder unterscheiden. Durch diese Ränder werden eine konvexe obere und eine konkave untere Fläche, *Facies sup.* und *inf.*, voneinander abgegrenzt. Wird dagegen die Leber in ihrer natürlichen Lage innerhalb der Leiche gehärtet, z. B. durch Formalininjektion, so zeigt sich an derselben nach der Herausnahme noch eine hintere Fläche, *Facies posterior*, welche durch die Anlagerung der Leber an die Pars lumbalis des Zwerchfells und die V. cava inf. hervorgebracht wird.[1]

In ihrer Lage wird die Leber hauptsächlich durch zwei peritonaeale Bänder erhalten, nämlich das *Lig. falciforme hepatis* (suspensorium) und das *Lig. coronarium hepatis* (s. weiter unten beim Peritonaeum), aber auch durch die Verwachsung der *Facies post.* des hinteren Leberlappens mit dem Zwerchfell sowie durch die *V. cava inf.*, an der sie hinten gewissermaßen aufgehängt ist. Im übrigen grenzt die obere Leberfläche an die Konkavität des Zwerchfells, vorn im Angulus infrasternalis (im Epigastrium) auch an die vordere Bauchwand. Durch die Kontraktionen des Herzens kann trotz des dazwischenliegenden Zwerchfells an dieser Fläche eine Vertiefung, *Impressio cardiaca*, entstehen. Die untere Fläche der Leber liegt mit dem linken Lappen auf dem Oesophagus, der kleinen Kurvatur und der Vorderfläche des Magens, mit dem rechten Lappen auf der Pars pylorica ventriculi und Pars supracolica duodeni; aber auch die rechte Niere und Nebenniere sowie die Flexura coli dextra (hepatica) berühren hier die Leber, indem sie ebenso wie die vorhin genannten Organe in die weiche Substanz der letzteren Eindrücke machen, welche man als *Impressio oesophagea. gastrica, duodenalis, renalis, suprarenalis* und *colica* bezeichnet hat. Die untere Lebergrenze entspricht rechts hinten, seitlich und vorn bis etwa zur Spitze der X. Rippe ziemlich genau dem Rippenbogen (also dem unteren Thoraxrande); von da an zieht dieselbe jedoch schräg durch das Epigastrium bis etwa zur Mitte des VII. Rippenknorpels nach links und oben und kann die Mitte der linken Zwerchfellkuppe erreichen. Die obere Lebergrenze zeigt sich bei der Perkussion von dem wechselnden Stand der unteren Lungengrenze (s. ebendaselbst) abhängig. Der höchste Punkt der Leber ist jedoch noch erheblich höher als die untere Lungengrenze gelegen; derselbe muß sich natürlich zugleich mit der Kontraktion oder Erschlaffung des Zwerchfells auf- und abbewegen (vgl. S. 50).

Die Oberfläche der Leber ist nun genau entsprechend dem Ansatz des *Lig. falciforme hepatis* in einen rechten und linken Lappen, *Lobus dexter* nnd *sinister*, geteilt. In dem vorderen Rande dieses Bandes ist das *Lig. teres hepatis* (die ehemalige obliterierte Nabelvene) gelegen, welches von der unteren Leberfläche her durch die sogen. *Inc. umbilicalis* des vorderen Leberrandes zum Nabel zieht. Rechts von der Inc. umbilicalis ist die *Inc. vesicalis* gelegen, über welche gewöhnlich der Fundus der Gallenblase nach vorn ragt und welche nach GERHARDT etwas nach abwärts von dem vorderen Ende

[1] Die hintere Fläche wird a) von einem Teile des rechten Leberlappens, b) von der *Fossa venae cavae*, c) von dem *Lobus Spigeli* gebildet (s. das Modell von HIS oder die Atlanten).

der VIII. Rippe, zwei Finger breit von der Medianlinie, gelegen ist. Am hinteren Leberrande ist als größerer Ausschnitt die *Inc. vertebralis* vorhanden, welche die Wirbelsäule bzw. die vor der letzteren gelegene Pars lumbalis des Zwerchfells aufnimmt. Die untere Leberfläche wird durch eine quere und zwei sagittale Gruben in verschiedene Abschnitte geteilt. Die *Fossa sagittalis sin.* entspricht in ihrer Lage genau dem Lig. falciforme, trennt also an der unteren Leberfläche den rechten und linken Lappen voneinander. Der vordere Abschnitt dieser Grube wird von dem bereits erwähnten *Lig. teres* (der ehemaligen Nabelvene), der hintere von einem Bindegewebstrang, dem *Lig. venosum* (*Arantii*), eingenommen, welches beim Fötus als *Ductus venosus Arantii* die Nabelvene mit der V. cava inf. verbindet. In der *Fossa sagittalis dextra* liegt vorn die Gallenblase, *Vesica fellea*; in der Mitte ist sie durch eine Brücke von Lebersubstanz (den *Proc. caudatus* des Spigel'schen Lappens) unterbrochen. Ihr hinterer Teil heißt *Fossa venae cavae*, weil er die V. cava inf. aufnimmt. Zwischen den beiden Fossae sagittales verläuft nun ziemlich genau in der Mitte der Leber die quere *Porta hepatis* (*Fossa transversa*), wichtig deswegen, weil hier, abgesehen von feinen Nerven und Lymphgefäßen, die *V. portae*, die *A. hepatica* und der *Ductus hepaticus* in die Leber eintreten. Der vor der Porta hepatis gelegene Abschnitt der unteren Leberfläche wird *Lobus quadratus*, der dahinter befindliche *Lobus caudatus* s. *Spigeli*, benannt. Von dem letzteren zieht sich der bereits erwähnte *Proc. caudatus* als schmale Brücke zum rechten Leberlappen hinüber. Außerdem ragt vom Lobus Spigeli noch ein stumpfpyramidaler Vorsprung, *Proc. papillaris*, nach abwärts. Im übrigen hat die Oberfläche der Leber überall ein spiegelglattes glänzendes Aussehen, welches durch den Peritonaealüberzug derselben bedingt ist.

Auf einem Schnitt durch die Leber sieht man schon mit bloßem Auge mehr oder weniger deutlich die mosaikartige Zeichnung der Leberläppchen, *Lobuli* (auch als Leberinseln oder Leberacini bezeichnet), aus denen sich das ganze Organ zusammensetzt. Den einzelnen Lobulus kann man als ein vier- bis sechskantiges Prisma betrachten, dessen Enden kuppenförmig abgerundet zu sein pflegen. Demzufolge muß der Lobulus auf dem Querschnitt ein Viereck, Fünfeck oder Sechseck, auf dem Längsschnitt ein Viereck mit abgerundeten Ecken, auf Schrägschnitten allerlei unregelmäßige Figuren bilden. Bei gewissen Tieren sind diese Läppchen durch interstitielles Bindegewebe getrennt, beim Menschen dagegen nur durch den Verlauf der Blutgefäße, welche allerdings auch von einer geringen Menge von Bindegewebe umgeben sind, während dazwischen die Lobuli konfluieren. Die Lebergefäße verlaufen folgendermaßen (vgl. Fig. 25):

Die Pfortader, die Leberarterie und der Ductus hepaticus, welche an der Porta hepatis in die Leber eindringen, verlaufen in der letzteren auch weiterhin gemeinsam, bis sie schließlich die Peripherie der Lobuli als *Vasa interlobularia* umspinnen. Von den Vv. interlobulares der Pfortader treten nun in das Innere des Lobulus Kapillaren hinein, welche unter netzförmiger Verästelung in

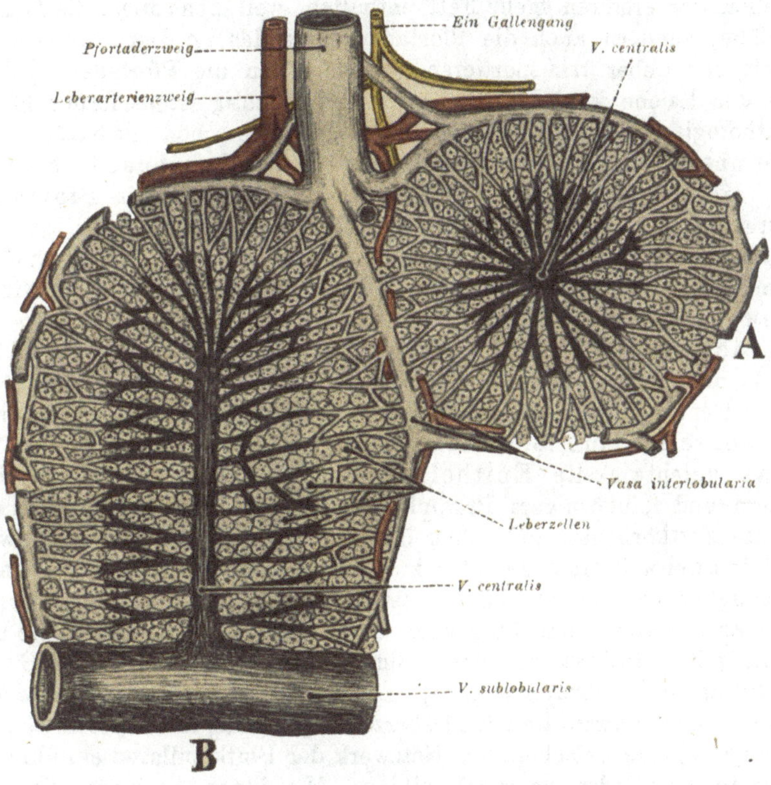

Fig. 25. Die Verzweigung der Blutgefäße in der Leber.
Bei *A* ein querdurchschnittener, bei *B* ein längsdurchnittener Lobulus.

der Peripherie desselben die sogen. Pfortaderkapillarzone bilden. Im Gegensatze zur Pfortader treten die Lebervenen, *Vv. hepaticae,* als Äste der V. cava inf. in den hinteren Leberrand hinein, um alsdann gänzlich isoliert in der Lebersubstanz zu verlaufen, bis ihre feinsten Zweige schließlich als je eine *V. centralis* in die Längsachse eines Lobulus eintreten, so daß also der letztere auf der Vene wie eine Himbeere auf ihrem Zapfen aufsitzt. Diejenigen zwischen den Lobuli gelegenen Lebervenenäste, von denen die Vv. centrales abgehen, werden als *Vv. sublobulares* bezeichnet. Von jeder V. centralis gehen dann wieder Kapillaren in den Lobulus hinein, welche hier die Lebervenenkapillarzone bilden.

Betrachtet man den Querschnitt eines normalen Lobulus mit bloßem Auge genauer, so kann man fast immer feststellen, daß die Pfortaderkapillarzone eine hellere, die Lebervenenkapillarzone eine dunklere Färbung zeigt. Dies rührt daher, daß die Zellen der ersteren mehr Fett enthalten, weil nicht allein die Lymphgefäße, sondern auch die Pfortaderzweige das im Darm aufgesogene Fett zur Leber transportieren. Auch sollen die Pfortaderkapillaren an der Leiche weniger Blut enthalten. Wichtig ist es ferner für die pathologisch-anatomische Diagnostik, daß man schon mit bloßem Auge die querdurchschnittenen Pfortader- und Lebervenenäste unterscheiden kann. Man merke, daß man neben einem Pfortaderquerschnitt stets noch die beiden kleineren Querschnitte der Leberarterie und des Ductus hepaticus finden muß. Auch ist um alle drei Gefäße stets ein feiner grauer Ring von Bindegewebe gelegen. Ein Lebervenenquerschnitt liegt dagegen stets isoliert in der Lebersubstanz, an welche er auch unmittelbar, d. h. ohne umgebendes Bindegewebe angrenzt.

Der Gallenapparat der Leber besteht aus den absondernden Leberzellen und ihren Ausführungsgängen. Die Leberzellen sind gutentwickelte Epithelzellen mit großem bläschenförmigem Kern und feinkörnigem Protoplasma, welches häufig schon normalerweise Fettkörnchen und gelbes Gallenpigment enthält. Bindegewebe ist innerhalb eines Lobulus zwischen den Zellen nicht vorhanden, wenngleich es gelingt, durch Auspinseln sehr feine Gitterfasern zu isolieren, deren Bedeutung noch nicht klar ist. Jede Leberzelle steht nun mit mindestens einer Blutkapillare und auch einer Gallenkapillare in Berührung (Fig. 26). Die Gallenkapillaren, *Ductus intralobulares*, sind zwischen den Leberzellen gelegene, feine wandungslose Gänge, welche zwischen dem Netzwerk der Blutkapillaren ein ähnliches anastomosierendes Netzwerk bilden. Mit ihnen beginnen die Ausführungsgänge der Leber, *Ductus biliferi,* welche das von den Leberzellen abgesonderte Sekret, die Galle, aufnehmen und in den Darm leiten, wo dieselbe im wesentlichen dazu dient, die aufgenommenen Fette resorptionsfähig zu machen. Aus den Gallenkapillaren gelangt die Galle in die *Ductus interlobulares*, die nur aus einem Zylinderepithel bestehen, welches die Innenfläche einer glashellen Tunica propria bekleidet. Aus diesen gehen dann die größeren Gallengänge hervor, in deren Wandung diese Tunica propria noch von einer bindegewebigen Hülle mit Schleimdrüsen umgeben ist.

Diese größeren Gallengänge treten dann schließlich zum Leberausführungsgange, *Ductus hepaticus*, zusammen, welcher an der Porta hepatis hervortritt. Der *Ductus hepaticus* vereinigt sich wieder mit dem Ausführungsgang der Gallenblase, dem *Ductus cysticus*, zu dem gemeinsamen Gallenausführungsgang, *Ductus choledochus*, welcher zunächst im Lig. hepato-duodenale, sodann hinter der Pars sup. duodeni, endlich in der Wand der Pars descendens duodeni verläuft, um zusammen mit dem Ductus pancreaticus an der *Papilla duodenalis* in das Darmlumen einzumünden.

Die birnförmige Gallenblase, *Vesica fellea*, liegt in der Fossa sagittalis dextra: man pflegt an ihr den über den vorderen Leberrand hinausragenden *Fundus*, das *Corpus* und das *Collum vesicae* zu unterscheiden. Die Innenfläche ist mit einer Schleimhaut bekleidet, welche ein feines Netzwerk von Falten, im Collum vesicae mitunter als spiralige Falte die *Valvula spiralis* s. *Heisteri*, zeigt. Die Schleimhaut besitzt Zylinderepithel mit Saum und ein Substrat, in welchem netzförmige glatte Muskelfasern und Bindegewebe

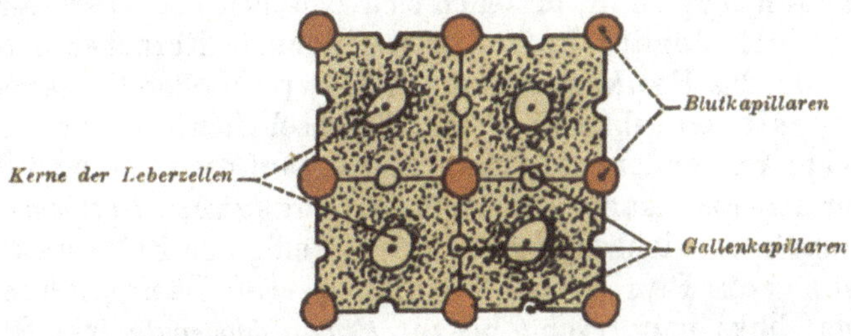

Fig. 26. Die Lage der Leberzellen zu den Blut- und Gallenkapillaren (schematisch).

in verschiedenen Lagen wechseln. Glatte Muskelzellen sollen sich auch in den größten und größeren Gallengängen hier und da vorfinden. Die Gallenblase nimmt die überschüssig sezernierte Galle auf, um dieselbe, wenn nötig, während der Verdauung durch Kontraktion plötzlich ins Duodenum zu entleeren.

Als *Vasa aberrantia* bezeichnet man Gallengefäße, welche irgendwo in dem Bindegewebe liegen, welches die Leber umgibt, aber nicht von Leberzellen umgrenzt sind. Solche Gefäße finden sich z. B. im Lig. coronarium, in dem Bindegewebe der Leberfurchen, insbesondere der Porta hepatis (*Capsula fibrosa* s. *Glissonii*), und einzelner abnormer Bindegewebstränge.

Es ist noch einmal zu betonen, daß sich also beim Menschen innerhalb der Leber nur soviel Bindegewebe vorfindet, als von der Capsula Glissonii aus mit den Ästen der Pfortader, Leberarterie und des Ductus hepaticus in die Lebersubstanz hineintritt.

Betreffs der Blutgefäße der Leber ist noch zu merken, daß die Pfortader das zuführende, die Lebervene das abführende Gefäß ist. Die Leberarterie dient lediglich zur Ernährung des die Pfortader bzw. ihre Begleitgefäße umgebenden Bindegewebes: ihre Kapillaren fließen in Pfortaderzweige (die sogen. Leberwurzeln der Pfortader). Die Arterie ist also ein sogen. *Vas privatum*, die anderen sind *Vasa publica* der Leber. Die Lymphgefäße verlaufen perivaskulär.

Die Nerven der Leber werden vom *N. vagus* und *sympathicus* bzw. auch von den *Rr. phrenico-abdominales* des *N. phrenicus* geliefert.

VII. Das Pankreas.

Die Bauchspeicheldrüse, *Pancreas*, ist eine große zusammengesetzt tubulöse Drüse von rötlich gelbgrauer Farbe und länglich prismatischer Form, an welcher man unterscheidet: 1. den Kopf, *Caput*, 2. den Körper, *Corpus*, und 3. den Schwanz, *Cauda pancreatis*. Entsprechend der prismatischen Form ist an derselben eine schmale obere, eine breite vordere und eine breite hintere Fläche vorhanden. Das Pankreas besitzt, wie auch die meisten anderen tubulösen Drüsen, Drüsenläppchen, in denen sich zwischen Bindegewebszügen ein niedriges Zylinderepithel mit vielen dunkeln Körnchen befindet, welche man für das Pankreasferment (Trypsin oder Pankreatin) hält. Das Trypsin hat sehr vielseitige Eigenschaften, indem es Stärkemehl in Zucker verwandeln, die Eiweißkörper auflösen und auch Fette zerteilen oder zersetzen kann. Der Ausführungsgang, *Ductus pancreaticus*, s. *Wirsungianus*, zieht als dünnwandige, weißgraue Röhre gänzlich umschlossen von Pankreassubstanz in der Längsachse des Organes von links nach rechts bis zur *Papilla duodenalis* (vgl. S. 147), wo er zusammen mit dem *Ductus choledochus* in das Lumen des Duodenum einmündet. Von dem Hauptgang zweigt sich im Pankreaskopf der *Ductus pancreaticus accessorius* ab, welcher etwas oberhalb der Papilla die Wand des Duodenum durchbricht. Die Lage des Pankreas ist wegen seiner vielfachen Beziehungen zu wichtigen Nachbarorganen ganz besonders zu merken. Die vordere Fläche ist vom Bauchfell überzogen und grenzt an die hintere Fläche des Magens bzw. der Pars sup. duodeni: doch ist dieselbe von diesen Organen durch die Bursa omentalis getrennt (s. beim Peritonaeum). Die hintere Fläche ist nicht mehr vom Bauchfell bekleidet, sondern dicht vor der Pars lumbalis des Zwerchfells bzw. der dort befindlichen Aorta und V. cava inf. gelegen. Längs der oberen Fläche verläuft die *A.* und mitunter auch die *V. lienalis* zur Milz: doch kann die Vene auch hinter dem Pankreas gelegen sein. Das rechte Ende, der Kopf des Pankreas, ist mit der Konkavität des Duodenum fest verwachsen. Das linke Ende, der Schwanz, steht mit der inneren Fläche der Milz und dem oberen Ende der linken Niere in Berührung. Dicht oberhalb des Pankreas tritt die *A. coeliaca*, dicht unterhalb desselben die *A. mesenterica sup.* aus der Aorta nach vorn.

VIII. Die Milz.

Die Milz, *Lien*, s. Splen, hat die Form einer Kaffeebohne, die Größe einer kleinen Faust, eine festweiche Konsistenz und eine braunrote, manchmal etwas bläuliche Farbe. Die Milz besitzt zwei Enden, eine *Extremitas sup.* und *inf.*, ferner zwei Ränder, den vorderen, meist eingekerbten *Margo ant.* s. crenatus, und den hinteren glatten *Margo post.* s. obtusus, sowie zwei Flächen, von denen die äußere konvex ist, während die innere drei, ein wenig vertiefte Felder zeigt. Die Milz liegt links von der Wirbelsäule, derartig schräg geneigt zwischen der IX.—XI. Rippe, daß ihre Längsachse sich unter spitzem Winkel mit der X. Rippe schneidet. Das obere Ende ist etwa zwei Querfingerbreiten von der Wirbelsäule entfernt. Das untere Ende pflegt die vordere Axillarlinie normalerweise nicht zu überschreiten. Die äußere Fläche, *Facies diaphragmatica,* grenzt an die Konkavität des Zwerchfells. Die innere Fläche zeigt in der Mitte eine Längskante, an welcher sich die Eintrittstelle der *A.* und *V. lienalis*, der *Hilus lienis*, befindet. Durch diese Kante wird ein vorderes, für die Anlagerung des Magens bestimmtes Feld, *Facies gastrica,* von einem hinteren, *Facies pancreatico-renalis*, geschieden, an welche das obere Ende der linken Niere und die Cauda pancreatis angrenzen. Ein drittes kleines Feld, *Facies colica,* für die Flexura coli sin. s. lienalis, ist noch am unteren Ende dieser Fläche vorhanden. In dieser Lage wird die Milz nur durch das Bauchfell erhalten, welches in Gestalt zweier Bänder, des *Lig. phrenico-lienale* vom Zwerchfell und des *Lig. gastro-lienale* vom Magen zu der erwähnten Längskante zieht. Beide Bänder treten jedoch kurz vor dem Hilus zu einer einzigen Duplikatur des Bauchfells zusammen, an welcher dann die Milz aufgehängt ist. Sehr wichtig für die Lage der Milz ist auch noch eine andere Duplikatur des Bauchfells, das derbe *Lig. phrenico-colicum*, welches mit oberem scharfen Rande vom Zwerchfell zur Flexura coli sin. zieht und die Milz wie in einer Nische hält, so daß dieselbe sich bei ihrer Vergrößerung nur wenig nach unten, sondern vielmehr hauptsächlich nach vorn schieben muß.

Auf einem Längsschnitt der Milz, den man am besten an der Konvexität ausführt, sieht man zunächst, daß ihre Oberfläche von einer derben bindegewebigen Kapsel, *Capsula fibrosa lienis*, überzogen ist, welche, wenigstens bei Tieren, auch glatte Muskelfasern enthalten soll. Von dieser Kapsel ziehen überall feine hellgraue Bindegewebsbälkchen, *Trabeculae lienis*, in das Innere der Milzsubstanz hinein, indem sie die letztere netzförmig durchsetzen. In den Maschen dieses Trabekelsystems ist nun das eigentliche Milzparenchym, *Pulpa lienis*, gelegen, welches weich und von braunroter Farbe ist. In dieser Pulpa liegen jedoch noch zahlreiche, sandkorn- bis stecknadelkopfgroße, hellgraue, meist rundliche Flecken, die Milzfollikel oder Malpighi'schen Lymphknoten, *Noduli lymphatici lienales*, deren Struktur sich von den Lymphfollikeln der Verdauungsorgane und anderen Lymphknoten nicht unterscheidet. Jeder Follikel wird von einer kleinen Arterie durchbohrt. Im übrigen besteht derselbe aus einem feinen Reticulum, in welches zahlreiche Rundzellen (Lymphkörperchen) eingelagert sind und welches sich peripher kontinuierlich in das Reticulum der Pulpa lienis fortsetzt. Auch die Pulpa besteht nämlich aus einem solchen Netzwerk mit eingelagerten Rundzellen, welche aber erheblich größer sind und deswegen Milzzellen oder Pulpazellen genannt werden. Außerdem sind aber zwischen den letzteren noch zahlreiche rote und farblose Blutkörperchen (Leukozyten), ferner zerfallene und zum Teil im Protoplasma der Leukozyten eingeschlossene rote Blutkörperchen, und hin und wieder auch Blutkristalle vorhanden. Die Milz scheint also ein Organ zu sein, in welchem einerseits rote Blutkörperchen zugrunde gehen, andererseits Leukozyten neu gebildet werden.

Die Blutgefäße der Milz (Arterien und Venen) verlaufen zunächst gemeinsam vom Hilus aus innerhalb des Trabekelsystems ins Innere. Wenn jedoch die Arterien nur noch etwa 0,2 mm im Durchmesser haben, trennen sie sich von den Venen und zerfallen nach einem kurzen isolierten Verlauf pinselförmig in kurze Ästchen, *Aa. penicillatae* s. *Penicilli*, von denen ein jedes einen Malpighi'schen Follikel der Länge nach durchbohrt und dann aufhört, ohne in Blutkapillaren überzugehen. Das arterielle Blut ergießt sich also wahrscheinlich frei zwischen die Pulpazellen, ähnlich wie Wasser durch einen Sandhaufen durchsickert. In die Venen gelangt das Blut dann jedenfalls durch kleinere Öffnungen, die früher sogen. *Stigmata Malpighii*, von denen die Venenwand siebförmig durchlöchert ist. Die Venenwandungen bestehen überhaupt nur aus Endothelzellen, deren Kern eigentümlicherweise buckelförmig in das Lumen vorspringt und welche von wenigen elastischen Netzen umsponnen sind.

IX. Das Bauchfell.

Das Bauchfell, *Peritonaeum*, ist ein sogen. seröser Sack, dessen Höhle, *Cavum peritonaei*, nur soviel seröse Flüssigkeit enthält, als notwendig ist, um die Oberfläche der Baucheingeweide schlüpfrig zu erhalten. Der Bauchfellsack ist überall geschlossen: nur beim Weibe steht derselbe durch die Öffnung des lateralen Tubenendes mit dem Lumen der Geschlechtsorgane und auf diese Weise auch mit der Außenwelt in Kommunikation. Wie an anderen echten serösen Säcken kann man auch am Peritonaeum unterscheiden: 1. das parietale Blatt, welches die Innenfläche der Bauchwandungen überzieht, und 2. das viszerale Blatt, welches sich von der Bauchwand auf die Eingeweide fortsetzt, um dieselben mehr oder weniger vollständig zu umhüllen.

Alle Bauchorgane, welche vom Bauchfell gänzlich oder größtenteils bekleidet sind, werden als *Organa intra saccum,* alle übrigen als *Organa extra saccum peritonaei* bezeichnet. Doch ist die Grenze zwischen beiden Arten von Organen natürlich nicht immer leicht zu ziehen. Die Harnblase liegt z. B. in leerem Zustande gänzlich extra saccum; wenn gefüllt, wird sie dagegen größtenteils

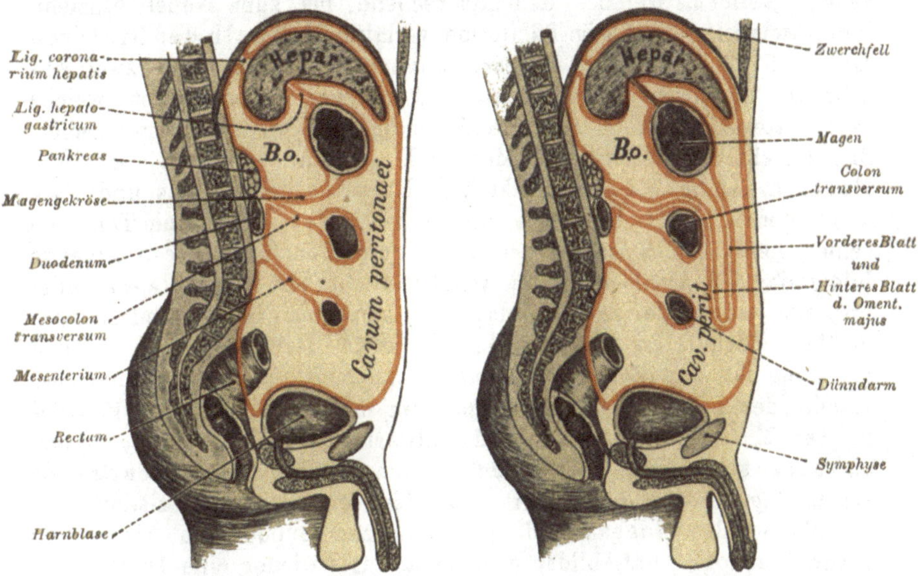

Fig. 27. Die Entwicklung des Omentum majus aus dem Magengekröse (durch Verlängerung des letzteren nach vorn). B. o. Bursa omentalis.

vom Peritonaeum überzogen, ist dann also wohl intra saccum befindlich. Auch der Hoden ist intra saccum gelegen, weil er von einem Abkömmling des Bauchfells, der *Tunica vaginalis propria,* umhüllt wird.

Das parietale Blatt, *Peritonaeum parietale,* bekleidet nun die Innenfläche der vorderen, seitlichen und hinteren Bauchwand und die untere Fläche des Zwerchfells mehr oder weniger vollständig, und ist auch mit diesen Organen meistens fest verwachsen. Doch geht es vom Zwerchfell und der hinteren Bauchwand in Form bandartiger Duplikaturen, d. h. also in doppelter Lage auf die Eingeweide über, welche somit an diesen Bändern aufgehängt sind und deren Oberfläche also vom viszeralen Blatt, *Peritonaeum viscerale,* umhüllt ist.

Von der unteren Zwerchfellfläche zieht das Bauchfell zunächst in Form zweier Duplikaturen, des *Lig. falciforme* und *coronarium hepatis,* zur Leber hin, um dann in einfacher Lage die Oberfläche der letzteren zu bekleiden (Fig. 27). Das *Lig. falciforme* (suspensorium hepatis) liegt, wenigstens mit seinem oberen Rande, in der Medianlinie, wenngleich es, namentlich am vorderen breiten Ende, durch den schweren rechten Leberlappen immer etwas nach rechts gezogen wird. Der vordere Rand des Lig. falciforme wird durch einen dicken Bindegewebstrang, das *Lig. teres* (die obliterierte ehemalige Nabelvene), gebildet, welches dementsprechend bis zum Nabel hinzieht. Rechtwinklig zum Lig. falciforme verläuft oberhalb des hinteren Leberrandes das *Lig. coronarium hepatis,* an dem man zwei Abschnitte, das *Lig. triangulare sin.* und *dextrum,* unterscheidet, welche beide lateral mit konkavem Rande endigen. Von der unteren Leberfläche zieht das Bauchfell wieder als Duplikatur, nämlich als kleines Netz, *Omentum minus,* zur kleinen Kurvatur des Magens und Pars sup. duodeni hin. Der zum Magen ziehende sehr dünne Teil desselben heißt *Lig. hepato-gastricum,* der zum Duodenum herabsteigende bildet das *Lig. hepato-duodenale,* welches rechts mit freiem Rande endet und sich wegen der drei eingelagerten, von feinen Nerven und Lymphgefäßen begleiteten großen Gefäße stets derb anfühlt. Von den letzteren ist der *Ductus choledochus* am meisten rechts (am freien Rande des Bandes), die *A. hepatica* am meisten links, die *V. portae* in der Mitte und ein wenig dorsalwärts gelegen. Das *Lig. hepato-duodenale* setzt sich häufig nach rechts zur Flexura coli dextra als sogen. *Lig. hepato-colicum* fort. Nachdem das Bauchfell alsdann die Oberfläche des Magens und der Pars sup. duodeni in einfacher Lage überzogen hat, bildet es nach abwärts wieder eine Duplikatur, das große Netz, *Omentum majus,* welches beim Kinde zunächst vor dem Colon transversum nach abwärts zieht, sich dann aber nach hinten und aufwärts schlägt (vgl. Fig. 27), um dicht oberhalb des Colon und Mesocolon transversum zum Perit. parietale zurückzukehren. Beim Erwachsenen verwachsen hierauf 1. die 4 Blätter des Mesocolon transversum und des Omentum majus; 2. die abwärts hängenden 4 Blätter des Omentum majus. Von dem letzteren bleibt jedoch der oberste Abschnitt als das zwischen Magen und Colon verlaufende *Lig. gastro-colicum* bestehen; der vom Colon transversum abwärts hängende unterste Abschnitt ist zum großen Netz, *Omentum majus,* des Erwachsenen geworden. Das Netz bedeckt die Dünndärme schürzenförmig und ist wohl meistens stark fetthaltig; kleinere, dem Netz analoge, fetthaltige Anhänge, *Appendices epiploicae,* sind dafür am Colon ascendens und descendens vorhanden.

Durch die eigentümliche Entwicklung des großen Netzes entsteht nun in der Bauchhöhle eine große Tasche, der Netzbeutel, *Bursa omentalis* (auch Saccus epiploicus genannt), deren Wände allerdings bei ungeöffneter Bauchhöhle dicht aneinanderliegen, wenn sie nicht gerade — was man beim Kinde tun kann — durch Luft von der Eingangsöffnung, dem *For. epiploicum* s. *Winslowi*, aus aufgeblasen wird. Das For. Winslowi wird oben von der Leber, vorn vom Lig. hepato-duodenale, hinten vom Lig. hepato-renale und unten von der rechten Niere begrenzt. Von hier aus erstreckt sich der Netzbeutel nach links bis zur Milz, wo er blind endigt (*Rec. lienalis*). Die obere Wand des Netzbeutels wird von der Leber und dem Zwerchfell gebildet. Die hintere Wand besteht aus dem *Peritonaeum parietale,* welches das Pankreas und die hintere Bauchwand überzieht. Die vordere Wand setzt sich aus dem *Omentum minus*, dem Magen und der Pars sup. duodeni, sowie dem *Lig. gastro-colicum* zusammen. Als untere Wand kann man nach den vorhin erwähnten Verwachsungsprozessen des Netzes das Colon bzw. Mesocolon transversum ansehen. Man kann am Netzbeutel ferner drei Hauptabteilungen, nämlich: 1. das hinter dem Lig. hepato-duodenale gelegene *Vestibulum bursae*; 2. den *Rec. sup.* und 3. den *Rec. inf. bursae* unterscheiden. Die beiden letzteren Abschnitte sind durch die kleine, sichelförmige, von der Cardia zum Pankreas verlaufende *Plica pancreatico-gastrica* voneinander getrennt, in der die *A. gastrica sin.* verläuft. Als Gekröse, *Mesenterium,* bezeichnet man diejenige Duplikatur des Bauchfells, mittels welcher der Darm von der hinteren Bauchwand herabhängt. Man hat das Dünndarmgekröse, *Mesenterium* (im engeren Sinne), das Grimmdarmgekröse, *Mesocolon,* und das Mastdarmgekröse, *Mesorectum*, unterschieden. Die Wurzel des Dünndarmgekröses verläuft in einer schrägen Linie, welche die Flexura duodeno-jejunalis mit der Fossa iliaca dextra verbindet. Die Wurzel des Mesocolon transversum läuft quer von der Mitte der Pars descendens duodeni längs des unteren Pankreasrandes bis zur Milz nach links hinüber. Die Wurzel des Mesocolon sigmoideum und des Mesorectum zieht von der Crista iliaca sin. schräg ins kleine Becken nach abwärts. Gar kein Gekröse besitzen die unteren zwei Drittel des Duodenum, das Colon ascendens und descendens, sowie die unteren zwei Drittel des Rectum: diese Organe sind nur vorn vom Peritonaeum überzogen, hinten dagegen durch Bindegewebe an die Bauchwand angeheftet.

Von anderen peritonaealen Bändern sind das unbeständige *Lig. hepato-colicum* bereits S. 153 und das wichtige *Lig. phrenico-colicum* als Träger der Milz bereits S. 149 erwähnt worden. Ebenso sind das *Lig. gastro-lienale* und *phrenico-lienale* bereits S. 149 als Befestigungsmittel der letzteren genannt worden. Das zwischen Zwerchfell und Cardia gelegene kleine *Lig. phrenico-gastricum* kommt in dieser Beziehung weniger in Betracht.

Im kleinen Becken bildet das Bauchfell beim Manne zwischen Harnblase und Rectum eine ziemlich tiefe Tasche, *Excavatio recto-vesicalis*, welche seitlich von den halbmondförmigen *Plicae recto-vesicales* begrenzt wird. Beim Weibe schiebt sich zwischen Blase und Rectum der Uterus nebst den Tuben und Ovarien ein. Die drei letzteren Organe werden sämtlich von einer transversalen Duplikatur des Bauchfells, dem *Lig. latum*, umhüllt. Vor diesem Ligament bzw. vor dem Uterus befindet sich zwischen dem letzteren und der Blase als kleine Bucht die *Excavatio vesico-uterina*, hinten zwischen dem Uterus und Rectum die tief abwärtsreichende *Excavatio recto-uterina* (*Cavum Douglasi*), welche seitlich von den beiden Douglas'schen Falten, *Plicae recto-uterinae*, begrenzt wird. Die Falten und Gruben der Leistengegend sind bereits S. 56 beschrieben worden. Betreffs der Harnblase sei noch bemerkt, daß von derselben drei Falten, *Plicae umbilicales*, nach aufwärts konvergierend zum Nabel ziehen. Von denselben enthält die *Plica umbil. media* einen bindegewebigen Strang, welcher aus einem beim Fötus offenen Gange, dem ehemaligen *Urachus*, hervorgegangen ist. Die beiden *Plicae umbil. laterales*, welche von der Seite des Blasenscheitels zum Nabel hinziehen, enthalten in ähnlicher Weise einen von der *A. hypogastrica* kommenden Strang, welcher den letzten Überrest der bis zur Geburt noch vorhandenen *A. umbilicalis* bildet.

Außer der größten Bauchfelltasche, *Bursa omentalis*, kann das Peritonaeum noch andere Taschen, *Recessus*, besitzen, in denen sich unter besonderen Verhältnissen, wenn auch im ganzen selten, Darmstücke fangen und einklemmen können. Man hat solche Zustände als *Herniae intraabdominales* oder auch als retroperitoneale Hernien bezeichnet, weil sich dieselben bei stärkerer Vergrößerung stets in das hinter dem Peritonaeum parietale gelegene Bindegewebe hineinschieben. Die wichtigsten sind:

1. Der *Rec. duodeno-jejunalis* (TREITZ) liegt zwischen der Flexura duodeno-jejunalis und einer links befindlichen, konkaven Falte (*Plica venosa*), in welcher die *V. mesenterica inf.* verläuft. Hernien dieser Grube (*Herniae retroperitonaeales sinistrae*) sind bisher etwa 80 mal beobachtet und schieben sich immer hinter das Peritonaeum parietale nach links hinüber.

2. Der *Rec. intersigmoideus* ist beim Kinde in der Wurzel des Mesocolon leicht sichtbar, wenn man das Colon sigmoideum aufwärts hebt: er erstreckt sich mit dem blinden Ende nach aufwärts.

3. Der *Rec. retrocaecalis* schiebt sich von unten her zwischen das Caecum bzw. Colon ascendens und die hintere Bauchwand nach aufwärts.

4. Der *Rec. ileo-caecalis* (inferior) ist zwischen dem Ileumende und dem Wurmfortsatz gelegen (*Rec. ileo-appendicularis* von JONNESCO), indem er hinten vom *Mesenteriolum proc. vermiformis*, vorn von einer besonderen, manchmal sehr großen Falte, der *Plica ileo-caecalis*, begrenzt wird.

In den drei letztgenannten Recessus sind nur ganz vereinzelte Hernien beobachtet worden. Die sogen. *Herniae retroperitonaeales dextrae*, bei denen manchmal auch eine große Menge von Darmschlingen hinter dem Peritonaeum parietale der rechten hinteren Bauchwand gefunden wird, sind betreffs ihrer Entstehung noch nicht ganz geklärt.

B. Die Atmungsorgane.

Außer der Mund- und Nasenhöhle bzw. dem oberen Teil des Schlundes, welche bereits beschrieben sind, gehören zu den Atmungsorganen vor allem der Kehlkopf, die Luftröhre mit den Bronchen und die beiden Lungen.

I. Der Kehlkopf.

Der Kehlkopf, *Larynx*, bildet ein durch Muskeln bewegbares, an dem Zungenbein aufgehängtes Knorpelgerüst, welches zur Erzeugung der Stimme dient. Man kann an ihm zunächst die obere Öffnung, den Kehlkopfeingang, *Aditus laryngis*, und die untere, den Kehlkopfausgang, *Exitus laryngis*, unterscheiden. Der Hohlraum desselben wird von oben nach unten in drei Abschnitte eingeteilt, nämlich: 1. die *Regio supraglottica* (*Vestibulum laryngis*), welche vom Eingang bis zu den falschen Stimmbändern reicht; 2. die *Regio glottica* (*Ventriculus Morgagni*), welche sich jederseits von dem falschen bis zu dem wahren Stimmband erstreckt, und 3. die *Regio infraglottica* (auch *Conus elasticus*[1] genannt), welche den Hohlraum von den wahren Stimmbändern bis zum Kehlkopfausgang bildet.

Die Lageverhältnisse sind derart, daß das Zungenbein dem oberen Rande des IV. Halswirbels, die Protub. laryngea (der Adamsapfel des Mannes) dem oberen Rande des V. Halswirbels, der Übergang in die Trachea (genau wie der Übergang vom Pharynx in den Oesophagus) dem oberen Rande des VII. Halswirbels entspricht. Der eigentliche Kehlkopf ist also in Höhe des V. und VI. Halswirbels gelegen. Hinter dem Kehlkopf liegt der unterste Abschnitt des Pharynx, zu beiden Seiten die Carotis communis: doch schieben sich häufig die beiden Hörner der Schilddrüse zwischen den Kehlkopf und die Carotiden hinein. Vorn ist der Kehlkopf von den unteren Zungenbeinmuskeln bedeckt, die in das tiefe Blatt der Fascia colli eingelagert sind. Weiter außen liegt dann eine Schicht von lockerem Bindegewebe und hierauf das oberflächliche Blatt der Fascia colli, welches von der Haut bedeckt wird. In der Medianlinie sind vor dem Kehlkopf jedoch keine Muskeln, sondern nur die Haut und diese beiden Faszienblätter gelegen.

[1] Die Bezeichnung *Conus elasticus* kommt daher, weil die Wand dieser Gegend (von den elastischen, wahren Stimmbändern nach abwärts) durch starke elastische Elemente ausgezeichnet ist.

a) Das Knorpelgerüst.

1. Der Ringknorpel, *Cart. cricoidea* (auch Grundknorpel genannt), gleicht einem Siegelring, dessen Stein nach hinten liegt. Dem Stein entspricht die Platte, *Lamina*, an die sich nach vorn der schmalere Bogen, *Arcus*. anschließt. Die hintere Fläche der Platte zeigt die *Crista mediana*, neben welcher jederseits die *Fossa laminae* für den Ursprung des *M. crico-arytaenoideus post.* liegt. An der Grenze zwischen Platte und Bogen ist lateral je eine kleine Gelenkfläche für das untere Horn des Schildknorpels, am oberen Rande eine solche für die Basis des Gießbeckenknorpels vorhanden.

2. Der Schildknorpel, *Cart. thyreoidea*, bewirkt durch seine Bewegungen gegen den Ringknorpel die Spannung und Erschlaffung der Stimmbänder (Spannknorpel) und besteht aus zwei vierseitigen Platten, *Laminae*, welche vorn fast unter rechtem Winkel verschmolzen sind. Der obere Rand bildet in der Medianlinie die *Inc. thyreoidea sup.*, welche beim Manne als Adamsapfel, *Protub. laryngea*, stark vorspringt. Am unteren Rande sind drei seichtere Einschnitte, eine mittlere und zwei seitliche *Incc. thyreoideae inff.*, welche jederseits durch das *Tub. thyreoideum inf.* getrennt sind. Am hinteren Rande einer jeden Platte ragt noch das obere Horn, *Cornu sup.*, nach oben, das untere Horn, *Cornu inf.*, nach unten: letzteres artikuliert mit der erwähnten kleinen Gelenkfläche des Ringknorpels. Die äußere Fläche zeigt hinten oben das *Tub. thyreoideum sup.*, von dem eine schräge Leiste, *Linea obliqua*, nach vorn und unten zieht, welche dem *M. hyo-thyreoideus* und *M. sterno-thyreoideus* zur Befestigung dient.

3. Die beiden Gießbeckenknorpel, *Cartt. arytaenoidae*, sind dreikantige Pyramiden, deren Basis auf dem oberen Rande des Ringknorpels aufliegt. Sie dienen dazu, durch Drehung um eine vertikale Achse (vgl. Fig. 28) die Stimmritze zu erweitern oder zu verengern (Stellknorpel). Die drei Kanten werden als eine vordere und zwei hintere, die drei Flächen als eine mediale, eine laterale und eine hintere unterschieden. Die mediale Fläche ist nahezu plan und sagittal gestellt, die hintere stark konkav und die laterale durch die *Linea arcuata* und einige Grübchen etwas uneben. Die bereits erwähnte Basis stößt mit der vorderen Kante zum spitzen *Proc. vocalis* zusammen, von dem das wahre Stimmband nach vorn zieht; mit der lateralen Kante bildet sie einen stumpfen Höcker, *Proc. muscularis*, an dem sich die *Mm. crico-arytaenoideus lat.* und *post.* ansetzen. Die Spitze der Aryknorpel ist nach hinten und medianwärts gebogen.

4. Der Kehldeckel, *Epiglottis*, besitzt ein abgerundetes, breites oberes Ende und das spitze untere Ende, den Stiel, *Petiolus*,

welcher am Winkel des Schildknorpels (Innenfläche) befestigt ist. Hinten ist in der Medianlinie der Epiglottiswulst, *Tuberc. epiglotticum*, zu erwähnen, welcher sich beim Schlucken in den Kehlkopfeingang legt.

5. Die beiden Santorini'schen Knorpel, *Cartt. corniculatae*, sind Knorpelstückchen, welche die Form von kleinen Hörnchen haben und von den Spitzen der Aryknorpel nach hinten unten und medianwärts hängen. Die Stelle, an der sie durch die Schleimhaut durchschimmern, bildet jederseits das kleine schwachgelbliche *Tuberc. corniculatum*.

6. Die Wrisberg'schen Knorpel, *Cartt. cuneiformes*, sind zwei vertikal gestellte, stäbchen- oder keilförmige kleine Knorpelstreifen: sie sind jederseits in der Plica ary-epiglottica dicht vor den vorigen gelegen, wo sie ebenfalls jederseits als *Tuberc. cuneatum* unter der Schleimhaut sichtbar sind.

Der Schildknorpel, der Ringknorpel und die Aryknorpel (mit Ausnahme des Proc. vocalis) bestehen aus hyaliner, alle übrigen aus elastischer Knorpelsubstanz.

b) Die Gelenke und Bänder des Larynx.

1. Als Bänder der Epiglottis zunächst die *Ligg. glosso-epiglottica* (ein *medium* und zwei *lateralia*): es sind eigentlich sagittale Schleimhautfalten, welche von der Zungenwurzel zum Kehldeckel ziehen. Das mittlere wird auch *Frenulum epiglottidis* genannt. Zwischen ihm und den beiden seitlichen Bändern ist jederseits eine gut ausgeprägte Vertiefung, *Vallecula epiglottidis*, gelegen. Unter der Schleimhaut der Valleculae zieht eine breite, starke membranartige Bandmasse, das *Lig. hyo-epiglotticum*, vom ganzen Zungenbein zur Vorderfläche der Epiglottis: das Band spannt sich, wenn der Kehldeckel beim Schlucken nach hinten oder abwärts gedrückt wird. Endlich noch das *Lig. thyreo-epiglotticum*, welches den Stiel der Epiglottis an die Innenfläche des Schildknorpelwinkels befestigt.

2. Zwischen dem Zungenbein und dem Schildknorpel sind drei Bänder vorhanden. Das median gelegene, breite, gelbliche, fast rein elastische *Lig. hyo-thyreoideum medium* geht von der Inc. thyreoidea sup. hinter dem Zungenbein zum oberen (also nicht zum unteren) Rande des letzteren. Zwischen diesem Bande und der hinteren Fläche des Zungenbeinkörpers ist ein Schleimbeutel, *Bursa hyoidea* (subhyoidea) eingeschaltet. Ganz lateral ist zwischen den Spitzen des oberen Schildknorpel- und des großen Zungenbeinhornes jederseits das strangförmige *Lig. hyo-thyreoideum laterale* gelegen, dessen Mitte häufig ein weizenkorngroßes Knorpelstückchen, *Cart. triticea*, enthält. Die Lücke zwischen dem mittleren und den beiden seitlichen Ligg. hyo-thyreoidea ist jederseits durch die schlaffe *Membrana hyo-thyreoidea* (obturatoria laryngis) ausgefüllt, welche von dem *N. laryngeus sup.* und

den gleichnamigen Blutgefäßen durchbohrt wird, die hier in den Kehlkopf eintreten.

3. Zwischen dem Ringknorpel und dem Schildknorpel befindet sich jederseits die bereits S. 156 erwähnte *Art. crico-thyreoidea*, in der sich der Schildknorpel um eine transversale, beide Gelenke verbindende Achse bewegt, indem sein vorderer Teil sich hebt oder senkt. Wird der Schildknorpel gehoben, so nähert sich derselbe den Aryknorpeln und die Stimmbänder werden demzufolge schlaff. Wird der Schildknorpel dagegen abwärts bewegt, so entfernt er sich von den Aryknorpeln und die Stimmbänder werden gespannt. Vorn ist zwischen Schild- und Ringknorpel das starke, elastische *Lig. crico-thyreoideum medium* (Lig. conicum) gelegen.

4. Zwischen der Basis der Aryknorpel und dem oberen Rande des Ringknorpels liegt die schlaffe *Artic. crico-arytaenoidea*, in der die Drehung der Aryknorpel (nach einwärts und auswärts) um eine vertikale Achse vor sich geht, welche man sich etwa durch die hintere mediale Kante gelegt denken kann. Wenn die *Procc. musculares* (vgl. Fig. 28) nach hinten gezogen werden, müssen die *Procc. vocales* nach lateralwärts rücken (Erweiterung der Stimmritze). Werden dagegen die *Procc. musculares* nach vorn gezogen, so müssen die *Procc. vocales* nach medianwärts, also einander näherrücken (Verengerung der Stimmritze).

5. Zwischen den beiden Aryknorpeln und dem Winkel des Schildknorpels verlaufen die Stimmbänder, *Ligg. glottidis*, welche als sagittale, mit Schleimhaut bekleidete Bandstreifen in den Hohlraum des Kehlkopfes vorspringen. Die unteren wahren Stimmbänder, *Ligg. vocalia*, ziehen vom Proc. vocalis zum Schildknorpelwinkel, wo sie dicht neben der Medianlinie inserieren. Sie sind mit der Kehlkopfschleimhaut fest verwachsen und bestehen gänzlich aus elastischem Gewebe. Mit der Schleimhaut zusammen bilden sie die Stimmlippen, *Labia vocalia*, welche durch Anblasen behufs Erzeugung der Stimme in Schwingungen versetzt werden können. Die oberen falschen Stimmbänder oder besser Taschenbänder, *Ligg. ventricularia*, entspringen dicht oberhalb der Procc. vocales von der vorderen Kante der Aryknorpel und ziehen, parallel mit den vorigen, ebenfalls mit Schleimhaut bekleidet, zum Winkel des Schildknorpels: sie bestehen jedoch nur aus Bindegewebsfasern, in welche elastische Netze und Schleimdrüsen eingelagert sind. Für die Erzeugung der Stimme kommen sie nur in sehr beschränktem Maße in Betracht.

Als Stimmritze, *Rima glottidis*, bezeichnet man den zwischen den wahren Stimmbändern gelegenen Raum, an dem man jedoch noch zwei Abschnitte, nämlich: 1. den zwischen den eigentlichen Stimmbändern, *Ligg. vocalia*, gelegenen Spalt, *Pars inter-*

membranacea (*Glottis vocalis* im engeren Sinne), 2. den zwischen den Aryknorpeln befindlichen ausgerundeten Winkel[1], *Pars intercartilaginea* (*Glottis respiratoria*), unterscheiden muß, von denen der letztere selbst bei vollständigem Schluß der Stimmbänder, wie z. B. beim Hervorbringen der höchsten Töne, noch immer offen bleibt, d. h. die Atmungsluft passieren läßt. Der Raum zwischen den beiden Taschenbändern wird als *Rima vestibuli* bezeichnet.

6. Das *Lig. jugale* (Luschka) ist als Y-förmiges, sehr schwaches Band zwischen dem oberen Rande des Ringknorpels und den Santorini'schen Knorpeln gelegen. Der Vereinigungspunkt der drei Schenkel ist mit der Pharynxschleimhaut verwachsen: somit scheint das Band die letztere vor Zerrungen beim Schlucken usw. zu schützen.

7. Das schmale *Lig. crico-tracheale* ist zwischen dem Ringknorpel und dem oberen Trachealring gelegen.

c) Die Kehlkopfmuskeln.

1. Der *M. crico-thyreoideus* entspringt vorn neben der Medianlinie vom Ringknorpel und setzt sich am unteren Rande des Schildknorpels fest.

Funktion: Zieht den Schildknorpel nach abwärts und spannt die Stimmbänder.[2]

2. Der *M. crico-arytaenoideus lateralis* entspringt lateral vom oberen Rande des Ringknorpelbogens und zieht schräg zum *Proc. muscularis* des Aryknorpels.

Funktion: Zieht den *Proc. muscularis* nach vorn, wodurch der *Proc. vocalis* zugleich nach medianwärts gerückt und die Stimmritze verengert wird.

3. Der *M. crico-arytaenoideus posterior* entspringt aus der *Fossa laminae* des Ringknorpels und setzt sich am *Proc. muscularis* des Aryknorpels fest.

Funktion: Zieht den letzteren nach hinten, wodurch der *Proc. vocalis* nach lateralwärts gerückt und die Stimmritze erweitert wird.

4. Der *M. thyreo-arytaenoideus* (M. thyreo-arytaenoideus externus von Merkel) bildet eine sagittal verlaufende Muskelmasse, welche erst sichtbar wird, wenn man die ganze Schildknorpelplatte entfernt. Der Muskel entspringt von der Innenfläche der letzteren

---

[1] Die Laryngologen pflegen auch von einem Thyreoidwinkel und Arytaenoidwinkel der Stimmritze zu sprechen.

[2] Die Spannung und Erschlaffung der Stimmbänder hat an und für sich nichts mit der Verengerung und Erweiterung der Stimmritze zu tun. Beide Vorgänge können nebeneinander, aber auch unabhängig voneinander verlaufen.

unweit der Medianlinie und setzt sich an der lateralen Fläche des Aryknorpels fest.

Funktion: Nähert den Schildknorpel und die Aryknorpel und erschlafft dadurch die Stimmbänder. Vielleicht zieht er hauptsächlich den Proc. muscularis nach vorn und würde dann zugleich die Stimmritze verengern.

5. Medial vom *M. thyreo-arytaenoideus* und häufig von letzterem schwer abzugrenzen, zwischen ihm und dem Stimmband gelegen, verläuft ebenfalls in sagittaler Richtung der dreiseitig prismatische Stimmbandmuskel, *M. vocalis* (M. thyreo-arytaenoideus int. von

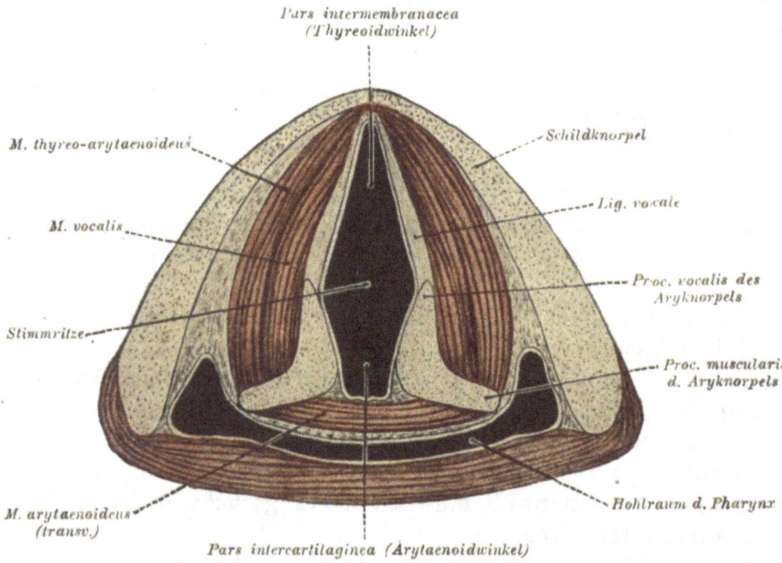

Fig. 28. Horizontalschnitt des Kehlkopfes in Höhe der Stimmbänder.

MERKEL), welcher vorn wie der vorige entspringt und sich hinten an die laterale Fläche und oberhalb des *Proc. vocalis*, aber nach LUDWIG auch direkt am Stimmband inseriert. Funktion: Zieht wie der vorige den Schildknorpel an die Aryknorpel und müßte damit auch die Stimmbänder erschlaffen. Diejenigen Fasern, welche sich am Stimmband direkt ansetzen, müßten das letztere teilweise spannen können, also gerade bei der Erzeugung der höchsten Töne tätig sein.

6. Auch im Taschenband sollen nach RUEDINGER quergestreifte Muskelfasern sich vorfinden (Taschenbandmuskel, *M. ventricularis*), welche mit bloßem Auge wohl nur schwer sichtbar sind und sich anscheinend hauptsächlich in der Schleimhaut des Bandes befestigen. Sie können vielleicht zur Erweiterung der falschen Stimmritze,

Rima vestibuli, beitragen und dadurch auf den Klang der Stimme irgendeinen Einfluß ausüben.

7. Der *M. arytaenoideus transversus*, unpaar, verläuft zwischen den hinteren konkaven Flächen beider Aryknorpel. Funktion: Er nähert die Aryknorpel, so daß die Glottis respiratoria (*Pars intercartilaginea*) verengert wird. Ein vollständiger Schluß der letzteren kann aber nur zustande kommen, wenn zugleich die *Procc. vocales* einander genähert werden, was, wie bereits S. 159 erwähnt ist, der *M. crico-arytaenoideus lateralis* bewirkt.

8. Die *Mm. arytaenoidei obliqui* sind als zwei schmale sich kreuzende Faserbündel dicht hinter dem Arytaenoideus transversus gelegen. Nach oben hin setzen sie sich über die Spitzen der Aryknorpel in der Plica ary-epiglottica bis zum Kehldeckel fort. Daher hat Henle mit Recht diese Muskeln als *Mm. ary-epiglottici* und als eine Art Konstriktoren des Kehlkopfeinganges bezeichnet.

6. Der unbeständige *M. thyreo-epiglotticus* entspringt neben der Medianlinie vom Schildknorpel und zieht von hier zum Seitenrande der Epiglottis hin.

Funktion: Er würde den Kehldeckel abwärts ziehen.

d) Das Cavum laryngis.

Der Hohlraum des Kehlkopfes, *Cavum laryngis*, über dessen drei Abschnitte, *Vestibulum* (Pars supraglottica), *Ventriculus Morgagnii* (Pars glottica) und *Conus elasticus* (Pars infraglottica) bereits S. 155 gesprochen wurde, ist von einer Schleimhaut ausgekleidet, welche zunächst zu beiden Seiten des Kehlkopfeinganges die hohen *Plicae ary-epiglotticae* bildet. Die letzteren ziehen jederseits von der vorderen Kante des Aryknorpels zum Seitenrande der Epiglottis hin. Lateral von der Plica ary-epiglottica ist jederseits als tiefe Bucht der *Rec. piriformis* (Sinus pirif.) mit der *Plica n. laryngei* (vgl. S. 132) gelegen. Auch zwischen dem wahren und falschen Stimmband jeder Seite ist eine tiefe Bucht, der *Ventriculus laryngis* s. *Morgagnii*, vorhanden, welcher sich übrigens in Form eines Blindsackes, *Appendix*, lateral vom Taschenbande noch bis zur Zungenwurzel aufwärts erstrecken kann. Die Schleimhaut ist an der Epiglottis, der medialen Fläche der Aryknorpel und dem freien Rand der wahren und falschen Stimmbänder ganz fest und unverschieblich, an allen anderen Teilen jedoch nur locker mit der Unterlage verbunden, so daß hier leicht Schwellungen durch das gefürchtete Kehlkopfödem (Austritt seröser Flüssigkeit ins Gewebe) eintreten können.

Mikroskopisch besteht die Schleimhaut aus einem geschichteten Flimmerepithel, welches auf einer glashellen Basalmembran aufsitzt, und einem bindegewebigen Substrat (*Tunica propria*). Nur diejenige des Kehldeckels und der Stimmbänder ist mit Rücksicht auf die hier notwendige größere Widerstandsfähigkeit mit geschichtetem Pflasterepithel versehen, welches hier auch Schmeckbecher (vgl. S. 130) enthält. Das Substrat ist unter dem Pflasterepithel mit Papillen versehen: sein Bindegewebe enthält keine Lymphfollikel, wohl aber ziemlich viel Leukozyten und zahlreiche elastische Fasernetze, welche im Conus elasticus sich schon zu durchbrochenen Membranen verstärken. Verästelte tubulöse Schleimdrüsen, *Gl. laryngeae,* kommen in der Kehlkopfschleimhaut überall vereinzelt, in größeren Mengen jedoch um die Wrisberg'schen Knorpel, in den Taschenbändern und im Arytaenoidwinkel vor.

Von den Nerven ist zu erwähnen, daß der *N. laryngeus sup.* die Kehlkopfschleimhaut und den *M. crico-thyreoideus*, der *N. laryngeus inf.* alle übrigen Kehlkopfmuskeln versorgt. Beide kommen vom *N. vagus* her.

Die Arterien werden hauptsächlich von der *A. laryngea sup.* (aus der Thyreoidea sup.) und der *A. laryngea inf.* (aus der Thyreoidea inf.) geliefert. Chirurgisch wichtig ist die *A. crico-thyreoidea*, welche quer vor dem gleichnamigen Ligament verläuft und (wenn sie vorhanden ist) daher bei der Laryngotomie unter das Messer kommen muß.

II. Die Luftröhre und ihre Äste.

Die Luftröhre, *Trachea*, beginnt an der Grenze zwischen dem VI.—VII. Halswirbel und zieht genau in der Medianlinie bis zum IV. Brustwirbel, wo sie sich in die beiden Luftröhrenäste, den *Bronchus dexter* und *sinister*, teilt. Die Trachea besitzt als Stütze eine gewisse Zahl von hufeisenförmigen Knorpelringen, *Cartt. tracheales*, zwischen denen die *Ligg. annularia* liegen und deren hintere Enden durch eine mit querlaufenden glatten Muskelfasern versehene häutige Wand, *Paries membranacea*, verbunden sind.

Die Lage der Trachea ist derart, daß etwa vor dem II. bis V. Trachealring der Isthmus der Schilddrüse gelegen ist, während sich die beiden Hörner der letzteren seitlich zwischen die Trachea und die Carotis in die Tiefe schieben. Weiter abwärts befindet sich dicht vor der Trachea zunächst ein Venengeflecht, *Plexus thyreoideus impar*, und wiederum dicht davor bei Kindern die Thymusdrüse, welche sich dann allerdings zwischen den vorderen Lungenrändern und dem Herzbeutel weit nach abwärts erstrecken kann. Beim Erwachsenen ist statt der Thymus nur Fettgewebe mit spärlichen Drüsenresten vorhanden. Die Schild- und Thymusdrüse sind natürlich vorn in der Medianlinie noch von den beiden Blättern der *Fascia colli* bedeckt. Dicht oberhalb der Teilungsstelle sind noch die Ursprünge der *A. anonyma* bzw. der *A. carotis comm. sin.* dicht vor der Trachea gelegen. Hinter der Trachea zieht der *Oesophagus* nach abwärts, welcher jedoch (je weiter abwärts, um so mehr) die Neigung zeigt, links hinter der Trachea hervorzutreten, so daß derselbe sich links von der Teilungstelle der letzteren mit dem linken Bronchus kreuzt. Die Schleimhaut der Trachea besteht ebenso wie die des Kehlkopfes: 1. aus einem geschichteten Flimmerepithel; 2. aus einer glashellen Basalmembran, und 3. aus einem bindegewebigen Substrat (*Tunica propria*), welches starke elastische Fasernetze und verästelte tubulöse Schleimdrüsen, *Gl. tracheales,* enthält.

Die Teilungsstelle der Trachea ist dicht hinter dem Aortenbogen gelegen. Von den Bronchi ist der rechte erheblich kürzer und weiter, aber zugleich mehr in der Verlängerung der Trachea gelegen, so daß Fremdkörper von oben her leichter in denselben hineinfallen. Der linke Bronchus ist länger, enger und mehr schräg gestellt. Auf dem rechten reitet die *V. axygos,* auf dem linken der Aortenbogen. Beide treten in den entsprechenden Lungenhilus ein.

III. Die Lungen.

An den Lungen, *Pulmones,* unterscheidet man die Grundfläche, *Basis,* und die Spitze, *Apex pulmonis,* ferner einen vorderen scharfen, einen unteren scharfen und einen hinteren stumpfen Rand, endlich eine untere Fläche, *Facies diaphragmatica,* zur Anlagerung an das Zwerchfell; eine äußere Fläche, *Facies costalis,* welche der Thoraxwand anliegt und eine innere (mediale) Fläche, *Facies mediastinalis,* welche an den Mittelfellraum, *Mediastinum,* angrenzt.[1]

Die vorderen Lungenränder liegen am häufigsten zwischen dem II.—IV. Rippenknorpel dicht nebeneinander, und zwar rechts neben dem linken Sternalrande (s. Fig. 30 u. 31). Nach oben und nach unten weichen die beiden Lungenränder jedoch in folgender Weise auseinander. Nach oben gehen beide jederseits hinter dem Sterno-claviculargelenk allmählich in die Lungenspitze über. Nach unten läuft der rechte Lungenrand vertikal nach abwärts bis zum VI. Rippenknorpel, der linke bildet dagegen einen nach rechts konkaven Ausschnitt, die *Inc. cardiaca,* welche vom IV. linken Sternocostalgelenk bis zur VI. Rippe reicht, so daß ein Teil des Herzbeutels unbedeckt bleibt. Die beiden vorderen Lungenränder gehen in dieser Höhe in die unteren Lungenränder über, welche sich alsdann jederseits zwischen das Zwerchfell und die Thoraxwand einschieben. Die beiden stumpfen hinteren Lungenränder sind in den Sulci pulmonales zu beiden Seiten der Wirbelsäule gelegen. Die beiden Lungenspitzen überragen vorn die I. Rippe und das Schlüsselbein um 3—5 cm: hinten wird ihr höchster Punkt am besten durch den Dorn des VII. Halswirbels (*Vertebra prominens*) bestimmt.

---

[1] Bei dieser Beschreibung ist zunächst das Brustfell, *Pleura,* welches die Lungen bekanntlich umhüllt, der Einfachheit wegen ganz außer acht gelassen.

Die Oberfläche der Lunge zeigt ein spiegelglattes Aussehen, welches durch ihren Pleuraüberzug bedingt ist. Im übrigen sieht man an derselben ein mosaikartiges System von feinen Furchen bzw. Linien, welche die Lungenläppchen, *Lobuli pulmonales*, abgrenzen, die im Inneren der Lunge durch Bindegewebe voneinander getrennt werden. Sind die Lungen mit Luft gefüllt, so werden innerhalb der Lobuli (besonders an der Oberfläche der Lungen) die Luftbläschen, *Vesiculae aëreae* (Malpighische Bläschen), sichtbar, von denen ein jedes einem Lungenbläschen, *Alveolus*, entspricht. Weiterhin findet sich beim Erwachsenen an der Lungenoberfläche — und zwar meistens an den Grenzen der Lobuli, häufig aber auch über die ganze Lunge verstreut — ein schwarzer Farbstoff, das sogen. Lungenpigment, vor, welches wahrscheinlich nur von dem eingeatmeten Kohlenstaub herrührt. Jedenfalls ist beim Neugeborenen und bei Tieren, welche stets im Freien gelebt haben, kein Pigment an der Lunge sichtbar, und die letztere erscheint bei denselben weißlich oder gelblich grau, falls sie nicht gerade mehr oder weniger mit Blut gefüllt ist.

Jede Lunge wird durch größere Einschnitte, *Incc. interlobulares*, in größere Lappen, *Lobi pulmonales*, geteilt (s. Fig. 31 u. 32). Die linke Lunge besitzt nur einen tiefen Einschnitt, welcher vom Dorn des III. Brustwirbels, etwa in Höhe der Spina scapulae, von hinten und oben bogenförmig nach vorn und unten, bis etwa zur Knorpelknochengrenze der linken VI. Rippe verläuft, welche genau in der Parasternallinie gelegen ist (nach Joessel). Demzufolge wird an derselben ein Oberlappen, *Lobus superior*, und ein Unterlappen, *Lobus inferior*, unterschieden. Der vorderste unterste Teil des linken Oberlappens bekommt durch die *Inc. cardiaca* (vgl. S. 163) ein ungefähr zungenförmiges Aussehen und wird deshalb auch *Lobus lingualis* benannt. Die rechte Lunge zeigt zunächst einen ähnlichen tiefen Einschnitt, welcher hinten (neben der Wirbelsäule) gewöhnlich etwas tiefer beginnt, dann aber in derselben Weise wie links nach vorn und unten bis zur Knorpelknochengrenze der rechten VII. Rippe verläuft, welche ziemlich genau in der Mamillarlinie liegt (nach Joessel). Dadurch scheint zunächst auch an der rechten Lunge ein Ober- und Unterlappen zu entstehen. Indessen zieht in Höhe des IV. Sternocostalgelenkes vom vorderen Rande der rechten Lunge noch ein weiterer Einschnitt ganz oder wenigstens annähernd horizontal nach rechts bis zu dem schrägen Einschnitt hin. Auf diese Weise entsteht an derselben zwischen Ober- und Unterlappen ein allerdings nur kleiner Mittellappen, *Lobus medius*, welcher aber lateralwärts nur bis zur Axillarlinie reicht, so daß also hinten ein Mittellappen überhaupt nicht existiert.

Die mediale Fläche beider Lungen zeigt den *Hilus pulmonis*, d. h. die Stelle, an welcher jederseits der Bronchus nebst der begleitenden *A.* und *V. bronchialis*, ferner die Lungenarterie und Lungenvene (gewöhnlich schon in mehrere Äste geteilt) eintreten. Alle diese Organe sind ringsum von der Pleura bekleidet und bilden auf diese Weise einen Strang, die Lungenwurzel, *Radix pulmonis*, an der die Lunge wie an einem Stiele aufgehängt ist. Auf der linken Lungenwurzel reitet der Aortenbogen, auf der rechten die V. azygos. Die Lage der in den Hilus tretenden Organe ist dabei derartig, daß am meisten vorn die Lungenvenen, weiter hinten die Lungenarterie (einfach oder geteilt), endlich am meisten rückwärts der Bronchus liegt. Zugleich nimmt rechts der Bronchus, links die Lungenarterie den höchsten Punkt des Hilus ein. Die Lungenvenen sind immer am meisten abwärts gelegen. Endlich ist noch an der medialen Lungenfläche (dicht vor dem hinteren Rande) links der *Sulcus aorticus*, rechts der *Sulcus v. azygos* wahrzunehmen, welche beide von oben nach unten verlaufen.

Die Bronchi[1] geben nach ihrem Eintritt in den Hilus, der linke zwei, der rechte drei Bronchien, *Rami bronchiales*, zu den entsprechenden Lungenlappen ab, von denen wieder eine Anzahl dorsaler und ventraler Äste entspringen, welche sich weiterhin teilen, bis sie etwa 1 mm Durchmesser haben. Diese kleinsten Zweige, die sogen. Endbronchien, *Bronchioli*, besitzen bereits hier und dort kleine Alveolen (*Bronchioli respiratorii*) und gehen schließlich beim Eintritt in einen Lobulus in die sogen. Alveolargänge, *Ductuli alveolares*, über, deren Wand dann überall mit den soeben erwähnten Lungenbläschen, *Alveoli*, besetzt ist (s. Fig. 29).

Die mikroskopische Struktur der Bronchien ist dieselbe wie in der Trachea und den Bronchi: nur sind die eingelagerten Knorpel hier nicht hufeisenförmig, sondern bilden mehr unregelmäßige kleine Platten. Die glatte Muskulatur der Trachea wird hier zirkulär und verdickt sich sogar nach Rindfleisch am Ende der Bronchiolen zu einem ringförmigen *Sphincter*, dessen Kontraktion für die Entstehung des Asthma eine wichtige Rolle spielen soll. Drüsen, *Gl. bronchiales*, sind überall, nur nicht in den Bronchiolen vorhanden. Das Flimmerepithel der Trachea und der Bronchien geht schon in den Bronchioli respiratorii in das sogen. respiratorische Epithel über, welches weiterhin die Alveolargänge bzw. Alveolen auskleidet. Die letztere Epithelart besteht nämlich hauptsächlich aus großen, sehr dünnen kernlosen Platten, durch welche der Gasaustausch zwischen den Lungenkapillaren und der Atmungsluft um so leichter vor sich gehen

---

[1] Da die Lungenarterie links oberhalb der beiden Bronchien, rechts unterhalb des Astes für den Oberlappen, jedoch oberhalb der beiden anderen Äste liegt, so nimmt Aeby an, daß links der Oberlappen ausgefallen ist und eigentlich nicht seinen Namen verdient, sondern dem Mittellappen der rechten Lunge entspricht. Rechts sind also ein eparterieller und zwei hyparterielle Bronchien, links nur zwei hyparterielle vorhanden.

kann, als die Lungenkapillaren dicht unter diesem Epithel liegen. Dazwischen sind vereinzelt oder in Gruppen kleinere, mit granuliertem Protoplasma versehene kernhaltige Zellen eingestreut, von denen man annimmt, daß aus ihnen durch Proliferation die kernlosen Platten entstehen. Nach außen von dem respiratorischen Epithel wird die Wand der Alveolen von einer homogenen Grundsubstanz mit zahlreichen und starken elastischen Netzen gebildet, durch welche die große Elastizität der Lungen bedingt wird. Fibrilläres

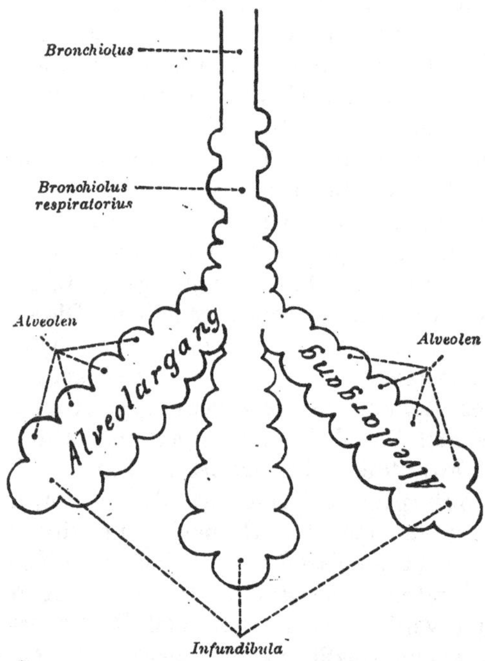

Fig. 29. Endverzweigung eines Bronchiolus (schematisch).

Bindegewebe ist in der Lunge nur interstitiell, d. h. nicht in dem eigentlichen Lungengewebe (Lungenparenchym), sondern nur: 1. als peribronchiales Bindegewebe in der Umgebung der Bronchien und Bronchialgefäße; 2. als interlobuläres Bindegewebe zwischen den Lobuli, und 3. als subpleurales Bindegewebe unter dem Pleuraüberzug vorhanden. Dies Verhalten ist wichtig, weil es eine Art der Lungenentzündung gibt, welche sich nur im Bindegewebe abspielt. Dagegen ist zu merken, daß innerhalb eines Lobulus die Wände der benachbarten Alveolen überall ohne scharfe Grenze ineinander übergehen, so daß immer zwischen je zwei benachbarten Lufträumen ein einfaches Septum gelegen ist und der Durchschnitt eines Lungenläppchens schwammig aussieht.

Die Blutgefäße der Lunge sind: 1. die *A.* und *V. pulmonalis* und 2. die *A.* und *V. bronchialis*. Da in dem Kapillarsystem zwischen den beiden ersteren der Gasaustausch vor sich geht, welcher dem ganzen Körper zugute kommt, hat man dieselben auch *Vasa publica* genannt. Die *A.* und *V. bronchialis* haben nur die Bronchien und das interstitielle Bindegewebe zu versorgen und werden deswegen auch als *Vasa privata* der Lunge bezeichnet. Übrigens hängen die Kapillaren beider Gefäßarten kontinuierlich zusammen.

Die Lymphgefäße bilden unter der Pleura zwischen den Lobuli größere Netze und ziehen dann zu den *Gl. bronchiales*, welche am Lungenhilus und der Teilungstelle der Trachea um die Luftröhrenäste gelegen sind und sich stets durch ihre graue oder dunkle Färbung auszeichnen (meist Kohlenstaub).

Die Nerven werden vom *Vagus* und *Sympathicus* geliefert, vom ersteren wahrscheinlich die sensiblen, vom zweiten die motorischen für die glatten Muskelfasern.

IV. Das Brustfell.

Das Brustfell, *Pleura*, gehört ebenso wie der Herzbeutel und das Bauchfell zu den echten serösen Säcken.[1] Demzufolge kann man auch an ihm (s. Fig. 30) ein parietales und ein viszerales Blatt unterscheiden, zwischen denen die Pleurahöhle, *Cavum pleurae*, liegt, welche allerdings für gewöhnlich nur einen „lumenlosen" Spalt bildet, der nur sehr wenig Flüssigkeit enthält.

Das viszerale Blatt, *Pleura pulmonalis*, ist fest mit der Lungenoberfläche verwachsen, der dasselbe das glatte, spiegelähnlich glänzende Aussehen gibt: doch bildet dies Blatt zwischen den einzelnen Lungenlappen kurze Falten oder Brücken, die *Ligg. interlobaria*. Weiterhin sendet dasselbe zwischen Lungenwurzel und Lungenbasis ebenfalls eine abwärts konkave Verbindungsbrücke, das *Lig. pulmonale*, zum hintersten Teil der Pleura mediastinalis hinüber. Diese Brücke trägt neben der Lungenwurzel viel zur Befestigung der Lunge bei. Das parietale Blatt, *Pleura parietalis*, kann in folgende Abschnitte eingeteilt werden. Zunächst bekleidet dasselbe als *Pleura diaphragmatica* die Oberfläche des Zwerchfells sowie als Rippenfell, *Pleura costalis*, die Innenfläche der Rippen und Intercostalmuskeln. Als Mittelfell, *Pleura mediastinalis*, spannt sich ferner das Parietalblatt jederseits in ziemlich sagittaler Richtung von den Seitenflächen der Wirbelkörper zum linken Sternalrande (vgl. Fig. 30) hinüber. Wo die Pleura mediastinalis an das Pericard grenzt, ist sie mit demselben, wenn auch nicht untrennbar, so doch fest verwachsen. Derjenige Abschnitt endlich, welcher über die I. Rippe hinausragt, wird als Pleurakuppel, *Cupula pleurae*, bezeichnet. Die linke und rechte Pleura mediastinalis liegen jedoch nicht dicht nebeneinander, sondern lassen zwischen sich den Mittelfellraum, *Cavum mediastinale*,

[1] Die serösen Häute bestehen aus Bindegewebe mit elastischen Fasern: ihre Innenfläche ist von einem polygonalen Endothel ausgekleidet.

frei, welcher indessen keineswegs einen Hohlraum bildet, sondern vollständig mit wichtigen Organen ausgefüllt ist und daher besser kurzweg nach HENLE *Mediastinum* heißen sollte.[1] Das Mediastinum ist also wie eine Art Septum zwischen der linken und rechten Pleurahöhle gelegen.

An dem Mediastinum hat man nun wieder zwei Abschnitte, das *Mediastinum ant.* und *post.*, unterschieden, welche allerdings nicht

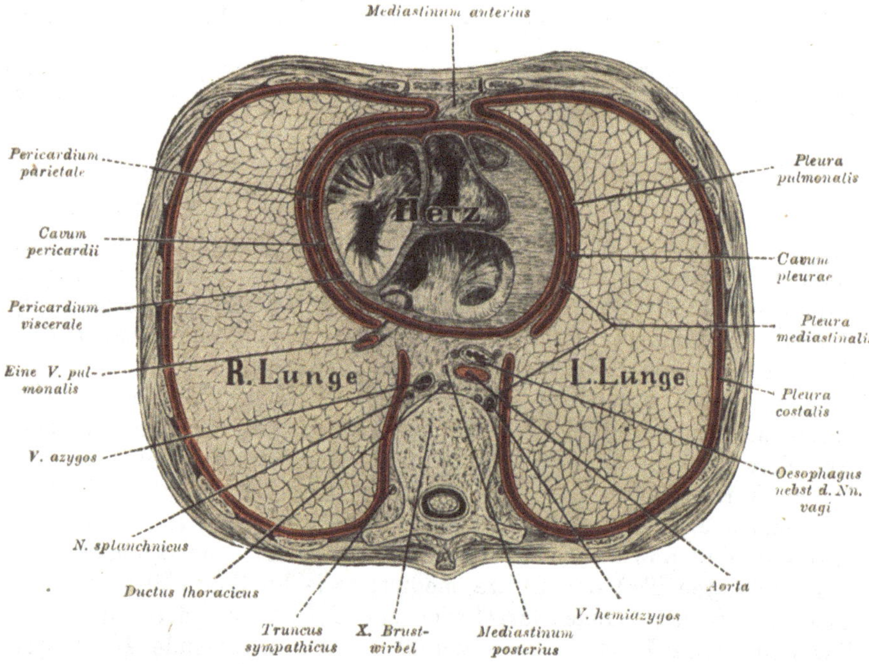

Fig. 30. Horizontalschnitt durch den Thorax (X. Brustwirbel). Die Pleura mediastinalis ist durch die Lungenwurzel unterbrochen.

scharf gegeneinander abzugrenzen sind. Als Grenze nimmt man wohl am besten eine Frontalebene an, welche man sich dicht hinter beiden Lungenwurzeln durch den Brustraum gelegt denken kann (s. Fig. 30). Demgemäß würden als Hauptorgane im *Mediastinum ant.* das Herz mit dem Herzbeutel und den großen Herzgefäßen, sowie die vor den letzteren gelegene Thymusdrüse, im *Mediastinum post.* die Aorta descendens, der Oesophagus und der Ductus thoracicus zu nennen sein. (Näheres über das Mediastinum vgl. S. 172.)

---

[1] Nach SPIGELIUS heißt *Mediastinum* „quod per medium stet".

V. Die Pleura- und Lungengrenzen.

Die vorderen Pleuragrenzen verhalten sich normalerweise ziemlich genau so, wie dies S. 163 für die vorderen Lungengrenzen angegeben ist. Es sei also wiederholt, daß die beiden vorderen Pleuraränder sich am mittleren Teil des Sternum, zwischen dem II.—IV. linken Sterno-costalgelenk, dicht hinter dem Sternalrande berühren, während sie nach oben und nach unten auseinanderweichen, indem sie auf diese Weise die *Area interpleurica superior* (für die Thymusdrüse bzw. deren Überreste) und die *Area interpleurica inferior* bilden, in der ein Stück des Herzbeutels vom Brustfell unbedeckt bleibt (vgl. Fig. 31). Oben bei der Area sup. gehen die vorderen Pleuraränder hinter den Sterno claviculargelenken in die Pleurakuppel über. Unten bei der Area inf. zieht der rechte Pleurarand senkrecht nach abwärts, während dagegen der linke entsprechend der Inc. cardiaca der Lunge einen flachen, nach links konvexen Bogen bildet, welcher also die Incisur nicht ausfüllt. In Höhe des VI. Sterno-costalgelenkes gehen die vorderen Pleuraränder beiderseitig in den unteren Pleurarand über. Der letztere zieht von hier schräg nach abwärts, so daß er in der Axillarlinie die IX. Rippe schneidet, um dann ziemlich horizontal bis zum XI. Brustwirbeldorn nach hinten zu verlaufen (Fig. 32). Abweichungen von diesem Verhalten sind besonders an den vorderen Pleurarändern häufig: es kann sogar vorkommen, daß der linke zwar am linken, der rechte aber gänzlich am rechten Sternalrande gelegen ist, in welchem Falle dann auch die vorderen Lungenränder dementsprechend auseinanderliegen. Das konstanteste Verhalten zeigt die Pleurakuppel, insofern nämlich, als ihre Spitze beständig dem Dorn des VII. Halswirbels *(Vertebra prominens)* entspricht. Im übrigen lehnt sich die Pleurakuppel hinten an die beiden obersten Rippen: außerdem wird sie lateral von den *Mm. scaleni*, medial von einem Stück der *Trachea* und des *Oesophagus*, medial und vorn von der bogenförmig über sie hinwegziehenden *A.* und *V. subclavia*, ganz oben noch von den untersten Strängen des *Plexus brachialis* begrenzt. Daher kann es bei Erkrankungen der Lungenspitze vorkommen, daß der I. Dorsalnerv, welcher noch den untersten Abschnitt des Plexus bildet, in Mitleidenschaft gezogen wird und sich am Arm motorische oder sensible Störungen einstellen. Mehr vorn ziehen auch noch der *N. phrenicus* sowie die *A.* und *V. mammaria int.* an der Außenfläche der Pleurakuppel nach abwärts.

Die Lungengrenzen verlaufen oben an der Pleurakuppel, vorn hinter dem Sternum und hinten an der Wirbelsäule ziemlich genau wie die eben angegebenen Pleuragrenzen, d. h. die Lungen füllen hier das Cavum pleurae sowohl während der Inspiration wie während der Exspiration vollständig aus. Nur am vorderen Rande ist ein ganz schmaler Komplementärraum, *Sinus costo-mediastinalis,* zwischen Lunge und Pleura vorhanden, in welchen sich die erstere bei stärkster Inspiration noch einschieben kann. Erheblich größer ist der *Sinus pericardiaco-costalis*, welcher der Inc. cardiaca entspricht und somit dem Lobus lingualis viel Spielraum zur freien Ausdehnung

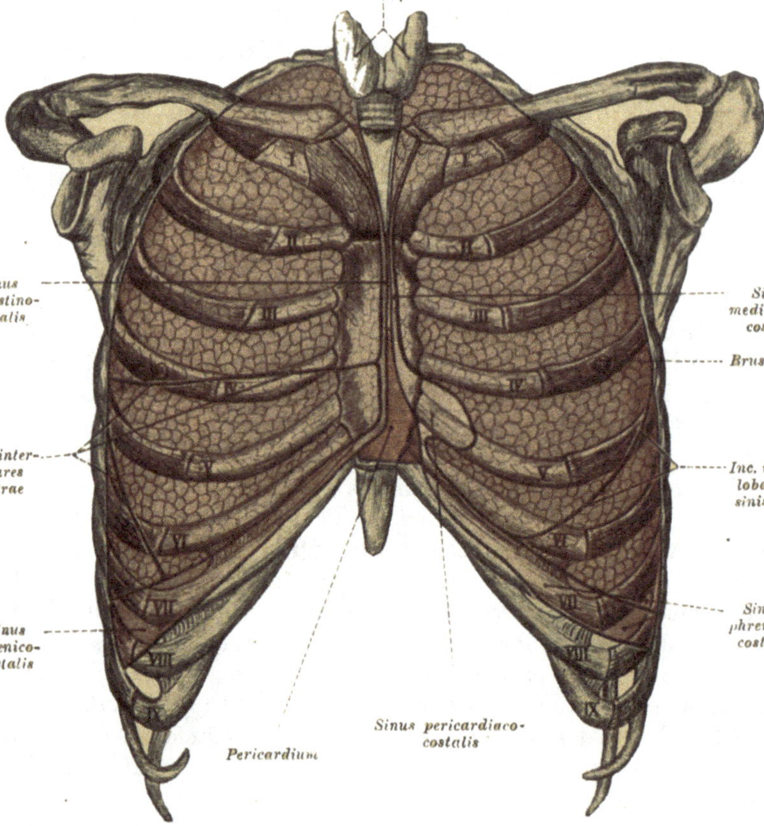

Fig. 31. Die Lungen- und Pleuragrenzen auf den Brustkorb projiziert. Ansicht von vorn. Es ist besonders auf die untere Grenze des rechten Oberlappens zu achten.

bietet. Der größte Komplementärraum, *Sinus phrenico-costalis,* ist jedoch unten zwischen Lunge und Pleura vorhanden, so daß die erstere sich hier am ausgiebigsten während der Atembewegungen hin- und herschieben kann. Demzufolge sind auch unten die Lungengrenzen erheblich höher als die Pleuragrenzen gelegen und die Lungen sollen selbst bei stärkster Inspiration den Sinus pleurae nicht ausfüllen können. Nach Gerhardt würde der untere Lungenrand bei ruhiger Atmung (Zwerchfellatmung) am Lebenden in der Sternallinie dem oberen Rand der VI., in der Parasternallinie dem unteren Rand der VI., in der Mamillarlinie dem oberen Rand der VII., in der Axillarlinie dem unteren Rand der VII., in der Scapularlinie der IX. Rippe, endlich neben der Wirbelsäule dem X. Brustwirbeldorn entsprechen. Bei tiefster

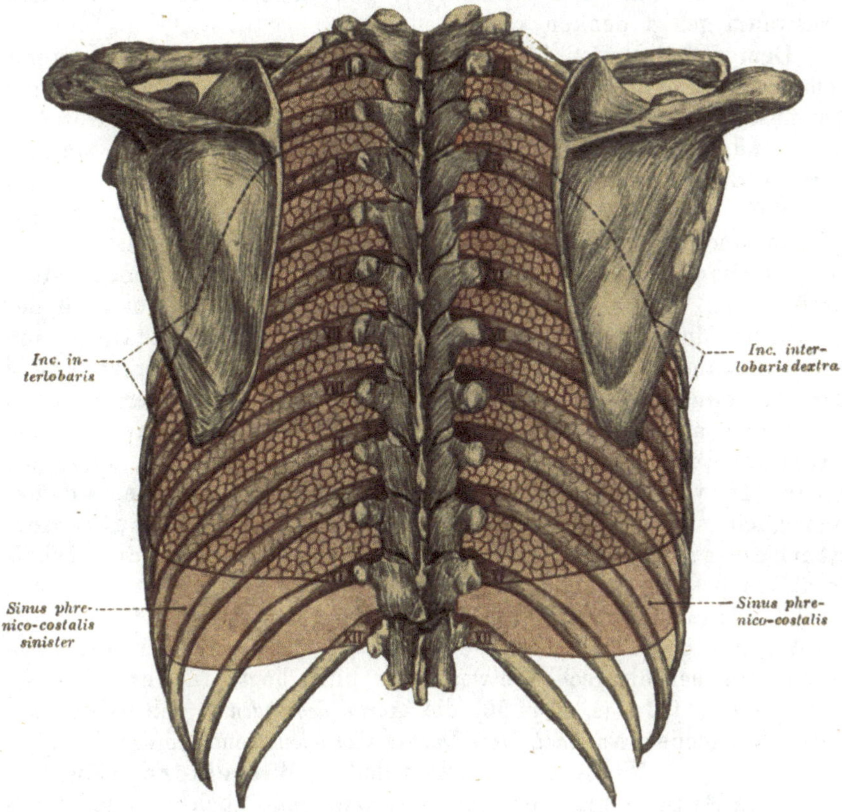

Fig. 32. Die Lungen- und Pleuragrenzen.
Die Inc. interlobaris (Grenzlinie zwischen Ober- und Unterlappen) ist zu beachten.

In- und Exspiration tritt eine Verschiebung des unteren Lungenrandes ein, welche, entsprechend der Ausdehnung des Sinus phrenico-costalis, vorn etwa ein Finger breit, hinten zwei Finger breit sein kann.

Über die Grenzen zwischen den einzelnen Lungenlappen ist bereits S. 163 berichtet. Es möge hier noch einmal betont werden, daß der keilförmige rechte Mittellappen vorn nur bis zur Axillarlinie reicht und demzufolge hinten ein Mittellappen überhaupt nicht vorhanden ist.

VI. Das Mediastinum.

Es ist bereits S. 168 erörtert worden, daß man das Mediastinum (oder wie es ja jetzt heißen soll: *Cavum mediastinale*) in das *Mediastinum anterius* und *posterius* einteilen kann, die wohl am besten nach HENLE durch eine Frontalebene voneinander geschieden werden, welche man sich dicht hinter den Lungenwurzeln durch den Brustraum gelegt denken kann.[1]

Demgemäß würden im Mediastinum ant. unten das Herz mit dem Herzbeutel (s. Fig. 30), oben in der *Area interpleurica sup.* die Thymusdrüse und hinter der letzteren die großen Gefäße (*V. cava inf.*, *Aorta* und *A. pulmonalis*) gelegen sein. Auch der *N. phrenicus*, welcher vor der Lungenwurzel zwischen Pericard und Pleura mediastinalis zum Zwerchfell nach abwärts zieht, muß somit zum Mediastinum ant. gerechnet werden. Über die Lageverhältnisse dieser Organe ist bei der Beschreibung derselben nachzusehen. Es mag hier nur noch betont werden, daß sowohl der unterste Abschnitt der Thymus wie der Herzbeutel durch die vorderen Lungen- bzw. Pleuraränder von der Brustwand abgedrängt werden. Vom Herzbeutel liegt entsprechend der *Inc. cardiaca* nur ein kleines Stück unbedeckt der vorderen Brustwand an; man kann den Herzbeutel hier dicht neben dem Sternum im V. oder VI. Intercostalraum anstechen, ohne die Pleura zu verletzen. Doch gibt es natürlich auch Fälle, wo dies unmöglich ist, weil die *Area interpleurica inf.* gänzlich hinter dem Sternum gelegen ist, so daß man auf alle Fälle besser tut, behufs Punktion des Herzbeutels ein kleines Stück des Sternum zu resezieren. Das Mediastinum posterius enthält im oberen Drittel die *Trachea* mit der Teilungstelle der *Bronchi*, dicht dahinter den *Oesophagus*, welcher hier schon etwas mehr links liegt, in den unteren beiden Dritteln (s. Fig. 30) die *Aorta descendens*, den *Oesophagus* nebst den beiden *Nn. vagi*, den *Ductus thoracicus*, endlich die *V. azygos* und *hemiazygos*. Wenn man annimmt, daß die Wirbelkörper ebenfalls noch zum Mediastinum post. gehören, kann man auch noch jederseits den Grenzstrang des *N. sympathicus* und die *Nn. splanchnici major* und *minor* hierher rechnen.

Von diesen Organen ist die Trachea in der Medianlinie, ihre Teilungsstelle in Höhe des IV. Brustwirbels gelegen. Die Aorta

[1] Es darf nicht verschwiegen werden, daß auch jetzt noch einzelne Autoren als *Cavum mediastinale ant.* lediglich den Raum verstehen, welcher sich zwischen dem Sternum und dem Herzbeutel bzw. den großen Herzgefäßen befindet (s. Fig. 30). Danach würde das Herz mit seinen großen Gefäßen das *Cavum mediastinale anterius* und *posterius* voneinander trennen. Die B. N. A. lassen diese Frage offen. In diesem Falle würde aber im *Cavum mediast. ant.* nur die Thymus und lockeres Bindegewebe gelegen sein.

descendens verläuft zunächst links von der Wirbelsäule, ist jedoch weiter abwärts mehr vor die letztere gelangt. Die V. azygos zieht rechts neben der Wirbelsäule nach aufwärts. Der Ductus thoracicus ist unten zwischen Aorta und V. azygos, weiter oben etwas mehr nach links, aber dann stets hinter dem Oesophagus gelegen.

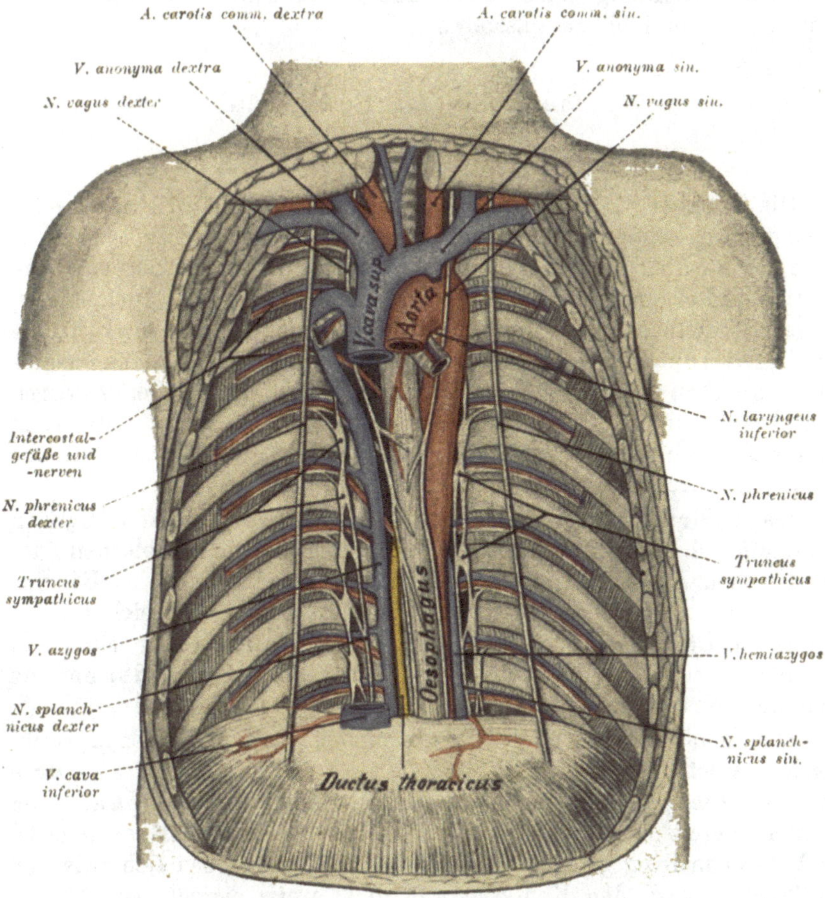

Fig. 33. Das Mediastinum posterius. Ansicht von vorn.

Der Oesophagus verläuft oben dicht hinter der Trachea, aber bereits etwas mehr links, weiter abwärts zwischen Aorta und V. azygos, kommt dann aber bereits in Höhe des VIII. Brustwirbels vor die Aorta zu liegen, um schließlich die ganz links gelegene Cardia zu erreichen. Die beiden Nn. vagi ziehen dicht neben demselben zu beiden Seiten nach abwärts. Die V. hemiazygos liegt zunächst links von der Wirbelsäule, wendet sich dann aber ebenfalls in Höhe des VIII. Brustwirbels hinter der Aorta descendens nach rechts, um in die V. azygos einzumünden. Der Grenzstrang des Sympathicus, *Truncus sympathicus,* ist vor den Rippenköpfchengelenken hinter der Pleura gelegen. Von ihm ziehen der *N. splanchnicus major* und *minor* zu beiden Seiten der Wirbelkörper in schräger Richtung nach unten und medianwärts, um dann (vgl. S. 50) das Zwerchfell zu passieren.

VII. Die Schild- und Thymusdrüse.

a) Die Schilddrüse.

Die Schilddrüse, *Gl. thyreoidea,* ist keine echte Drüse mit Ausführungsgang, sondern eine sogen. Blutgefäßdrüse, deren noch nicht genau erforschtes Sekret jedenfalls im Haushalt des Körpers eine wichtige Rolle spielt, indem es wahrscheinlich im Blute befindliche, giftige Stoffwechselprodukte unschädlich macht. Entwicklungsgeschichtlich ist die Schilddrüse allerdings als zusammengesetzte tubulöse Drüse aufzufassen, welche aus dem Epithel der vorderen Pharynxwand in die Tiefe wächst, deren Stränge zunächst netzförmig miteinander verbunden sind und deren ursprünglich in der Anlage vorhandener Ausführungsgang (vgl. S. 125) später obliteriert.

Beim Erwachsenen besteht die Schilddrüse aus kugligen „Follikeln", d. h. Bläschen, welche mit einem einfachen kubischen oder zylindrischen Epithel ausgekleidet und durch ein lockeres Bindegewebe mit einzelnen elastischen Fasernetzen und zahlreichen Blutgefäßen zu Läppchen vereinigt sind. Als Inhalt dieser Follikel ist außer dem Epithel mitunter eine eigentümliche Kolloidsubstanz bemerkenswert (Degeneration?).

Die Schilddrüse zeigt die Form eines abwärts konvexen Halbmondes, welcher in der Mitte eine Einschnürung besitzt. Letztere wird als *Isthmus*, die beiden seitlichen Teile als Lappen, *Lobi* (Cornua), bezeichnet. Der Isthmus ist gewöhnlich dicht vor dem II. bis V. Trachealring gelegen. Die beiden Lobi schieben sich zwischen die Trachea bzw. den Kehlkopf und die Carotis comm. nach hinten. Vorn ist die Schilddrüse seitlich von den unteren Zungenbeinmuskeln, in der Medianlinie nur von dem oberflächlichen und tiefen Blatt der Fascia colli bzw. der Haut bedeckt. Übrigens ist sie (besonders deutlich bei Kindern) mit den obersten Trachealringen und dem Ringknorpel durch derbe fibröse Massen, *Ligg. gl. thyreoideae,* fest verbunden. Mitunter erstreckt sich von dem oberen Rande der Drüse (meist nahe der Medianlinie) ein schmaler Fortsatz, *Proc. pyramidalis* (Lobus medius), nach aufwärts, welcher sogar bis zum Zungenbein reichen kann. Durch krankhafte Vergrößerung der Schilddrüse kann der Kropf, *Struma* entstehen. Dann kann die Schilddrüse oben bis vor den Ringknorpel, unten bis hinter das Brustbein reichen und seitlich die großen Blutgefäße des Halses und selbst die Nerven (namentlich den *N. laryngeus inf.*) mehr oder weniger stark komprimieren.

b) Die Thymus.

Die innere Brustdrüse, *Gl. thymus,* auch Briesel oder Kalbsmilch genannt, ist ebenfalls keine echte Drüse, obwohl sie sich, ebenso wie die Schilddrüse, als Auswuchs des ventralen Schlundepithels entwickelt und dementsprechend noch hier und da gruppenweise

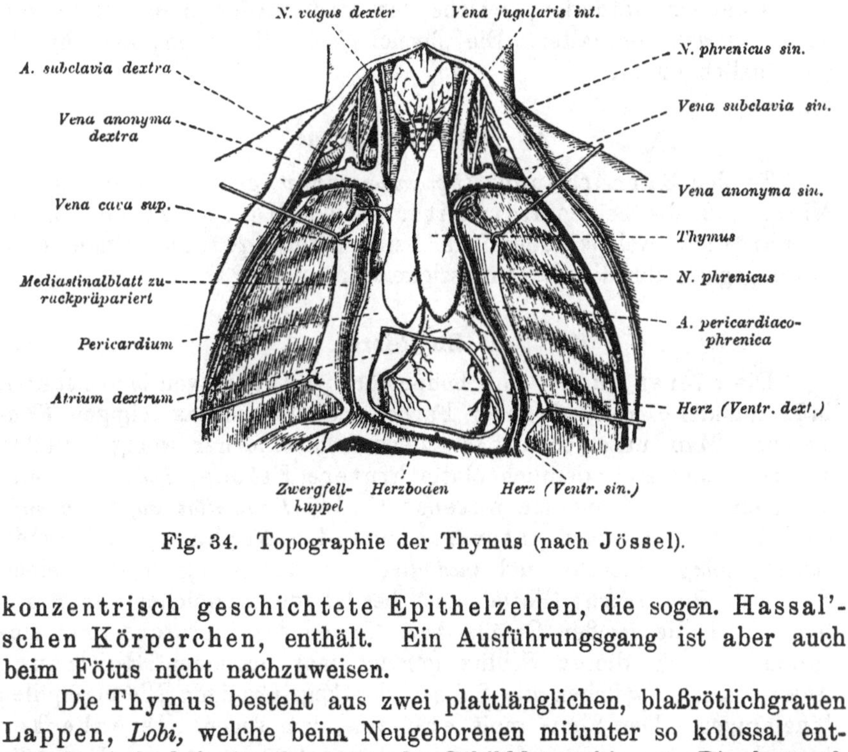

Fig. 34. Topographie der Thymus (nach Jössel).

konzentrisch geschichtete Epithelzellen, die sogen. Hassal'schen Körperchen, enthält. Ein Ausführungsgang ist aber auch beim Fötus nicht nachzuweisen.

Die Thymus besteht aus zwei plattlänglichen, blaßrötlichgrauen Lappen, *Lobi,* welche beim Neugeborenen mitunter so kolossal entwickelt sind, daß sie oben vor der Schilddrüse bis zum Ringknorpel, unten vor den großen Gefäßen und dem Herzen (dicht hinter dem Sternum, aber zum Teil noch überlagert von den vorderen Lungenrändern) bis zum Zwerchfell reichen können. Jeder Lappen zeigt in der Längsachse den bindegewebigen, aber auch zahlreiche Blutgefäße und elastische Fasern enthaltenden Markstrang, *Tractus centralis,* von dem bindegewebige Septa zur Rindensubstanz ziehen und die Thymus in eine Anzahl von Läppchen, *Lobuli,* teilen, welche wiederum aus kleinen Körnern (Thymusfollikel) zusammengesetzt sind. Nach Stöhr besteht nun wieder jeder Thymusfollikel (abgesehen von den Hassal'schen Körperchen) aus einem Netzwerk von sternförmig anastomosierenden Epithelzellen, in dessen Maschen viele sehr kleine, protoplasmaarme Epithelzellen liegen, welche jedoch Lymphocyten (Lymphkörperchen) täuschend ähnlich sehen. Indessen scheint die Drüse auch zahlreiche eingewanderte, farblose Blutkörperchen (Leukocyten) zu enthalten. Im weiteren Laufe des Wachstum entwickeln sich in der Thymusdrüse Fettzellen, welche das übrige Thymusgewebe allmählich zum Schwund bringen, so daß sich im Alter von 50 Jahren und darüber an Stelle der Drüse nur noch zwei längliche Fettlappen von der Form der ehemaligen Thymuslappen vorfinden, welche hin und wieder noch Reste von Thymusgewebe enthalten. Die physiologische Bedeutung der Thymus ist gänzlich unklar.

C. Die Harnorgane.

Zu den Harnorganen, *Organa uropoetica*, gehören: 1. die beiden Nieren; 2. die beiden Harnleiter; 3. die Harnblase und 4. die Harnröhre, welche allerdings beim Manne zugleich einen Ausführungsgang für die Samenflüssigkeit darstellt.

I. Die Nieren.

Die Nieren, *Renes*, sind bohnenförmige Organe von bald hellerer, bald dunklerer rötlichbrauner Farbe und einer etwas teigigen Konsistenz. Man unterscheidet an denselben eine nur wenig gewölbte vordere und eine ziemlich platte hintere Fläche, *Facies ant.* und *post.*, ein oberes und ein unteres Ende, *Extremitas sup.* und *inf.*, endlich den konvexen lateralen und den konkaven medialen Rand, *Margo lateralis* und *medialis*, von denen der letztere einen Schlitz, *Hilus renalis* (Porta renis), besitzt, durch welchen der Harnleiter und die großen Gefäße bzw. Nerven der Niere aus- und eintreten. Durch diesen Schlitz gelangt man in einen Hohlraum, *Sinus renis*, in welchen die Spitzen der kegelförmigen Nierenpapillen hineinragen. Der Sinus renis wird von dem sogen. Nierenbecken bzw. den *Calyces renales*, ferner von den Ästen der *A.* und *V. renalis*. endlich noch von einer ziemlichen Menge Fettgewebe ausgefüllt

Die Nieren erstrecken sich neben der Wirbelsäule etwa vom XII. Brust- bis zum III. Lendenwirbel nach abwärts, was hinten in der Medianlinie etwa dem Zwischenraum zwischen dem XI. Brustwirbel- und dem III. Lendenwirbeldorn entsprechen würde. Das obere Ende der Niere kann also hinten noch in Höhe des unteren Pleurarandes liegen. Ihr lateraler Rand ist dabei von den Wirbeldornen (also der Medianlinie) etwa 10 cm entfernt, das untere Ende pflegt einige Zentimeter oberhalb der Crista iliaca zu stehen. Doch können sich diese Verhältnisse bei einer Vergrößerung oder Verlagerung der Niere erheblich ändern. Man hat die Niere schon im kleinen Becken gefunden. Auch ist die rechte Niere wegen des starken rechten Leberlappens stets etwas tiefer als die linke gelegen. Endlich ist noch zu erwähnen, daß die mediale Seite des oberen Nierenendes stets von der kappenförmig aufsitzenden Nebenniere bedeckt ist. Im übrigen ist betreffs der Lage der Nieren noch folgendes zu merken.

Die hintere Fläche beider Nieren ist hauptsächlich auf dem M. quadratus lumborum, lateral auch noch auf dem Transversus abdominus, oben jedoch auf dem lateralen Zwerchfellschenkel gelegen. Die vordere Fläche verhält sich in bezug auf die Nachbarorgane links und rechts verschieden. An die rechte Niere grenzt vorn oben lateral der rechte Leberlappen, unten lateral das Colon ascendens bzw. die Flexura coli dextra, medial die Pars descendens duodeni; endlich bleibt ganz unten noch ein kleines Stück für die Anlagerung des Dünndarmes (Jejunum) frei. Die Vorderfläche der linken Niere wird oben medial vom Magen, oben lateral von der Milz, in der Mitte vom Schwanz des Pankreas, unten lateral vom Colon descendens, unten medial vom Dünndarm (Jejunum) bedeckt. Nur die Anlagerungsflächen für den letzteren sind bei beiden Nieren vorn vom Bauchfell bedeckt. Nierenkrankheiten können also eine große Anzahl von Nachbarorganen in Mitleidenschaft ziehen. Die Lage der am Hilus eintretenden Gefäße ist (ähnlich wie am Lungenhilus) eine derartige, daß die Nierenvene am meisten vorn, die Nierenarterie dahinter und am meisten dorsal der Ureter gelegen ist, welcher also bei Operationen vom Rücken her am bequemsten erreicht werden kann.

In dieser Lage werden die Nieren hauptsächlich durch die schon beim Neugeborenen vorhandene, relativ dünne und beim Erwachsenen häufig von Fett durchbrochene *Fascia renalis propria* erhalten, in welche die Niere wie in eine Tasche von oben her lose eingeschoben ist und welche hinten mit der Fascia transversalis, vorn mit dem Peritonaeum verwachsen ist. Der Raum zwischen dieser Faszie und der Niere wird dann durch reichliches Fettgewebe, die *Capsula adiposa renis*, ausgefüllt. Die Oberfläche der eigentlichen Nierensubstanz wird außerdem noch von der derben bindegewebigen Nierenkapsel, *Tunica fibrosa renis*, bedeckt, welche sich nach Anlegung eines Längsschnittes normalerweise leicht mit dem Daumennagel abziehen läßt und in ihrer tiefsten Schicht noch eine *Tunica muscularis* aus glatten Muskelfasern enthält. Erst wenn diese fibröse Kapsel abgelöst ist, zeigt sich an der Oberfläche jeder Niere ein, besonders beim Fötus deutliches, Netzwerk von Furchen, welche die sogen. Nierenlappen, *Lobi renales* (Renculi), voneinander abgrenzen, aus denen sich die ganze Niere zusammensetzt. An den Treffpunkten der Furchen sind bei stärkerer Blutfüllung radiär konfluierende kleine Venen, die *Vv. stellatae* (Stellulae Verheynii) wahrzunehmen.

Wenn man vom konvexen Nierenrande aus das Organ durch einen Längsschnitt zwischen beiden Flächen halbiert (vgl. Fig. 35), sieht man auf der Schnittfläche zunächst, daß die Niere von zwei verschiedenartigen Substanzen gebildet wird, nämlich: 1. der mehr dunkel, häufig rötlich gefärbten, graugelben Rindensubstanz, *Substantia corticalis*, und 2. der blasseren, stets eine feine Längs-

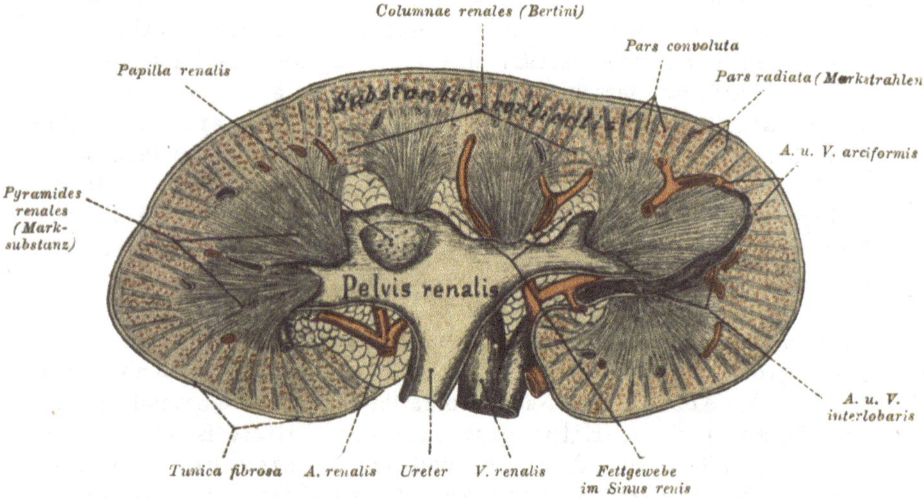

Fig. 35. Längsschnitt einer normalen Niere.
Arterien rot, Venen schwarz, Glomeruli als rote Punkte sichtbar.

streifung zeigenden Marksubstanz, *Substantia medullaris*. Bei genauerer Betrachtung zeigt sich dann, daß die Marksubstanz nicht kontinuierlich zusammenhängt, sondern aus einzelnen Kegeln, den Markkegeln oder Malpighi'schen Pyramiden, *Pyramides renales*, besteht, deren Anzahl (6—12) der Zahl der Lobi entspricht. Ihre feine Streifung rührt von den in ihnen enthaltenen geraden Harnkanälchen, *Tubuli recti*, her. Die Basis einer jeden Pyramide ist allseitig von Rindensubstanz umgeben, die Spitze derselben ragt in Gestalt der sogen. Nierenpapille, *Papilla renalis*, frei in das Nierenbecken hinein. Diejenigen Teile der Rindensubstanz, welche die Pyramiden voneinander trennen, werden als *Columnae renales* (Septa Bertini) bezeichnet. Betrachtet man ferner bei guter Beleuchtung die Schnittfläche noch eingehender, so kann man feststellen, daß aus der Basis der Pyramiden in gewissen Abständen feine Streifen auch in die

Rindensubstanz hineinstrahlen, welche man Markstrahlen (Ferrein'sche Fortsätze) oder auch als *Pars radiata* der Rinde bezeichnet hat und welche ebenso wie die Pyramiden *Tubuli recti* enthalten. Die zwischen den Markstrahlen gelegenen Rindenteile stellen das Labyrinth, die *Pars convoluta*, der Rinde dar, so bezeichnet, weil in derselben die gewundenen Harnkanälchen, *Tubuli contorti*, gelegen sind. Jeder Markstrahl nebst der ihn umgebenden Pars convoluta soll nach den B. N. A. ein Rindenläppchen, *Lobulus corticalis*, bilden, welche allerdings nicht scharf gegeneinander abzugrenzen sind. In dem Labyrinth sieht man endlich noch grade mit bloßem Auge eine große Zahl von feinen Punkten, die Malpighi'schen Körperchen, *Corpuscula renis*, welche in blutleerem Zustande blaßgrau, bei stärkerer Blutfüllung aber rot und ein wenig prominent erscheinen.

Die mikroskopische Untersuchung der Niere zeigt, daß dieselbe eine zusammengesetzt tubulöse Drüse ist, deren Tubuli, die Harnkanälchen, *Canaliculi uriniferi*, allerdings zum Teil in mannigfachen Windungen verlaufen. Jedes Harnkanälchen beginnt mit einem Malpighi'schen Körperchen, welches man sich aus einer kugligen Anschwellung, der Müller'schen oder Bowman'schen Kapsel, *Capsula glomeruli*, bestehend denken kann, in welche sich ein kleiner Gefäßknäuel, *Glomerulus*, wie in einen serösen Sack eingestülpt hat (vgl. Fig. 36), so daß man an der Kapsel ein inneres und ein äußeres Blatt unterscheiden kann, zwischen denen ein schmaler Hohlraum gelegen ist. In den letzteren muß sich der aus dem Glomerulus abfiltrierte Harn ergießen. Die Müller'sche Kapsel setzt sich nun unmittelbar in einen Tubulus contortus der Rinde fort, welcher nach einigen Windungen in ein schleifenförmiges Kanälchen, die Henle'sche Schleife, *Ansa Henlei*, übergeht. An jeder Schleife kann man wieder 1. den absteigenden Schenkel, 2. die enge Umbiegungstelle, Isthmus, und 3. den aufsteigenden Schenkel unterscheiden: sie ist derart gelegen, daß der obere Schleifenabschnitt stets in einem Markstrahl, der untere mit dem Isthmus in einer Malpighi'schen Pyramide gelegen ist. Mittels einer kurzen mehrfachen Windung (Schaltstück genannt), setzt sich dann die Henle'sche Schleife an der Peripherie eines Markstrahls in ein grades Kanälchen, ein sogen. Sammelröhrchen, fort. Die Sammelröhrchen vereinigen sich dann zu den Sammelröhren, welche erst im Markstrahl, dann in den Malpighi'schen Pyramiden unter Aufnahme immer neuer Röhren, immer größer werdend, nach abwärts ziehen, bis sie endlich in den Nierenpapillen die starken und weiten, aber unverzweigten *Ductus papillares* bilden, welche mit 10—30 Öffnungen an der Papillenspitze ausmünden *(Area cribrosa)*.

Jedes Harnkanälchen besitzt eine glashelle Basalmembran *(Membrana propria)*, deren Innenfläche ein Epithel austapeziert, welches im allgemeinen mit der Weite des Harnkanälchens an Größe zunimmt, aber im übrigen in den einzelnen Abschnitten der Tubuli sehr verschieden ist. Der Hohlraum der Müller'schen Kapsel wird von platten Epithelzellen ausgekleidet. Das dunkle

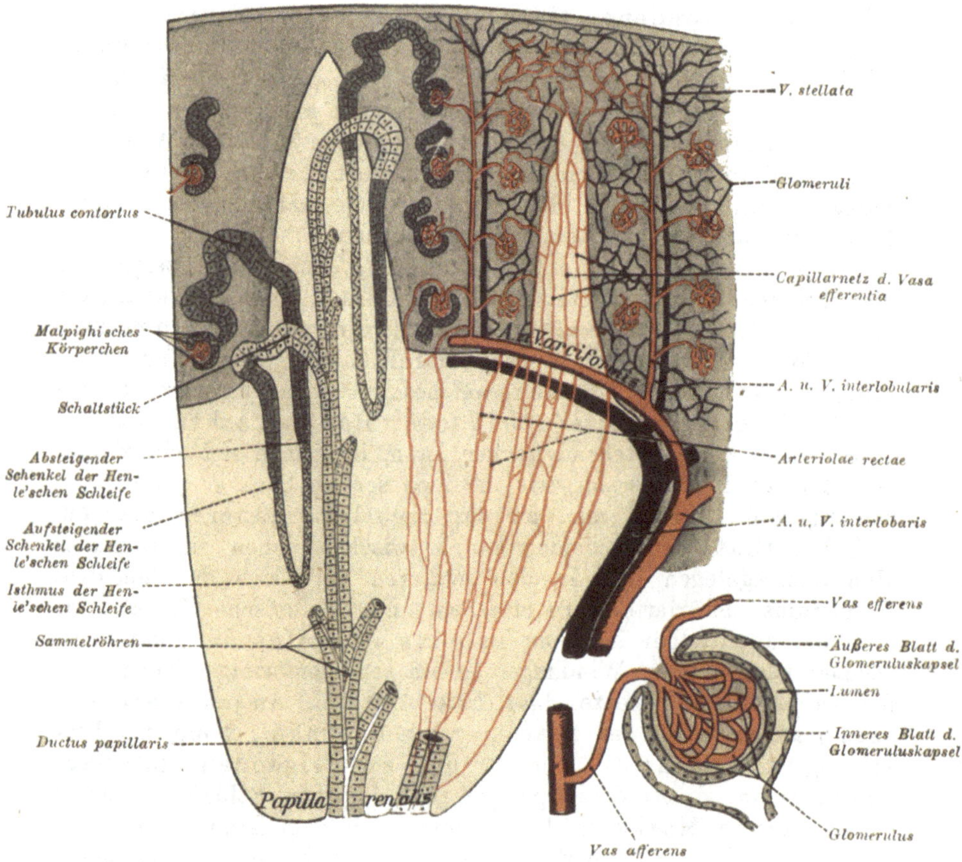

Fig. 36. Schema der Nierenstruktur nach Stöhr. Die Rindensubstanz dunkel, die Marksubstanz und die Markstrahlen hell. Rechts unten ein vergrößerter Glomerulus.

Epithel der Tubuli contorti enthält zahlreiche Körnchen, welche reihenweise zusammenhängen, so daß man hier von einem Stäbchenepithel gesprochen hat (Heidenhain). Dieses Epithel setzt sich auch durch die ganze Henle'sche Schleife bis in das Schaltstück fort und wird nur in dem engen Isthmusabschnitt durch ganz platte, helle Epithelzellen ersetzt, welche sich nach Ludwig dachziegelförmig decken sollen. In den Sammelröhrchen,

Sammelröhren und Ductus papillares ist überall ein helles cubisches oder zylindrisches Epithel vorhanden, welches mit der zunehmenden Weite des Harnkanälchens immer höher wird. Die Harnkanälchen werden durch ein Gerüst von fibrillärem Bindegewebe (interstitielles Bindegewebe) getragen, welches mit der Nierenkapsel zusammenhängt und auch die Blutgefäße und Nerven enthält.

Die Blutgefäße der Niere, *A.* und *V. renalis*, treten schon geteilt in den Hilus bzw. Sinus renis ein (Fig. 35). Ihre weiteren Zweige dringen als *Aa.* bzw. *Vv. interlobares* in die Columnae Bertini ein, um dann bogenförmig als *Aa.* bzw. *Vv. arciformes (Arcus renales)* über die Basen der Pyramiden hinwegzuziehen. Von den Arcus renales gehen dann noch gerade Zweige als *Aa.* und *Vv. interlobulares* zwischen den Markstrahlen zur Peripherie der Rinde, wo die Venen die *Vv. stellatae* aufnehmen. In der Rinde gehen nun von jeder A. interlobularis eine Anzahl kleiner, kurzer Zweige als *Vasa afferentia* zu je einem Gefäßknäuel, *Glomerulus,* hin, in welchem sie sich durch rasche Teilung in eine Anzahl kleiner arterieller Äste auflösen, welche alsbald zu einem *Vas efferens* zusammentreten und dann den Glomerulus verlassen. Diese *Vasa efferentia* gehen nun nicht in Venen über, sondern lösen sich zunächst in Kapillaren auf, welche in dem interstitiellen Bindegewebe nicht allein die Harnkanälchen der Rinde, sondern auch noch die der Pyramiden bis zu den Papillenspitzen umspinnen. Erst aus diesem Kapillarnetze geht das Blut in die Nierenvenen über, welche dann als *Vv. interlobulares* bzw. *arciformes* die gleichnamigen Arterien begleiten. Das Blut in den Vasa efferentia des Glomerulus ist also hellrot, arteriell und sauerstoffreich, weil in den Glomeruli kein Sauerstoff verbraucht, sondern nur Wasser und andere Harnbestandteile aus dem Blute in den Hohlraum der Müller'schen Kapsel abfiltriert werden. Die Marksubstanz (die Pyramiden) bezieht übrigens ihr Blut nicht allein aus dem Kapillarnetz der Vasa efferentia, sondern auch noch aus vereinzelten kleinen Arterien, *Arteriolae rectae,* welche aus den *Aa. arciformes* bis zu den Papillenspitzen nach abwärts ziehen können. Die Venen der Marksubstanz, *Vv. rectae,* münden dementsprechend in die *Vv. arciformes.*

Die Lymphgefäße und Nerven verlaufen meist neben den Blutgefäßen.

II. Die Harnleiter.

Die beiden Harnleiter, *Ureteres*, sind schmale, lange, platte Schläuche, welche den Harn von der Niere zur Blase führen. Der Ureter beginnt jederseits im Sinus renis in Gestalt der Nierenkelche, *Calyces renales,* welche die Nierenpapillen becherförmig umschließen (Fig. 35). Die kleineren *Calyces minores* vereinigen sich zu den

Calyces majores, durch deren Zusammentritt wieder ein größerer, noch im Sinus renis gelegener Behälter, das Nierenbecken, *Pelvis renalis*, entsteht, als dessen Fortsetzung dann der Ureter aus dem Hilus renis heraustritt.

Der Harnleiter zieht dann dicht vor dem M. psoas major nach unten und etwas medianwärts ins kleine Becken hinab, wo er sich in den Fundus vesicae einsenkt. Demzufolge hat man an demselben eine *Pars abdominalis* und *pelvina* unterschieden. Auf diesem Wege kreuzt sich der Ureter dreimal mit folgenden Organen: 1. vor dem M. psoas mit der *A.* und *V. spermatica int.*, welche vor dem Harnleiter nach abwärts verlaufen; 2. am Beckeneingang mit der Teilungsstelle der *A.* und *V. iliaca*, welche hinter ihm liegt; 3. im kleinen Becken selbst beim Manne mit dem *Ductus deferens*, welcher vor dem Ureter nach unten und medianwärts zur Prostata zieht. Beim Weibe liegt die Sache insofern anders, als hier der Ureter etwa 1—1,5 cm seitlich von der Cervix uteri dicht oberhalb des vorderen seitlichen Scheidengewölbes (höchstens 0,5 cm darüber) zum Blasengrunde verläuft. Hierbei kreuzt der Harnleiter die *A. uterina*, deren Hauptstamm in der Rückenlage dicht oberhalb des letzteren gelegen ist. Der Ureter durchbohrt dann die Blasenwand in einer Länge von etwa 1,5—2 cm in schräger Richtung, so daß derselbe sich bei stärkerer Füllung der Blase ventilartig schließen muß. Die harnableitenden Wege von den Nierenpapillen bis zur Harnblase besitzen eine dünne, im Ureter selbst längsgefaltete Schleimhaut, *Mucosa*, welche von einem geschichteten Pflasterepithel ausgekleidet ist, das auf einem bindegewebigen, aber zellenreichen Substrat, *Tunica propria*, aufsitzt. Nach außen davon ist eine lockere *Submucosa* gelegen. Auf die letztere folgen glatte Muskelfasern, *Tunica muscularis*, welche aus einer Ringfaserschicht zwischen zwei longitudinalen Lagen besteht. An die Muskelhaut schließt sich dann nach außen noch Bindegewebe mit elastischen Fasern (*Tunica adventitia*) an, welches von innen nach außen immer lockerer wird.

III. Die Harnblase.

Die Harnblase, *Vesica urinaria*, hat je nach ihrem Füllungszustande beim männlichen und beim weiblichen Geschlecht eine verschiedene Form. Beim Manne ist dieselbe in völlig kontrahiertem Zustande kugelig, in leerem mehr platt, bei starker Füllung eiförmig. Beim Weibe ist die stark gefüllte Blase ebenfalls annähernd ovoid, jedoch weit mehr breitgezogen. Ist sie völlig leer, so sinkt der Blasenscheitel ein und erscheint infolgedessen napfförmig eingedrückt. In stark kontrahiertem Zustande ist sie wohl auch beim Weibe mehr kugelig.

An der Blase hat man den unteren Abschnitt als Blasengrund, *Fundus vesicae,* den mittleren als Blasenkörper, *Corpus vesicae,* und den oberen als Blasenscheitel, *Vertex vesicae,* bezeichnet. Ein Blasenhals, *Collum vesicae,* d. h. eine trichterförmige Vertiefung beim Übergang in das sogen. *Orificium uretrae internum* ist nicht vorhanden.

Die Lage der Harnblase beim Erwachsenen ist derartig daß in leerem Zustande ihre vordere Wand unmittelbar hinter der Symphyse liegt, mit der sie durch lockeres Bindegewebe verbunden ist. In gefülltem Zustand überragt sie die Symphyse um ein Beträchtliches (3—5 cm). Beim Fötus und Kinde wird sie durch das hier sehr kurze *Lig. umbilicale medium* (s. w. u.) stets oberhalb der Symphyse festgehalten, weswegen sie in diesem Lebensalter auch eine platte Spindelform zeigt. Ihre hintere Wand grenzt beim Manne an die Samenblasen und das Rectum: doch ist zwischen dem Scheitel der gefüllten Blase und dem Rectum die vom Bauchfell ausgekleidete *Excavatio recto-vesicalis* gelegen. Beim Weibe liegen hinter der Blase die Vagina und die Cervix uteri, mit denen sie durch lockeres Bindegewebe verbunden ist. Wenn die Blase vollständig gefüllt ist, befindet sich zwischen ihr und dem Corpus uteri ebenfalls eine Bucht, die *Excavatio vesico-uterina,* welche vom Bauchfell ausgekleidet ist.

In ihrer Lage wird die Harnblase hauptsächlich durch einen Bindegewebstrang, das *Lig. umbilicale medium,* erhalten, welches beim Fötus einen offenen, von der Blase zum Nabel laufenden Gang, den *Urachus* bildet, der später durch Obliteration zu dem ebengenannten Ligament wird. Die beiden *Ligg. umbilicalia lateralia* (vgl. Fig. 11 S. 57), welche als bindegewebige Stränge die Überreste der ehemaligen Nabelarterien, *Aa. umbilicales,* darstellen, ziehen jederseits von der A. hypogastrica über den lateralen Abschnitt des Blasenscheitels ebenfalls zum Nabel hin. Mit der Blase sind sie jedoch nicht so fest wie das vorige Band verbunden. Alle drei Bänder heben peritonäale Falten empor. Dagegen wird der Blasengrund vorn durch die kräftigen, in die Prostatakapsel eingewebten *Ligg. pubovesicalia* (*Ligg. pubo-prostatica*) mit der Innenfläche des Os pubis (dicht neben der Symphyse) fest verbunden.

Das Bauchfell überzieht den Scheitel der gefüllten Blase kapuzenförmig, jedoch derartig, daß sein unterer Rand hinter der vorderen Bauchwand ca. 3—5 cm von der Symphyse entfernt bleibt, so daß man in diesem Falle den vorderen Blasenschnitt dicht oberhalb der Symphyse machen kann, ohne das Bauchfell zu verletzen. Den größten Abstand zwischen Symphyse und Bauchfell erzielt man jedoch, wenn man außer der Blase auch noch das Rectum künstlich mit Flüssigkeit anfüllt. Zwischen der vorderen Bauchwand und der gefüllten Blase ist stets eine kleine Bucht vorhanden, welche durch das *Lig. umbilicale medium* in zwei Gruben, die *Fossae supravesicales* geteilt ist (vgl. Fig. 11), von denen eine jede lateral durch das *Lig. umbilicale laterale* begrenzt wird. Über die leere oder kontrahierte Blase zieht das Bauchfell von der Symphyse glatt nach abwärts, beim Manne zum Rectum, beim Weibe zum Uterus hin.

Die Wand der Harnblase besteht — abgesehen von dem sie teilweise deckenden Peritonaeum — außen zunächst aus einer *Tunica muscularis* von glatten Muskelfasern, welche sich (wiederum von außen nach innen gerechnet) aus drei Schichten, nämlich 1. aus longitudinal von vorn über den Blasenscheitel nach hinten ziehenden Fasern *(M. detrusor urinae)*; 2. aus einer Ringfaserschicht und 3. aus netzförmig anastomosierenden Längsbündeln zusammensetzt. Die Ringfaserschicht verdickt sich am *Orificium urethrae internum* zum *Annulus urethralis,* welcher kontinuierlich in den innerhalb der Prostata gelegenen, ebenfalls ringförmigen *Sphincter vesicae internus* übergeht. Der sogen. *M. sphincter vesicae externus* ist vorn und nach außen von dem letzteren ebenfalls in der Prostatasubstanz gelegen, wird jedoch von ring- bzw. halbringförmigen quergestreiften Muskelfasern gebildet. An die Tunica muscularis schließt sich hierauf nach innen eine beträchtliche bindegewebige Submucosa an, auf welche die Schleimhaut, *Mucosa,* folgt.

Die Schleimhaut besteht aus einem bindegewebigen Substrat (*Tunica propria*), welches elastische Fasern und mitunter auch Lymphfollikel enthält. Das Substrat wird innen von einem geschichteten Pflasterepithel bekleidet, welches bei kontrahierter Blase mehr kubische Form annimmt. Für die Untersuchung des Harnes bei verschiedenen Krankheiten der Harnwege ist es sehr wichtig zu wissen, daß dies Epithel in den tieferen Schichten sämtlicher Harnwege eigentümlich unregelmäßig gestaltete, vielfach geschwänzte Zellen besitzt. Wenn die letzteren sich im Harn vorfinden, so kann daraus der Schluß gezogen werden, daß irgendein Zerstörungsprozeß bis in die tieferen Epithelschichten der Harnwege vorgedrungen ist.

Am Blasengrunde treten, wie bereits S. 182 erwähnt, die Ureteren schräg durch die Blasenwand, indem sie die Schleimhaut in Gestalt einer Falte, *Plica ureterica,* ein wenig emporheben und hierauf mittels des *Orificium ureteris* durchbohren. Zwischen den beiden letzteren Öffnungen werden diese Falten durch die *Plica interureterica* verbunden. Von der letzteren zieht endlich noch ein senkrechter Längswulst, *Uvula vesicae,* in die Mündung der Harnröhre *(Orificium urethrae int.)* hinein. Die eben genannten Wülste des Blasengrundes bilden in ihrer Gesamtheit das *Trigonum vesicae s. Lieutaudii,* welches aus glatten Muskelfasern mit elastischen Netzen besteht.

Endlich ist noch zu bemerken, daß die Schleimhaut nirgends deutliche Schleimdrüsen, *Gl. vesicales*, besitzt, denn die um die Urethralmündung gelegenen Krypten kann man wohl kaum so bezeichnen. Der bei Blasenkatarrhen abgesonderte Schleim kann also nur von den Epithelzellen der Harnblase produziert sein.

D. Die männlichen Geschlechtsorgane.

Zu den männlichen Geschlechtsorganen werden: 1. die beiden Hoden und Nebenhoden nebst ihren Hüllen; 2. die beiden Samenleiter und Samenblasen; 3. die Harnröhre und 4. die beiden Schwellkörper des Penis gerechnet. Die beiden letzteren sind mit einem Teil der Harnröhre zum männlichen Begattungsgliede, *Penis*, vereinigt. Auch ein rudimentäres Organ, die sogen. *Paradidymis*, kann man zu den männlichen Geschlechtsorganen zählen.

I. Der Hode und Nebenhode.

Der Hode, *Testis* (Testiculus, Didymis), hat eine seitlich abgeplattete, elliptische Form: man unterscheidet an demselben demzufolge eine *Extremitas sup.* und *inf.*, eine *Facies medialis* und *lateralis*, sowie den konvexen *Margo ant.* und den graden *Margo post.* Das obere Ende steht gewöhnlich vorn übergeneigt, der linke Hode (wegen der stärker gefüllten *Vv. spermatt. intt.*) gewöhnlich etwas tiefer als der rechte.

Am hinteren Rande des Hodens ist der Nebenhode, *Epididymis*, gelegen. Sein dickeres, oberes Ende bildet den Kopf, *Caput epididymidis*, das Mittelstück den Körper, *Corpus epididymidis*, das untere Ende den Schwanz, *Cauda epididymidis*, welcher nach hinten und oben umbiegt, um dann in den Samenleiter, *Ductus deferens*, überzugehen, welcher dicht hinter dem Nebenhoden nach aufwärts verläuft (Fig. 37). Der Kopf des Nebenhodens ist mit dem Hoden durch die aus letzterem in ihn hineintretenden feinen Samenkanälchen fest verbunden. Im übrigen ist zwischen beiden nur das *Lig. epididymidis* gelegen, eine Duplikatur der beide Organe einhüllenden *Tunica vaginalis propria*, welche sich an der lateralen Seite zwischen Hoden und Nebenhoden ziemlich tief einsenkt (*Sinus epididymidis*).

Als Nebenorgane des Hodens bzw. Nebenhodens, sind noch folgende zu nennen. Zwischen dem Kopf des Nebenhodens und dem Ductus deferens liegt das längliche, kleine, blaßrote Giraldès'sche Organ, *Paradidymis*, ein Überrest des beim Fötus vorhandenen Wolff'schen Körpers, welcher aus einem Häufchen knäuelförmig gewundener, blinder Drüsenschläuche besteht. Am oberen Ende des Hodens ist manchmal die ungestielte oder lappige Hydatide, *Appendix testis*, vorhanden, welche aber eigentlich einen kleinen soliden Körper darstellt, dessen

Inneres allerdings mitunter ein kleines Kanälchen mit Flimmerepithel oder sogar Spermatozoen enthalten kann. Man nimmt an, daß dieser Appendix ein Analogon des abdominalen Tubenendes darstellt. Die sogen. gestielte Hydatide, *Appendix epididymidis*, ist ein, an einem dünnen Stiel vom Kopf des Nebenhodens herabhängendes Bläschen: ihre Bedeutung ist unbekannt.

Auf einer zwischen beiden Flächen des Hodens, von vorn nach hinten verlaufenden Schnittfläche sieht man von der binde-

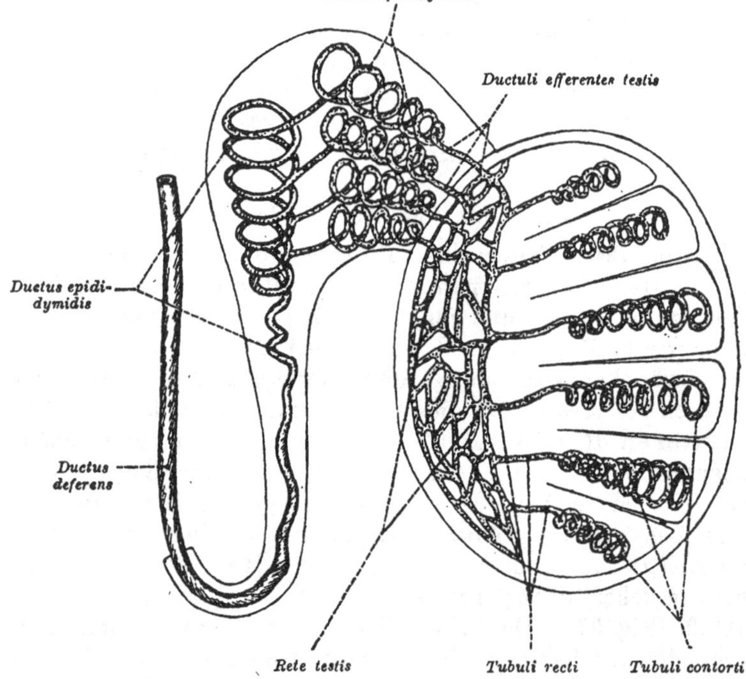

Fig. 37. Schema für den Verlauf der Samenkanälchen im Hoden und Nebenhoden.

gewebigen *Tunica albuginea* aus zum hinteren Hodenrande eine Anzahl von *Septula* hinziehen, welche die Hodensubstanz in die sogen. *Lobuli testis* teilen und sich hinten zu einer derben Bindegewebsmasse, *Mediastinum testis*, vereinigen. Zwischen den Septula testis sind noch mit bloßem Auge die feinen Windungen der Samenkanälchen, *Tubuli seminiferi*, wahrnehmbar.

Die eben genannten Samenkanälchen beginnen an der Peripherie des Hodens als *Tubuli contorti*, gehen jedoch vor dem Eintritt in das Mediastinum testis in die *Tubuli recti* über, um dann in dem Mediastinum selbst ein feines Netzwerk, *Rete testis*, zu bilden. Aus dem Rete treten alsdann 12—14 *Ductuli efferentes testis* in den Kopf des Nebenhodens hinein, wo sie sich zu kegelförmigen Körpern, *Lobuli epididymidis* (*Coni vasculosi Halleri*) aufrollen, von denen dann ein jeder in den stärkeren *Ductus epididymidis* einmündet, welcher den Nebenhoden unter mannigfachen Windungen durchzieht, um schließlich am Schwanzende des letzteren in den *Ductus deferens* überzugehen.

Die mikroskopische Untersuchung des Hodens zeigt, daß zunächst die *Septula testis* aus festem fibrillären Bindegewebe mit größeren Blutgefäßen, die Zwischenräume zwischen den Samenkanälchen dagegen aus einem mehr embryonalen Bindegewebe, d. h. einer homogenen Grundsubstanz mit eingelagerten Rundzellen bestehen. Letztere können mitunter Fett oder Pigment oder auch Kristalloide enthalten. Jeder *Tubulus contortus* besteht dann zunächst aus einer *Tunica propria*, welche außen aus einer mehrfachen Lage von platten Bindegewebszellen, innen aus einer homogenen Haut zusammengesetzt ist. Diese Tunica umschließt nun das geschichtete Epithel, welches wiederum zwei Arten von Zellen, nämlich: 1. die Sertoli'schen Fuß- oder Stützzellen und 2. die Samenzellen enthält. Die Fußzellen sitzen auf der Tunica propria auf und erstrecken sich mit fingerförmigen Fortsätzen in das Lumen der Samenkanälchen hinein, indem sie die zweite Zellenart, die rundlichen Samenzellen, umschließen und tragen. Bei den letzteren hat man verschiedene Entwicklungsstadien (Spermatogonien, Spermatocyten, Präspermatiden und Spermatiden) unterschieden: aus den Spermatiden entwickeln sich höchstwahrscheinlich die Samentierchen, indem der Kern der Spermatide zum Kopf des Spermatozoon wird. Die Tubuli recti enthalten bereits lebende Spermatozoen und sind im übrigen mit einem hellen Zylinderepithel ausgekleidet, welches im Rete testis allerdings sehr niedrig ist, aber sich sonst bis in den Ductus deferens fortsetzt. Die Epithelzellen vom Kopf des Nebenhodens bis in den Ductus deferens hinein sind mit Flimmerhaaren besetzt, welche jedoch nicht überall flimmern sollen (STÖHR, Histologie). Bereits die Ductuli efferentes testis sind mit glatten Muskelfasern versehen.

II. Die Hüllen des Hodens und Nebenhodens.

Die Hoden bzw. Nebenhoden sind beim Embryo ursprünglich zu beiden Seiten der Lendenwirbelsäule gelegen und steigen erst später in den Hodensack nach abwärts. Noch vor dem Descensus hat die vordere Bauchwand an der Stelle des späteren Leistenkanales jederseits eine Aussackung, den sogen. Genitalwulst, gebildet, an dem sich sämtliche Schichten der Bauchwand, auch das Peritonaeum (*Proc. vaginalis peritonaei*), beteiligen. Durch Verwachsung des linken und rechten Genitalwulstes entsteht dann der spätere Hodensack. Der *Proc. vaginalis peritonaei* bildet nun zunächst eine im Hodensack blind endigende Röhre, deren Wände jedoch später zu einem einfachen bindegewebigen Strange obliterieren (vgl. Fig. 38). Bleibt diese Röhre offen, so können natürlich Darmschlingen in dieselbe von der Bauchhöhle bis zum Grund des Hodensackes gelangen (*Herniae inguinales congenitae*). Noch während der Hode in der Bauchhöhle liegt, ist derselbe mit dem Grund des Hodensackes durch einen mit glatten Muskelzellen reichlich versehenen bindegewebigen Strang, das *Guber-*

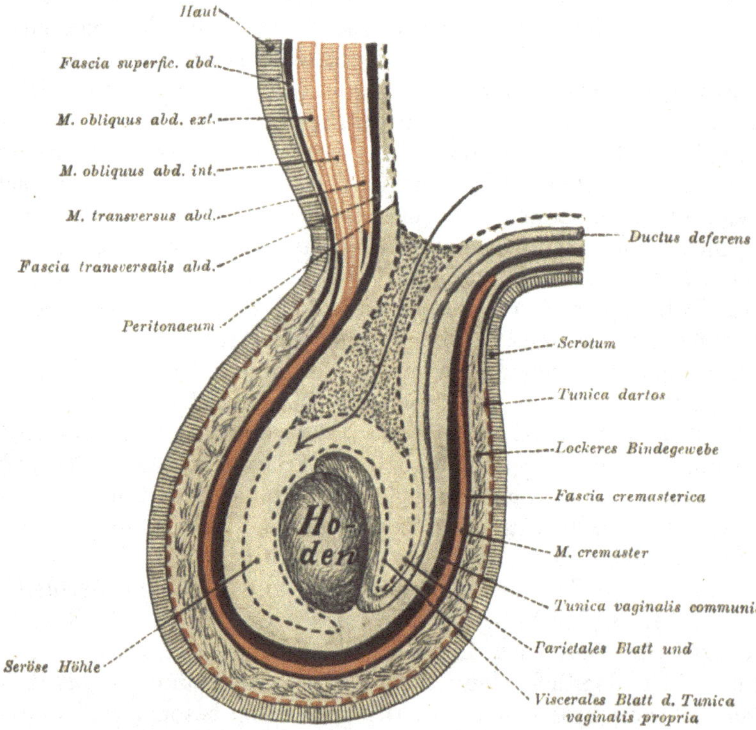

Fig. 38. Die Hüllen des Hodens (schematisch).
Im Proc. vaginalis peritonaei steckt ein Pfeil. Derjenige Teil des Processus, welcher nach der Geburt obliteriert, ist punktiert.

naculum testis s. Hunteri verbunden. Man hat nun angenommen, daß der Hode durch das Gubernaculum gewissermaßen hinter dem Bauchfell in den Grund des Hodensackes hin abgezogen und dann vom Proc. vaginalis völlig umwachsen wird. Der Hoden besitzt somit folgende Hüllen:

1. Der Hodensack, *Scrotum*, bildet eine schlaffe, faltige, fettlose Fortsetzung der äußeren Haut.

2. Die Fleischhaut des Hodens, *Tunica dartos*, ist eine dem Scrotum ziemlich fest anliegende Fortsetzung des subkutanen Fett-

gewebes der Bauchhaut, in welche zahlreiche glatte Muskelfasern, aber keine Fettzellen, eingelagert sind. Letztere bringen die am Hodensack in der Kälte auftretende Runzelung hervor.

3. Eine starke Schicht lockeren Bindegewebes, welche sich bei alten Leuten häufig zu einer Art Faszie verdickt[1] und von einigen Autoren als Fortsetzung der Fascia superfic. abdominis angesehen wird.

4. Die dünne *Fascia cremasterica* bedeckt den nachfolgenden Muskel als Fortsetzung des M. obliquus abdominis externus.

5. Der quergestreifte Heber des Hodens, *M. cremaster*, umgreift den letzteren schlingenförmig als Fortsetzung des *M. obliquus abdominis internus*. Der M. transversus abdominis gibt dagegen dem Hoden keine deutlich nachweisbare Hülle mit.

6. Die gemeinsame Scheidenhaut, *Tunica vaginalis communis*, umhüllt als Fortsetzung der Fascia transversalis abdominis den Hoden, Nebenhoden und Samenstrang allseitig.

7. Die besondere Scheidenhaut, *Tunica vaginalis propria testis*, umhüllt als Abkömmling des Bauchfells den Hoden und Nebenhoden nach Art eines serösen Sackes, an dem man ein parietales und ein viszerales Blatt unterscheidet (Fig. 38). Letzteres ist mit der folgenden Haut fest verwachsen.

8. Die Faserhaut des Hodens, *Tunica albuginea testis*, umhüllt unter der vorigen als feste derbe Bindegewebschicht den ganzen Hoden.

III. Samenleiter und Samenblasen.

Der Samenleiter, *Ductus deferens*, verläuft zunächst dicht hinter dem Nebenhoden jederseits neben der *A.* und *V.* bzw. dem *Plexus spermaticus int.* nach aufwärts, indem er mit diesen Organen den Samenstrang, *Funiculus spermaticus*, bildet, in dem er am meisten dorsal liegt. Nachdem er den Leistenkanal durchzogen hat, trennt er sich am inneren Leistenring von den Gefäßen und Nerven und tritt nun über die Umbiegungsstelle der Vasa epigastrica inff. (vgl. Fig. 11 S. 57) hinweg, um dann zunächst medial vom Lig. umbilicale lat., weiterhin zwischen dem Ureter und der hinteren Blasenwand zur Basis prostatae zu ziehen, wo er sich mit dem Ausführungsgang der Samenblase zum Ausspritzungsgang, *Ductus ejaculatorius*, vereinigt. Der Ductus deferens bildet kurz vor dem Eintritt in die Prostata eine mit höckrigen Ausbuchtungen versehene Erweiterung, die Ampulle. Die Wand des Ductus deferens ist relativ dick und fühlt sich knorpelartig hart an. Innen ist sie von einem hellen Zylinderepithel ausgekleidet, welches auf einem binde-

[1] Da bald diese Faszie, bald die nächstfolgende als Fascia Cooperi bezeichnet worden ist, läßt man den letzteren Ausdruck am besten ganz fallen.

gewebigen Substrat aufsitzt (*Tunica mucosa*). Nach außen davon folgt eine starke Lage von glatten Muskelfasern (meist eine Ringfaserschicht zwischen zwei longitudinalen), an die sich eine bindegewebige Adventitia anschließt.

Die Samenblasen, *Vesiculae seminales*, bestehen aus je einem langen, mit höckrigen Ausbuchtungen versehenen Gange, welcher derart gebogen ist, daß das blinde Ende nahe dem Ausführungsgang liegt, was man jedoch nicht ohne weiteres sieht, da dieser Gang von einer derben bindegewebigen Kapsel umhüllt ist. Beide Samenblasen sind lateral von den Ampullen gelegen, indem sie schräg nach unten konvergieren. Auch ihre Wand enthält ein Zylinderepithel, ein bindegewebiges Substrat, mehr unregelmäßig angeordnete glatte Muskelfasern und die bindegewebige Kapsel. Übrigens finden sich sowohl in den Samenblasen wie in den Ampullen im Epithel, aber auch im Substrat und der Muscularis zahlreiche Pigmentkörperchen vor. Eigentümliche dort vorhandene Buchten sind wahrscheinlich nicht als Drüsen zu deuten. Das helle gallertige Sekret der Samenblasen enthält keine Spermatozoen. Der Ausführungsgang derselben, *Ductus excretorius*, tritt beim Eintritt in die Prostata mit dem *Ductus deferens* zu dem bereits erwähnten *Ductus ejaculatorius* zusammen.

Die beiden *Ductus ejaculatorii* treten schräg nach vorn und unten durch die Prostata hindurch, an deren Innenfläche sie auf der Höhe des sogen. *Colliculus seminalis* in die Harnröhre münden. Ihre Wand ist viel dünner als die der vorigen Ausführungsgänge, jedoch im übrigen von derjenigen der letzteren nicht wesentlich verschieden.

IV. Die Harnröhre.

Die männliche Harnröhre, *Urethra virilis*, beginnt an der Harnblase mittels des *Orificium internum* und endet an der Eichel mittels des *Orificium externum*. Man kann an derselben 1. eine *Pars prostatica*; 2. eine *Pars membranacea* und 3. eine *Pars cavernosa* unterscheiden, von denen die erste oberhalb, die zweite innerhalb, die dritte unterhalb des *Diaphragma uro-genitale*[1] gelegen ist. Die Urethra hat bei schlaffem Penis einen S-förmigen Verlauf. Man unterscheidet demzufolge an derselben: 1. die mit der Konvexität nach abwärts gerichtete Perinealkrümmung und 2. die mit der Konvexität aufwärts ragende Symphysenkrümmung. Erstere entspricht dem *Bulbus urethrae*, letztere ist vor der Symphyse gelegen. Bei erigiertem Penis ist nur die erstere vorhanden. Die Chirurgen pflegen auch von einer *Pars pendula* und *accreta* zu sprechen.

---

[1] Das *Diaphragma uro-genitale* (Trigonum uro-genitale) ist eine dreiseitige Platte, welche aus zwei Faszienblättern mit dazwischen liegenden Muskelfasern besteht und den Schamwinkel ausfüllt (näheres s. bei den Dammuskeln).

1. Die *Pars prostatica urethrae* schließt sich an die Harnblase an und wird von der Vorsteherdrüse, *Prostata*, umgeben. An der Prostata kann man die obere breite *Basis*, die untere Spitze, *Apex*, sowie die *Facies ant.* und *post.* unterscheiden. Die vordere Fläche ist mit der Symphysengegend durch die derben *Ligg. pubo-prostatica* verbunden, die hintere vom Rectum durch lockeres Bindegewebe geschieden. Durch den Eintritt der Ductus ejaculatorii wird die Prostata (meist nur undeutlich) in mehrere Lappen geschieden. Die Prostata besteht hauptsächlich aus einer zusammengesetzt alveolo-tubulösen Drüse, *Corpus glandulare prostatae*, welche von glatten und quergestreiften Muskelfasern umgeben ist. Die Drüse ist mit einem einfachen Zylinderepithel ausgekleidet, welches das alkalische Prostatasekret absondert, dessen Entleerung bei der Samenejakulation nach meinen Untersuchungen derjenigen des eigentlichen Hodensekretes immer unmittelbar vorangeht, während wiederum das Sekret der Samenblasen dem letzteren unmittelbar folgt. In den Ausführungsgängen sind häufig bei alten Leuten konzentrisch geschichtete Konkremente, Prostatasteine, vorhanden. Die glatten Muskelfasern verlaufen besonders in der Nähe der Urethra meist ringförmig, indem sie hier den unwillkürlichen *M. sphincter vesicae internus* bilden. Die quergestreiften sind nach außen von dem letzteren zunächst nur an der Vorderfläche der Prostata vorhanden, umgeben jedoch an der Spitze der letzteren die Urethra ringförmig (*M. sphincter vesicae externus*). Die Prostata ist endlich von einer derben bindegewebigen Kapsel umgeben, unter welcher zahlreiche Venenplexus liegen.

An der Innenfläche der Pars prostatica urethrae bildet die Schleimhaut eine halbkugelige Hervorragung, *Colliculus seminalis*, welche nach der Pars membranacea hin in eine Leiste, *Crista urethralis*, ausläuft. In dem Colliculus ist eine birnförmige Aushöhlung, *Utriculus prostaticus* (s. masculinus), gelegen, welche ein Analogon des weiblichen Uterus darstellt. Zu beiden Seiten des Utriculus (mitunter auch direkt in dem kleinen Hohlraum) sind die Mündungen der Ductus ejaculatorii und der Prostatadrüsen gelegen.

2. Die *Pars membranacea urethrae* ist der dünnste, engste und kürzeste Teil derselben, welcher gänzlich vom Diaphragma uro-genitale umgeben und deswegen auch unbeweglich ist.

3. Die *Pars cavernosa urethrae* ist so benannt, weil dieselbe überall von dem schwammähnlichen Gewebe des *Corpus cavernosum urethrae* umgeben ist[1], welches an seinem vorderen wie an seinem hinteren Ende je eine Anschwellung besitzt. Jeder von diesen beiden Anschwellungen entspricht innen eine weitere Stelle der Harn-

[1] Das kavernöse Gewebe enthält anstatt der Kapillaren größere mit Blut gefüllte Hohlräume und kann infolge seiner elastischen Beschaffenheit bei stärkerer Füllung stark anschwellen.

röhre. Die hintere Anschwellung ist die Harnröhrenzwiebel, *Bulbus urethrae*, die vordere bildet die Eichel, *Glans penis*. Der Bulbus wird jederseits von dem Ausführungsgange der Cowper'schen Drüse, *Glandula bulbo-urethralis*, durchbohrt. Dies Organ ist eine etwa erbsgroße, zusammengesetzt tubulöse Drüse, welche jederseits dicht neben der Medianlinie am hinteren Ende des Bulbus zwischen dem M. bulbo-cavernosus und transv. perinei prof. gelegen ist. Ihr helles fadenziehendes Sekret dient wahrscheinlich dazu, die Harnröhrenschleimhaut vor der Ejaculatio seminis schlüpfrig zu machen. Die vordere Anschwellung, *Glans penis*, besitzt hinten eine glockenförmige Aushöhlung, in welche sich die beiden *Corpora cavernosa penis* hineinschieben. Die erweiterte, in der Eichel dicht hinter dem Orificium ext. gelegene Partie der Harnröhre wird als *Fossa navicularis* bezeichnet. Mitunter ist die letztere durch eine kleine Querfalte (Guérin'sche Falte) nach hinten abgegrenzt. Die Schleimhaut der Pars cavernosa zeigt infolge ihrer Elastizität longitudinale Falten; sie besitzt außerdem feine Öffnungen, welche zu den *Lacunae urethrales* s. Morgagnii, führen. Die letzteren ziehen als lange schlauchförmige, mit Zylinderepithel ausgekleidete, enge Gänge unter die Schleimhaut, sind aber nicht als Drüsen zu betrachten. Daneben sollen sich in der Urethra aber auch vereinzelte, wirkliche, alveolo-tubulöse Drüsen, *Gl. urethrales* (Littrii) vorfinden. Die Schleimhaut besitzt im übrigen in der Pars prostatica und der Fossa navicularis ein geschichtetes Pflaster-, sonst nur ein einfaches Zylinderepithel.

V. Der Penis.

An dem männlichen Gliede, *Penis*, wird die Wurzel, *Radix*, der Schaft, *Corpus*, und die Eichel, *Glans*, unterschieden. An der letzteren wird der überragende Rand als *Corona glandis*, die dahinter befindliche Furche als *Collum glandis* bezeichnet. Die dünne fettlose Haut bildet vorn die Vorhaut, *Praeputium*, an der man das schleimhautähnliche innere und das aus äußerer Haut bestehende äußere Blatt unterscheidet. Am inneren Blatt sind noch das *Frenulum praeputii* und die talgsezernierenden Tyson'schen Vorhautdrüsen, *Glandulae praeputiales*, zu erwähnen. Unter der Penishaut liegt eine Schicht von lockerem Bindegewebe, es folgt die mit der Oberfläche der Schwellkörper festverbundene *Fascia penis*. Die drei Schwellkörper, nämlich das bereits erwähnte *Corpus cavernosum urethrae* (vgl. S. 191) und die beiden *Corpora cavernosa penis* bilden die Hauptmasse des Penis. Die beiden *Corpora cavernosa penis* entspringen jederseits mittels des *Crus penis* am Ramus inf. des Schambeins und fließen dann zu einem gemeinsamen, ganz oder teilweise durch ein *Septum* getrennten Körper zusammen. Mit der Symphyse sind sie durch das *Lig. suspensorium penis mediale*, mit dem Ramus inf. pubis durch die *Ligg. suspensoria penis lateralia* verbunden. Die untere Fläche beider Schwellkörper zeigt den *Sulcus urethralis* zur Einlagerung des Corpus cavernosum urethrae, die obere den seichten *Sulcus dorsalis*, in dem, von der Fascia penis bedeckt, in der Mitte die einfache *V. dorsalis penis*, zu beiden Seiten die *Aa. dorsales penis*, noch weiter lateral die *Nn. dorsales penis* liegen.

Jeder kavernöse Körper besteht aus der dicken bindegewebigen Hülle, *Tunica albuginea*, und dem elastischen Balkenwerk, *Trabeculae*, dessen Maschen die blutgefüllten Hohlräume umgrenzen. Die zuführenden Arterien haben vielfach einen rankenförmigen Verlauf (*Aa. helicinae*): sie sind nicht allein mit ringförmigen, sondern auch longitudinalen glatten Muskelfasern versehen. Zum Zustandekommen der Erektion gehört aber nicht allein ein vermehrter Blutzufluß durch die Arterien, sondern auch daß der Rückfluß aus den Venen der kavernösen Körper gehemmt wird. In dieser Beziehung muß man nun die *Corpora cavernosa penis* und das *Corpus cavernosum urethrae* auseinander halten. Das Blut aus den ersteren wird durch die *Vv. profundae penis* abgeführt, welche zwischen den glatten Muskelfasern des *Transversus perinei profundus* zur *V. pudenda int.* hinziehen. Die Vv. proff. penis können somit durch diese Muskelfasern komprimiert werden. Das Blut aus dem Corpus cavernosum urethrae wird dagegen durch die *V. dorsalis penis* abgeführt, welche zwischen bindegewebigen Teilen dicht unter dem Schamwinkel zum *Plexus pudendalis* hinzieht und somit nie im Rückfluß behindert werden kann. Nur bei den *Corpp. cavern. penis* kann somit eine derartige Blutstauung stattfinden, daß Erektion erfolgt. Das *Corpus cavern. urethrae* bleibt dagegen selbst bei stärkster Blutfüllung stets weich und kompressibel.

E. Die weiblichen Geschlechtsorgane.

Dazu gehören: 1. Die äußeren Geschlechtsteile, *Pudendum muliebre;* 2. der Scheidenvorhof, *Vestibulum vaginae;* 3. die Scheide, *Vagina*; 4. die Gebärmutter, *Uterus;* 5. die Eileiter, *Tubae uterinae*; 6. die Eierstöcke, *Ovaria,* und 7. die Brustdrüsen, *Mammae.* Auch das sogen. *Epoophoron* und *Paroophoron* kann man dazu rechnen.

I. Die äußeren Geschlechtsteile.

Der Eingang derselben wird durch zwei mit Fett gefüllte Hautfalten, die großen Schamlippen, *Labia majora,* gebildet, zwischen denen die Schamspalte, *Rima pudendi,* gelegen ist. Vorn sind die Schamlippen durch die *Commissura labiorum ant.*, hinten durch die *Comm. labiorum post.* verbunden. Oberhalb der vorderen Kommissur ist eine Erhabenheit, *Mons veneris,* hinter der hinteren eine Vertiefung, *Fossa navicularis,* gelegen.[1]

[1] Wenn die hintere Kommissur sehr deutlich ausgeprägt ist, wird dieselbe von den Gynäkologen auch als „Frenulum labiorum" bezeichnet.

II. Das Vestibulum vaginae.

Das Vestibulum vaginae wird hauptsächlich von den kleinen Schamlippen, *Labia minora* (Nymphae), begrenzt, d. h. Schleimhautfalten, welche eine Art kavernöses Venengeflecht einschließen. Nach oben hin läuft eine jede der kleinen Schamlippen in zwei kleine Falten, das *Praeputium* und das *Frenulum clitoridis*, aus, welche eine kleine Hervorragung, den Kitzler, *Clitoris*, umfassen. Das vordere Ende des letzteren ist die *Glans clitoridis*, im übrigen ist die Klitoris ein Analogon der beiden Corpora cavernosa penis und auch wie diese gebaut bzw. erektionsfähig. Ein Analogon des Corpus cavernosum urethrae findet sich beim Weibe nur in Gestalt eines hufeisenförmigen kavernösen Venengeflechtes, dessen dünnes Mittelstück, *Isthmus*, zwischen Klitoris und Urethra, dessen dickere Enden, *Bulbi vestibuli*, an den Seitenwänden des Vestibulum, dicht unter der Schleimhaut, gelegen sind. Die Innenfläche der kleinen Schamlippen zeigt endlich noch (meist unweit der hinteren Kommissur) die Mündungen der erbs- bis kleinbohnengroßen Cowper'schen oder Bartholin'schen Drüsen, *Gl. vestibulares majores*, deren helles fadenziehendes Sekret dazu dient, die weiblichen Geschlechtsteile für die Kohabitation schlüpfrig zu machen. Mitunter sind noch kleinere, *Gl. vestibulares minores*, regelmäßig auch noch Talgdrüsen, *Gl. sebaceae*, vorhanden.

An der Grenze zwischen Vestibulum und Vagina liegt bei jungfräulichen Individuen eine sichel- oder halbmondförmige Falte, das Jungfernhäutchen, *Hymen*, welches übrigens auch als *Hymen annularis*, *fimbriatus*, *cribriformis* oder sogar *imperforatus* auftreten kann. Nach der Defloration sind an seiner Stelle nur unregelmäßige, kleine Hervorragungen, die *Carunculae hymenales*, vorhanden. Die oberen Enden des Hymens stoßen an dem *Orificium ext. urethrae* zusammen, welches stets etwas nach hinten von der Klitoris gelegen ist.

Die Urethra des Weibes ist sehr kurz: sie hat etwa die Länge eines kleinen Fingergliedes. Ihre Schleimhaut ist mit geschichtetem Pflasterepithel bekleidet und besitzt kleine tubulöse *Gl. urethrales*. Nach außen davon liegt zunächst eine starke Lage von glatten, sodann von quergestreiften, meist ringförmigen Muskelfasern (*M. sphincter vesicae int.* und *ext.*). Wichtig ist, daß die Urethra mit der vorderen Vaginalwand untrennbar durch eine derbe Bindegewebschicht verwachsen ist (*Septum urethro-vaginale*). In den beiden lateralen Wänden der Urethra sind noch zwei eigentümliche, lange, schlauchförmige Gänge, die Skene'schen Gänge, *Ductus paraurethrales*, gelegen. Ihre Mündungen befinden sich neben dem Orif. ext. der Harnröhre, ihre blinden Enden reichen bis zur Harnblase. Ihre Bedeutung ist noch nicht erforscht. Die Schleimhaut des Vestibulum hat denselben Bau wie die äußere Haut, besitzt jedoch keine Haare und Knäueldrüsen, dagegen acinöse Talgdrüsen.

III. Die Vagina.

Die Scheide, *Vagina,* beginnt am Hymen mittels des Scheideneinganges, *Orificium vaginae,* welcher zum Scheidenkörper, *Corpus vaginae,* führt, der seinerseits in das Scheidengewölbe, *Fornix vaginae,* übergeht. Unter letzterer Bezeichnung versteht man den obersten Teil der Scheide, welcher den Uterus umfaßt. Man hat an demselben das kürzere vordere und das weitere hintere Scheidengewölbe besonders bezeichnet. Die Vagina ist vorn mit der Urethra durch das *Septum urethro-vaginale* unverschieblich, mit der Blase dagegen nur durch lockeres Bindegewebe verbunden. Hinten grenzt sie an den Mastdarm. Ihre Innenfläche besitzt querlaufende Runzeln, *Rugae vaginales,* welche vorn und hinten zu je einem Längswulst, *Columna rugarum ant.* und *post.,* zusammenfließen. Die Columna ant. springt bei Deflorierten im Scheideneingang kielförmig hervor (*Carina urethralis* s. *vaginae*). Die Vaginalwand besitzt innen ein geschichtetes Pflasterepithel, nach außen davon ein bindegewebiges Substrat mit Papillen und glatten unregelmäßig verlaufenden Muskelfasern, durch deren Kontraktion unter Umständen eine unwillkürliche Verengerung der Vagina herbeigeführt werden kann. Solitäre Lymphfollikel sind in der Vaginalwand vorhanden, dagegen fehlen anscheinend Schleimdrüsen. Danach muß der sogen. Vaginalschleim vom Scheidenepithel geliefert werden. Die Columnae rugarum enthalten ebenso wie die Umgebung der Vagina reichliche Venenplexus.

IV. Der Uterus.

Die Gebärmutter, *Uterus* (*Μητρα*), hat bei Jungfrauen eine mehr langgestreckte, bei Weibern, die geboren haben, eine mehr breite Birnform. Seine vordere Fläche, *Facies vesicalis,* ist platt, die hintere, *Facies intestinalis,* ist gewölbt. Das obere breite Ende wird *Fundus uteri,* das Mittelstück *Corpus uteri,* der unterste Abschnitt *Cervix uteri* bezeichnet. Da ein Teil der Cervix in das Scheidengewölbe hineinragt, hat man an derselben eine *Portio supravaginalis* und *vaginalis cervicis* unterschieden. Die Portio vaginalis zeigt die beiden Muttermundslippen, das *Labium ant.* und *Labium post.,* welche einen schmalen Spalt, den äußeren Muttermund, *Orificium externum uteri,* zwischen sich fassen. Das *Orificium internum uteri* ist dagegen im Inneren der Gebärmutter zwischen Cervix und Corpus gelegen. Das Labium ant. ist länger als das Labium post., doch ist bei der Untersuchung am Lebenden von dem letzteren ein längeres Stück fühlbar, da sich das hintere Scheidengewölbe an demselben höher aufwärts festsetzt. Bei Individuen, die bereits geboren haben, ist der äußere Muttermund dagegen ein kleines Grübchen, welches von narbigen Einziehungen umgeben ist. Die Höhlung der Cervix heißt

Cervikalkanal, *Canalis cervicis,* die des Corpus uteri *Cavum uteri.* Die Innenfläche des letzteren ist glatt, diejenige des Cervikalkanals zeigt vorn und hinten schräge Schleimhautfalten, *Plicae palmatae.*

Die Lage des Uterus wechselt je nach dem Füllungszustand der Blase außerordentlich. Ist die letztere leer, so bilden Corpus und Cervix uteri einen nach vorn offenen Winkel und der Fundus ruht auf dem eingesunkenen Blasenscheitel. Füllt sich die Blase, so wird der Fundus uteri gehoben und der ebenerwähnte Winkel mehr oder weniger ausgeglichen. Die Cervix ist somit als der am wenigsten bewegliche Teil des ganzen Uterus anzusehen. Häufig ist noch eine Extramedianstellung des Uterus vorhanden. Der Uteruskörper nebst den Tuben und Ovarien wird im übrigen von einer Duplikatur des Peritonaeum, dem *Lig. latum,* in folgender Weise umhüllt. Das vordere Blatt des letzteren bekleidet die vordere Fläche des Uteruskörpers bis zum Beginn der Cervix und schlägt sich alsdann auf die Blase hinüber, indem dasselbe zwischen der letzteren und dem Uteruskörper eine Bucht, *Excavatio vesico-uterina,* auskleidet. Das hintere Blatt des Lig. latum reicht dagegen erheblich weiter nach abwärts, indem es nicht allein die ganze hintere Fläche des Corpus und der Cervix uteri, sondern sogar noch die obere Fläche des hinteren Scheidengewölbes bekleidet und erst dann auf die Vorderfläche des Rectum hinüberzieht. Auch hier entsteht auf diese Weise zwischen Uterus und Rectum eine, jedoch erheblich tiefere Bucht, der Douglas'sche Raum, *Excavatio recto-uterina,* welcher seitlich von zwei halbmondförmigen Falten, *Plicae recto-uterinae,* begrenzt wird, die sich lateral vom Rectum am Kreuzbein befestigen. In diesen Falten sollen Bindegewebstränge, die *Ligg. sacro-uterina,* bzw. glatte Muskelfasern gelegen sein. Wenn man somit von der Vagina aus in das hintere Scheidengewölbe einsticht, gelangt man in den Douglas'schen Raum, d. h. in die Bauchhöhle. Denjenigen Teil des Bauchfells, welcher die Oberfläche des Uterus direkt bekleidet, hat man als *Perimetrium* bezeichnet. Als *Parametrium* hat man dagegen das lockere Bindegewebe benannt, welches zu beiden Seiten des Uterus zwischen beiden Blättern des Lig. latum gelegen ist und von hier aus mit dem übrigen lockeren Bindegewebe des kleinen Beckens zusammenhängt. In gewissem Sinne ist die Lage des Uterus endlich noch von dem *Lig. teres* abhängig, welches jederseits am Fundus dicht neben der Tubenmündung entspringt und hierauf dicht unter dem Peritonaeum bis zum Leistenkanal verläuft, durch den es hindurchtritt, um sich im Fett des Mons pubis zu verlieren. Das Band, welches ein Analogon des Gubernaculum Hunteri (vgl. S. 163) darstellen soll, enthält glatte Muskelfasern, welche somit bei ihrer Kontraktion den Uteruskörper nach vorn ziehen könnten. Die Uteruswand besteht von außen nach innen: 1. aus dem Bauchfellüberzug (*Perimetrium*);

2. aus der Muscularis (*Myometrium*), und 3. aus der Schleimhaut (*Endometrium*).

Das Bauchfell ist mit der darunterliegenden Muskulatur fest verwachsen.

Die Muscularis besteht in der Cervix aus drei deutlichen Schichten glatter Muskelfasern, nämlich einer Ringfaserschicht zwischen einer äußeren und inneren longitudinalen Lage. Am Uteruskörper ist eine deutliche Trennung in Schichten an der Muskulatur nicht wahrzunehmen. Doch sind die größeren Blutgefäße stets in der mittleren Partie der Muscularis des Uteruskörpers gelegen. Demzufolge kann man an der letzteren ein *Stratum submucosum, Stratum vasculosum* und ein *Stratum supravasculare* unterscheiden.

Die Schleimhaut ist im unteren Teil der Cervix mit geschichtetem Pflasterepithel, im oberen Teil derselben und im Cavum uteri mit Flimmerepithel ausgekleidet, dessen Härchen nach abwärts flimmern. Nach außen von dem Epithel liegt ein Substrat, welches in der Cervix aus fibrillärem Bindegewebe, im übrigen Uterus dagegen aus einer homogenen Grundsubstanz mit zahlreichen Rundzellen vom Charakter der Leukozyten besteht (Neigung zur Auswanderung, wie z. B. beim Fluor albus). Eine Submucosa ist nicht vorhanden.

Die Cervix besitzt zwischen den Plicae palmatae kurze schlauchförmige Buchten, *Gl. cervicales,* welche mit hellem Zylinderepithel ausgekleidet sind und den Schleim absondern, der sich in Gestalt eines zähen Pfropfes normalerweise im Cervikalkanal vorfindet. Verstopfte, kuglig erweiterte Gl. cervicales werden als *Ovula Nabothi* bezeichnet. Auch die Schleimhaut des Corpus uteri besitzt lange tubulöse, mitunter gablig verästelte sogen. Drüsen, *Gl. uterinae,* welche indessen kein Sekret absondern, sondern dazu dienen, das Epithel wieder zu regenerieren, wenn dasselbe bei der Geburt, ebenso wie die ganze übrige Schleimhaut, vollständig abgestoßen wird. Das Epithel der Gl. uterinae ist dementsprechend auch ein Flimmerepithel.

V. Die Eileiter.

Die Eileiter, *Tubae uterinae* (Oviductus), sind Röhren, welche im oberen Rande des Lig. latum liegen und die aus dem Ovarium freigewordenen Eier in den Uterus hinüberleiten. An jeder Tube unterscheidet man die mediale, enge, in den Fundus uteri mündende Öffnung, das *Ostium uterinum,* und die erheblich weitere, freie, laterale Öffnung, das *Ostium abdominale,* deren Rand in eine Anzahl von Läppchen, *Fimbriae,* geteilt ist, von denen eines, die *Fimbria ovarica,* gewöhnlich länger ist und direkt zum Ovarium hinführt. Man kann annehmen, daß das gelöste Ei längs dieser Fimbria ovarica in die Tube hineinwandert. Aus dem Ostium abdominale gelangt man in eine trichterförmige Erweiterung der Tube, *Infundibulum tubae*; im übrigen kann man an der Tube: 1. den lateralen weiteren Abschnitt, *Ampulla tubae*; 2. den medialen engeren Abschnitt, *Isthmus tubae*, endlich 3. die in der Uteruswand gelegene *Pars uterina tubae* unterscheiden. Die beiden letzteren Abschnitte besitzen eine glatte Innenfläche. Dagegen zeigt die Schleimhaut der Ampulle zahlreiche Falten und Buchten, in denen man bei Tieren sogar eingewanderte Spermien vorgefunden hat.

Das Ostium abdominale ist mit der Seitenwand des kleinen Beckens durch das *Lig. infundibulo-pelvicum*, mit dem Ovarium durch das neben der Fimbria ovarica gelegene *Lig. infundibulo-ovaricum* verbunden. In diesen Bändchen verlaufen auch die Zweige der *A.* und *V. spermat int.* zur Tube und zum Ovarium hin. Die Tuben sind normalerweise derartig gelegen, daß das laterale Tubenende zunächst mehr nach oben, dann nach hinten umbiegend wieder abwärts verläuft, indem dasselbe das Ovarium dabei teilweise umgibt und dem letzteren mittels des Infundibulum direkt aufliegt.

Die Tubenschleimhaut ist mit Flimmerepithel ausgekleidet, dessen Härchen natürlich nach dem Uterus hin flimmern und welches am Ostium abdominale direkt in das Bauchfellepithel übergeht. Das bindegewebige Substrat zeigt einen lymphatischen Charakter, d. h. viel Rundzellen vom Aussehen der Leukozyten. Nach außen davon glatte Muskelfasern, und zwar eine innere longitudinale, eine Ringfaserschicht und eine äußere longitudinale Schicht.

VI. Die Ovarien.

Die Eierstöcke, *Ovaria*, sind platte elliptische Körper, an denen man ein mediales Ende, *Extremitas uterina*, ein laterales Ende, *Extremitas tubaria*, ferner einen an das Lig. latum angehefteten geraden Rand, *Margo mesovaricus*, und einen freien konvexen Rand, *Margo liber*, endlich zwei Flächen, eine *Facies medialis* und *lateralis*, unterscheidet. Der angeheftete Rand wird wegen der daselbst eintretenden Blutgefäße und Nerven auch als *Hilus ovarii* bezeichnet. Die Lage des Ovarium ist zwar eine wechselnde, doch wird folgendes als normal angesehen. Seine Längsachse verläuft nahezu senkrecht oder auch mehr schräg, indem die Extremitas tubaria mehr oben, die Extrem. uterina mehr unten liegt. Seine laterale Fläche ist (gewöhnlich in einer besonderen kleinen Bauchfellgrube, *Fossa ovarica*) der seitlichen Beckenwand angelagert. Der angeheftete Rand liegt vorn, der freie Rand hinten. Betreffs seines Verhaltens zur Tube s. oben. Mit dem Fundus uteri steht das Ovarium durch das zwischen beiden Blättern des Lig. latum gelegene *Lig. ovarii proprium*, mit dem lateralen Tubenende durch das oben erwähnte *Lig. infundibulo-ovaricum* in Verbindung. Die Oberfläche des Ovarium besitzt beim Embryo und auch noch nach der Geburt nicht das sonstige platte Peritonäalepithel, das ja eigentlich ein Endothel ist, sondern mehr vollsaftige Pflaster- oder Zylinderepithelzellen (Keimepithel von WALDEYER), unter denen schon einzelne Zellen, die Ureier, durch ihre Größe auffallen. Indem dies Keimepithel in Gestalt von Schläuchen, welche je ein Urei beherbergen, in die Tiefe wächst, entstehen die späteren Graaf'schen Follikel. Beim Erwachsenen ist jedoch an der Oberfläche des Ovarium überhaupt kein Epithel mehr vorhanden.

Auf einem Flächenschnitt des Ovarium sieht man deutlich, daß das Stroma desselben aus einer Mark- und Rindensubstanz besteht. Die bindegewebige Marksubstanz, *Zona vasculosa,* liegt am Hilus ovarii und enthält die größeren Blutgefäße des Organes. Die ebenfalls bindegewebige, aber zellenreichere Rindensubstanz, *Zona parenchymatosa,* enthält kuglige Bläschen, die Graaf'schen Fol-

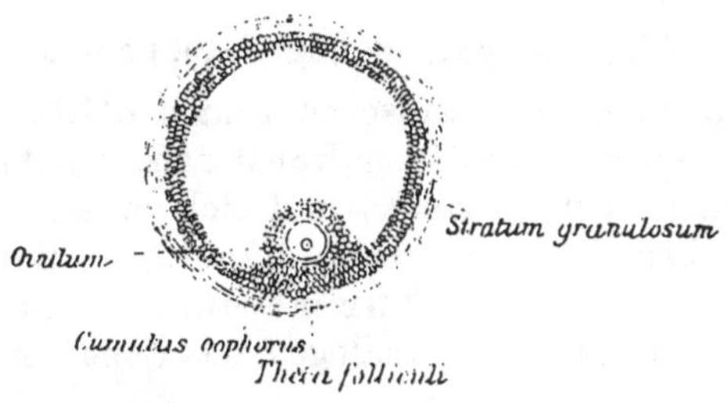

Fig. 39. Follikel mit Ei.

likel (s. u.). Ihre äußerste Lage, *Tunica albuginea*, besteht nur aus derbem Bindegewebe.

Die Graaf'schen Follikel, *Folliculi oophori vesiculosi*, sind in reifem Zustande kuglige Bläschen von ca. 1 cm Durchmesser. Jeder Follikel ist von einer besonderen bindegewebigen Schicht, *Theca folliculi,* umgeben, welche wiederum aus einer *Tunica externa* und *interna* besteht (Fig. 39). Die erstere ist rein bindegewebig, die letztere hat eine homogene Grundsubstanz mit zahlreichen Spindel- und Rundzellen. An der Innenfläche der letzteren sitzt das *Stratum granulosum*, d. h. vollsaftige Zellen mit stark granuliertem Protoplasma, welche an irgendeiner Stelle eine Anhäufung, den *Cumulus oophorus*, um das Ei des betreffenden Follikels bilden. Sonst ist der letztere nur durch seröse Flüssigkeit, *Liquor folliculi,* ausgefüllt. Das reife Ei des Menschen hat etwa Sandkorngröße und besteht aus: 1. der dicken Hülle, *Zona pellucida;* 2. einem schmalen, mit Lymphe gefüllten Spaltraum; 3. dem Eidotter, *Vitellus*; 4. dem Keimbläschen (Purkinje'schen Bläschen), *Vesicula germinativa,* welches der Kern des Eies ist und noch ein Kernkörperchen, den Keimfleck (Wagner'schen Fleck), *Macula germinativa,* besitzt.

Der stark vergrößerte reife Follikel platzt an der Oberfläche des Ovarium; durch den Riß entleert sich das Ei und wird anscheinend durch die Flimmerzellen der Fimbrien in das Lumen der Tube hineinbefördert. Zugleich pflegt sich das Innere des Follikels durch zerrissene kleine Blutgefäße mit einem Blutcoagulum zu füllen. Nach dem Austritt des Eies tritt zunächst eine starke Wucherung, dann eine Verfettung, schließlich ein Zerfall der Zellen des Stratum granulosum ein. Die verfetteten Massen bilden ein sogen. *Corpus luteum*, welches sich dann erheblich stärker entwickelt (bis zur Größe einer Kirsche), wenn eine Befruchtung des Eies stattgefunden hat (*Corpus luteum verum*). Die verfetteten Zellreste werden dann wieder resorbiert und es bildet sich an der Stelle des ehemaligen Follikels weißes Narbengewebe (*Corpus albicans*), in dem manchmal verändertes Blutpigment sichtbar ist (*Corpus nigrum*).

VII. Epoophoron und Paroophoron.

Das Epoophoron liegt zwischen beiden Blättern des Lig. latum und besteht aus einer Anzahl von Kanälchen, welche vom lateralen Ende des Ovarium aufwärts ziehen und sich in ein zur Tube parallel laufendes Kanälchen einsenken. Diese Kanälchen, die man mit bloßem Auge sehen kann, sind mit Flimmerepithel ausgekleidet. Man nimmt an, daß das Organ ein Analogon des Caput epidydimidis beim Manne ist.

Das Paroophoron ist beim Erwachsenen meist nicht mehr sichtbar, liegt ebenfalls im Lig. latum, zwischen dem medialen Ende des Ovarium und der Tube und besteht aus einem Häufchen gewundener Kanälchen, welche mit zerfallenen Epithelzellen und Detritusmassen gefüllt sind. Das Paroophoron ist ein Analogon der Paradidymis des Mannes.

VIII. Die Brustdrüse.

Die Brüste, *Mammae*, sind bis zur Pubertät bei beiden Geschlechtern ziemlich gleich entwickelt; später tritt beim Manne eine Rückbildung, beim Weibe eine stärkere Entwicklung ein. In der Mitte der Mamma springt die Brustwarze, *Papilla mammae*, hervor, welche ringförmige glatte Muskelfasern besitzt. Die Brustwarze ist vom stark pigmentierten Warzenhof, *Areola mammae*, umgeben, welcher eine Anzahl Talgdrüsen, *Glandulae areolares* (Montgomery), besitzt. Die eigentliche Brustdrüse, *Gl. lactifera*, ist von einer festen fibrösen Masse, dem *Corpus mammae*, umgeben, welches wiederum von einer starken Fettschicht bedeckt ist. Die Brustdrüse selbst besteht nun aus 15—20 zusammengesetzt alveolo-tubulösen Drüsen, von denen jede an der Brustwarze einen eigenen Ausführungsgang besitzt. Letzterer bildet kurz vor der Mündung eine Erweiterung,

Sinus lactiferus. In den Drüsenläppchen ist ein kurzzylindrisches oder polygonales sezernierendes Epithel vorhanden.

Gegen Ende der Schwangerschaft tritt nun nach vorheriger Vergrößerung der Drüse in diesen Epithelzellen eine fettige Degeneration, später ein Zerfall ein, wodurch sich die Milch bildet. Letztere besteht aus Fettkörnchen in einer eiweißhaltigen Flüssigkeit. Die erste, beim schwangeren Weibe abgesonderte Milch (*Colostrum*) hat wegen der noch nicht völlig zerfallenen Epithelzellen ein mehr gelbliches Aussehen; auch beim Manne kann hin und wieder eine Art von Sekretion (Hexenmilch) stattfinden.

IX. Die Muskeln und Faszien des Dammes.

Als Damm im engeren Sinne, *Perineum*, kann man nur die Gegend bezeichnen, welche beim Manne zwischen Scrotum und Anus, beim Weibe zwischen der Comm. labiorum post. und dem Anus liegt. Doch werden als Muskeln und Faszien des Dammes dann im weiteren Sinne alle diejenigen bezeichnet, welche sich im Beckenausgang vorfinden.

a) Dammmuskeln.

1. Der ausgedehnteste Dammuskel, *M. levator ani*, bildet eine muskulöse Platte, welche den Beckenausgang verschließt und die Eingeweide des kleinen Beckens trägt. Gemeinsam mit den ihn oben und unten bedeckenden Faszien stellt er das *Diaphragma pelvis* dar. Der Muskel entspringt jederseits von einem sehnigen Streifen, *Arcus tendineus*, welcher dicht neben der Symphyse beginnt und von hier bis zur Spina ischiadica verläuft. Dieser Streifen ist in die Faszie eingewebt, welche die mediale Fläche des M. obturator int. bedeckt (*Fascia obturatoria*). Die vordersten Levatorfasern gehen hinter der Prostata zu einer in der Medianlinie gelegenen sehnigen Raphe, die mittleren zur Analöffnung, die hintersten wieder zu einer Fortsetzung der medianen sehnigen Raphe zwischen Anus und Steißbein hin. Zum Levator ani kann man auch noch den *M. coccygeus* rechnen, welcher an der Innenfläche des Lig. sacro-spinosum (als Teil dieses Bandes) verläuft. Funktion: Hebt nicht allein die Analöffnung sondern den ganzen Beckenboden.

2. Der *M. transversus perinei profundus* liegt an der unteren Fläche des Levator ani, indem er die dreiseitige Lücke zwischen der Symphyse und den beiden Tubera ischiadica ausfüllt. Der Muskel ist zwischen zwei derbe Faszienblätter eingeschlossen: gemeinsam mit den letzteren bildet er das dreiseitige *Diaphragma uro-genitale* (Trigonum uro-genitale), durch welches (vgl. S. 190) die Pars membranacea urethrae hindurchtritt. Der Muskel besteht zum Teil aus glatten, zum Teil aus quergestreiften Fasern, welche sehr ver-

schieden verlaufen. Ein Teil der quergestreiften Fasern umgibt ringförmig die Pars membranacea und ist imstande, dieselbe willkürlich zu verengern (*M. sphincter urethrae membranaceae*). Die glatten Fasern dienen wohl hauptsächlich dazu, die Erektion zu bewirken, indem sie die durch den Muskel tretenden *Vv. profundae penis* komprimieren (vgl. S. 193). Der oberste, dicht unter der Symphyse gelegene Teil des Diaphragma uro-genitale bildet übrigens ein queres Band, *Lig. transversum pelvis*; zwischen dem letzteren und der Symphyse tritt die *V. dorsalis penis* vom Rücken des Penis ins kleine Becken (vgl. S. 193).

3. Der *M. transversus perinei superficialis* zieht dicht unter der Haut jederseits vom Tuber ischiadicum zur medianen sehnigen Raphe. Kann auch fehlen. Hebt den Beckenboden.

4. Der *M. ischio-cavernosus* entspringt jederseits vom Ramus inf. oss. ischii und heftet sich an die Wurzel des Corpus cavernosum penis. Funktion: Kann die Erektion verstärken, indem er die an der Wurzel austretenden Venen komprimiert.

5. Der *M. bulbo-cavernosus* umgreift beim Manne den Bulbus urethrae zum Teil mit ringförmigen, zum Teil mit halbringförmigen Fasern. Er kann somit den Bulbus komprimieren und auf diese Weise in dem letzteren befindliche Flüssigkeit (Urin, Samen usw.) herauspressen.

6. Der *M. sphincter ani externus* umgibt die Analöffnung zum Teil ring-, zum Teil halbringförmig, so daß er dieselbe verschließen kann. Er ist im Gegensatz zum *Sphincter ani internus* ein willkürlicher Muskel. Zwischen dem Sphincter ani ext. und dem Tuber ischiadicum ist jederseits unterhalb des Levator ani eine große mit Fett gefüllte Vertiefung, die *Fossa ischio-rectalis*, gelegen.

In bezug auf die weiblichen Dammuskeln ist hauptsächlich zu merken, daß der *M. bulbo-cavernosus* lateral von den Bulbi vestibuli den Scheideneingang umgibt, welchen er somit komprimieren kann (M. constrictor cunni). Der *M. transv. perinei prof.* wird beim Weibe natürlich nicht allein von der Urethra, sondern auch noch von der Vagina durchbohrt.

b) Die Dammfaszien.

Die Bezeichnungen derselben gebe ich nachfolgend nach den B. N. A., obschon dieselben nicht überall glücklich gewählt sind.

1. Die Beckenfaszie, *Fascia pelvis*, wird eingeteilt in: a) die *Fascia obturatoria*; b) die *Fascia diaphragmatis pelvis sup.* und *inf.*, und c) die *Fascia endopelvina* (vgl. Fig. 40).

Die *Fascia obturatoria* bekleidet die mediale Fläche des M. obturator int. vom Beckeneingang bis zum Tuber ischiadicum.

Die *Fascia diaphragmatis pelvis sup.* und *inf.* bekleiden die obere bzw. untere Fläche des M. levator ani.

Die *Fascia endopelvina* setzt sich von der Fascia diaphragmatis pelvis sup. auf die Außenfläche der Prostata, Blase, des Uterus und Rectum fort, indem sie diese Organe zum Teil fest umgibt (Prostatakapsel). Die Prostata bzw. Blase stehen mit dem Os pubis durch

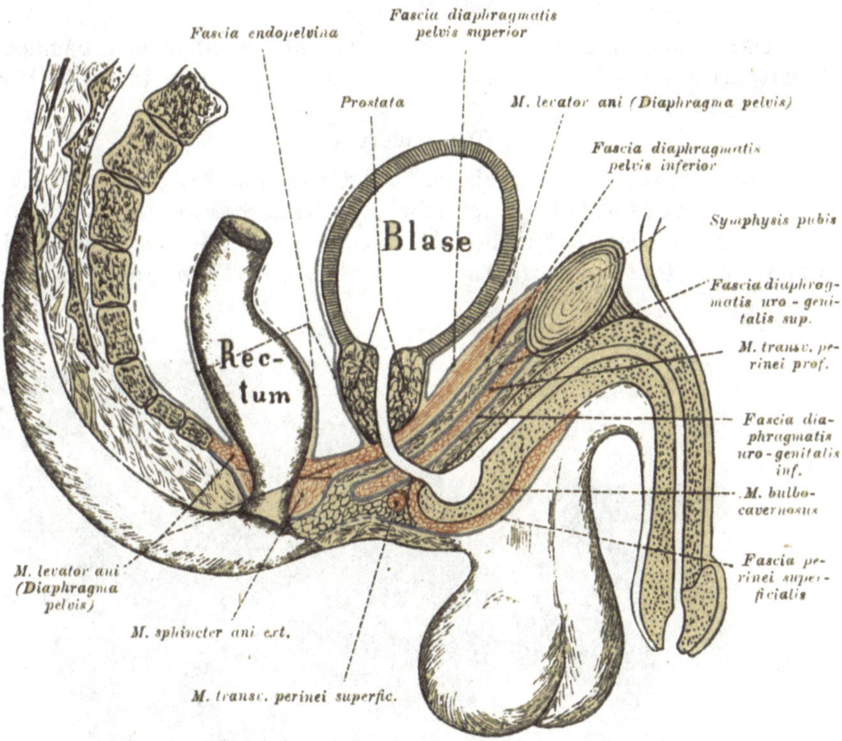

Fig. 40. Die Becken- und Dammfaszien (Medianschnitt). Die Faszien blau, die Muskeln rot. Außerdem sieht man hier die Symphysen- und Perinealkrümmung der Urethra sehr deutlich.

die bereits S. 191 erwähnten, in die Faszie eingewebten, stärkeren Streifen, die *Ligg. pubo-prostatica* bzw. *pubo-vesicalia* (ein *medium* und zwei *lateralia*), in Verbindung.

2. Das *Diaphragma uro-genitale* (Trig. uro-genitale) besteht (vgl. S. 201) aus zwei Faszienblättern, der *Fascia diaphragmatis uro-genitalis sup.* und *inf.*, welche den *M. transv. perinei prof.* zwischen sich fassen. Diese Faszienblätter sind sehr derb und bilden somit nebst dem Muskel ein starkes sehniges Dreieck, welches den Raum zwischen der Symphyse und den Tubera ischiadica ausfüllt.

3. Die *Fascia superficialis perinei* bedeckt die oberflächlichen Dammmuskeln (M. transv. perinei superfic., bulbo-cavernosus, ischio-cavernosus und sphincter ani ext.) und soll sich seitlich noch zwischen dem subkutanen Fettgewebe und dem Fett der Fossa ischio-rectalis bis zu den Glutäen erstrecken (W. Krause).

F. Das Gehörorgan.

Das Gehörorgan wird in drei Abschnitte eingeteilt, nämlich: 1. das äußere Ohr; 2. das Mittelohr und 3. das innere Ohr.

I. Das äußere Ohr.

Zum äußeren Ohr gehören die Ohrmuschel, *Auricula auris,* und der äußere Gehörgang, *Meatus acusticus externus.*

1. Die Ohrmuschel besteht zum größten Teil aus dem elastischen, mit Haut überzogenen Ohrknorpel, *Cartilago auris,* an dem

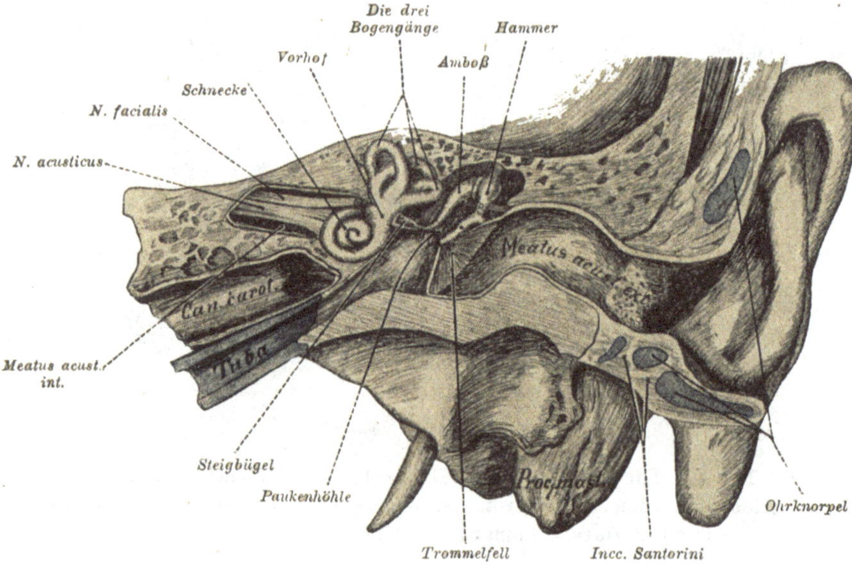

Fig. 41. Übersichtsbild über das Gehörorgan (halbschematisch). Die durchschnittenen Knorpel bläulich. (Aus Broesike, Atlas).

eine mit Fett gefüllte Hautfalte, das Ohrläppchen, *Lobulus auriculae,* herabhängt. Der krempenartig umgebogene freie Rand der Ohrmuschel, *Helix,* endet vorn mit dem *Crus helicis,* hinten mit der *Cauda helicis.* Der Helix parallel verläuft an der lateralen Fläche die *Anthelix,* welche nach oben in die beiden *Crura anthelicis* ausläuft, zwischen denen die *Fossa triangularis* liegt. Die Rinne zwischen Helix und Anthelix heißt *Scapha*, die tiefe Bucht vor der Anthelix *Concha*. Letztere wird durch das Crus helicis in die *Cymba* und das *Cavum conchae* geteilt. Vor dem Cavum conchae befindet sich ein Vorsprung, *Tragus*, und etwas tiefer und nach hinten der *Antitragus*, beide durch die *Inc. intertragica* getrennt. An der Helix oben hinten ist manchmal der Darwin'sche Höcker, *Tuberc. auriculae*, gelegen. An der medialen Fläche der Ohrmuschel finden sich den ebengenannten Gebilden entsprechende Erhabenheiten und Furchen. Die unter der Haut des Ohres gelegenen Ohrmuskeln sind so klein, daß es nicht lohnt, sie zu erwähnen.

2. Der äußere Gehörgang, *Meatus acusticus externus*, beginnt mit dem *Porus acusticus ext.* und besteht aus einem knorpligen und einem knöchernen Abschnitt. Die *Pars cartilaginea* ist eine Fortsetzung der Tragusplatte und bildet eine Rinne, welche oben und hinten durch eine derbe fibröse Membran zu einer Röhre ergänzt ist. Am Boden des knorpligen Gehörganges liegen zwei mit Bindegewebe gefüllte Spalten, *Incisurae Santorini*, durch welche sich Erkrankungen der Parotis auf den Gehörgang (und umgekehrt) fortpflanzen können (Fig. 41). Die *Pars ossea* ist bereits beim Schläfenbein (s. S. 15) beschrieben: ihre vordere, an das Kiefergelenk grenzende Wand ist mitunter sehr dünn. Der äußere Gehörgang verläuft im ganzen transversal, ist jedoch zweimal geknickt, nämlich 1. beim Übergang in die Concha auris (Scheitel nach vorn) und 2. an der Grenze zwischen dem knorpligen und knöchernen Abschnitt (Scheitel nach hinten). Diese zweite Knickung stellt zugleich den höchsten und engsten Teil (*Isthmus*) des Gehörganges dar. Will man zwecks Besichtigung des Trommelfelles diese Knicke ausgleichen, so muß man die Ohrmuschel nach hinten, oben und außen ziehen.

Die Schleimhaut des Gehörganges ist im knorpligen Teil eine Fortsetzung der äußeren Haut, deren Talgdrüsen, hier Ohrenschmalzdrüsen, *Gl. ceruminosae*, genannt, das bekannte Ohrenschmalz absondern. Dagegen ist die Schleimhaut des knöchernen Gehörganges dünn, glänzend und ohne Haarbälge oder Drüsen.

Das Trommelfell.

Die Scheidewand zwischen dem äußeren und dem Mittelohr ist durch das Trommelfell, *Membrana tympani*, gegeben, eine kreisrunde Haut, deren Peripherie (*Limbus*) durch einen sehnigen Ring, *Annulus fibrocartilagineus*, am medialen Ende des Gehörganges mit dem Schläfenbein verbunden ist. Das Trommelfell steht derartig schräg, daß es mit der oberen Wand einen stumpfen, mit der unteren einen spitzen Winkel bildet (Fig. 41). An dem letzteren ist jedoch die Wand des Gehörganges vertieft, so daß hier eine Art Bucht entsteht, in welcher kleinere, in den Gehörgang gelangte Fremdkörper sich leicht fangen können. Die äußere Betrachtung des Trommelfelles zeigt in der Mitte desselben eine Vertiefung, den Nabel, *Umbo*, welcher durch die Spitze des Hammergriffes nach einwärts gezogen wird. Zwischen dem Umbo und dem oberen Rande liegt noch ein kleiner Vorsprung, *Prominentia malleolaris*, welcher durch den lateralen Fortsatz des Hammers bedingt ist. Von dieser Prominenz läuft nach vorn und nach hinten je eine kleine Leiste, die vordere Trommelfellfalte, *Plica membranae tympani ant.*, und die hintere Trommelfellfalte, *Plica membranae tympani post*, welche an dem

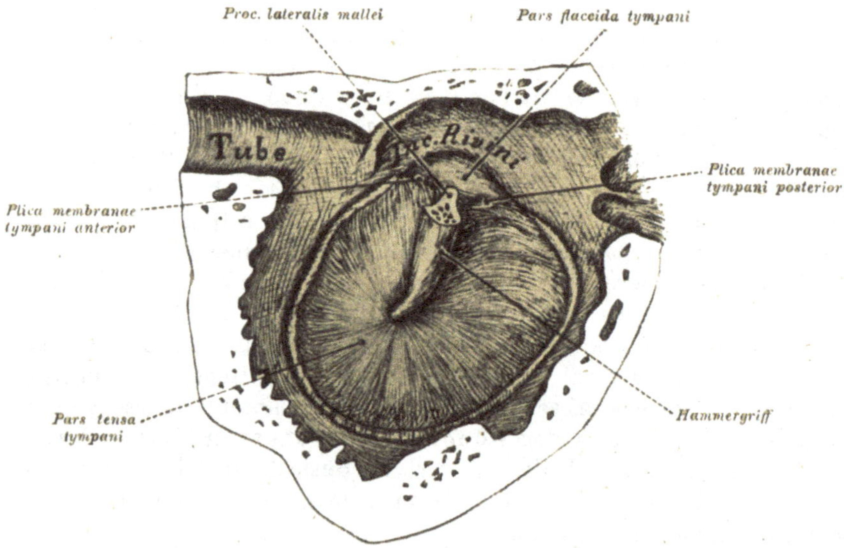

Fig. 42. Rechtes Trommelfell (Innenfläche). Kopf und Hals des Hammers sind entfernt.

vorderen und hinteren Ende der *Inc. Rivini* (s. S. 15) enden. Der oberhalb dieser beiden Falten (also in der Inc. Rivini) gelegene Teil des Trommelfelles (Fig. 42) ist schlaff und dünn (Shrapnell'sche Membran, *Pars flaccida*), der Rest desselben gespannt (*Pars tensa*). Will man das Trommelfell durchstechen, so muß man dies immer nach vorn und unten vom Umbo tun, wenn man die Gehörknöchelchen nicht verletzen will.

Das Trommelfell besteht aus einem äußeren Blatt, *Stratum cutaneum* (Fortsetzung der äußeren Haut) und aus einem inneren Blatt, *Stratum mucosum*, zwischen denen sich noch eine feste fibröse Zwischenschicht, *Tunica propria*, befindet, welche aus äußeren radiären und inneren zirkulären Fasern besteht, die von dem in diese Schicht eingelagerten Hammergriff ausgehen und zu ihm zurückkehren.

II. Das Mittelohr.

Zum Mittelohr gehören: 1. die Paukenhöhle; 2. die Warzenzellen; 3. die Ohrtrompete.

1. Die Paukenhöhle.

Die Paukenhöhle, *Cavum tympani*, hat ungefähr die Form eines Tambourin, welches auf der Kante steht und dessen Fell dem Trommelfell entspricht (Fig. 41 u. 43).

Die obere Wand, *Paries tegmentalis*, wird hauptsächlich durch das *Tegmen tympani* (s. S. 16) gebildet.

Die laterale Wand, *Paries membranaceus*, wird unten vom Trommelfell, oben von der Schuppe gebildet. In das Trommelfell ist der Hammergriff eingeschlossen: zwischen dem letzteren und dem dicht davor gelegenen langen Fortsatz des Amboß zieht unter aufwärts konvexem Bogen die Chorda tympani vorüber (vgl. Fig. 44).

Die vordere Wand, wegen ihrer Nähe neben der Carotis int. *Paries caroticus*, benannt, setzt sich in die Tuba Eustachii fort (Fig. 41). Dicht oberhalb der letzteren (im Canalis musculo-tubarius) ist der *M. tensor tympani* gelegen.

Die hintere Wand, *Paries mastoideus*, zeigt oben den Eingang zu den Cellulae mastoideae, das *Antrum mastoideum*; unten die *Eminentia pyramidalis*, einen kleinen konischen Knochenvorsprung, welcher den *M. stapedius* allseitig umgibt.

Die mediale Wand, *Paries labyrinthicus*, grenzt an das innere Ohr (Labyrinth). An ihr befindet sich ein rundlicher Vorsprung, *Promontorium*, welcher durch das blinde Ende der Scala tympani (s. w. u.) hervorgerufen wird. Am vorderen Teil des Promontorium verläuft der *N. tympanicus* s. *Jacobsonii* (von Glossopharyngeus) von unten nach oben (vgl. auch Fig. 4). Dicht oberhalb des Promontorium befindet sich die ovale *Fenestra vestibuli* (Fenestra ovalis), in der die Basis des Steigbügels steckt. Dicht hinter dem Promontorium ist in einer Vertiefung, *Sinus tympani*, die rundlich dreieckige *Fenestra cochleae* (Fenestra rotunda) gelegen, welche durch die *Membrana tympani secundaria* verschlossen wird.

Die untere Wand, *Paries jugularis*, grenzt an die Fossa jugularis des Schläfenbeines und zeigt außer einigen Buchten nichts Besonderes.

Die weite, oberhalb des Trommelfelles gelegene Nische hat man als Gipfelbucht oder Kuppelraum, *Recessus epitympanicus*, bezeichnet: in dieselbe ragt der Hammerkopf und der Amboß hinein. Die engste Stelle der Paukenhöhle (ca. 1,5—2 mm) ist zwischen dem Umbo und Promontorium gelegen.

Die Paukenhöhle wird von der Kette der drei Gehörknöchelchen, *Ossicula auditus*, durchzogen, welche die Fortleitung der Schallwellen vom Trommelfell zum Labyrinth bewirken und durch kleine Bänder an der Wand der Paukenhöhle befestigt sind.

Am Hammer, *Malleus*, wird das obere kuglige Ende, der Kopf, *Caput mallei*, der Hals, *Collum mallei*, und der Hammergriff, *Manubrium mallei*, unterschieden. Außerdem ragt an der Grenze zwischen Hals und Griff der kurze *Proc. lateralis* nach seitwärts in das Trommelfell, ferner noch vorn der lange *Proc. anterior* in die Fiss. Glaseri hinein. Am hinteren Teile des Hammerkopfes ist das Hammer-Amboßgelenk ge-

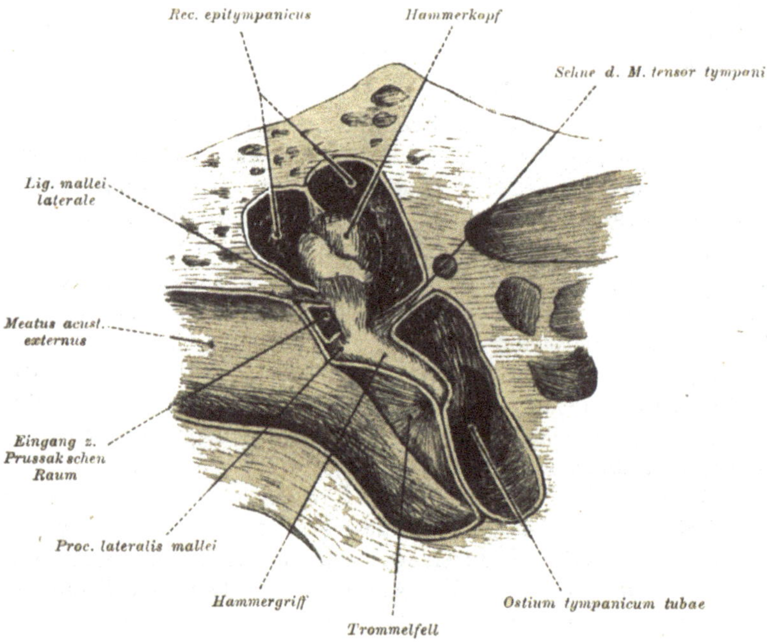

Fig. 43. Frontalschnitt durch die Paukenhöhle. Ansicht von hinten. Man sieht die Eingangsöffnung zum Prussak'schen Raum.

legen, welches derartig (sperrzahnähnlich) funktioniert, daß, wenn der Hammergriff einwärts gezogen wird, auch der Amboß nach einwärts und damit auch der Steigbügel in die Fenestra vestibuli hineingedrückt wird.

Der Amboß, *Incus*, liegt nach hinten vom Hammer; er zeigt: 1. den Körper, *Corpus incudis*; 2. den nach hinten ragenden kurzen Fortsatz, *Crus breve*, und 3. den abwärtsragenden langen Fortsatz, *Crus longum*, welcher dem Hammergriff parallel nach abwärts zieht und mit dem Steigbügel durch ein kleines Gelenk, Amboß-Steigbügelgelenk, in Verbindung steht.

Am Steigbügel, *Stapes*, unterscheidet man den Kopf, *Capitulum stapedis*, die beiden Schenkel, *Crura stapedis*, und den Fuß, *Basis stapedis*, welcher in die Fenestra vestibuli (ovalis) eingefügt und durch das ringförmige *Lig. annulare* daselbst befestigt ist. Der vordere Schenkel ist kürzer und fast gerade, der hintere länger und mehr gekrümmt.

Außer den Gehörknöchelchen sind in der Paukenhöhle noch zwei Muskeln, der *M. tensor tympani* und *stapedius,* gelegen. Der *M. tensor tympani* entspringt von der Spina angularis des Keilbeins und dem Tubenknorpel, verläuft im Canalis musculo-tubarius und biegt sich

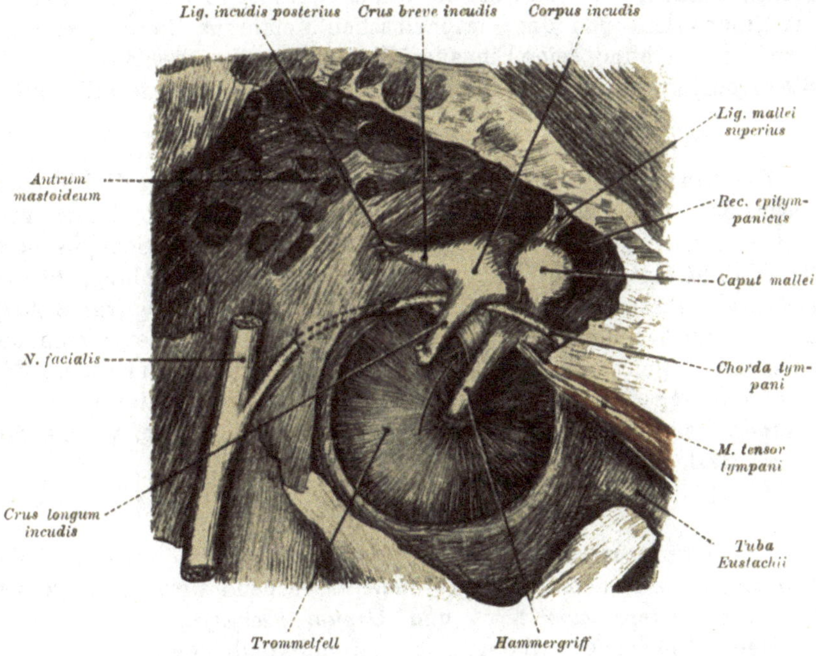

Fig. 44. Die laterale Wand der Paukenhöhle. (Ansicht von innen.) Hammer, Amboß, Chorda tympani. Der Pfeil deutet in die Eingangsöffnung zum Prussak'schen Raum. Linke Seite.

rechtwinklig zum Hammergriff hinüber, den er einwärts zieht und auf diese Weise das Trommelfell zum Zweck besseren Hörens spannt. Der *M. stapedius* verläuft von der Eminentia pyramidalis zum Köpfchen des Steigbügels. Er zieht die Basis des letzteren gegen den Rand der Fenestra vestibuli. Beide Muskeln zusammen bewirken jedenfalls, daß die Gehörknöchelchen fester gegeneinander gepreßt werden, was wohl zum deutlichen Hören beiträgt.

Die Schleimhaut der Paukenhöhle besteht aus einem bindegewebigen, mit zahlreichen Leukozyten versehenen Substrat, welches zugleich das Periost vertritt und auf dem ein flimmerndes Zylinderepithel aufsitzt. Die Flimmerhaare fehlen auf dem Trommelfell und den Gehörknöchelchen, ebenso im Antrum und den Cellulae mastoideae. Die Schleimhaut der Paukenhöhle bildet im übrigen eine Anzahl von Falten, Brücken und Buchten, welche ich indessen nicht aufführen will, da sie keine besondere Bedeutung beanspruchen. Wichtig ist nur der sog. Prussak'sche Raum (obere Trommelfelltasche von PRUSSAK), *Recessus membranae tympani sup.*, weil in demselben entstehende Eiterungen leicht durch die Membrana flaccida nach außen durchbrechen können. Der Prussak'sche Raum (vgl. Fig. 43 u. 44) ist zwischen dem Hammerhals und der Shrapnell'schen Membrana flaccida gelegen. Vorn endet er blind, seine Eingangsöffnung liegt, von einer Schleimhautfalte verborgen, nach hinten, etwas oberhalb des Proc. lateralis mallei.

2. Die Warzenzellen.

Die Warzenzellen, *Cellulae mastoideae*, sind fächrige Hohlräume, welche den Warzenfortsatz einnehmen. Beim Embryo kaum vorhanden, können sie beim Erwachsenen sogar bis in die Schuppe oder Pyramide hineinreichen. Durch eine röhrenförmige Aushöhlung, *Antrum mastoideum*, stehen sie mit der Paukenhöhle in Verbindung (vgl. S. 207). Das Antrum ist übrigens beim Embryo schon vorhanden, wenn die Zellen noch nicht im mindesten entwickelt sind. Äußerlich ist das Antrum hinter dem Porus acusticus externus, dicht unterhalb einer schrägen Leiste, der sogen. *Crista supramastoidea*, gelegen, welche das hintere Ende der Linea temporalis bildet.

3. Die Tuba Eustachii.

Die Ohrtrompete, *Tuba auditiva* s. *Eustachii*, verbindet die Paukenhöhle mit dem Pharynx: dementsprechend wird an derselben ein *Ostium tympanicum tubae* und *Ostium pharyngeum tubae* unterschieden. Die Tube verläuft zum Teil innerhalb des Schläfenbeines (*Pars ossea*), zum Teil außerhalb desselben (*Pars cartilaginea*): ihre engste Stelle ist (wie beim Gehörgang) an der Grenze zwischen dem knorpligen und knöchernen Abschnitt gelegen. Der knorplige Abschnitt besteht übrigens nur an der medialen Tubenwand aus Knorpel, welcher sich allerdings vorn noch hakenförmig (Knorpelhaken) umbiegt. Der Rest dieses Abschnittes ist dagegen durch eine Haut, *Lamina membranacea*, zur Röhre ergänzt. Über das Ostium pharyngeum tubae vgl. S. 131: man unterscheidet an demselben (vgl. Fig. 51) den oberen, stark vorspringenden Rand, Tubendach oder Tubenwulst, *Torus tubarius*, von dem vorn die vordere Tubenlippe, *Labium ant.*, und hinten die hintere Tubenlippe, *Labium post.*, nach abwärts verlaufen; ferner den zwischen dem Dach und dem Gaumensegel liegenden Tubenboden mit dem Levatorwulst (*M. levator veli palatini*). Die Schleimhaut der Tube besitzt Flimmerepithel. Das Substrat enthält zwischen Bindegewebsfasern Lymphfollikel und zahlreiche Rundzellen, auch kleine Schleimdrüsen.

Die Tube steht zum *M. tensor* und *levator veli palatini* in Beziehungen. Da der Tensor (vgl. S. 127) von der Lamina membranacea tubae entspringt, kann er die Tube erweitern. Der Levator kann dagegen nur den Tubenboden in die Höhe heben, also wohl eher zur Verengerung der Tubenöffnung beitragen.

III. Das innere Ohr.

Das innere Ohr, *Labyrinthus*, ist ganz im Felsenbein gelegen. Man hat das knöcherne und das häutige Labyrinth unterschieden. Das knöcherne Labyrinth, *Labyrinthus osseus*, ist lediglich eine dichtere Schicht des Felsenbeines, welche das ganze innere Ohr umschließt. Das häutige Labyrinth, *Labyrinthus membranaceus*, bildet einen Komplex von sehr dünnwandigen Röhrchen und Bläschen, welche die Endigungen des N. acusticus enthalten. Zwischen ihm und dem vorigen ist eine seröse Flüssigkeit, die Perilymphe, in dem häutigen selbst die Endolymphe gelegen.

a) Das knöcherne Labyrinth.

Das knöcherne Labyrinth besteht aus drei Teilen, nämlich: 1. dem in der Mitte gelegenen Vorhof, *Vestibulum*; 2. der vorn liegenden Schnecke, *Cochlea*, und 3. den hinten anschließenden Bogengängen, *Canales semicirculares ossei* (Fig. 41). Die Längsachse des ganzen Organes entspricht der Längsachse der Schläfenbeinpyramide.

1. Der Vorhof schließt sich an die Basis des Steigbügels an, welche in der ovalen *Fenestra vestibuli* steckt. Seine mediale Innenfläche zeigt die winzige *Crista vestibuli*, welche zwei kleine Vertiefungen voneinander trennt. Die vordere, *Recessus sphaericus*, ist für den Sacculus, die hintere, *Recessus ellipticus*, für den Utriculus des häutigen Labyrinthes bestimmt. Am Rec. ellipticus ist die *Apertura int. aquaeductus vestibuli* als feines Löchelchen gelegen. Außerdem ist die Vorhofswand von verschiedenen feinen Öffnungen, *Maculae cribrosae*, durchbohrt, durch welche die Zweige des N. vestibularis in den Vorhof treten.

2. Die drei knöchernen Bogengänge kommen aus der hinteren Wand des Vestibulum und kehren etwa halbkreisförmig wieder zu derselben zurück. Der obere Bogengang, *Can. semicirc. sup.*, steht senkrecht zur oberen Pyramidenkante (vgl. S. 16). Der untere Bogengang, *Can. semicirc. inf.*, ist in der Richtung der oberen Pyramidenkante gelegen. Der laterale Bogengang, *Can. semicirc. lat.*, liegt am meisten lateral. Der letztere ist zugleich gänzlich horizontal, die beiden ersteren vertikal gestellt. Jeder Bogengang

besitzt an dem einen Ende eine Erweiterung, *Ampulla.* Ob die Bogengänge mit der Erhaltung des Gleichgewichtes zu tun haben, ist noch eine keineswegs endgültig entschiedene Frage.

3. Die Schnecke besitzt zwei und eine halbe Windung, welche um eine Knochensäule, die Spindel, *Modiolus,* laufen. Der Teil der letzteren, um welche die erste Windung läuft, heißt *Basis modioli,* der in der zweiten Windung gelegene *Columella* und der der dritten halben Windung entsprechende Abschnitt wird *Apex modioli* benannt. Das blinde Ende der Schnecke ist die Schneckenkuppel, *Cupula.* Die Schnecke steht nun derart auf der Kante, daß die Basis modioli den Grund des inneren Gehörganges bildet. Letzterer ist (außer der großen Eintrittsöffnung für den *N. facialis*) noch von den feinen Öffnungen für die durchtretenden Akustikuszweige durchbohrt.

Der Binnenraum der Schnecke ist nun durch eine dem Lauf der Schneckenwindungen folgende Scheidewand in zwei Hälften geteilt. Die letztere ist aber nur zum Teil knöchern *(Lamina spiralis ossea),* zum Teil häutig (*Membrana basilaris* s. w. u.). Durch diese Scheidewand wird die Schnecke in allen $2^1/_2$ Windungen in zwei Hälften geschieden, von denen man die eine mit dem Vorhof zusammenhängende als Vorhofstreppe, *Scala vestibuli,* die andere als Paukentreppe, *Scala tympani,* bezeichnet. Die Scala tympani liegt mit ihrem blinden Ende jedoch unter dem Boden des Vestibulum: hier besitzt dieselbe die runde *Fenestra cochleae,* welche durch die *Membrana tympani secundaria* verschlossen ist. In der Nähe der letzteren ist auch die innere Mündung des *Aquaeductus cochleae* gelegen. Die Trennung zwischen der Scala tympani und vestibuli ist eine vollständige: nur in der Schneckenkuppel hängen beide Hohlräume durch eine feine Öffnung, das Schneckenloch, *Helicotrema,* zusammen.

b) Das häutige Labyrinth.

Das häutige Labyrinth besteht 1. aus den beiden Vorhofsäckchen *(Utriculus* und *Sacculus)*; 2. den häutigen Bogengängen, *Canaliculi semicirc. membranacei,* und 3. dem Schneckenkanal, *Ductus cochlearis.*

Die beiden Vorhofsäckchen sind in den S. 211 erwähnten Recessus des Vestibulum gelegen. Sie stehen miteinander durch einen kurzen engen Gang, *Ductus utriculo-saccularis,* in Verbindung (Fig. 45). Von dem letzteren geht in den nahegelegenen Aquaeductus vestibuli eine längere Fortsetzung, *Ductus endolymphaticus,* welche dicht unter der Dura mit einer kleinen Anschwellung, *Saccus endolymphaticus* (Böttcher-Cotugno'scher Raum) endet. Der Sacculus geht dann noch durch einen kurzen Verbindungskanal, *Ductus reuniens,* in den *Ductus cochlearis* über.

Der häutige Schneckenkanal, *Ductus cochlearis,* hat auf dem Querschnitt eine dreiseitige Form, ist ein Teil der Scala vestibuli und wird von folgenden Wänden begrenzt (vgl. Fig. 46): 1. von der Scheidewand zwischen der Scala vestibuli und tympani, welche, wie erwähnt, aus der *Lam. spiralis ossea* und der *Membrana basilaris* besteht; 2. von einem Stück der Wandung der Scala vestibuli[1], und 3. von der Reissner'schen Membran, *Membrana vestibularis,* welche von der Lamina spiralis ossea zur gegenüberliegenden Schneckenwand zieht und somit den *Ductus cochlearis*

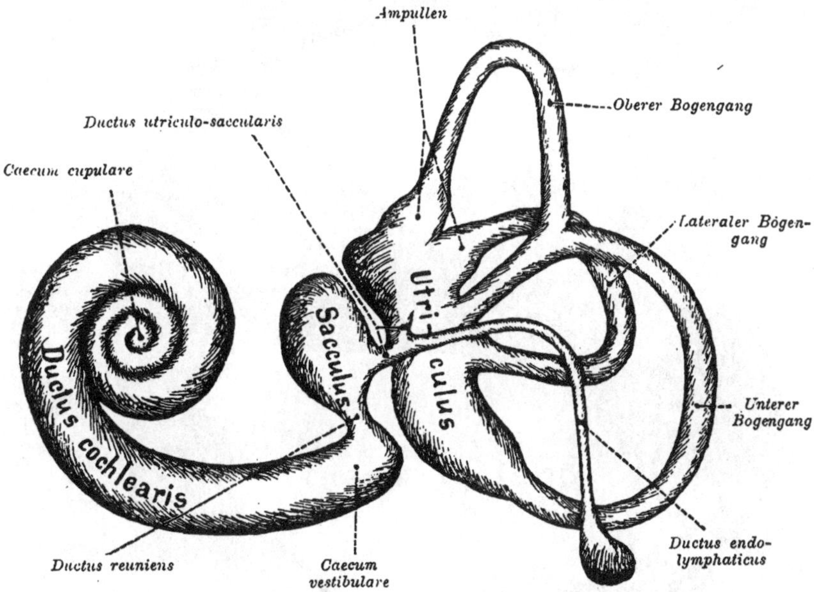

Fig. 45. Das häutige Labyrinth (schematisch).

von der übrigen Scala vestibuli abschneidet. Dicht neben dem Ductus reuniens (Fig. 45) bildet der Ductus cochlearis der Vorhofsblindsack, *Caecum vestibulare,* an der Schneckenkuppel den Kuppelblindsack, *Caecum cupulare.* Von der Lam. spiralis ossea springt ferner eine bindegewebige Verdickung, *Limbus spiralis,* mit lippenartigem Rande, *Labium vestibulae,* in den Ductus cochlearis vor. Von diesem Labium hängt in den Ductus cochlearis eine wichtige kurze Haut, *Membrana tectoria,* hinein, welche auf dem später zu beschreibenden Corti'schen Organ

[1] Dieser Teil der Wandung zeigt eine Verdickung seines Periostes, welche man *Lig. spirale cochleae* benennt. Hier befindet sich auch an der Innenfläche eine gefäßreiche Schicht mit einer Epithellage, *Stria vascularis,* welche die Endolymphe der Schnecke absondert.

direkt aufliegt. Das letztere erhebt sich auf der Membrana basilaris, von der es in den Ductus cochlearis ragt (Fig. 46).

Der N. acusticus tritt mit seinen Zweigen durch die feinen Öffnungen zunächst im Grund des inneren Gehörganges, dann durch die Wand des Vestibulum und der Schneckenwindungen zum häutigen Labyrinth. Kurz vor dem Eintritt in das letztere bilden die vesti-

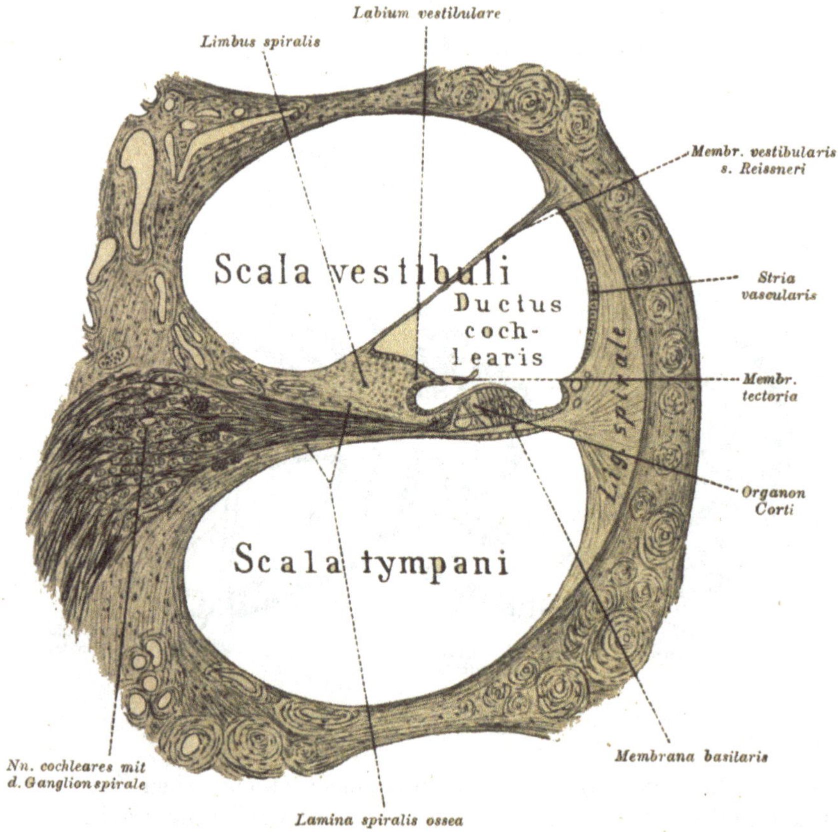

Fig. 46. Querschnitt einer Schneckenwindung nach Kölliker.

bularen Zweige eine mit Ganglienzellen durchsetzte Anschwellung, *Ganglion vestibulare,* die zur Schnecke ziehenden Zweige, den Windungen folgend, das *Ganglion spirale* (vgl. Fig. 46). An der Eintrittstelle der Akustikuszweige liegt in den beiden Vorhofsäckchen je eine verdickte Partie, die *Macula acustica,* d. h. eine Stelle, wo anstatt des Plattenepithels, welches die Säckchen auskleidet, mehr zylindrische Zellen vorhanden sind, von denen ein Teil (Hörzellen) mit feinen Härchen (Hörhaaren) besetzt sind. Auf diesen Hörzellen liegen die

Otholithen, *Otoconia,* Kristalle von kohlensaurem Kalk, denen man die Aufgabe zuschreibt, bei Bewegungen durch die Schallwellen die Hörhaare direkt zu perkutieren. In den Ampullen sind statt der Maculae die *Cristae acusticae* (jedoch ohne Otholithen) vorhanden. Einen erheblich komplizierteren Bau zeigt indessen der akustische Endapparat der Schnecke, das Corti'sche Organ, *Organon spirale,* welches (vgl. Fig. 46) hauptsächlich aus Stützzellen und Hörzellen, daneben aber auch noch aus allerlei anderen Strängen und Zellen besteht. Unter den Stützzellen sind besonders der innere und äußere Corti'sche Pfeiler zu nennen, welche den Corti'schen Tunnel begrenzen. Die Hörzellen sind mit feinen Hörhaaren versehen, welche durch die Membrana tectoria direkt geschlagen werden, wenn die Endolymphe im Schneckenkanal durch Schallwellen in Bewegung gesetzt wird.

Die Schallwellen nehmen somit im Gehörgang folgenden Weg: Trommelfell — Kette der Gehörknöchelchen — Fenestra vestibuli (ovalis) — Vestibulum — Scala vestibuli — Helicotrema — Scala tympani bis zur Membrana tympani secundaria, welche sie bei jedem Anprall nach der Paukenhöhle hin vorwölben. Wenn die letztere Membran verknöchert wäre, könnten überhaupt im Labyrinth keine Schallwellen entstehen, da die Perilymphe und Endolymphe wie alle Flüssigkeiten inkompressibler Natur sind.

G. Das Sehorgan.

Zum Sehorgan, *Oculus,* gehört der Augapfel, *Bulbus oculi,* und dessen Nebenteile, *Organa oculi accessoria.*

I. Die Nebenteile des Auges.

Diese Nebenteile bestehen: a) aus den inneren Augenmuskeln und b) aus den Schutzmitteln (*Tutamina*) des Auges.

a) Die Augenmuskeln.

Die inneren Augenmuskeln liegen innerhalb der Augenhöhle: sie entspringen sämtlich von der Peripherie des For. opticum und der angrenzenden Sehnervenscheide: nur der *M. obliquus inf.* kommt vom medialen Ende des Margo infraorbitalis her. Zu diesen Muskeln gehören: 1. der *M. levator palpebrae superioris*; 2. die 4 *Mm. recti* (*sup.*, *inf.*, *medialis* und *lateralis*); 3. der *M. obliquus oculi sup.* und *inf.* Von diesen Muskeln setzt sich der *M. levator palp. sup.* am oberen Augenlidknorpel fest, die 4 *Mm. recti* am Bulbus dicht vor dem Äquator desselben. Der *M. obliquus sup.* zieht zunächst zur Fossa trochlearis des Stirnbeins: hier bekommt er seine Sehne, welche über einen diese Grube überbrückenden, fibrösen Streifen (*Trochlea*) hinüberzieht und sich schließlich hinten, oben und lateral am Bulbus festsetzt. Der *M. obliquus oculi inf.* setzt sich ebendaselbst (nur etwas tiefer) am Augapfel fest (beide hinter dem Äquator des letzteren).

Funktion: Der *M. levator* hebt das obere Augenlid. Von den 4 *Mm. recti* zieht jeder den Bulbus nach derjenigen Seite, an welcher er sich befindet. Alle Recti zusammen ziehen den Bulbus nach hinten. Der *M. obliquus sup.* dreht den Bulbus so, daß die Pupille sich nach unten und lateralwärts, der *M. obliquus inf.* so, daß die Pupille sich nach oben und lateralwärts bewegt. Beide Obliqui gemeinsam ziehen den Bulbus nach vorn, sind also Antagonisten der Recti.

b) Die Schutzmittel des Auges.

Dazu gehören: 1. die Augenbrauen; 2. die Augenlider 3. die Augenbindehaut, und 4. die Tränenorgane.

1. Die Augenbrauen, *Supercilia,* sind jederseits genau in Höhe des Margo supraorbitalis gelegen: sie sollen die Augen vor dem abwärts fließenden Stirnschweiß schützen.

2. Die Augenlider, *Palpebrae* (Blepharae) begrenzen die Augenlidspalte, *Rima palpebrarum,* indem sie medial durch die *Commiss. medialis,* lateral durch die *Commiss. lateralis* zusammenhängen. Von den beiden Augenwinkeln, *Anguli oculi,* ist der laterale spitz; der mediale bildet eine etwas ausgerundete Bucht, den Tränensee, *Lacus lacrimalis.* Wo diese Bucht in den freien Rand der Augenlider übergeht, befindet sich oben und unten je eine konische Hervorragung, *Papilla lacrimalis,* welche stets eine feine, punktförmige Öffnung, *Punctum lacrimale,* zeigt, durch welche man in das Tränenkanälchen, *Ductus lacrimalis,* gelangt. Der freie Rand eines jeden Augenlides hat eine vordere und hintere Kante (*Limbus ant.* und *post.*), von denen sich beim Lidschluß jedoch nur die beiden vorderen Kanten aneinanderlegen, so daß hinter den letzteren ein dreiseitig prismatischer Raum, der Tränenbach, *Rivus lacrimalis,* offen bleibt, in dem die Tränenflüssigkeit von lateralwärts nach medianwärts fließen kann. Aus der vorderen Kante ragen die Wimpern, *Cilia,* hervor.

Jedes Augenlid besteht: 1. aus der schlaffen und fettlosen äußeren Haut; 2. aus dem bindegewebigen Augenlidknorpel, *Tarsus,* an dessen Innenfläche 3. die Augenbindehaut, *Conjunctiva,* angeheftet ist. Die Lidknorpel sind gebogene kleine Scheiben, deren gerader freier Rand an der Lidspalte liegt, während der gebogene Rand mit dem Augenhöhlenrande durch je ein schlaffes Band, *Lig. tarsi sup.* und *inf.,* verbunden ist. Die spitzen Enden beider Lidknorpel werden medial durch das *Lig. palpebrale mediale* vereinigt, das zugleich einen kleinen Sehnenbogen bildet, welcher sich von der Crista lacrim. ant. über die Fossa sacci lacrimalis zur Crista lacrim. post. hinüberspannt und mit der Außenfläche des Tränensackes verwachsen ist. Die lateralen Enden der Lidknorpel stehen dagegen nur durch einen dünnen Bindegewebstreifen, *Raphe palpebralis lateralis,* mit dem lateralen Rande der Orbita in Verbindung. In der Substanz der Tarsalknorpel sind die Meibom'schen Drüsen, *Gl. tarsales,* gelegen, welche man an der Innenfläche des Lides als gelbliche Streifen durchschimmern sieht. Jede Drüse besitzt einen langen, unverzweigten Ausführungsgang, an dem seitlich eine Anzahl Drüsenacini ansitzen. Ihr Sekret, die Augenbutter, *Sebum palpebrale,* ist talgähnlich. In die Haarbälge der Zilien münden auch noch knäuelförmige Drüsen, die Moll'schen Drüsen, ein.

3. Die Augenbindehaut, *Conjunctiva oculi,* ist als *Conjunctiva palpebralis* an die hintere Fläche der Lidknorpel angeheftet und schlägt sich von hier aus unter Bildung einer Tasche, *Fornix conjunctivae* (vgl. Fig. 47) auf den Augapfel hinüber, dessen vorderen Abschnitt sie als *Conjunctiva bulbi* bis zur Sclera hin bekleidet.[1] Am medialen Augenwinkel bildet sie die frontal stehende *Plica semilunaris,* in welche ein Häufchen acinöser Talgdrüsen derart eingelagert ist, daß ein rundlicher kleiner Hügel, die *Caruncula lacrimalis* entsteht. Die Conjunctiva ist mit geschichtetem Zylinderepithel bekleidet, welches beim Übergang auf die Cornea und an den Lidrändern in Pflasterepithel übergeht. Das Epithel sitzt auf einer bindegewebigen Unterlage, welche sehr viel Rundzellen (Leukozyten und Plasmazellen) enthält. Bei Tieren bilden die letzteren häufig Knötchen (Trachomdrüsen). Nahe dem Fornix zeigt die Conjunctiva palpebralis Furchen und Buchten (Konjunktivalbuchten), welche früher für Drüsen gehalten wurden.

4. Die Tränenorgane. Das Hauptorgan ist die Tränendrüse, *Gl. lacrimalis,* welche unterhalb des Proc. zygomaticus des Stirnbeins liegt. Sie ist eine zusammengesetzt tubulöse Drüse, deren Ausführungsgänge den Fornix sup. conjunctivae durchbohren und ihr Sekret zunächst in den Konjunktivalsack ergießen. Von hier aus nimmt das letztere zum Teil zwischen der Conjunctiva bulbi und palpebralis, zum Teil durch den Rivus lacrimalis nach dem Tränensee seinen Weg. Dort wird das Sekret durch die Mm. palpebrales (s. S. 37) in die Tränenpunkte, sowie weiter in die Ductus lacrimales und den Tränensack hineingesogen.[2] Beide Kanälchen münden nämlich entweder vereint oder auch isoliert in den Tränensack, *Saccus lacrimalis,* welcher in der Fossa sacci lacrimalis der Augenhöhle liegt und das obere blinde Ende des Tränenganges, *Ductus naso-lacrimalis,* bildet. Der letztere mündet ja dann unter dem vorderen Ende der unteren Nasenmuschel, bedeckt von einem nach abwärts ragenden

[1] Die ganze Conjunctiva kann man bei geschlossenen Augenlidern als eine Art Sack, Konjunktivalsack, *Saccus conjunctivalis,* betrachten.

[2] Die Mm. palpebrales können durch Vermittlung des Lig. palpebrale mediale den Tränensack erweitern.

Schleimhautfältchen, *Plica lacrimalis* (Valvula Hasneri), welches dem Tränensekret freien Abfluß gestattet, sich dagegen schließt, wenn bei geschlossener Nasenöffnung kräftig ausgeatmet wird. Die Tränenkanälchen sind noch wie die Conjunctiva mit geschichtetem Pflasterepithel, der Tränengang dagegen wie der hintere Abschnitt der Nasenhöhle mit Flimmerepithel ausgekleidet.

II. Der Augapfel.

Der Augapfel, *Bulbus oculi*, ist in das Fett der Orbita eingebettet. Doch ist der ganze hintere Abschnitt desselben vom Seh-

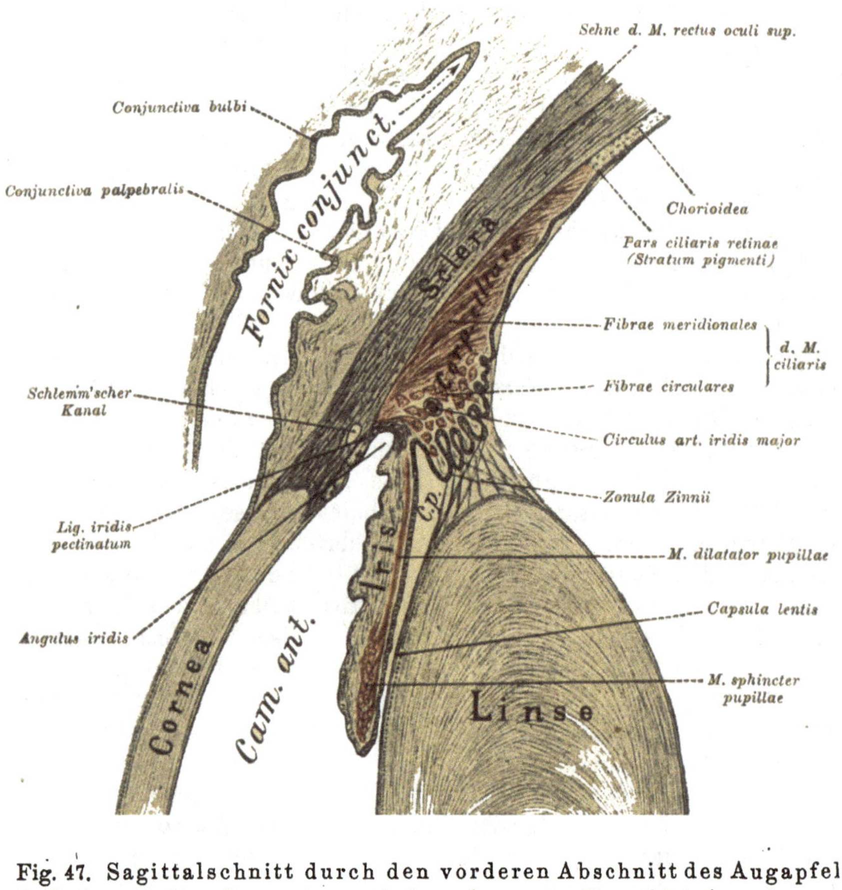

Fig. 47. Sagittalschnitt durch den vorderen Abschnitt des Augapfels (halbschematisch). *Cam. ant.* = vord. Augenkammer. *C. p.* = hint. Augenkammer.

nerven bis zum Hornhautrande von einer besonderen bindegewebigen Haut, der Tenon'schen Kapsel, *Fascia Tenoni*, bedeckt, gegen welche sich der Augapfel wie in einer Gelenkpfanne bewegen kann, da er von derselben durch lockeres Bindegewebe mit Lymphräumen getrennt ist.

Am Bulbus kann man: 1. die einhüllenden Häute und 2. den lichtbrechenden Kern unterscheiden. Die Häute sind: 1. die Sclera mit der Cornea; 2. die Chorioidea mit der Iris; 3. die Retina mit der Zonula Zinnii. Der Kern wird 1. durch den Humor aqueus der vorderen und hinteren Augenkammer; 2. durch die Kristalllinse und 3. durch den Glaskörper gebildet.

a) Sclera und Cornea.

1. Die harte Haut, *Sclera,* bildet das Weiße im Auge und besteht aus derbem Bindegewebe, ist jedoch vorn noch von der Conjunctiva bulbi bedeckt. Von der Cornea ist sie durch eine ringförmige seichte Furche, *Sulcus sclerae,* abgesetzt. Hinten wird sie ebenso wie die Chorioidea (*Lamina cribrosa sclerae* bzw. *chorioideae*) durch die eintretenden Bündel des N. opticus durchsetzt. In den Bindegewebszellen und zwischen den Fasern der Sclera sind vielfach Anhäufungen von Pigmentkörnchen vorhanden. Nahe der Grenze mit der Cornea wird die Sclera von dem Schlemm'schen Kanal, *Sinus venosus sclerae,* durchzogen, der ein ringförmiges, venöses Gefäß enthält, in welches die Venen der Iris einmünden. Die ringförmigen Venen sind noch von lymphatischen Räumen umgeben.

2. Die Hornhaut, *Cornea,* ist uhrglasförmig in den vorderen Rand der Sclera eingefalzt. Ihr peripherer Rand ist (im Winkel der vorderen Augenkammer) mit dem Ziliarrand der Iris durch ein aus parallelen Bälkchen bestehendes zirkuläres Band, das *Lig. iridis pectinatum*, verbunden (Fig. 47). Zwischen den Bälkchen gelangt man in die Fontana'schen Räume, *Spatia anguli iridis,* d. h. in einem netzförmigen, halbelastischen Fasergewebe gelegene Lymphräume, welche wichtig sind, weil sie die Hauptabflußwege für den Humor aqueus der vorderen Augenkammer darstellen. Aus den Fontana'schen Räumen gelangt der Humor aqueus in den Schlemm'schen Kanal und von hier direkt in die vorderen Ziliarvenen (Schwalbe). Das Corneagewebe besteht aus folgenden Schichten: a) dem vorderen geschichteten Epithel, *Epithelium corneae*; b) der *Lam. elastica ant.*; c) dem eigentlichen Corneagewebe, *Substantia propria*; d) der *Lam. elastica post.*; e) einer einfachen Endothellage, *Endothelium camerae anterioris* (Endothel der vorderen Augenkammer). Das vordere geschichtete Epithel bildet eine Fortsetzung des Epithels der Conjunctiva und besitzt in der Tiefe mehr zylindrische, nach außen mehr platte Zellen. Die Lam. elastica ant. bildet auf dem Querschnitt einen schmalen glänzenden Streifen (0,01 mm). Die Substantia propria corneae ist zwar durchsichtig, zeigt jedoch einen lamellösen Bau. Jede Lamelle besteht aus einer einfachen

Lage von parallelen Fasern, den Corneafibrillen, welche allerdings erst durch Reagentien sichtbar gemacht werden können. Zwischen den Lamellen liegen in besonderen Saftlücken bzw. Saftkanälchen sternförmige platte Zellen (Hornhautkörperchen), welche durch Ausläufer miteinander anastomosieren. Die Lam. elastica post. ist erheblich dicker als die Lam. ant. (0,06 mm) und besitzt eigentümlicherweise die Neigung, sich nach vorn einzurollen, wenn man sie ablöst. Das Endothelium corneae besteht aus einfachen platten Endothelzellen, welche sich auch auf die vordere Fläche der Iris fortsetzen.

b) Chorioidea und Iris.

1. Die Aderhaut, *Chorioidea,* liegt an der Innenfläche der Sclera: sie fällt schon für das bloße Auge durch ihren Reichtum an dunklem

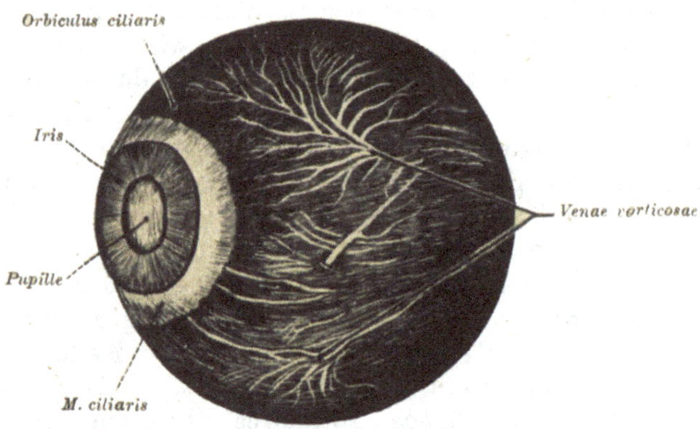

Fig. 48. Chorioidea und Iris nach Wegnahme der Sclera und Cornea.

Pigment und an Blutgefäßen auf. Insbesondere (Fig. 48) fließen die deutlich sichtbaren Venen an mehreren Punkten sternförmig zusammen (*Vv. vorticosae*).

Der vorderste Teil der Chorioidea ist dicker und wird wegen seines besonderen Baues Strahlenkörper, *Corpus ciliare,* benannt Fig. 47 u. 49). Das Corpus ciliare besteht aus: 1. der *Corona ciliaris*; 2. dem *Orbiculus ciliaris* und 3. dem *M. ciliaris.* Die *Corona ciliaris* wird von etwa 70 – 80 kolbenförmigen, radiär zum Mittelpunkt der Cornea gestellten Vorsprüngen, den Strahlenfortsätzen, *Procc. ciliares,* welche den Linsenrand umgeben und sehr blutgefäßreich sind. Da sie in die hintere Augenkammer hineinragen, schreibt man ihnen die Absonderung des Humor aqueus für die hintere und somit auch (s. Fig. 47) für die vordere Augenkammer zu. An die Procc. ciliares schließt sich nach hinten eine etwa 4 mm breite ringförmige Zone, der *Orbiculus ciliaris,* an, dessen hintere Grenze durch eine zackige Linie, *Ora serrata,* markiert ist.

Der ganze äußere Teil des Corpus ciliare wird jedoch durch den Akkommodationsmuskel des Auges, *M. ciliaris*, eingenommen. Der M. ciliaris besteht aus äußeren meridional und inneren zirkulär verlaufenden Fasern. Die *Fibrae circulares* (Müller'sche Fasern) scheinen durch ihre Kontraktion eine stärkere Hervorwölbung der Linse zu erzielen, also die Linse für die Nähe einzustellen. Die *Fibrae meridionales* (Brücke'sche Fasern) verlaufen vom Lig. iridis pectinatum zum elastischen Gewebe der Chorioidea. Wenn sie sich kontrahieren, soll die Chorioidea nach vorn gezogen und die Zonula Zinnii (s. w. u.) dadurch entspannt werden. Von letzterer wird nämlich angenommen, daß sie für gewöhnlich auf die Linsenkapsel einen Zug

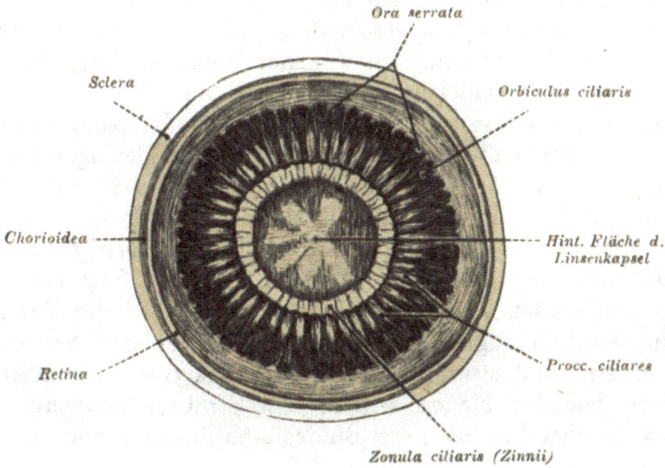

Fig. 49. Vorderer Abschnitt des Bulbus nach Entfernung des Glaskörpers. Ansicht von hinten.

ausübt, welcher die Linse abplattet. Erschlafft also die Zonula, so soll sich die Linse wölben, d. h. ebenfalls für die Nähe einstellen.

Die eigentliche Chorioidea besteht von außen nach innen aus folgenden Schichten. Dicht unter der Sclera liegt als weiche braune Lage die *Lam. suprachorioidea,* welche aus einer homogenen Grundsubstanz mit elastischen Fasernetzen und zahlreichen sternförmigen Pigmentzellen besteht. Es folgt die Schicht der gröber n Gefäße, in der sich, abgesehen von derselben Grundsubstanz, nur die stärkeren Arterien und Venen vorfinden. Die dritte Schicht, *Lamina chorio-capillaris,* zeigt nur Blutkapillaren in einer feinkörnigen aber pigmentlosen Grundsubstanz. Nach innen von dieser Schicht ist noch eine glashelle elastische Basalmembran, nach innen von der letzteren das Pigmentepithel, *Stratum pigmenti,* gelegen, das aus sehr regelmäßigen sechseckigen platten

Epithelzellen besteht, welche je nach der Färbung des betreffenden Individuums mehr oder weniger Pigmentkörnchen enthält. Übrigens soll das *Stratum pigmenti* entwicklungsgeschichtlich eigentlich zur Retina gehören. In der Chorioidea verlaufen auch die längeren Blutgefäße, welche vorn die Iris und das Corpus ciliare versorgen.

2. Die Regenbogenhaut, *Iris*, bildet die Fortsetzung des Corpus nach vorn. Sie ist eine kreisförmige Scheibe, deren Mitte von dem Sehloch, *Pupilla*, durchbohrt wird. Man kann somit an der Iris einen Ziliarrand, *Margo ciliaris*, und einen Pupillarrand, *Margo pupillaris*, unterscheiden. Durch die Iris wird nun die vordere Augenkammer, *Camera oculi ant.*, von der hinteren Augenkammer, *Camera oculi post.*, geschieden, welche zwischen der Linse und dem Pupillarrande miteinander kommunizieren (s. Fig. 47). Die Iris zeigt drei Schichten, nämlich: 1. vorn das Endothel der vorderen Augenkammer; 2. das eigentliche bindegewebige *Stroma iridis* und 3. hinten die aus zwei pigmentierten Zellenlagen bestehende Pigmentschicht, *Stratum pigmenti iridis*. In das Stroma iridis sind glatte Muskelfasern eingelagert, nämlich: 1. der Verengerer der Pupille, *M. sphincter pupillae*, dessen Fasern ringförmig um den Pupillarrand verlaufen und 2. der Erweiterer der Pupille, *M. dilatator pupillae*, dessen Fasern radiär zum Mittelpunkt der Pupille dicht vor dem Stratum pigmenti gelegen sind. Bei der braunen oder schwarzen Iris sind zwischen den Fasern des Stroma Pigmentkörner vorhanden, bei der blauen scheint das Stratum pigmenti, bei der grauen wahrscheinlich dichtere Bindegewebsfasern hindurch.

c) Die Retina.

Die Netzhaut, *Retina*, ist im Gegensatz zur Chorioidea beim Lebenden durchsichtig, nach dem Tode graugelblich getrübt. Die Retina wird durch die Endzweige des N. opticus gebildet, dessen Eintrittstelle medial vom hinteren Ende der Sehachse liegt.[1] Genau am hinteren Ende der Sehachse, also lateral von der Papilla optica, befindet sich dagegen die Stelle des deutlichsten Sehens, der kreisförmige gelbe Fleck, *Macula lutea*, welcher allerdings beim Lebenden meist dunkelbraunrot aussieht. Auch die Mitte der Macula lutea ist mit einer Vertiefung, *Fovea centralis*, versehen. Die Retina wird nun in eine *Pars optica* und *Pars ciliaris* eingeteilt. Die letztere liegt ganz vorn und entspricht inbezug auf die Lage genau dem Corpus ciliare, ermangelt auch der nervösen Elemente, da doch keine Lichtstrahlen zu derselben hingelangen können. Nach vorn verliert sich die Pars

---

[1] Der *N. opticus* bildet hier einen Hügel, *Papilla n. optici*, in dessen Mitte eine kraterförmige Vertiefung, *Excavatio*, gelegen ist.

ciliaris retinae allmählich nach der Iris hin. Mittels der *Zonula ciliaris* s. *Zinnii* hängt sie mit der Linsenkapsel zusammen (s. Fig. 47).

Die Netzhaut besteht aus einer großen Zahl von Schichten, von denen man zunächst sagen kann, daß sie hauptsächlich von den Verbindungen der Optikusfasern mit den Stäbchen und Zapfen geliefert werden. In diese Verbindungsfasern sind nun drei gangliöse Schichten eingelagert, wenngleich eigentlich nur die Zellen der innersten Schicht die deutlichen Charaktere von Ganglienzellen, diejenigen der beiden anderen Schichten mehr von „Körnern" zeigen. Zwischen diesen drei Zellenschichten sind dann noch zwei retikuläre Schichten gelegen, in denen die Verbindungsfasern sich durchflechten. Außerdem finden sich in der Retina auch noch bindegewebige Elemente vor. Die Schichten der Retina, von innen nach außen gerechnet, heißen: 1. Die *Membrana limitans int.*, 2. die Optikusfaserlage; 3. die Ganglienzellenschicht; 4. die innere retikuläre Schicht; 5. die innere Körnerschicht; 6. die äußere retikuläre Schicht; 7. die äußere Körnerschicht; 8. die *Membrana limitans externa*; 9. die Stäbchen- und Zapfenschicht.

Die Membrana limitans int. ist eine zarte glashelle Haut, welche den Glaskörper unmittelbar umgibt. Die Optikusfaserlage besteht aus den radiär ausstrahlenden Optikusnervenfasern, welche jedoch beim Eintritt in die Retina ihr Nervenmark verlieren und somit durchscheinend werden. Die Optikusfasern treten dann in die Ganglienzellenschicht ein, wo jede Faser zu einer multipolaren Ganglienzelle anschwillt. Von jeder Ganglienzelle geht mindestens eine Faser in die innere retikuläre Schicht über, in der sich dieselbe dann verästelt und derart mit anderen Fasern durchflicht, daß diese Schicht auf dem Querschnitt ein feinkörniges „granuliertes" Aussehen bekommt. Von hier treten wieder feine Fasern in die innere Körnerschicht hinein, die ebenfalls aus Ganglienzellen besteht, welche jedoch ein so schwach entwickeltes Protoplasma besitzen, daß sie mehr den Eindruck von großen Kernen oder Körnern machen.[1] Von jedem Korn (jeder Zelle) dieser Schicht geht wieder je eine Faser in die äußere retikuläre Schicht über, welche sehr schmal ist, sich aber sonst genau wie die innere verhält. Es folgt die äußere Körnerschicht, ebenfalls verkümmerte Ganglienzellen (Körner), von denen je eine Faser in die nächste Schicht, und zwar entweder in ein Stäbchen oder einen Zapfen übergeht. Die Körner dieser Schicht hat man deshalb auch als Stäbchen- und Zapfenkörner unterschieden: sie bilden mit den Stäbchen und Zapfen je eine Einheit, die Stäbchen- und Zapfensehzellen. Die Fasern, welche

[1] Doch finden sich in dieser Schicht auch sogen. amakrine Zellen, d. h. Zellen ohne langen Fortsatz, welche nur mit der vorigen Schicht durch Ausläufer in Verbindung stehen. Ihre Bedeutung steht noch nicht fest.

von den Stäbchen- und Zapfenkörnern zu den Stäbchen und Zapfen ziehen, durchbrechen die nächste Lage, Membrana limitans externa, welche auch eine zarte glashelle Haut darstellt. Die äußerste Schicht der Retina ist endlich die Stäbchen- und Zapfenschicht: die Elemente dieser Schicht, die Stäbchen, *Bacilli*, und die Zapfen, *Coni*, sind die Endorgane, durch welche das Sehen zustande kommt. An beiden kann man zwei Abschnitte, ein dickeres Innenglied und ein dünneres Außenglied unterscheiden. Nur ist bei den Zapfen das Außenglied (Bauch der Flasche) beträchtlich dicker, das

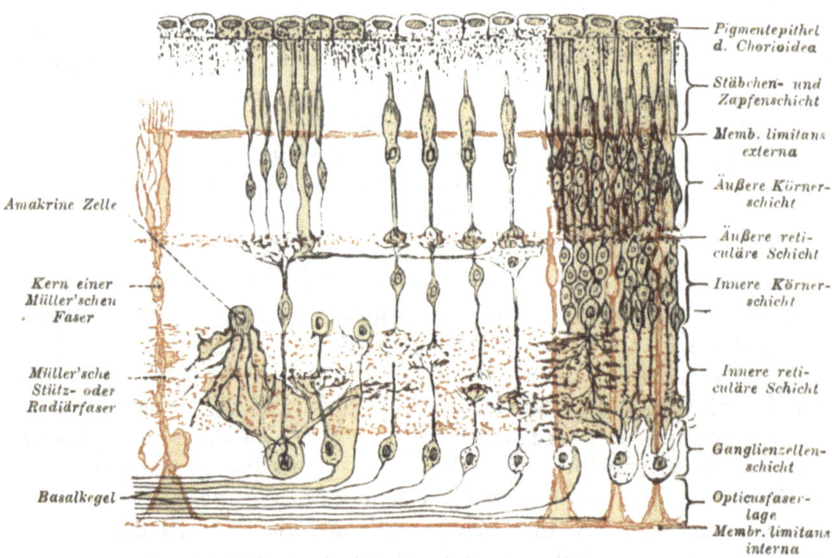

Fig. 50. Die nervösen und bindegewebigen Elemente der Retina, links isoliert, rechts im Zusammenhang (halbschematisch). Die bindegewebigen Müller'schen Fasern rot, nervöse Elemente schwarz.

Innenglied beträchtlich kürzer als an den Stäbchen. Indessen nur an den letzteren sind die Außenglieder mit dem sogen. Sehpurpur gefärbt, einer roten Farbe, welche im Licht schwindet, sich aber im Dunkeln wieder erneuert.

Die Netzhaut enthält jedoch nicht allein nervöse, sondern auch bindegewebige Elemente, welche man als Müller'sche Fasern oder Radiärfasern bezeichnet, und welche für die eben erwähnten nervösen Elemente eine Art Gerüst bilden. Die Radiärfasern beginnen mit breiter Basis (Basalkegel) auf der Limitans interna, durchsetzen alle Schichten der Retina und umgreifen schließlich in Gestalt kleiner Faserkörbchen die Stäbchen und Zapfen. In jede Radiärfaser ist in der inneren Körnerschicht eine zackige, mit deutlichem Kerne versehene Zelle eingelagert. Die Körner dieser Schicht sind also nicht allein nervöser, sondern zum Teil auch bindegewebiger Natur. In der Macula lutea kommen nur Zapfen und keine Stäbchen vor: alle Schichten haben sehr an Mächtigkeit abgenommen. In der Fovea centralis, der Stelle des deutlichsten Sehens, sind nur die äußeren Körner und die Zapfen vorhanden. Die Pars ciliaris retinae besteht nur aus Müller'schen Stützfasern, welche sich jedoch weiter vorn in eine einfache Lage von zylindrischen Zellen verwandeln.

Während die Retina in dieser Weise als Pars ciliaris das Corpus ciliare innen bekleidet, entspringen von ihr eine Anzahl radiär zur Pupille verlaufender Fasern (*Fibrae zonulares*), deren Gesamtheit als *Zonula ciliaris* (*Zinnii*) den Linsenrand gürtelförmig umgibt und daselbst in die Linsenkapsel übergeht (s. Fig. 49 u. 47). Durch die Zonula soll die Linse abgeplattet erhalten werden, also für die Ferne eingestellt sein. Zwischen den Fasern sind kleine lymphatische Räume, *Spatia zonularia*, vorhanden. Das Vorhandensein eines „Canalis Petiti" wird von den meisten Autoren geleugnet.

Die Blutgefäße der Retina stammen aus der *A.* u. *V. centralis retinae* (aus der *A* und *V. ophthalmica*) und bilden ein abgeschlossenes System, welches fast gar nicht mit den anderen Blutgefäßen des Bulbus kommuniziert. Die A. u. V. centralis retinae verlaufen in der Achse des N. opticus. Nach ihrem Eintritt in die Retina teilen sie sich: 1. in zwei (einen oberen und einen unteren) nach der Nasenseite hinziehende Zweige, *A. nasalis retinae sup.* und *inf.* und 2. in zwei (einen oberen und einen unteren) nach der Schläfenseite hinziehende Zweige, *A. temporalis retinae sup.* und *inf.* Die Macula lutea wird außerdem noch von zwei kleineren Zweigen, *A. macularis sup.* und *inf.*, umrahmt.

d) Linse und Glaskörper.

Die Linse, *Lens crystallina*, ist bikonvex und zeigt demzufolge eine vordere und hintere gewölbte Fläche (Fig. 47). Der abgerundete Rand wird als Linsenäquator, *Äquator lentis*, die Mitte der Vorderfläche als vorderer Linsenpol, die Mitte der Hinterfläche als hinterer Linsenpol bezeichnet. Das durchsichtige elastische Organ wird von der ebenfalls durchsichtigen strukturlosen Linsenkapsel, *Capsula lentis*, umgeben, deren Innenfläche vorn von einem sechseckigen Epithel überzogen ist, dessen Zellen jedoch nach dem Äquator hin immer länger, also faserartig werden. Der Rest der Linse besteht aus sechskantigen Prismen, den Linsenfasern, *Fibrae lentis*, welche durch das Längenwachstum der eben erwähnten Epithelzellen entstanden sind und einen etwas komplizierten Verlauf haben. Vorn und hinten bilden sie den sogen. Linsenstern, von dem die Linsenstrahlen, *Radii lentis*, ausgehen (Fig. 49). Wird die Linse durch Operation aus der Kapsel entfernt, so tritt dadurch eine Regeneration ein, daß die Epithelzellen der Kapselwand zu Linsenfasern auswachsen.

Der Glaskörper, *Corpus vitreum,* besteht aus einer glashellen, eiweißhaltigen Flüssigkeit, *Humor vitreus,* welche von unregelmäßigen, meist netzförmigen, feinen Fasern, dem sogen. *Stroma vitreum,* durchzogen wird. An der Oberfläche verdichtet sich dies Faserwerk, was dazu Veranlassung gegeben hat, von einer *Membrana hyaloidea* zu sprechen. Vorn besitzt der Glaskörper eine Delle, *Fossa hyaloidea,* in welcher die Linse liegt. Beim Fötus ist der Glaskörper in sagittaler Richtung von der *A. hyaloidea* durchzogen, welche von der A. centralis retinae zur Linsenkapsel verläuft, später jedoch gänzlich oder größtenteils schwindet.

H. Das Geruchsorgan.

Zum Geruchsorgan kann man nicht allein die innere, sondern auch die äußere Nase rechnen. An der letzteren werden die Nasenwurzel, *Radix nasi,* die Nasenspitze, *Apex nasi,* der Nasenrücken, *Dorsum nasi,* die Seitenwände, *Latera nasi,* die Nasenflügel, *Alae nasi,* und endlich die vorderen Nasenöffnungen, *Nares externae,* unterschieden, welche durch die knorpelige Scheidewand, *Septum cartilagineum nasi,* voneinander geschieden sind. Als Stütze der äußeren Nase dienen außer den Nasenbeinen der viereckige Scheidewandknorpel, *Cart. quadrangularis,* die dreiseitigen Seitenwandplatten, *Cartt. nasi laterales* und die halbmondförmigen Nasenflügelknorpel, *Cartt. alares.*

Die Nasenhöhle wird eingeteilt in: 1. den Vorhof, *Vestibulum nasi,* 2. die eigentliche Nasenhöhle, *Cavum narium.* Das Vestibulum reicht von den äußeren Nasenöffnungen bis zu einer bogenförmigen Leiste, *Limen nasi.* Weiter aufwärts ist vor dem vorderen Ende der mittleren Muschel eine Art Wulst oder auch Wall, *Agger narium* (ein Rudiment einer vorderen Muschel) gelegen. In die eigentliche Nasenhöhle münden dann noch die bereits S. 32 in der Knochenlehre beschriebenen Nebenhöhlen, *Sinus paranasales,* ein. Nach hinten geht die Nasenhöhle durch die Choanen in den Schlund über.

Von den drei Nasenmuscheln muß gemerkt werden, daß die oberste so klein ist, daß sie nur die hintere Hälfte der Nasenhöhle einnimmt. Dasselbe gilt von dem unter der oberen Muschel gelegenen oberen Nasengange, welcher nur einen kurzen schrägen Einschnitt darstellt. Demzufolge können auch die Stirnhöhlen nicht in den oberen, sondern nur in das vordere Ende des mittleren Nasenganges einmünden. In den oberen Nasengang münden dagegen die hinteren und mittleren Siebbeinzellen, *Cellulae ethmoidales mediae* und *postt.* Die Keilbeinhöhle, *Sinus sphenoidalis,* mündet auch nicht in den oberen Nasengang, sondern in eine Grube, *Recessus spheno-ethmoidalis,* welche sich jederseits zwischen der obersten Muschel und der vorderen Wand der Keilbeinhöhle befindet. In den mittleren Nasengang münden dagegen alle übrigen Nebenhöhlen ein. Unter dem vorderen Ende der mittleren Muschel findet sich zunächst dicht unterhalb der *Bulla ethmoidalis* eine längliche Vertiefung, *Infundibulum ethmoidale*, in deren oberem Ende die Stirnhöhlen, *Sinus frontales*, in deren unterem Ende die Kieferhöhle, *Sinus maxillaris*, sich öffnet. Doch ist für die letztere etwas mehr nach hinten sehr häufig noch eine kleine Nebenöffnung vorhanden. Die Mündung der vorderen Siebbeinzellen ist jederseits

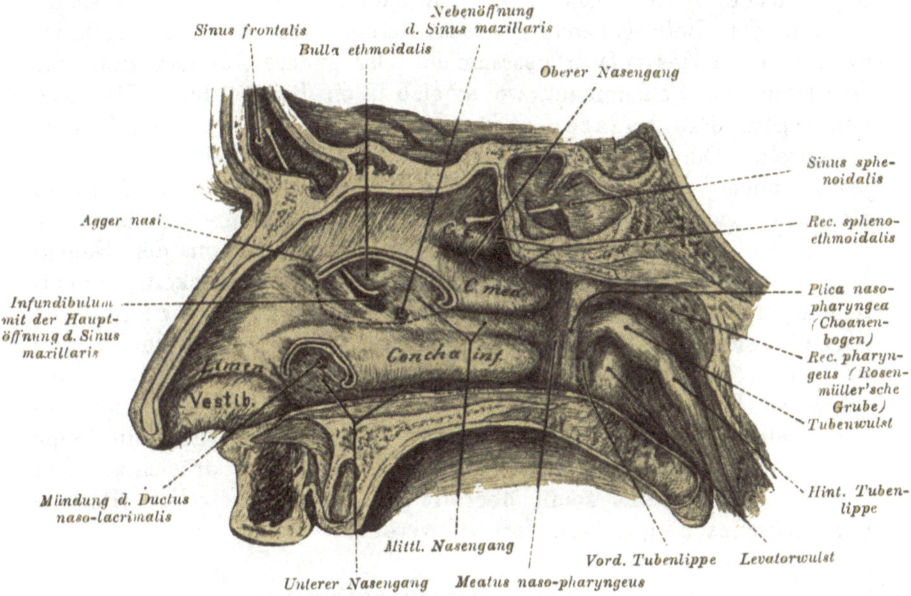

Fig. 51. Die laterale Wand der Nasenhöhle und des Schlundes. *C. s.* Concha superior. *C. med.* Concha media. *Concha inf.* Concha inferior. Die Mündung der vorderen Siebbeinzellen an der Bulla ethmoidalis ist nicht bezeichnet. In den Mündungen des Sinus frontalis und sphenoidalis stecken helle Sonden.

inmitten der Bulla ethmoidalis gelegen. Der untere Nasengang zeigt unter dem vorderen Ende der unteren Muschel die Mündung des Tränen-Nasenganges, *Ductus naso-lacrimalis*, welche von einer halbmondförmigen Schleimhautfalte, *Plica lacrimalis* (Hasneri), derart verdeckt ist, daß diese Mündung beim Schnauben usw. verschlossen wird (vgl. S. 218).

Die Nasenschleimhaut oder Schneider'sche Membran, *Membr. pituitaria*, ist im Vestibulum mit geschichtetem Pflasterepithel versehen und mit kurzen Haaren, *Vibrissae*, besetzt. Die Schleimhaut des Cavum narium osseum wird dagegen in eine *Pars respiratoria* und *Pars olfactoria* eingeteilt, von denen die erstere unterhalb, die letztere oberhalb einer Grenzlinie liegt, welche etwa in Höhe des unteren Randes der mittleren Muschel verläuft. Die Pars respiratoria ist nun ebenso wie sämtliche Nebenhöhlen mit Flimmerepithel bekleidet, in welches auch Becherzellen (Schleimzellen) eingesprengt sind. Die Pars olfactoria ist dagegen mit hohen schlanken Zylinderzellen ohne Flimmerhaare (Stützzellen) versehen, welche häufig ein gelbbraunes Pigment enthalten. Zwischen den Zylinderzellen liegen dann noch die mehr spindelförmigen Riechzellen, von denen eine jede in zwei Fortsätze ausläuft. Der in die Tiefe gehende Fortsatz hängt stets mit dem Achsenzylinder einer Nervenfaser zusammen. Der andere Fortsatz zieht zur Oberfläche der Schleimhaut, wo er sich in ein Büschel feiner Härchen, der sogen. Riechhaare, auflöst, welche die Geruchsempfindung vermitteln. Die freie Oberfläche des Epithels der Regio olfactoria ist jedoch noch von der glashellen Brunn'schen Membran, *Limitans olfactoria*, bedeckt, durch welche die Riechhärchen hindurchragen.

Das Substrat, *Tunica propria*, ist bindegewebig, in den Nebenhöhlen sehr dünn, jedoch an den Muscheln stark entwickelt, namentlich an der untersten, wo in demselben sehr starke Venenplexus liegen, welche die leichte Schwellungsfähigkeit der unteren Muschel bedingen. In der Regio olfactoria zeigt dasselbe die langen dünnen tubulösen Bowman'schen Drüsen, *Gl. olfactoriae*, welche hauptsächlich Eiweiß sezernieren sollen und sich mitunter auch bis in die Regio respiratoria erstrecken. Nur die Nebenhöhlen sind drüsenlos. Der Nasenschleim scheint somit überall von den Epithelzellen (Becher- bzw. Schleimzellen) abgesondert zu werden.

I. Das Geschmacksorgan

ist bereits bei der Mundschleimhaut (S. 130) abgehandelt worden.

K. Die äußere Haut.

Die äußere Haut, *Cutis* s. *Integumentum commune externum*, ist mit ihrer Unterlage meistens durch lockeres Bindegewebe verbunden und vermöge ihrer in die Lederhaut eingelagerten elastischen Fasern elastisch, so daß man sie in Falten abheben kann. Nur an wenigen Stellen, wie z. B. an Handteller und Fußsohle, ist sie durch Bindegewebstränge, *Retinacula cutis*, fest an ihre Unterlage angeheftet. An diesen Stellen zeigt dieselbe auch Furchen, *Sulci cutis*, welche durch Leisten, *Cristae cutis*, getrennt werden und besonders an den Fingern in kriminalistischer Beziehung neuerdings eine wichtige Rolle spielen. Die Haut besteht aus drei Schichten, nämlich: 1. der Oberhaut, *Epidermis*; 2. die Lederhaut, *Corium* und 3. dem Unterhautfettgewebe, *Tela subcutanea* (Panniculus adiposus). Als Anhangsgebilde der Haut kann man die Haare mit den Haarbalgdrüsen, die isolierten Talgdrüsen, die Knäueldrüsen, die Nägel und, wenn man will, auch die Blutgefäße, Nerven und glatten Muskelfasern bezeichnen.

I. Die Epidermis.

Die Epidermis kann man (von innen nach außen gerechnet) in drei Schichten teilen, nämlich: 1. die Malpighi'sche Schicht oder Keimschicht, *Stratum germinativum*; 2. die Übergangschicht; 3. die Hornschicht, *Stratum corneum*.

1. Die Malpighi'sche Schicht ist einer Vermehrung ihrer Elemente fähig, durch welche die an der Oberfläche der Hornschicht abgestoßenen Zellen wieder ersetzt werden. Sie besteht aus: a) einer einfachen Schicht von Zylinderzellen (*Stratum cylindricum*), welche auf dem Corium ruht und bei farbigen Rassen Pigment enthält, und b) der Stachelzellenschicht (*Stratum dentatum*), deren Zellen mit Stacheln versehen sind, welche mit den Stacheln der Nachbarzellen in Verbindung stehen. Zwischen diesen „Interzellularbrücken“ finden sich „Interzellularspalten“, in denen Lymphe zirkuliert.

2. Die Übergangschicht besteht a) aus dem tiefer liegenden *Stratum granulosum* (Aufhammer) und b) dem darüber befindlichen *Stratum lucidum* (Oehl), von denen jede Schicht aus einer zweifachen Zellenlage zusammengesetzt ist. Die Zellen des Stratum granulosum enthalten eigentümliche Körner, die wahrscheinlich eine Vorstufe des Keratins bilden (Keratohyalin Waldeyer). Das Stratum lucidum sieht stark glänzend aus: seine Zellen scheinen schon verhornt zu sein.

3. Die Hornschicht besteht aus platten verhornten Zellen, welche in den obersten Schichten keine Kerne mehr besitzen und wie eingetrocknete Schüppchen aussehen. Die Hornsubstanz (Keratin) ist gegen Säuren ziemlich widerstandsfähig: in Lösungen von Kali- oder Natronlauge quellen die verhornten Zellen dagegen auf und verschwinden zuletzt. Auch die Waschseifen enthalten bekanntlich Kali- oder Natronlauge in kleiner oder größerer Menge.

II. Das Corium.

Die Lederhaut, *Corium*, besteht ebenfalls aus zwei Schichten, nämlich: 1. dem tieferliegenden *Stratum reticulare*, und 2. dem oberflächlichen *Corpus papillare*. Das Stratum reticulare setzt sich aus derben Bindegewebsfasern zusammen, welche sich vielfach durchkreuzen und mit zahlreichen elastischen Fasern untermischt sind. Das Corpus papillare zeigt nur wenig Bindegewebsfasern, dafür um so mehr Rundzellen. Dagegen besitzt es an der Oberfläche die kegelförmigen Hautpapillen, *Papillae cutis,* auf denen die Malpighi'sche Schicht aufsitzt. Die Papillen enthalten meistens entweder nur eine Kapillarschlinge oder nur ein Tastkörperchen, so daß man Gefäß- und Tastpapillen unterscheidet.

III. Die Tela subcutanea.

Das Unterhautfettgewebe, *Tela subcutanea,* besteht aus Fettzellen, welche von einem Gerüst von Bindegewebsfasern getragen werden. Bei großer Abmagerung können jedoch die Fettzellen gänzlich verschwinden: man spricht dann von einem Unterhautbindegewebe.

IV. Das Haar.

Das Haar zeigt sich beim Menschen in zwei Formen, nämlich: 1. als das gewöhnliche Haar, *Crines,* und 2. als Flaumhaar, *Lanugo,* welches beim Fötus den ganzen Körper bedeckt. Beim Erwachsenen sind die Crines als Kopfhaar, *Capilli,* als Barthaar, *Barba,* als Schnurrbart, *Mystax,* als Augenbrauen, *Supercilia,* als Augenwimpern, *Cilia,* als Nasenhärchen, *Vibrissae,* als *Tragipili* am Ohr, als *Hircipili* in der Achselhöhle und als Schamhaar, *Pubes,* am Mons veneris vorhanden: im übrigen ist der Körper auch beim Erwachsenen mit Lanugo bedeckt. Die Kopfhaare und das Flaumhaar haben einen nahezu kreisförmigen, die übrigen Haare einen mehr länglichen Querschnitt.

Das einzelne Haar, *Pilus,* zeigt das in der Haut steckende kolbige Ende, die Haarzwiebel, *Bulbus pili,* darüber den etwas dünneren Hals, *Collum pili,* den über der Haut befindlichen Haarschaft, *Scapus pili,* und die in der Haut steckende Wurzel, *Radix pili.* Bei absterbenden Haaren erscheint die flaschenförmig ausgehöhlte Haarzwiebel besenartig aufgefasert. Jedes Haar besteht mikroskopisch aus: 1. dem Oberhäutchen, *Cuticula* (dachziegelartig übereinandergelagerte, kernlose Schüppchen); 2. der Rindensubstanz (verhornte lange spindelförmige Zellen), und 3. der Marksubstanz (polygonale Zellen, welche Keratohyalinkörner enthalten).

Die Haarwurzel ist von der inneren und der äußeren Wurzelscheide umgeben. Die innere Wurzelscheide besteht: 1. aus der Scheidencuticula, welche der Haarcuticula dicht anliegt und denselben Bau zeigt; 2. aus der Huxley'schen Schicht (kernhaltige Zylinderzellen), und 3. der Henle'schen Schicht (kernlose platte Zellen). Die äußere Wurzelscheide ist lediglich als Fortsetzung der tiefen Hautschichten aufzufassen.

Als Haarbalg, *Folliculus pili,* bezeichnet man diejenige Vertiefung der Lederhaut, in welcher die Haarwurzel steckt. Man hat an derselben den Grund, *Fundus,* und den darüber gelegenen Hals, *Collum folliculi,* unterschieden.

Das Ergrauen des Haares kann durch Schwund des Haarpigments, aber auch dadurch entstehen, daß die Rinde des Haares von Luftspalten durchsetzt wird. Die Nerven des Haares sollen nach MERKEL bis in die Zellen der äußeren Wurzelscheide eintreten.

V. Die Nägel.

Die Nägel, *Ungues*, sind verhornte Platten, an denen man die Nagelwurzel (*Radix*), den Nagelkörper (*Corpus*), die Seitenränder und den freien Rand unterscheidet. Die untere Nagelfläche ruht auf dem Nagelboden oder Nagelbett, *Matrix unguis*, welches, wie die äußere Haut, aus einer Keimschicht, Übergangschicht und Hornschicht besteht. Die Seitenränder und die Wurzel des Nagels liegen im Nagelfalz, *Sulcus matricis unguis*, welcher vom Nagelwall, *Vallum unguis*, umgeben wird. Das Corium des Nagelbettes besitzt hinten am weißen Teil des Nagels (*Lunula*) gefäßhaltige Papillen, dagegen vorn längslaufende Leistchen, *Cristae matricis unguis*, auf denen sich der Nagel bei seinem Wachstum vorwärtsschiebt. Über die Lunula legt sich von hinten ein Fortsatz der Epidermis, das sogen. Nagelbändchen, hinüber.

VI. Die Knäuel- und Talgdrüsen.

Die Knäueldrüsen, *Gl. glomiformes*, sind tubulöse Drüsen, deren blindes Ende knäuelförmig aufgerollt ist. In den größten Formen treten sie in der Achselhöhle auf, wo sie sogar bis ins Fettgewebe reichen und ihre Knäuel mit bloßem Auge zu sehen sind. Diese Drüsen (fast sämtlich Schweißdrüsen) bestehen aus einer glashellen *Tunica propria* und einem bald niedrigen, bald höheren Zylinderepithel. Die Tunica propria geht jedoch beim Eintritt des Ausführungsganges in die Epidermis verloren und das Zylinderepithel der Drüse geht direkt in das Zylinderepithel der Malpighi'schen Schicht über. Der Ausführungsgang besitzt hierauf keine eigene Wandung mehr, sondern verläuft korkzieherförmig zwischen den Epithelzellen der Epidermis bis zu deren Oberfläche. Die Schweißdrüsen sind während ihres Verlaufes in der Lederhaut von glatten Muskelfasern begleitet, welche das plötzliche Hervorbrechen des sogen. Angstschweißes erklären würden.

Die Talgdrüsen, *Gl. sebaceae*, sind acinöse Drüsen, deren Epithelzellen sich durch fettige Degeneration zum Hauttalg, *Sebum*, umwandeln. Die Talgdrüsen sind meistens Anhangsgebilde der Haare, in deren Haarbalg sie einmünden, um die letzteren einzufetten. Doch kommen auch, wie z. B. an der Haut der Stirn und Nase, große isolierte Talgdrüsen vor. Verstopfte und entzündete Talgdrüsen werden Mitesser, *Comedones*, genannt.

VII. Nerven und Muskeln.

Die Nerven der menschlichen Haut endigen entweder frei oder in Gestalt der Terminalkörperchen.

Bei der freien Endigung laufen die Nervenenden entweder in feine Spitzen oder in kleine Knöpfchen aus. Solche Endknöpfchen will man z. B. in den Epithelzellen der Malpighi'schen Schicht vorgefunden haben. Man nimmt an, daß dieselben Schmerz-, vielleicht auch Temperaturempfindungen vermitteln. Die Terminalkörperchen der menschlichen Haut sind — abgesehen von den sogen. Tastzellen — aus einer Hülle, einem Innenkolben und einer axialen Nervenfaser zusammengesetzt. Die Hülle ist eine Fortsetzung des Perineurium und von platten Bindegewebszellen gebildet. Der Innenkolben besteht aus einer feinkörnigen Masse oder aus Zellen, zwischen denen sich die axiale Nervenfaser verästelt. Die eine Art, die Wagner-Meissner'schen Tastkörperchen, haben die Gestalt eines kleinen Tannenzapfens und dienen wohl zweifellos der Tastempfindung, da sie sich hauptsächlich in den Tastpapillen der Haut, z. B. an den Fingern, vorfinden. Die zweite Art, die Krause'schen Endkolben, dienen wohl auch der Tastempfindung: sie scheinen bei manchen Tieren überhaupt die Stelle der Tastkörperchen zu vertreten. Sie sind jedoch kleiner, bald mehr kuglig, bald mehr länglich geformt, und nicht allein in der Haut der Lippen, um den Anus, an der Glans penis, sondern auch in Schleimhäuten, wie z. B. der Conjunctiva und der Mundhöhle, zu finden. Die dritte Art, die Vater-Pacini'schen Körperchen, sind erheblich größer undkönnen z. B. im Mesenterium der Katze mit bloßem Auge als hirsekorngroße Körper deutlich wahrgenommen werden. In der Haut findet man dieselben im Unterhautfettgewebe der Finger und Zehen, am Penis, den Labia majora, an der Brustwarze usw. vor. Aber auch im Periost, in Bändern, Faszien und Sehnen hat man dieselben nachgewiesen. Ihre eigentliche Bedeutung ist noch immer nicht festgestellt.

Von glatten Muskelfasern der Haut sind: 1. die netzförmigen Fasern des Brustwarzenhofes (Erektion der Brustwarze); 2. die Tunica dartos des Hodensackes; 3. die Aufrichtemuskeln der Haare (*Arrectores pili*); endlich 4. die bereits erwähnten Begleitmuskeln der Schweißdrüsen zu nennen.

Anhang: Die Blutgefäßdrüsen.

Unter dieser Bezeichnung hat man eine Anzahl von eigentümlichen Organen ohne Ausführungsgang verstanden, von denen man annimmt, daß sie zur Bildung des Blutes bzw. gewisser in demselben zirkulierender, für den Körper wichtiger Stoffe in Beziehungen stehen. Ebensogut kann man dieselben aber zu den Eingeweiden rechnen.

1. Die Milz.

Über den Bau und die Bedeutung der Milz ist S. 149 nachzusehen.

2. Die Nebennieren.

Die Nebennieren, *Gl. suprarenales*, sitzen der medialen Seite des oberen Nierenendes auf. Die rechte, mehr dreiseitige Nebenniere berührt die V. cava inf., die linke, halbmondförmige, bleibt dagegen immer etwas (bis zu 1 cm) von der Aorta entfernt. Man nimmt an, daß dieselben gewisse, dem Körper notwendige chemische Bestandteile produzieren, welche ins Blut übergehen.

Die Nebennieren bestehen aus einer bindegewebigen Kapsel, welche Septa in das Innere derselben schickt, aus der gelben Rindensubstanz, *Substantia corticalis*, welche als Abkömmling der Urniere hauptsächlich aus Epithelzellen zusammengesetzt ist, und der grauen Marksubstanz, *Substantia medullaris*, welche aus der Anlage des Sympathicus hervorgegangen ist. Die vielfach fetthaltigen Epithelzellen der Rinde sind in der äußersten Schicht, *Zona glomerulosa*, polygonal und zu rundlichen Ballen, in der mittleren, *Zona fasciculata*, zu längeren Säulen vereinigt, in der innersten Schicht, *Zona reticularis*, zu einem unregelmäßigen Netze verbunden. Die Marksubstanz besteht aus netzartig verbundenen Zellen, welche sich durch Chromsäure stark dunkelbraun färben. Auch Nervenfasern und Ganglienzellen sind in derselben reichlich vorhanden.

3. Die Hypophysis verebri.

Der Hirnanhang, *Hypophysis verebri* (s. beim Gehirn), besteht aus einem vorderen Lappen, welcher vom Epithel der Mundbucht und einem hinteren Lappen, welcher vom Infundibulum des Gehirns stammt. Der vordere Lappen zeigt somit noch eine Anzahl epithelialer Schläuche, der hintere neben feinen Nervenfasern hauptsächlich fibrilläres Bindegewebe mit Rund- und Spindelzellen. Nach Edinger soll dem Sekret der Hypophysis „eine den Blutdruck erhöhende Eigenschaft“ zukommen.

4. Die Luschka'sche Steißdrüse.

Die Luschka'sche Steißdrüse, *Glomus coccygeum*, ist ein etwa erbsgroßes, in der Nähe der Steißbeinspitze gelegenes, rätselhaftes Organ, welches aus einem bindegewebigen Stroma besteht, das von knäuelförmigen Blutgefäßen, sympathischen Nerven und glatten Muskelfasern durchsetzt wird.

5. Das Glomus caroticum.

Das *Glomus caroticum* (Gl. carotica) ist ein plattlängliches, etwa 0,5 cm langes, rätselhaftes Organ, welches medial von der Teilungstelle der Karotiden liegt und einen ähnlichen mikroskopischen Bau wie das Glomus coccygeum zeigt.

6. Die Thymusdrüse und Schilddrüse.

Über dieselben ist S. 174 und S. 175 nachzusehen.

Dritter Teil.

Gefäß- und Nervenlehre.

A. Das Herz und der Herzbeutel.

I. Allgemeines.

Das Herz, *Cor*, ist ein annähernd kegelförmiges, muskulöses Hohlorgan, an welchem man das breite obere Ende, *Basis cordis*, die nach unten gelegene Herzspitze, *Apex cordis*, einen scharfen rechten und einen stumpfen linken Rand, endlich eine gewölbte vordere und eine ebene hintere Fläche (*Facies sternalis* und *diaphragmatica*) unterscheidet.

Betreffs der Lage des Herzens (s. Fig. 52) ist zunächst zu betonen, daß seine Längsachse von rechts, oben und hinten nach links, unten und vorn verläuft. Die vordere Fläche wird größtenteils von den vorderen Lungenrändern überlagert; nur ein Teil des rechten Ventrikels[1] (entsprechend der Inc. cardiaca der linken Lunge) bleibt unbedeckt. Die hintere Fläche ruht vorn auf dem Centrum tendineum, hinten grenzt sie noch an den Oesophagus, die Aorta descendens und V. azygos. Auf die vordere Brustwand projiziert sind die Konturen des Herzens folgendermaßen zu bestimmen. Die Herzspitze liegt im V. Interkostalraum 1 cm medianwärts von der Mamillarlinie. Die untere Herzlinie läuft von der Herzspitze schräg über die Grenze zwischen dem Körper und Schwertfortsatz des Brustbeins nach rechts bis 2 cm vom rechten Sternalrande. Die rechte Herzlinie zieht von hier aus 2 cm vom rechten Sternalrande entfernt bis zum II. Interkostalraum nach aufwärts. Die obere Herzlinie verläuft von hier aus in einer Verbindungslinie zwischen den oberen Enden der beiden III. Sterno-Kostalgelenke bis etwa 2—3 cm weit in den linken II. Interkostalraum hinein. Die etwas bogenförmige linke Herzlinie verbindet den letzteren Punkt mit der Herzspitze.

---

[1] Das Perikard ist bei dieser Beschreibung außer acht gelassen.

An der Oberfläche des Herzens fällt vor allem auf, daß sämtliche großen Gefäße des Herzens, Arterien und Venen, mit ihren Ursprungstellen an der Basis zusammenliegen. Weiterhin sieht man eine Längsfurche, *Sulcus longitudinalis cordis,* sowohl vorn wie hinten von der Basis zur Spitze verlaufen, an der sie gewöhnlich eine kleine Einkerbung, *Inc. cordis,* verursacht. Senkrecht zu dieser Längsfurche verläuft ringförmig der *Sulcus coronarius cordis.*

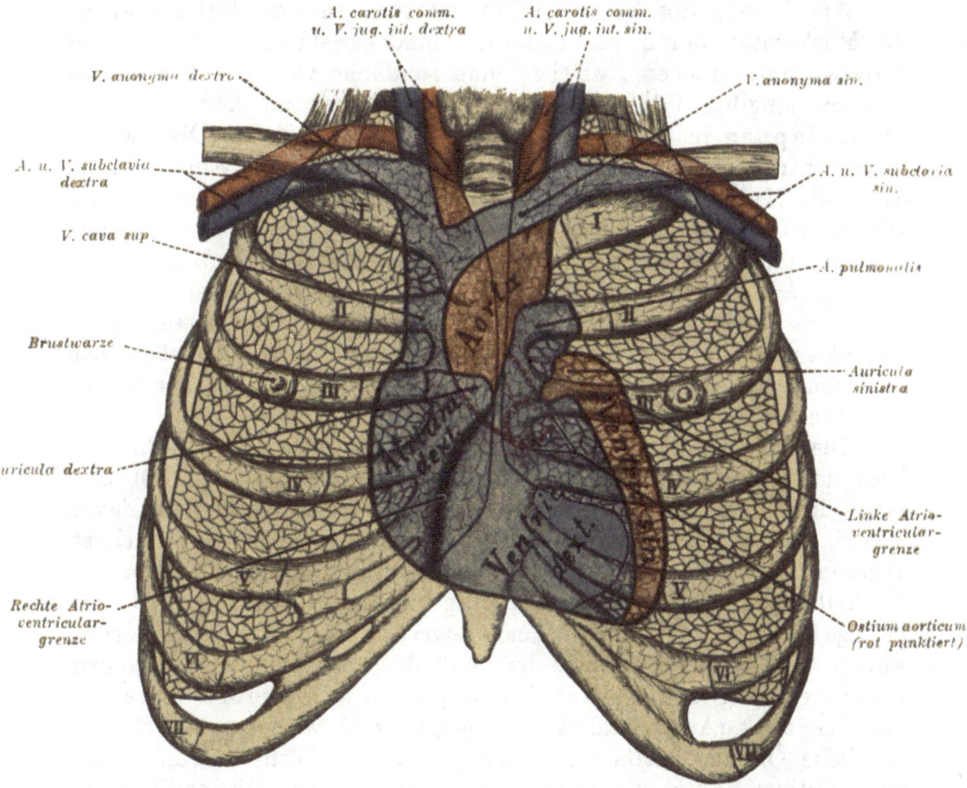

Fig. 52. Die Lage des Herzens, auf die vordere Brustwand projiziert.

Der Sulcus longitudinalis entspricht nun in seiner Lage genau der Scheidewand des Herzens, *Septum cordis,* durch welche das Herz in eine linke und eine rechte Herzhälfte geteilt wird. Der *Sulcus coronarius* entspricht der sogen. Atrio-ventrikulargrenze, durch welche jede Herzhälfte in die Vorkammer, *Atrium*, und die Kammer, *Ventriculus*, geschieden wird. Demzufolge besteht das Herz aus 4 annähernd gleichgroßen Abteilungen, nämlich den beiden Vorkammern und den beiden Kammern. Die beiden Vorkammern haben eine annähernd kubische Form: sie nehmen die großen

Venen des Herzens auf. An jedem Atrium unterscheidet man die Haupthöhle, *Sinus atrii*, und einen hohlen Fortsatz, das Herzohr, *Auricula cordis*, welches sich beiderseits nach vorn bis zur A. pulmonalis erstreckt. Die Innenfläche der Atrien ist glatt und zeigt nur in den Herzohren und einem kleinen Teil der rechten Vorkammer parallele Muskelbündel, *Mm. pectinati*. Die Scheidewand beider Atrien ist zum Teil häutig (*Pars membranacea septi atriorum* s. w. u.).

Am Übergang eines jeden Atrium in den Ventrikel ist die Muskulatur durch einen derben bindegewebigen Ring, *Annulus fibrosus*, unterbrochen[1], welcher eine rundliche Öffnung, das *Ostium venosum*, umgibt. Von diesen Ringen hängen nun die Atrio-ventrikularklappen in den Hohlraum der Ventrikel hinab. Die rechte Atrio-ventrikularklappe, *Valvula tricuspidalis*, wird durch Einschnitte in drei, die linke, *Valvula bicuspidalis*, in zwei dreiseitige Zipfel geteilt. Die freien Ränder der Klappen sind durch sehnige Fäden, *Chordae tendineae*, mit kegelförmigen Vorsprüngen der Ventrikelwand, den sogen. *Mm. papillares*, verbunden. Wenn durch die Kontraktion der Ventrikel das Blut gegen diese Klappen gedrängt wird, werden dieselben infolgedessen nicht in die Atrien geschleudert, sondern schließen sich zu einem oben offenen Trichter, nach Art von Segeln, in denen sich der Wind fängt (Segelventile).

Die beiden Ventrikel haben die Form von Kegelabschnitten. Doch ist die Scheidewand, das *Septum ventriculorum* (s. Fig. 53), derartig dick und nach rechts gewölbt, daß dieselbe ganz dem linken Ventrikel anzugehören scheint. Die Innenfläche beider Ventrikel ist, abgesehen von den *Mm. papillares*, noch durch zahlreiche netzförmige Muskelbalken, *Trabeculae carneae*, ausgezeichnet. Auch hier ist eine häutige Stelle, *Septum membranaceum ventriculorum* (zwischen der Aortenwurzel und dem Ursprung der Valvula tricuspidalis), vorhanden. Der Übergang der beiden Ventrikel in die großen Arterien des Herzens (Aorta und A. pulmonalis) wird wiederum durch eine rundliche Öffnung, *Ostium arteriosum*, gebildet. Dicht oberhalb eines jeden Ostium besitzt die Arterienwand nun die drei halbmondförmigen *Valvulae semilunares*, von denen eine jede mit dem konvexen Rand an die Arterienwand angeheftet ist, während der grade freie Rand in das Lumen der Arterie ragt. Diese Klappen bilden also kleine Taschen (Taschenventile), in denen sich das Blut fängt, wenn es durch die Elastizität der Arterien in die Ventrikel zurückgedrängt wird. Das

---

[1] Die Muskulatur der Atrien und Ventrikel ist durch diesen Ring nicht vollständig geschieden. Ein kleines Muskelbündel, das His'sche Atrio-ventrikularbündel verbindet die Wand des Sinus coronarius mit dem Septum ventriculorum: man nimmt an, daß dasselbe den Kontraktionsreiz vom Atrium dextrum zu den Ventrikeln leitet (Reizleitungsbündel). Doch ist dies noch keineswegs einwandfrei festgestellt.

Lumen jeder Tasche wird als *Sinus Valsalvae* bezeichnet. Der freie Klappenrand zeigt in der Mitte ein Knötchen, *Nodulus valv. semilunaris* (Nodulus Arantii), zu dessen beiden Seiten noch je eine halbmondförmige dünnere Stelle, *Lunula*, vorhanden ist, welche einen besseren Klappenschluß ermöglicht. Die Schließungsränder bilden bei vollständigem Schluß die Gestalt eines dreistrahligen Sternes.

II. Spezielles über die einzelnen Herzhöhlen.

1. Das rechte Atrium heißt auch Hohlvenensinus, weil die *V. cava sup.* und *inf.* (beide neben dem Septum cordis) in dasselbe einmünden. Des Herzohr ist hier mehr pyramidal. *Mm. pectinati* sind nicht allein in dem letzteren, sondern auch an der vorderen und

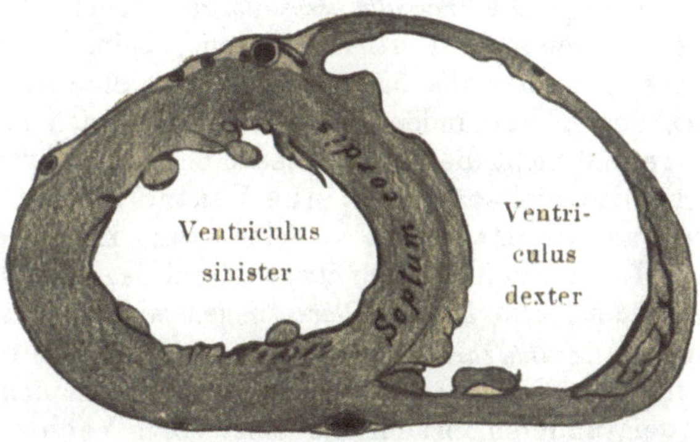

Fig. 53. Querschnitt durch beide Ventrikel, um zu zeigen, daß das Septum sich stark in den rechten Ventrikel vorwölbt.

rechten Wand vorhanden. Kleinere Öffnungen, *Forr. venarum minimarum* (*Thebesii*), sind als Einmündungstellen der kleinsten Herzvenen an der Innenfläche des rechten Atrium sichtbar.

Die bereits erwähnte *Pars membranacea septi atriorum* bildet hier (im rechten Vorhof) eine kleine Grube, *Fossa ovalis*, welche von einem wulstigen Rande, *Limbus fossae ovalis*, begrenzt wird. Statt dieser Grube ist beim Fötus ein Loch, *For. ovale*, vorhanden, von dessen hinterem Rande eine häutige Klappe mit nach vorn konkavem Rande, *Valvula foraminis ovalis*, in das Lumen des linken Atrium hineinragt. Nach der Geburt legt sich diese Klappe ganz an den Rand des For. ovale, welches dadurch vollständig verschlossen wird. Außerdem zieht vom vorderen Rande der V. cava inf. zum unteren Rand der Fossa ovalis die *Valvula venae cavae* (*Valv. Eustachii*), welche beim Fötus die Aufgabe hat, das gute sauerstoffhaltige Blut des rechten Atrium zum größten Teil nach dem linken Atrium hinüberzuleiten. In der Ecke zwischen der *Valv. Eustachii* und der Atrio-ventrikulargrenze ist noch die Mündung der V. magna cordis, *Ostium sinus coronarii*, gelegen, welche in eine kleine Erweiterung, den *Sinus coronarius*, hineinführt. Auch diese Mündung ist teilweise durch eine kleine Klappe, *Valv. sinus coronarii* (*Thebesii*), verdeckt.

2. Das linke Atrium (Lungenvenensinus) zeigt an der oberen Wand links und rechts die Mündungen der beiden linken und beiden rechten Lungenvenen. Das linke Herzohr ist schmäler wie rechts und **S**-förmig gekrümmt. Die Innenfläche des Septum zeigt den letzten Überrest der *Valv. foraminis ovalis*, deren konkaver Rand nach vorn gerichtet ist.

3. Im rechten Ventrikel sind die Zipfel der *Valvula tricuspidalis* so angeordnet, daß der eine medial (am Septum), der zweite vorn, der dritte hinten liegt. Die Papillarmuskeln stehen zwischen den Zipfeln. Die *Valvulae semilunares* stehen so, daß die eine vorn, die anderen beiden hinten liegen. Beim Übergang des Ventrikels in die A. pulmonalis bildet der letztere eine Art Trichter, *Conus arteriosus*, dessen Vorhandensein es leicht kenntlich macht, daß man die vordere und nicht die hintere Fläche des Herzens vor sich hat.

4. Der erheblich dickwandigere linke Ventrikel besitzt die *Valvula bicuspidalis*, an der man einen zugleich etwas medial gelegenen vorderen Zipfel und einen zugleich etwas lateral liegenden hinteren Zipfel unterscheidet. Die *Mm. papillares* liegen wieder zwischen den Klappenzipfeln. *Trabeculae carneae* wie rechts. Die *Valvulae semilunares* stehen umgekehrt wie diejenigen der A. pulmonalis, nämlich die eine hinten, von den anderen beiden die eine vorn rechts und die andere vorn links.[1]

Abgesehen von den S. 234 beschriebenen Herzlinien, hat man in bezug auf die Lage noch folgendes zu merken (vgl. Fig. 52). Die Herzspitze liegt im V. Interkostalraum, 1 cm nach rechts von der Mammillarlinie, die Basis der Valvula tricuspidalis in einer Verbindungslinie zwischen dem III. linken und V. rechten Sterno-kostalgelenk, die Basis der Valvula bicuspidalis in Höhe des III. linken Rippenknorpels. Die Semilunarklappen der A. pulmonalis sind hinter dem oberen Ende des III. linken Sterno-kostalgelenkes, die Semilunarklappen der Aorta hinter den vorigen und etwas tiefer, die Einmündung der V. cava sup. dicht über dem III. rechten Sternokostalgelenk gelegen.

III. Muskeln, Nerven und Blutgefäße des Herzens.

Die Herzwand besteht aus drei Schichten, nämlich: 1. dem *Pericardium*; 2. dem *Myocardium* und 3. dem *Endocardium*.

Die Muskulatur, *Myocardium*, ist zwar quergestreift, jedoch dem Einfluß des Willens entzogen und zeigt auch einen besonderen Bau.

---

[1] Das Lageverhältnis der Semilunarklappen bei beiden Arterien würde somit ⧗ so aussehen. Die Seiten der Dreiecke entsprechen den freien Klappenrändern.

Es ist bereits erwähnt worden, daß mit Ausnahme des His'schen Bündels (s. S. 236) die Muskulatur der Atrien und der Ventrikel völlig geschieden ist. Im übrigen zeigen sowohl die Atrien wie die Ventrikel außen eine, gemeinsame, innen eine besondere Schicht für jeden Hohlraum. Bei den Atrien ist die gemeinsame Schicht außen transversal, bei den Ventrikeln longitudinal. Die innere Schicht ist umgekehrt bei den Atrien longitudinal (*Mm. pectinati*), bei den Ventrikeln zirkulär. Die letzteren zeigen dann noch als dritte Lage innen die *Trabeculae carneae* und *Mm. papillares.*

Die Nerven des Herzens werden vom *N. vagus* (hemmende Fasern) und vom *N. sympathicus* (beschleunigende Fasern) geliefert. Die Fasern beider Nerven durchflechten sich und bilden einzelne gangliöse Knoten, nämlich: 1. das Wrisberg'sche Ganglion an der Teilungstelle der Lungenarterie; 2. die Bidder'schen Ganglien an der Atrio-ventrikulargrenze; 3. die Ludwig'schen Ganglien im Septum atriorum. Die beiden letzteren Arten sind allerdings bisher beim Menschen noch nicht nachgewiesen.

Die Arterien des Herzens sind die *A. coronoria cordis dextra* und *sinistra*, welche aus den beiden vorderen Sinus Valsalvae entspringen. Die rechte verläuft im rechten Sulcus circularis nach hinten und dann als *R. descendens post.* im hinteren Sulcus longitudinalis bis zur Herzspitze. Die linke teilt sich in einen *R. circumflexus* für den linken Sulcus circularis und einen *R. descendens ant.*, welcher im Sulcus longit. ant. bis zur Herzspitze verläuft.

Die Hauptvene ist die *V. magna cordis,* welche im Sulcus longit. ant. beginnt, um den linken Sulcus circularis zieht und mittels des *Sinus coronarius* dicht neben dem Septum ins rechte Atrium mündet. Eine *V. cordis media* beginnt an der Herzspitze in der hinteren Längsfurche und senkt sich auch in den Sinus coronarius ein. Die kleinen *Vv. minimae cordis* münden direkt in das rechte Atrium. Als schwacher Überrest der fötalen V. cava sup. sin. ist manchmal noch hinten als kleiner Ast der V. magna cordis die Marshall'sche Vene, *V. obliqua atrii sin.*, vorhanden.

IV. Pericardium und Endocardium.

Der Herzbeutel, *Pericardium,* besteht, wie alle serösen Häute, aus dem parietalen Blatt, *Pericardium parietale,* und dem viszeralen Blatt, *Pericardium viscerale.* Das parietale Blatt bildet einen schlaffen, faltigen Sack, welcher für die Exkursionen des Herzens reichlich Platz läßt. Das viszerale Blatt (auch *Epicardium* bezeichnet) überzieht die ganze Oberfläche des Herzens als glatte spiegelnde Haut. Indessen erstreckt es sich auch auf die Oberfläche der aus dem Herzen austretenden großen Blutgefäße, indem es zunächst die *Aorta* und *A. pulmonalis* mit einer gemeinsamen

Scheide bis zur Konkavität des Aortenbogens bzw. zur Teilung der A. pulmonalis umgibt. Die *V. cava sup.* und die *Vv. pulmonales* werden nur an der Vorderfläche vom Pericardium viscerale bedeckt. Die Übergangsstelle des letzteren in das parietale Blatt ist also ziemlich hoch an den eben genannten Blutgefäßen gelegen. Zwischen den beiden großen Arterien und den Atrien kleidet das Perikard noch eine quere Spalte, den *Sinus transversus pericardii,* aus. Der mit abnormer Flüssigkeit gefüllte Herzbeutel bildet, auf der Brustwand perkutiert, ein Dreieck mit abgestutzten Ecken, dessen Basis dem rechten scharfen Rande des Herzens entspricht.

Das *Endocardium* besteht ebenso wie das Pericardium aus Bindegewebe mit elastischen Netzen: beide sind mit Endothel austapeziert. Die Klappen sind als Duplikaturen des Endokards aufzufassen.

B. Die A. pulmonalis.

Die Lungenarterie, *A. pulmonalis,* eine kurze, aber dicke Arterie, entspringt dicht oberhalb des III. linken Sterno-kostalgelenkes aus dem rechten Ventrikel und verläuft vor der Aortenwurzel hinter dem linken Sternalrande nach oben bis unter den Aortenbogen, wo sie sich in die *A. pulmonalis dextra* und *sinistra* teilt, von denen die erstere vor der Aorta descendens, die letztere hinter der Aorta ascendens und V. cava sup. zur Lunge ziehen. Zwischen ihrer Teilungstelle und der Konkavität des Aortenbogens ist das *Lig. arteriosum* gelegen, ein Überrest des beim Fötus vorhandenen *Ductus arteriosus Botalli.* Die Lungenarterie ist beim Erwachsenen die einzige Arterie, welche dunkles, sauerstoffarmes Blut führt.

C. Die Aorta.

Die größte Körperarterie, *Aorta,* nimmt ihren Ursprung hinter dem Ursprung der A. pulmonalis, jedoch etwas tiefer, also in Höhe des III. linken Sterno-kostalgelenkes, aus dem linken Ventrikel und zieht nun als *Aorta ascendens* bis zum II. rechten Sterno-kostalgelenk in die Höhe. Von hier bis zur linken Seite des III. Brustwirbelkörpers bildet sie den Aortenbogen, *Arcus aortae,* dessen höchster Punkt in Höhe des oberen Sternalrandes liegen kann. Hierauf geht dieses Gefäß in die *Aorta descendens thoracica* und *abdominalis* über, von denen die erstere mehr links von der Wirbelsäule (s. S. 173), die letztere mehr vor derselben dicht neben der Medianlinie und der V. cava inf. liegt. In Höhe des IV. Lendenwirbels teilt sich die Aorta in die schwache *A. sacralis media* und die beiden starken *Aa. iliacae communes.* Die drei *Sinus Valsalvae* der Aorta bilden zusammen den *Bulbus aortae.* Etwas höher erweitert sie sich noch einmal ein wenig (*Sinus quartus*).

D. Die direkten Äste der Aorta.

a) Brustaorta.

1. Die *A. coronaria cordis dextra* und *sinistra* (vgl. S. 239).

2. Die *A. anonyma* entspringt aus dem Anfang des Aortenbogens (s. Fig. 52) und teilt sich hinter dem rechten Sterno-claviculargelenk in die *A. carotis comm. dextra* für die rechte Hälfte von Hals und Kopf und die *A. subclavia dextra* für die rechte obere Extremität.

3. Die *A. thyreoidea ima*, ein inkonstanter Ast, welcher vom Aortenbogen in der Medianlinie zur Schilddrüse zieht.

4. Die *A. carotis comm. sin.* aus dem Aortenbogen links am Halse nach aufwärts zur linken Hälfte des Halses und Kopfes.

5. Die *A. subclavia sin.* ebenfalls aus dem Arcus aortae für die linke obere Extremität.

6. Die *Aa. bronchiales* ziehen aus der Konkavität des Aortenbogens mit den Bronchi zu den Lungen, wo sie die Wandungen der Bronchien und das peribronchitische bzw. interstitielle Bindegewebe der Lunge versorgen.

7. Die *Aa. oesophageae* und *mediastinales postt.* sind kleine Zweige zum Oesophagus und Bindegewebe des Mediastinum post.

9. Die *Aa. intercostales dextrae et sinistrae* (10 Paare) ziehen in den Interkostalräumen zwischen den Mm. intercost. extt. und intt. nach lateralwärts, indem sie sich bald teilen, und zwar in einen oberen Ast, welcher im Sulcus costalis einer oberen Rippe und einen unteren Ast, welcher längs des oberen Randes der nächst unteren Rippe verläuft. Ein Rückenast, *R. posterior*, geht dicht neben der Wirbelsäule zur Haut und Muskulatur des Rückens, gibt auch einen *R. spinalis* in den Wirbelkanal ab.

b) Bauchaorta.

Man unterscheidet hier drei unpaare Äste, *Rr. viscerales*, für die Baucheingeweide und die paarigen, *Rr. parietales*, im wesentlichen für die Bauchwandungen bestimmt.

α) Unpaare Äste.

1. Die *A. coeliaca* versorgt den Magen, die obere Hälfte des Duodenum und Pankreas, die Leber und Milz.

2. Die *A. mesenterica sup.* versorgt die untere Hälfte des Duodenum und Pankreas, den ganzen übrigen Dünndarm und die obere Hälfte des Dickdarmes.

3. Die *A. mesenterica inf.* versorgt die untere Hälfte des Dickdarmes.

β) **Paarige Äste.**

1. Die *Aa. phrenicae inff.* verlaufen längs der unteren Fläche des Zwerchfelles.

2. Die 4—5 *Aa. lumbales* gehen jederseits hinter dem medialen Zwerchfellschenkel und dem M. psoas major lateralwärts in die Bauchwandungen über. Ein *R. dorsalis* geht nach hinten dicht neben der Wirbelsäule zur Haut und Muskulatur des Rückens, ein *R. spinalis* in den Wirbelkanal hinein.

3. Die *Aa. suprarenales* zu den Nebennieren können aus der Aorta, aus den Aa. phrenicae inff. oder Aa. renales entspringen.

4. Die starken *Aa. renales* (manchmal mehrfach) ziehen rechtwinklig zu den Nieren.

5. Die *Aa. spermaticae intt.* sind zwei lange dünne Äste, welche etwa in Höhe der Nierenarterien entspringen und dicht hinter dem Peritonaeum der hinteren Bauchwand nach abwärts verlaufen: beim Manne durch den Leistenkanal zum Hoden, beim Weibe zum lateralen Tubenende und Ovarium.

6. Die *Aa. iliacae communes,* zwei starke Äste ziehen von der Teilungstelle der Aorta am medialen Psoasrande bis zur Art. sacro-iliaca, wo sich eine jede in die *A. iliaca externa* (für die untere Extremität) und die *A. hypogastrica* (für das Becken) teilt.

7. Die *A. sacralis media* ist die eigentliche, wenn auch dünne Fortsetzung der Aorta, welche an der Vorderfläche des Kreuzbeins bis zur Steißdrüse nach abwärts läuft.

E. Die größeren Aortenäste.

I. A. carotis communis.

Die *A. carotis communis* verläuft dicht neben der Trachea und dem Kehlkopf bis zur Protub. laryngea aufwärts, wo sie sich in die *A. carotis ext.* und *int.* teilt. Lateral von derselben liegt die *V. jugularis interna.* Zwischen letzterer Vene und der Carotis comm., zugleich etwas mehr dorsal verläuft der *N. vagus* nach abwärts: alle drei Organe sind von einer gemeinsamen Gefäßscheide umschlossen, vor welcher der *R. descendens n. hypoglossi* nach abwärts zieht. Dicht hinter der Carotis und vor den Querfortsätzen der Halswirbel ist der Grenzstrang des *N. sympathicus* gelegen. Die Carotis comm. kann in der Fossa carotica gegen den starken Querfortsatz des VI. Halswirbels (*Tuberculum caroticum, Tubercule de Chassaignac*) angedrückt werden.

II. A. carotis externa.

Die *Carotis externa* verläuft (bedeckt vom M. stylo-hoideus und digastricus, weiterhin von der Parotis) bis etwa zur Höhe des Unterkieferhalses, um sich hier in ihre beiden Endäste, die

A. temporalis superficialis und *A. maxillaris interna* zu teilen. Ihre Äste sind:

1. Die dünne *A. pharyngea ascendens* läuft an der Seitenwand des Pharynx bis zur Schädelbasis nach aufwärts.

2. Die *A. sterno-cleido-mastoidea* direkt zum gleichnamigen Muskel.

3. Die *A. thyreoidea sup.* nach abwärts zur Schilddrüse. Ein Zweig derselben, die *A. laryngea sup.*, geht mit dem N. laryngeus sup. durch die Membr. hyo-thyreoidea zu den inneren Teilen des Kehlkopfes hin. Wichtig ist noch der *R. crico-thyreoideus,* weil er quer vor dem Lig. crico-thyreoideum medium beide Aa. thyreoideae verbindet.

4. Die *A. lingualis* dringt oberhalb des Zungenbeines in den M. hyo-glossus und teilt sich dann in die *A. dorsalis* und *profunda linguae.* Gibt folgende Zweige ab:

a) einen kleinen *R. hyoideus* längs des Zungenbeines,

b) die *A. sublingualis,* welche zwischen dem M. mylo-hyoideus und der Gl. sublingualis nach vorn verläuft[1],

c) die *A. dorsalis linguae,* welche unter dem Zungenrücken bis zur Zungenspitze zieht,

d) die *A. profunda linguae,* welche in der Substanz der Zunge nahe der unteren Zungenfläche ebenfalls bis zur Zungenspitze verläuft.

5. Die *A. maxillaris ext.* wird zunächst vom M. digastricus und stylo-hyoideus sowie von der Gl. submaxillaris bedeckt. Alsdann verläuft sie über den Rand des Unterkiefers vom vorderen Rande des Masseter zwischen den Gesichtsmuskeln bis zum medialen Augenwinkel. Zweige sind:

a) die *A. palatina ascendens* zieht längs der Seitenwand des Isthmus faucium zum weichen Gaumen. Gibt häufig die *A. tonsillaris* für die Mandel ab.

b) die *A. submentalis* verläuft an der unteren Fläche des M. mylo-hyoideus mit dem N. mylo-hyoideus nach vorn. Gibt *Rr. glandulares* zur Unterkieferdrüse ab.

c) die *A. labialis inf.* und *sup.* verlaufen in querer Richtung in der Unter- und Oberlippe,

d) *Rr. buccales* nach hinten zu den Wangen,

e) der Endast, die *A. angularis* (nasi) anastomosiert am medialen Augenwinkel mit der A. ophthalmica.

6. Die *A. occipitalis* verläuft zunächst mit und unter dem M. digastricus und stylo-hyoideus zum Schläfenbein (s. S. 15), dann unter der Insertion des Sterno-cleido-mastoideus und Splenius

---

[1] Wo nichts Besonderes bemerkt ist, versorgen die Arterien immer die Nachbarorgane.

nach medianwärts, hierauf unter Durchbohrung des Trapezius mit dem N. occipitalis major zum Hinterhaupt. Ein *R. mastoideus* geht durch das For. mastoideum zur Dura mater.

7. Die *A. auricularis post.* zunächst neben der vorigen zum Proc. mastoideus, dann vor dem letzteren nach hinten und hinter dem Ohr in die Höhe. Eine *A. stylo-mastoidea* dringt durch den Falloppschen Kanal in die Paukenhöhle (*A. tympanica post.*).

8. Die *A. maxillaris int.* zieht an der medialen Fläche des Unterkieferhalses, hierauf zwischen dem M. temporalis und pterygoideus ext., dann durch den letzteren in die Fiss. spheno-maxillaris. Ihre Äste kann man in drei Gruppen einteilen.

Die erste Gruppe entspringt neben der medialen Seite des Unterkieferhalses:

a) die *A. auricularis prof.* steigt senkrecht zum äußeren Gehörgang empor;

b) die *A. tympanica ant.* durch die Fiss. Glaseri zur Paukenhöhle;

c) die *A. alveolaris inf.* durchzieht mit dem N. alveolaris inf. den Can. mandibularis, wo sie die *Aa. dentales* zu den Zähnen des Unterkiefers abgibt. Als *A. mentalis* tritt sie aus dem For. mentale heraus und versorgt Kinn und Unterlippe. Gibt auch manchmal eine kleine *A. mylo-hyoidea* in der gleichnamigen Furche zum M. mylohyoideus ab.

d) die *A. meningea media* dringt durch das For. spinosum und teilt sich in einen vorderen Ast, welcher bis zur vorderen Schädelgrube und einen hinteren Ast, welcher bis zum Hinterhauptbein und Scheitelbein in der Dura verläuft.

Die zweite Gruppe von Zweigen entspringt zwischen den Kaumuskeln, welche sie auch versorgen:

a) die *A. masseterica* durch die Inc. mandibulae zum M. masseter;

b) die *A. pterygoidea ext.* und *int.* zum M. pterygoideus ext. und int.;

c) die beiden *Aa. temporales proff.* dicht auf dem Planum temporale zum M. temporalis;

d) die *A. buccinatoria* zieht zwischen dem M. masseter und buccinator nach vorn.

Die dritte Gruppe bildet die Endzweige in der Fiss. spheno-maxillaris:

a) die *A. infraorbitalis* verläuft mit dem N. infraorbitalis im Sulcus und Can. infraorbitalis des Oberkiefers und versorgt schließlich nach dem Austritt aus dem For. infraorbitale die Unterlippe und das untere Augenlid. Durch das Jochbein sendet sie die *A. zygomatica*, zu den Zähnen die *Aa. alveolares supp. postt.*, *mediae* und *antt.* auch als *Aa. dentales supp.* bezeichnet);

b) die *A. palatina descendens* läuft mit den Nn. palatini durch den Can. pterygo-palatinus nach abwärts zur unteren Fläche des Gaumens;

c) die *A. spheno-palatina* zieht durch das For. spheno-palatinum in die Nasenhöhle, wo sie die *Aa. nasales postt.* für die Seitenwand und Scheidewand der Nasenhöhle abgibt. Der stärkste Zweig der letzteren, die *A. naso-palatina Scarpae*, geht in der gleichnamigen Furche des Vomer bis zum For. incisivum nach abwärts.

9. Die *A. temporalis superficialis* bildet die eigentliche Fortsetzung der A. carotis externa und zieht dicht vor dem Ohr und unter der Haut in die Höhe, wo sie sich etwas oberhalb des Ohres in den *R. frontalis* für die Stirn und den *R. temporalis* für die Scheitelgegend teilt. Außer kleinen Zweigen zum Ohr gibt sie ab:

a) die *A. transversa faciei* zieht, bedeckt von der Parotis, zum Gesicht;

b) die *A. zygomatico-orbitalis* oberflächlich zum lateralen Augenwinkel;

c) die *A. temporalis media* bohrt sich dicht oberhalb des Jochbogens in den M. temporalis ein.

III. A. carotis interna.

Die *Carotis int.* liegt zunächst ein wenig lateral und dorsal von der Carotis ext. (wenigstens an liegenden Leichen), tritt dann aber hinter der letzteren nach medianwärts zur Pharynxwand hinüber, neben der sie bis zum Schläfenbein aufwärts zieht. Sie verläuft alsdann im Can. caroticus des letzteren, weiterhin neben der Sella turcica im unteren Teil des *Sinus cavernosus*, von dessen Blut ihre Wandung umspült wird. In der Impressio carotica des Keilbeins biegt sie sich nach hinten und löst sich dann in eine Anzahl von Ästen auf.

Die *Carotis int.* bildet fünf Krümmungen, unter denen das *Genu caroticum* im Can. caroticus und die letzte nach vorn konvexe Biegung in der Impressio carotica am wichtigsten sind. Am Halse gibt die Carotis int. keine Äste ab, dagegen nach ihrem Eintritt in die Schädelhöhle:

1. Die *A. ophthalmica* kommt von der letzten Krümmung derselben und geht durch das For. opticum mit dem N. opticus in die Augenhöhle. Zunächst lateral von dem letzteren, tritt sie dann dicht über demselben zur medialen Orbitalwand, wo sie mit dem N. nasociliaris in Höhe des For. ethmoidale ant. und post. zum medialen Augenwinkel verläuft. Hier teilt sie sich in die *A. frontalis* und *dorsalis nasi.* Ihre Zweige sind:

a) die *A. centralis retinae* zieht in der Längsachse des N. opticus bis zur Retina (s. S. 225);

b) die *A. lacrimalis* mit dem N. lacrimalis nach lateralwärts und oben zur Tränendrüse, bzw. über dieselbe hinaus zu den Augenlidern;

c) die *A. supraorbitalis* geht mit dem N. supraorbitalis dicht unter dem Periost des Orbitaldaches zur Inc. supraorbitalis des Stirnbeines und hierauf an der Stirn aufwärts;

d) und e) die *A. ethmoidalis ant.* und *post.* treten durch die gleichnamigen Löcher zu den Siebbeinzellen;

f) *Rr. musculares* zu den Augenmuskeln geben die *Aa. ciliares antt.* ab, welche am Cornearande in den Bulbus treten und dort am Ziliarrand der Iris den *Circulus arteriosus iridis major* bilden;

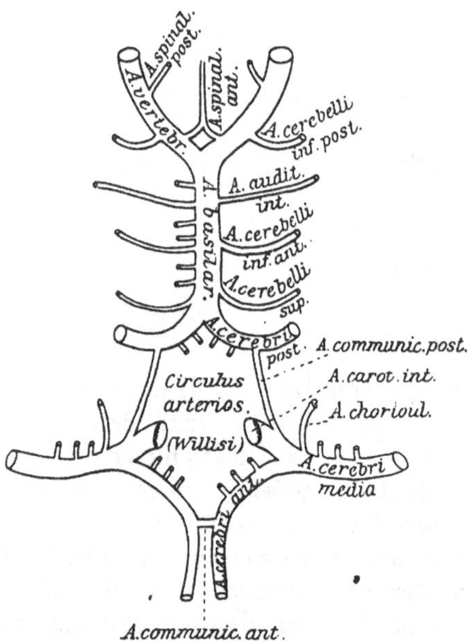

Fig. 54. Circulus arteriosus (Willisi). Äste der A. basilaris, Hirnäste der A. carotis interna (nach Rauber.)

g) die *Aa. ciliares postt.* kommen direkt aus der Ophthalmica, ziehen neben dem Opticus zum Bulbus und verlaufen dann in der Chorioidea bis zum *Circulus arteriosus major iridis.* Von dem letzteren gehen Zweige zum Pupillarrand, wo sie den *Circulus arteriosus minor* bilden;

h) zwei *Aa. palpebrales mediales* für das obere und untere Augenlid;

i) die *A. frontalis* zieht medial von der A. supraorbitalis an der Stirn nach aufwärts;

k) die *A. dorsalis nasi* fließt an der Seite der Nase mit der *A. angularis nasi* (s. S. 243) zusammen.

2. Die *A. cerebri ant.* (A. corporis callosi) läuft vor dem Knie und dann an der oberen Fläche des Balkens nach hinten. Die rechte und linke Arterie sind dicht vor dem Chiasma durch die *A. communicans ant.* verbunden (Fig. 54).

3. Die *A. cerebri media* (A. fossae Sylvii) läuft in der Fossa Sylvii nach hinten und oben.

4. Die *A. chorioidea* zieht neben dem Tractus opticus zum Unterhorn und versorgt dann den Plexus chorioideus und die Wände des ganzen Seitenventrikels.

5. Die *A. communicans post.* (paarig) verläuft jederseits sagittal nach hinten zu der *A. cerebri post.* (aus der *A. basilaris*), indem sie auf diese Weise den *Circulus arteriosus Willisii* schließt.

Der *Circulus arteriosus Willisii* (s. Fig. 54) ist somit ein Gefäßkranz, bestehend aus folgenden Arterien: a) der *A. communicans ant.*; b) einem kurzen Stück der beiden *Aa. cerebri antt.*; c) einem kurzen Stück der *A. carotis int.* jederseits; d) den beiden *Aa. communicantes postt.*; e) einem kurzen Stück der beiden *Aa. cerebri postt.* Er bildet also an der Hirnbasis eine wichtige Kommunikation zwischen der A. carotis int. und der A. basilaris.

IV. Die A. subclavia.

Die *A. subclavia* zieht bogenförmig über die Pleurakuppel und hierauf zwischen Clavicula und I. Rippe nach abwärts. Das Lageverhältnis derselben zu den Mm. scaleni ist folgendes: Die *V. subclavia* zieht vor dem M. scalenus ant., also auch vor dem Tub. Lisfranci (s. S. 41) über die erste Rippe, die *A. subclavia* zwischen dem M. scalenus ant. und medius, also hinter dem Tub. Lisfranci, der *Plexus brachialis* ebenso zwischen Scalenus ant. und medius, aber zum Teil hinter, zum Teil oberhalb der Arterie gelegen. Das Ende der Subclavia wird am besten am oberen Rande des M. pectoralis minor angenommen.

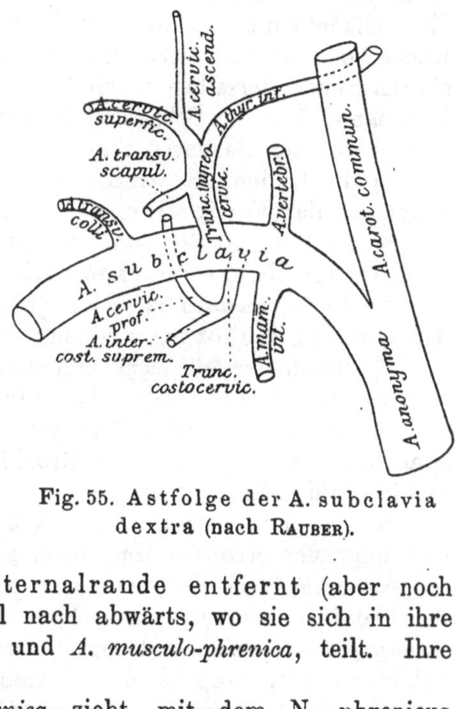

Fig. 55. Astfolge der A. subclavia dextra (nach Rauber).

Die 9 Äste derselben sind:

1. Die *A. mammaria int.* läuft hinter dem Sterno-clavikulargelenk und den Rippenknorpeln, etwa 1 cm vom Sternalrande entfernt (aber noch vor der Pleura) zum Zwerchfell nach abwärts, wo sie sich in ihre Endäste, die *A. epigastrica sup.* und *A. musculo-phrenica*, teilt. Ihre Zweige sind:

a) die *A. pericardiaco-phrenica* zieht mit dem N. phrenicus zwischen Pleura und Perikard zum Zwerchfell;

b) kleine *Rr. sternales, mediastinales antt.* und *thymici* zu den betreffenden Organen;

c) die *Rr. intercostales* (anteriores) ziehen in den 5—6 oberen Interkostalräumen den *Aa. intercostales* (posteriores) entgegen und fließen mit denselben zusammen;

d) *Rr. perforantes* zwischen den Rippenknorpeln zur Haut und Brustdrüse;

e) die *A. musculo-phrenica* läuft dicht oberhalb des Zwerchfellursprunges nach lateralwärts, indem sie die *Rr. intercostales* für die 5—6 unteren Interkostalräume abgibt;

f) die *A. epigastrica sup.* dringt durch das Zwerchfell in die Scheide des M. rectus, den sie versorgt, indem sie (s. Fig. 11 S. 57) mit der *A. epigastrica inf.* aus der A. iliaca ext. anastomosiert (wichtige Verbindung zwischen *Subclavia* und *Iliaca ext.*).

2. Die *A. vertebralis* tritt in das For. transversarium des VI. Halswirbels ein und verläuft alsdann in den Forr. transversaria aller übrigen Halswirbel nach oben. Weiterhin geht sie hinter dem oberen Gelenkfortsatz des Atlas (im sogen. Sinus atlantis) nach medianwärts, schließlich durch die Membrana atlanto-occipitalis post. in die Wirbel- und dann durch das For. magnum in die Schädelhöhle. Beide Vertebrales vereinigen sich am unteren Rande der Varolsbrücke zur *A. basilaris,* welche sich wieder am oberen Rande derselben in die beiden *Aa. cerebri postt.* teilt (s. Fig. 54). Ihre sämtlich in der Schädelhöhle entspringenden Äste (die drei letzten bereits aus der Basilaris) sind:

a) die beiden *Aa. spinales antt.* verlaufen, zu einem Stamm vereinigt, an der Vorderfläche des Rückenmarkes nach abwärts;

b) die *Aa. spinales postt.* verlaufen getrennt an der hinteren Fläche des Rückenmarkes nach abwärts;

c) die *A. auditiva int.* zieht jederseits mit dem N. acusticus in den inneren Gehörgang hinein;

d) die *Aa. cerebelli supp.* und *inff.* verlaufen längs der unteren und oberen Fläche des Kleinhirns;

e) die *A. cerebri post.* läuft jederseits lateral von den Pedunculi zum hinteren Abschnitt des Großhirns, indem sie den *Circ. arter. Willisii* bilden hilft.

3. Die *A. thyreoidea inf.* (s. Fig. 55) entspringt gewöhnlich mit den drei folgenden Arterien von einem gemeinsamen Stamm, *Truncus thyreocervicalis:* sie zieht vor der A. vertebralis und hinter der A. carotis communis zur Schilddrüse. Ein Zweig derselben ist die *A. laryngea inf.*, welche mit dem N. laryngeus inf. in der Rinne zwischen Schild- und Ringknorpel an der hinteren Fläche des Kehlkopfes verläuft.

4. Die *A. cervicalis ascendens* zieht vor den Querfortsätzen der Halswirbel bis zum Schädel hin.

5. Die *A. cervicalis superficialis* zieht durch das Fett der Fossa supraclavicularis major zum M. trapezius hin.

6. Die *A. transversa scapulae* läuft, ebenfalls durch die Fossa supraclavicularis major, zur Inc. scapulae und anastomosiert auf der Rückseite der Scapula mit der *A. circumflexa scapulae.*

7. Die *A. transversa colli* entspringt meist schon unterhalb des Schlüsselbeins und zieht dann durch den Plexus brachialis zum

medialen Winkel der Scapula, wo sie sich in einen *R. ascendens* und *descendens* für die Rückenmuskeln teilt.

8. Die *A. cervicalis profunda* (Fig. 55) entspringt meist mit der folgenden Arterie gemeinsam vom *Truncus costo-cervicalis*: sie zieht hinter den Querfortsätzen der Halswirbel aufwärts.

9. Die *A. intercostalis suprema* gibt die beiden *Aa. intercostales* für die beiden obersten Interkostalräume ab.

V. A. axillaris.

Die *A. axillaris*, die Fortsetzung der A. subclavia, reicht vom oberen Rande des Pectoralis minor bis zum unteren Rand des Pectoralis major. Der *Plexus brachialis* umgibt die Arterie in drei starken Strängen. Die V. axillaris ist medial von der Arterie gelegen. Ihre Äste sind:

1. Die *A. thoracalis suprema* zieht über den oberen Rand des Pectoralis minor zu den Brustmuskeln.

2. Die *A. thoraco-acromialis* zieht über den oberen Rand des Pectoralis minor zu den Brustmuskeln, schickt aber außerdem noch einen *R. acromialis* zum Acromion und einen *R. deltoideus* durch die Mohrenheim'sche Grube zur Haut.

3. Die *A. thoracalis lateralis* zieht neben dem N. thoracalis longus an der Außenfläche des Serratus ant. nach abwärts.

4. Die *A. circumflexa humeri ant.* verläuft dicht vor dem Collum chirurgicum humeri nach lateralwärts.

5. Die *A. circumflexa humeri post.* tritt mit dem N. axillaris zwischen Subscapularis, Latissimus und Caput longum tricipitis nach hinten, hierauf hinter dem Collum chirurgicum humeri nach lateralwärts.

6. Die *A. subscapularis* zieht längs des lateralen Randes der Scapula nach abwärts; sie teilt sich bald in die *A. thoraco-dorsalis*, welche am vorderen Rand des Latissimus nach abwärts läuft und die *A. circumflexa scapulae*, welche um den lateralen Rand zur Rückseite der Scapula gelangt, wo sie mit der *A. transversa scapulae* anastomosiert.

VI. A. brachialis.

Die *A. brachialis* zieht als Fortsetzung der Axillaris, begleitet von den beiden *Vv. brachiales*, im Sulcus bicipitalis medialis (s. S. 71) bis zur Ellenbeuge, wo sie, nur bedeckt vom Lacertus fibrosus, sich in die *A. ulnaris* und *radialis* teilt. Wichtig ist, daß neben ihr der *N. medianus* liegt, und zwar oben lateral, in der Mitte des Oberarmes vor der Arterie, unten medial von derselben. Die Äste sind:

1. Der kleine *R. deltoideus* läuft hinter dem Bizeps zur Insertion des Deltoideus.

2. Die starke *A. profunda brachii* zieht mit dem N. radialis (bedeckt vom Trizeps) im Sulcus n. radialis des Humerus nach unten und lateralwärts. Sie teilt sich in: a) die *A. collateralis media*, welche bedeckt vom Trizeps zum *Rete olecrani*[1] und b) die *A. collateralis radialis*, welche dicht hinter dem Septum intermusculare lat. ebenfalls zum *Rete olecrani* verläuft.

3. Die *A. collateralis ulnaris sup.* zieht mit dem N. ulnaris hinter dem Lig. intermusculare mediale zum *Rete olecrani.*

4. Die *A. collateralis ulnaris inf.* entspringt rechtwinklig in der Ellenbeuge und zieht, S-förmig gekrümmt, oberhalb des Epicondylus medialis zum *Rete olecrani.*

5. Die *A. plicae cubiti superficialis* (inkonstant) läuft mit dem Lacertus fibrosus der Bizepssehne nach medianwärts.

VII. A. ulnaris.

Die *A. ulnaris* zieht unter den oberflächlichen Flexoren des Unterarmes ulnarwärts, hierauf mit dem N. ulnaris unter dem M. flexor carpi ulnaris, sodann radial vom Erbsenbein zur Hand, wo sie sich in den *R. volaris superficialis* und *profundus* teilt. Die Äste sind:

1. Die *A. recurrens ulnaris* zieht unter den oberflächlichen Flexoren zum Teil zur A. collat. uln. inf., zum Teil zum *Rete olecrani.*

2. Die kurze *A. interossea communis* teilt sich bald in die *A. interossea volaris* und *dorsalis.* a) Die *A. interossea volaris* läuft an der Vorderfläche des Lig. interosseum hinter dem M. pronator quadratus zum *Rete carpi volare.* Ein Zweig derselben, die *A. interossea volaris perforans,* tritt am distalen Ende des Lig. interosseum zum Handrücken, in das *Rete carpi dorsale* hinüber. b) Die *A. interossea dorsalis* tritt am proximalen Ende des Ligamentes zur Rückseite des Unterarmes, wo sie die Extensoren versorgt. Ein Zweig derselben, *A. recurrens interossea,* geht unter dem Anconaeus quartus zum *Rete olecrani.*

3. Ein *R. carpeus volaris* zieht am unteren Rande des Pronator quadratus zum *Rete carpi volare.*

4. Ein *R. carpeus dorsalis* geht unter der Sehne des Flexor carpi ulnaris zum *Rete carpi dorsale.*

5. Der *R. volaris superficialis* geht neben dem oberflächlichen Endast des N. ulnaris unter der Aponeurosis palmaris in den *Arcus volaris superficialis* über.

6. Der *R. volaris profundus* dringt mit dem tiefen Ast des N. ulnaris zwischen dem M. abductor und flexor brevis digiti V zum *Arcus volaris profundus* in die Tiefe.

---

[1] Der Kürze wegen bezeichne ich das *Rete articulare cubiti* (B. N. A.) als Rete olecrani.

VIII. A. radialis.

Die *A. radialis* verläuft zunächst etwas tiefer, dann oberflächlicher unter der Faszie zwischen dem M. brachio-radialis und flexor carpi radialis. In der Nähe des Radio-carpalgelenkes ist sie dicht vor dem Radius gelegen. Von hier tritt die Radialis unter den zum Daumen ziehenden Sehnen des Mm. abductor poll. longus, ext. poll. brevis und ext. poll. longus (*Tabatière*) zum Handrücken (s. Fig. 56), kehrt jedoch zwischen den beiden Ursprungsköpfen des M. interosseus dorsalis I wieder zur Hohlhand zurück, wo sie sich in die *A. princeps pollicis* und den *R. volaris profundus* teilt.

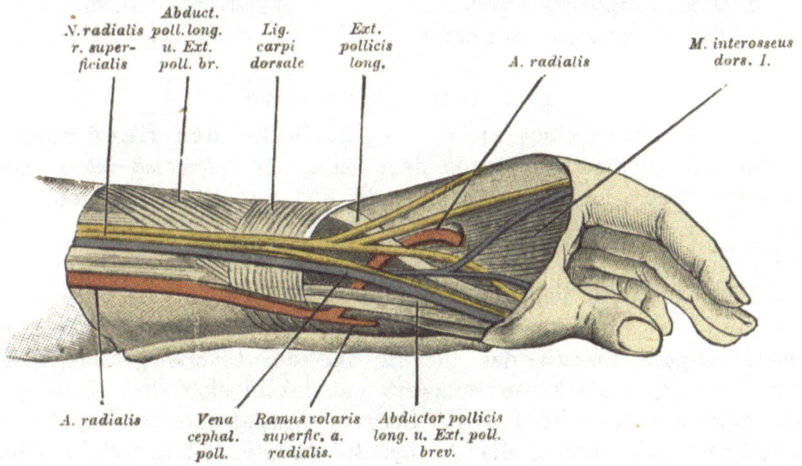

Fig. 56. Radiale Seite der Handgelenkgegend mit der Lage der A. radialis (nach v. Bardeleben u. Haeckel). Arterien rot, Venen blau, Nerven gelb.

Im oberen Teil des Unterarmes wird sie vom R. superficialis des N. radialis begleitet. Ihre Äste sind:

1. Die *A. recurrens radialis* läuft unter den oberflächlichen Extensoren zum *Rete olecrani.*

2. Der *R. carpeus volaris* zieht am Handgelenk zum *Rete carpi volare.*

3. Der *R. volaris superficialis,* meist nur ein schwacher Ast, welcher auf oder durch die Daumenballenmuskeln zum *Arcus volaris superficialis* verläuft oder sich in diesen Muskeln verliert.

4. Der *R. carpeus dorsalis* geht auf der Rückseite der Handwurzelknochen zum *Rete carpi dorsale.*

5. Die *A. princeps pollicis* spaltet sich in zwei Äste für den Daumen und einen für den Radialrand des Zeigefingers (*Aa. digitales volares propriae*).

6. Der *R. volaris profundus* ist der eigentliche Endast der A. radialis, welcher in den *Arcus volaris profundus* übergeht.

Das Rete articulare cubiti (Rete olecrani).

Das an der hinteren Fläche des Ellbogengelenkes (besonders des Olecranon) gelegene arterielle Netzwerk, wird von folgenden Ästen gebildet:

<table>
<tr><td>1. Der A. collateralis radialis,
2. der A. collateralis media,
3. der A. collateralis ulnaris sup.,
4. der A. collateralis inf.,</td><td>sämtlich Äste der A. brachialis nach abwärts;</td></tr>
<tr><td>5. der A. recurrens radialis,
6. der A. recurrens ulnaris,
7. der A. recurrens interossea,</td><td>Äste der Unterarmarterien nach aufwärts.</td></tr>
</table>

Das Rete carpi volare.

Dies Netzwerk liegt an der Volarfläche der Handwurzelknochen: es wird außer von dem Ende der *Interossea volaris* noch von dem *R. carpeus volaris* der *Radialis* und der *Ulnaris* gebildet.

Das Rete carpi dorsale.

Dies Netzwerk liegt an der Dorsalfläche der Handwurzelknochen: es wird von der *A. interossea volaris perforans,* sowie von dem *R. carpeus dorsalis* der *Radialis* und der *Ulnaris* gebildet. Aus diesem mitunter stärkeren Netzwerk entwickeln sich drei *A. metacarpeae dorsales,* welche im II.—IV. Intermetakarpalraum zu den Fingern ziehen und sich dort in die *Aa. digitales dorsales* teilen, welche jedoch nur bis zur II. Phalanx verlaufen.

Der Arcus volaris superficialis.

Der oberflächliche Hohlhandbogen liegt unmittelbar unter der Aponeurosis palmaris: er wird von dem *R. volaris superficialis* der *Ulnaris* und der *Radialis* gebildet. Der Radialast ist mitunter sehr schwach oder kann fehlen. Aus diesem Bogen gehen zu den letzten vier Fingern drei *Aa. digitales communes,* welche sich an den Mittelhandköpfchen in die *Aa. digitales volares propriae* spalten.

Der Arcus volaris profundus.

Der tiefe Hohlhandbogen liegt vor den Basen der Metakarpalknochen: er wird von dem *R. volaris profundus* der *Ulnaris* und der *Radialis* gebildet. Der Ulnarast ist immer schwächer. Aus dem Bogen gehen drei *Aa. metacarpeae volares* in den drei letzten Intermetakarpalräumen distalwärts, um sich schließlich in die Enden der *Aa. digitales communes* (aus dem oberflächlichen Hohlhandbogen) einzusenken.

IX. Die A. coeliaca.

Die *A. coeliaca* (Tripus Halleri), unpaar, entspringt aus der Aorta dicht oberhalb des Pankreas und teilt sich in folgende drei Zweige:

1. Die *A. gastrica sin.* verläuft von der Cardia längs der kleinen Kurvatur des Magens nach links.

2. Die *A. lienalis* zieht längs des oberen Pankreasrandes nach links zum Hilus der Milz, welche sie versorgt. Sie gibt ab: a) *Rr. pancreatici*; b) *Rr. gastrici breves* zum Fundus ventriculi; c) die *A. gastro-epiploica sin.*, welche längs der linken Hälfte der großen Kurvatur des Magens nach rechts verläuft.

3. Die *A. hepatica* zieht im Lig. hepato-duodenale mit der Pfortader und dem Ductus choledochus zur Porta hepatis (und zwar die Arterie links, der Ductus rechts, die Pfortader zwischen und etwas dorsal von beiden); sie teilt sich in den *R. hepaticus sin.* und *dexter* für den linken und rechten Leberlappen. Ihre Zweige sind: a) die *A. gastrica dextra* längs der rechten Hälfte der kleinen Kurvatur des Magens; b) die *A. gastro-duodenalis,* welche sich hinter der Pars sup. duodeni wieder teilt, in die *A. gastro-epiploica dextra* (für die rechte Hälfte der großen Kurvatur des Magens) und die *A. pancreatico-duodenalis sup.*, welche zwischen dem Pankreaskopf und der oberen Hälfte des Duodenum verläuft.

X. A. mesenterica superior.

Die *A. mesenterica sup.*, unpaar, kommt am unteren Rande des Pankreas, dicht oberhalb der Flexura duodeno-jejunalis, aus der Aorta und zieht in der Wurzel des Dünndarmgekröses bis zur Fossa iliaca dextra. Sie gibt ab:

1. Die *A. pancreatico-duodenalis inf.* zieht zwischen dem Pankreaskopf und der unteren Hälfte des Duodenum der A. pancreatico-duod. sup. entgegen.

2. Die 14—16 *Aa. intestinales* ziehen im Mesenterium zum Dünndarm, indem sie bogenförmig anastomosieren.

3. Die *A. colica dextra* (manchmal doppelt) läuft längs der hinteren Bauchwand zum Colon ascendens.

4. Die *A. colica media* zieht im Mesocolon zum Colon transversum.

5. Die *A. ileo-colica* versorgt als Endast Ileum und Caecum und gibt noch die *A. appendicularis* zum Wurmfortsatz ab.

XI. A. mesenterica inferior.

Die *A. mesenterica inf.*, ebenfalls unpaar, entspringt etwa in Höhe des III. Lendenwirbels aus der Aorta, vor der sie nach abwärts verläuft, um sich bald in die *A. colica sin.* und *A. haemorrhoidalis sup.* zu teilen.

1. Die *A. colica sin.* zieht hinter dem Peritonaeum nach links und aufwärts zum Colon descendens.[1] Oben wird sie von der *V. mesenterica inf.* begleitet.

2. Die *A. haemorrhoidalis sup.* versorgt die Flexura sigmoidea (*Aa. sigmoideae*) und das obere Drittel des Rectum.

XII. A. iliaca communis.

Die *Aa. iliacae communes* entstehen gabelförmig aus dem Ende der Aorta (IV. Lendenwirbel), teilen sich aber jederseits bereits am oberen Ende der Artic. sacro-iliaca in die *A. hypogastrica* und *A. iliaca externa.*

Dabei ist das Lageverhältnis zu den Venen zu beachten (s. Fig. 57). Die Vv. iliacae liegen — im Gegensatz zu den Nierenvenen — stets hinter den Arterien und haben das Bestreben, an die mediale Seite der letzteren zu gelangen.

XIII. A. hypogastrica.

Die *A. hypogastrica* zieht vor der Artic. sacro-iliaca ins kleine Becken, wo sie sich bald in folgende 10 Äste teilt:

1. Die *A. umbilicalis* (nur beim Fötus vorhanden) zieht dicht unter dem Peritonaeum zunächst lateral vom Blasenscheitel dann an der vorderen Bauchwand zum Nabel, hierauf im Nabelstrange zum Mutterkuchen. Beim Erwachsenen bleibt nur ein kurzes Stück der Nabelarterie wegsam, welches die *Aa. vesicales supp.* abgibt. Der Rest (s. Fig. 11, S. 57) wird zum *Lig. umbilicale laterale.*

2. Die *A. obturatoria* zieht unterhalb der Linea terminalis mit dem N. obturatorius durch die obere Ecke des For. obturatum zu den Adduktoren. Sie gibt im kleinen Becken den *R. pubicus* ab, welcher hinter dem Ramus sup. oss. pubis medianwärts läuft und mit dem *R. pubicus* der *A. epigastrica inf.* anastomosiert.[2] Ein kleiner Ast, *A. acetabuli,* geht durch die Inc. acetabuli ins. Lig. teres hinein.

3. Die *A. ilio-lumbalis* zieht zwischen dem M. psoas und M. iliacus nach lateralwärts.

4. Die *A. sacralis lateralis* läuft vor den Forr. sacralia antt. nach abwärts.

5. Die *Aa. vesicales inff.* verlaufen medianwärts zum Blasengrunde.

6. Die *A. haemorrhoidalis media* läuft oberhalb des Levator ani zum Rectum.

---

[1] Alle *Aa. colicae* und *intestinales* anastomosieren durch Gefäßbogen.

[2] Diese Anastomose entwickelt sich mitunter so stark, daß die *A. obturatoria* aus der Epigastrica inf. zu entspringen scheint. Sie liegt alsdann hinter dem Lig. Gimbernati und kann somit bei Schenkelbruchoperationen verletzt werden (Totenkranzarterie).

7. Die *A. uterina* (beim Weibe) zieht nach vorn und medianwärts bis zur Grenze zwischen Cervix und Corpus uteri. Hier gibt sie die *A. vaginalis* ab, welche an der Seitenwand der Scheide abwärts verläuft und zieht dann zwischen beiden Blättern des Lig. latum zuerst neben dem Uterus nach aufwärts, weiterhin nach lateralwärts zur Tube und dem Ovarium. Betreffs ihrer Lage zum Ureter s. S. 182. Das Analogon beim Manne ist die kleine *A. defe-*

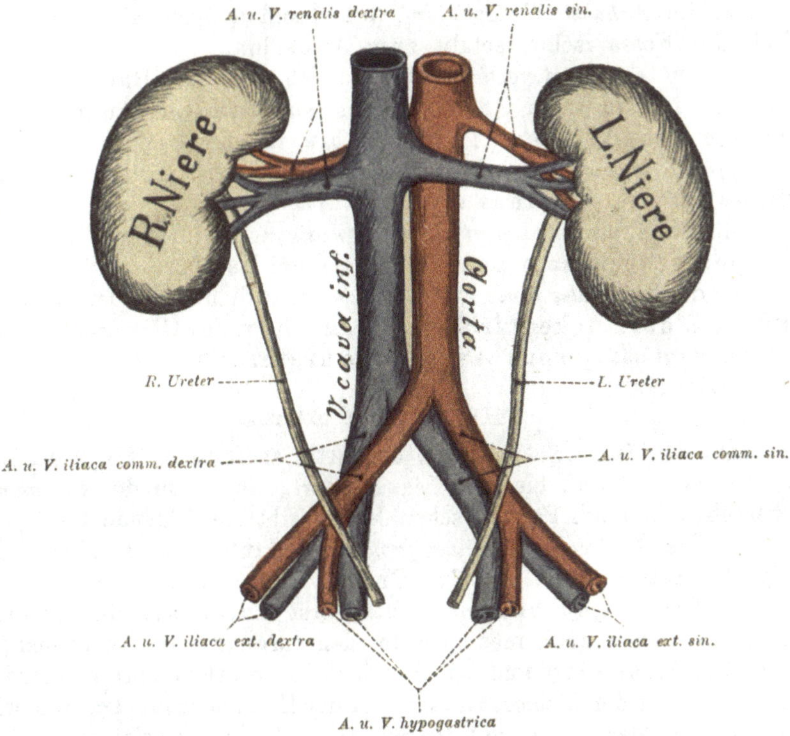

Fig. 57. Die Lage der Aa. renales und iliacae zu den Vv. renales und iliacae. Ansicht von vorn.

rentialis, welche den Ductus deferens mit auf- und absteigenden Zweigen versorgt.

8. Die *A. glutaea sup.* zieht mit dem N. glutaeus sup. oberhalb des M. piriformis durch das For. suprapiriforme (S. 83) aus dem Becken heraus zu den Mm. glutaei.

9. Die *A. glutaea inf.* zieht mit dem N. glutaeus inf. unterhalb des M. piriformis durch das For. infrapiriforme zum Becken hinaus und hauptsächlich zum M. glutaeus maximus. Ein kleiner Zweig, *A. comes n. ischiadici*, begleitet meist den N. ischiadicus.

10. Die *A. pudenda int.* geht mit dem N. pudendus ebenfalls durch das For. infrapiriforme aus dem Becken, dann hinter die Spina ischiadica, hierauf durch das For. ischiadicum minus in die *Fossa ischio-rectalis*, wo sie an der Innenfläche des *M. obturator int.*, bedeckt von der Fascia obturatoria, gelegen ist; weiterhin zieht dieselbe zwischen den Fasern des M. transversus perinei prof. längs des Sitz- und Schambeines bis unter die Symphyse; hier teilt sie sich in die *A. dorsalis penis* und *profunda penis*. Ihre Zweige, begleitet von denen des N. pudendus, sind:

a) die *A. haemorrhoidalis inf.* (manchmal doppelt) zieht durch das Fett der Fossa ischio-rectalis zum Anus hin;

b) die *A. perinei* verläuft oberflächlich unter der Haut zwischen dem M. ischio- und bulbo-cavernosus zum Scrotum bzw. den großen Schamlippen (*Aa. scrotales* bzw. *labiales postt.*);

c) die *A. bulbo-urethralis* zieht im M. transv. perinei prof. medianwärts zum Bulbus der Urethra;

d) die *A. profunda penis* bzw. *clitoridis* dringt in die Wurzel des Corpus cavernosum penis bzw. clitoridis ein;

e) die *A. dorsalis penis* bzw. *clitoridis* zieht dicht unter der Symphyse, sodann in der Rückenfurche des Penis bzw. der Clitoris nach vorn und versorgt das Corpus cavernosum urethrae bzw. die Umgebung der Clitoris.

XIV. A. iliaca externa.

Die *A. iliaca ext.* zieht von der Artic. sacro-iliaca am medialen Rande des Psoas bis zum Lig. Pouparti, wo sie in die *A. femoralis* übergeht. Erst am Poupart'schen Bande gibt sie folgende Zweige ab:

1. Die *A. circumflexa ilium profunda* verläuft zunächst hinter dem Lig. Pouparti, dann längs der Crista iliaca nach hinten.

2. Die *A. epigastrica inf.* zieht zuerst unterhalb des inneren Leistenringes nach medianwärts, dann medial von demselben (vgl. Fig. 11 S. 57) aufwärts und dringt endlich in den M. rectus abdominis ein, wo sie mit der *A. epigastrica sup.* (aus der Mammaria int.) anastomosiert (Verbindung der Iliaca mit der Subclavia). Ihre Zweige sind: a) der kleine *R. pubicus* zum oberen Symphysenende, welcher mit dem *R. pubicus* der *A. obturatoria* hinter dem Lig. Gimbernati anastomosiert (Totenkranzarterie vgl. S. 254); b) die kleine *A. spermatica ext.* durch den Leistenkanal zu den Hüllen des Hodens.

XV. A. femoralis.

Die *A. femoralis* reicht vom Lig. Pouparti bis zum Adduktorenschlitz (vgl. S. 105). Man unterscheidet an derselben drei Segmente, von denen das erste medial, das zweite hinter, das dritte lateral von dem M. sartorius gelegen ist.

Das erste Segment liegt im Scarpa'schen Dreieck, *Trig. subinguinale*, dessen Seiten oben vom Lig. Pouparti, medial vom Adductor longus, lateral vom M. sartorius gebildet werden. Die *A. femoralis* ist hier dicht unter der Faszie, genau in der Mitte zwischen der Spina iliaca ant. sup. und dem oberen Ende der Symphyse in der Fossa ilio-pectinea (vgl. d. Anm. S. 104), gelegen. Die *V. femoralis* befindet sich medial, der N. femoralis lateral von derselben (vgl. Fig. 17 S. 92).

Das zweite Segment der Arterie liegt hinter dem M. sartorius (zwischen dem Adductor longus und Vastus medialis). Die *V. femoralis* liegt hier bereits hinter der Arterie und bleibt auch weiterhin so gelegen. Der *N. saphenus* zieht vor beiden Gefäßen nach abwärts.

Das dritte Segment liegt im sogen. Adduktorenkanal, d. h. einem 5—6 cm langen Kanal, welcher dadurch gebildet wird, daß vor der Arterie sehnige Streifen vom Adductor magnus zum Vastus medialis verlaufen. Durch den sehnigen Adduktorenschlitz (S. 105) tritt die Femoralis dann in die Kniekehle. Ihre Äste sind:

1. Die *A. epigastrica superficialis* entspringt dicht unterhalb des Poupart'schen Bandes und zieht oberflächlich unter der Bauchhaut bis zur Nabelgegend.

2. Die *A. circumflexa ilium superficialis* entspringt ebenso und verläuft ebenfalls unter der Haut nach der Spina iliaca ant. sup. hin.

3. Die *Aa. pudendae externae* ziehen medial von der Fossa ovalis zur Haut der äußeren Geschlechtsteile (*Aa. scrotales* bzw. *labiales antt.*).

4. Die *A. profunda femoris* ist nahezu ebenso stark wie die *A. femoralis*, so daß beide bei Unterbindungen verwechselt werden können. Doch liegt die A. profunda femoris stets mehr hinten und meist auch lateral von der Femoralis, später ganz hinter der letzteren in der Nähe des Os femoris. Ihre Zweige sind:

a) die *A. circumflexa femoris medialis* zieht oberhalb des M. pectineus medial vom Schenkelhals nach hinten;

b) die *A. circumflexa femoris lateralis* zieht vorn dicht auf dem Os femoris unterhalb des Trochanter major nach lateralwärts und der vorigen entgegen;

c) die *Aa. perforantes* (3—4) durchbrechen die Adduktoren dicht neben dem Os femoris und verästeln sich hinten in den Flexoren des Oberschenkels. Die letzte A. perforans bildet das Ende der Profunda femoris.

5. Die *A. genu suprema* zieht längs der Sehne des Adductor magnus zum *Rete articulare genu* (s. w. u.)

XVI. A. poplitea.

Die *A. poplitea* zieht als Fortsetzung der *A. femoralis* dicht hinter der Kniegelenkkapsel und dem M. popliteus durch die Fossa poplitea nach abwärts, um sich am oberen Ende des Lig. interosseum in die *A. tibialis ant.* und *post.* zu teilen.

Ihre Lage ist nun derart, daß sie selbst am tiefsten, die *V. poplitea* oberflächlicher und der *N. tibialis* am oberflächlichsten[1] gelegen ist. Der Nerv durchzieht zugleich ziemlich genau die Mitte der Kniekehle, die Vene liegt ein wenig mehr medial unter demselben und die Arterie wieder etwas mehr medial unter der Vene. Die Zweige gehen hauptsächlich zum *Rete articulare genu* (s. w. u.), welches die Kniegelenkkapsel umspinnt und durchsetzt.

1. Die *A. genu sup. medialis* läuft dicht oberhalb des Condylus medialis femoris zum *Rete articulare genu.*

2. Die *A. genu sup. lateralis* geht dicht oberhalb des Condylus lat. femoris zum *Rete art. genu.*

3. Die *A. genu media* dringt in die hintere Wand der Kniegelenkkapsel ein.

4. Die *A. genu inf. medialis* zieht unterhalb des Condylus medialis tibiae, bedeckt vom Lig. collaterale, nach vorn zum *Rete art. genu.*

5. Die *A. genu inf. lateralis* verläuft dicht oberhalb des Capitulum fibulae in der lateralen Kapselwand zum *Rete art. genu.*

6. Die *Aa. surales* sind zwei starke Äste für die beiden Gastroknemiusköpfe.

XVII. A. tibialis anterior.

Die *A. tibialis ant.* zieht zwischen Tibia und Fibula über das obere Ende des Lig. interosseum nach vorn und hierauf an der Vorderfläche des letzteren lateral vom M. tibialis ant. neben dem N. peronaeus prof. nach abwärts. Am Fuß geht sie unter dem Lig. cruciatum in die *A. dorsalis pedis* über, welche, nach vorn laufend, zwischen den Basen des I. und II. Metatarsalknochens sich in die *A. metatarsea dorsalis I* und die *A. plantaris profunda* spaltet. Die Verlaufsrichtung der A. tibialis ant. wird durch eine Linie bezeichnet, welche oben in der Mitte zwischen Tuberositas tibiae und Capit. fibulae beginnt und im I. Intermetatarsalraum endet. Ihre Äste sind:

1. Die *A. fibularis sup.* entspringt noch in der Kniekehle und zieht dann dicht um den Hals der Fibula nach vorn zum *Rete art. genu.*

2. Die *A. recurrens tibialis post.* entspringt noch in der Kniekehle und zieht dann unter dem M. popliteus zur hinteren Kapselwand bzw. zum *Rete art. genu.*

3. Die *A. recurrens tibialis ant.* liegt bereits vor dem Lig. interosseum und verläuft unter dem M. tibialis ant. zum *Rete art. genu.*

4. Die *A. malleolaris ant. medialis* zieht dicht auf dem Knochen zum medialen Knöchel.

---

[1] Das Wort Neva (Ne, V., A.) bezeichnet die Lage der eben erwähnten Organe zueinander.

5. Die *A. malleolaris ant. lateralis* verläuft ebenfalls dicht auf dem Knochen zum lateralen Knöchel.

6. Die *A. tarsea medialis* (meist doppelt) kommt bereits aus der *A. dorsalis pedis:* sie geht dicht auf den Fußwurzelknochen zum medialen Fußrand.

7. Die *A. tarsea lateralis* zieht ebenso dicht auf den Fußwurzelknochen zum lateralen Fußrand. Ein Ast derselben anastomosiert mit der folgenden Arterie und umrahmt auf diese Weise das *Rete dorsale pedis* (s. S. 260).

8. Die *A. arcuata* läuft auf den Basen der Metatarsalknochen bogenförmig der vorigen Arterie nach lateralwärts entgegen. Nach vorn entsendet sie in den II.—IV. Intermetatarsalraum die *Aa. metatarseae dorsales*, welche sich in die kleinen *Aa. digitales dorsales* teilen. Nach hinten sendet sie kleine Zweige zum *Rete dorsale pedis.*

9. Die *A. metatarsea dorsalis I* zieht im I. Intermetatarsalraum nach vorn und spaltet sich in drei *Aa. digitales dorsales* für beide Ränder der großen und den medialen Rand der II. Zehe.

10. Der *R. plantaris prof.* dringt zwischen den Basen des I. und II. Metatarsalknochens zur Fußsohle und geht hier in den *Arcus plantaris* über.

XVIII. A. tibialis posterior.

Die *A. tibialis post.* zieht in Begleitung des *N. tibialis* oben zwischen dem M. triceps surae und den tiefen Flexoren, unten zwischen der Achillessehne und der Tibia (immer bedeckt von der Fascia cruris profunda) zur Fußsohle, wo sie sich neben dem Calcaneus in die *A. plantaris medialis* und *lateralis* teilt. Die Verlaufsrichtung der Tibialis post. ist durch eine Linie bezeichnet, welche man sich von der Mitte der Kniekehle bis zur Mitte zwischen dem Malleolus med. und dem Fersenhöcker gezogen denken kann. Die Äste sind:

1. Die *A. peronaea*, der stärkste Ast, zieht längs der hinteren Fläche der Fibula bis zur lateralen Fläche des Calcaneus (*Rr. calcanei laterales*) nach abwärts. Sie gibt folgende Zweige ab:

a) der *R. perforans* zieht am unteren Ende des Lig. interosseum zwischen Tibia und Fibula nach vorn zum *Rete dorsale pedis* (vgl. S. 260);

b) der *R. communicans* verbindet etwas oberhalb der Malleolen die *A. peronaea* mit der *A. tibialis post.*;

c) die *A. malleolaris post. lat.* zieht zum lateralen Knöchel.

2. Die *A. malleolaris post. medialis* geht zum medialen Knöchel hin.

3. Die *Rr. calcanei mediales* versorgen die mediale Fläche des Fersenbeins.

4. Die *A. plantaris medialis* zieht mit dem *N. plantaris medialis* zwischen dem M. abductor hallucis und flexor digg. brevis nach vorn.

5. Die *A. plantaris lateralis* zieht mit dem *N. plantaris lat.* oberhalb des M. flexor digg. brevis nach vorn und lateralwärts, um sich hier in den *Arcus plantaris* (s. w. u.) einzusenken.

Das Rete articulare genu.

Dies Rete bildet ein arterielles Netzwerk, welches die ganze Kniegelenkkapsel nebst der Patella umspinnt und teilweise durchsetzt. Das Netzwerk wird gebildet:

1. von der *A. genu suprema* aus der *A. femoralis;*
2. von der *A. genu sup. medialis*
3. von der *A. genu sup. lateralis*
4. von der *A. genu media*
5. von der *A. genu inf. medialis*
6. von der *A. genu inf. lateralis*

(2.–6.) aus der *A. poplitea*;

7. von der *A. fibularis sup.*
8. von der *A. recurrens tibialis post.*
9. von der *A. recurrens tibialis ant.*

(7.–9.) sämtlich aus der *A. tibialis anterior*.

Das Netzwerk ist besonders an der Vorderseite stark entwickelt.

Das Rete pedis dorsale.

Dies schwächere Netzwerk liegt auf der Dorsalseite der Fußwurzelknochen: es wird von dem *R. perforans* der *A. peronaea*, von der *A. tarsea lat.* und der *A. arcuata* gebildet. Von der letzteren Arterie ziehen dann, wie bereits S. 259 erwähnt, die *Aa. metatarseae dorsales* nach vorn, um sich schließlich in die *Aa. digitales dorsales* für die Zehen zu spalten.

Der Arcus plantaris.

Der *Arcus plantaris* wird von dem *R. plantaris prof.* der *A. dorsalis pedis* und der *A. plantaris lat.* der *A. tibialis post.* gebildet. Von diesem unter den Basen der Metatarsalknochen gelegenen Bogen gehen die 4 *Aa. metatarseae plantares* ab, welche sich vorn in die *Aa. digitales plantares* für sämtliche Zehen teilen.

F. Das Venensystem.

Die Venen besitzen im Gegensatz zu den Arterien dunkles, sauerstoffarmes Blut und dünnere Wandungen (weniger elastische Elemente und Muskelfasern). Nur die Lungenvenen, *Vv. pulmonales*, enthalten hellrotes, sauerstoffreiches Blut, welches sie von den Lungen zum Herzen führen. Außerdem sind die Venen zum Teil mit Klappen versehen, welche einen Rückfluß des Blutes selbst bei starker Stauung verhindern. In ihrem Verlauf zeigen sie sehr häufig Unregelmäßigkeiten (Varietäten) und bilden vielfach Geflechte oder Anastomosen. Man unterscheidet:

1. Die oberflächlichen Hautvenen, *Vv. subcutaneae*; 2. die tiefen Venen oder Begleitvenen, *Vv. comitantes*, welche fast immer in Begleitung von Arterien verlaufen; 3. die Blutleiter der harten Hirnhaut, *Sinus durae matris*, welche, obschon tief gelegen, niemals von Arterien begleitet werden. Ihre gänzlich starre Wandung besteht aus dem Duragewebe, ist innen mit Endothel ausgekleidet und mitunter von fibrösen Balken durchzogen.

Abgesehen von den S. 239 erwähnten Venen des Herzens besitzt der menschliche Körper folgende Hauptvenenstämme: 1. Die Lungenvenen, *Vv. pulmonales*; 2. die obere Hohlvene, *V. cava sup.*; 3. die untere Hohlvene, *V. cava inf.*, und 4. die Pfortader, *V. portae.*

I. Vv. pulmonales.

Die Lungenvenen, *Vv. pulmonales*, zwei linke und zwei rechte, ziehen (vgl. S. 165) im vordersten untersten Teile der Lungenwurzel zum linken Vorhof. Die beiden rechten Lungenvenen sind dabei hinter der V. cava sup. gelegen. Sie haben die Aufgabe, das restaurierte, also hellrote, sauerstoffhaltige Blut der Lungen zum Herzen zu leiten.

II. V. cava superior.

Die obere Hohlvene, *V. cava sup.*, entsteht hinter dem III. rechten Sterno-costalgelenk aus dem rechten Vorhof und zieht von hier hinter dem rechten Sternalrande nach aufwärts.[1] Hinter dem Knorpel der I. Rippe rechts teilt sie sich in die *V. anonyma dextra* und *sin.*, von denen sich eine jede wieder hinter dem entsprechenden Sterno-clavikulargelenk in die *V. subclavia* und *V. jugularis int.* spaltet, welche weiterhin der A. subclavia und carotis comm. entsprechen. Dieser Vereinigungswinkel der beiden letzteren Venen wird ganz besonders als *Angulus venosus* bezeichnet, weil in denselben noch verschiedene andere Venen einmünden, welche eigentlich in die V. subclavia oder jugularis int. einmünden sollten.

1. V. jugularis interna.

Die *V. jugularis int.* entsteht oben am For. jugulare und ist am Halse lateral von der Carotis int. und comm. gelegen. Sie nimmt diejenigen Venen auf, welche den Ästen der Carotis com-

[1] Wir verfolgen die *V. cava sup.* und *inf.* am besten vom Ursprung nach den Verzweigungen hin.

munis entsprechen, außerdem aber noch zwei Hautvenen, die *V. jugularis ant.* und die *V. jugularis ext.*

Die kleinere *V. jugularis ant.* verläuft dicht unter der Haut neben der Medianlinie nach abwärts, tritt medial vom Ursprung des Sterno-cleido-mastoideus durch die Faszie und nahe dem Angulus venosus in die V. jugul. int. hinein. Die stärkere *V. jugularis ext.* sammelt das Blut aus den vor und hinter dem Ohr gelegenen Venen (*Vv. temporales, occipitales, auriculares post.*) und zieht von hier ebenfalls dicht unter der Haut und auf der Fascia colli senkrecht nach abwärts, um lateral vom Sterno-cleido-mastoideus die Faszie zu durchbohren und sich in den Angulus venosus einzusenken.

Unter den übrigen Ästen der V. jugularis int. am Halse ist noch die *V. facialis communis* zu erwähnen, welche unterhalb des Kieferwinkels durch den Zusammenfluß der *V. facialis ant.* und *V. facialis post.* entsteht. Die *V. facialis ant.* begleitet die Zweige der *A. maxillaris externa*, von der sie jedoch durch die Gl. submaxillaris getrennt ist. Die *V. facialis post.* bildet in Begleitung der *A. maxillaris interna* und ihrer Zweige ein starkes Geflecht zwischen den Kaumuskeln *(Plexus pterygoideus)*, in welches sich auch die *V. ophthalmica inf.* ergießt. Am Kopfe nimmt die V. jugularis int. durch das For. jugulare vor allem das Blut aus allen *Sinus durae matris* auf. Die genauere Beschreibung der Sinus s. bei der Dura mater: die Zuflüsse derselben sind folgende:

1. Die *Vv. cerebri supp., mediae* und *inff.* treten in wechselnder Zahl aus der Oberfläche des Gehirns in die benachbarten Sinus ein. Das Blut aus den inneren Teilen des Gehirns wird durch die *V. cerebri magna* (*V. magna Galeni*) in den Sinus rectus geleitet.

2. Die *Vv. diploicae* (Breschet'sche Venen) liegen in der Diploe der Schädelknochen.

3. Die *V. ophthalmica sup.* tritt aus dem oberen Teil der Augenhöhle durch die Fiss. orbitalis sup. in den Sinus cavernosus, die *V. ophthalmica inf.* dagegen durch die Fiss. orbitalis inf. in den Plexus pterygoideus (vgl. d. Anm. S. 19).

Mit den Außenvenen des Schädels stehen die Sinus durch die bereits bei den Schädelknochen erwähnten *Emissaria* (*Santorini*) in Verbindung.

2. V. subclavia.

An der oberen Extremität ist die *V. subclavia* und die *V. axillaris* einfach, alle übrigen tiefen Venen aber doppelt vorhanden. Die Hautvenen verhalten sich folgendermaßen:

1. Die *V. cephalica* entsteht in der Daumengegend und zieht zunächst an der Radialseite des Unterarmes, dann mehr vorn am Oberarm zur Mohrenheim'schen Grube, wo sie in die V. axillaris eintritt.

2. Die *V. basilica* kommt von der Kleinfingerseite und zieht am Ulnarrand des Unterarmes bis zum Sulcus bicipitalis medialis, wo sie in eine der beiden Vv. brachiales eintritt.

3. Zwischen der V. cephalica und basilica verläuft noch vorn häufig die *V. mediana*, welche sich meistens in der Ellenbeuge in die *V. mediana cephalica* und *V. mediana basilica* teilt, die sich dann in die beiden erstgenannten Venen ergießen.

3. V. azygos und hemiazygos.

Die Venen des Thorax sammeln sich, abgesehen von den *Vv. intercostales supremae* und *mammariae intt.*, sämtlich in zwei einfachen Stämmen, der *V. azygos* und *hemiazygos*.

1. Die *V. azygos* entspringt rechts in der Bauchhöhle aus den *Vv. lumbales*, tritt zwischen dem Crus mediale und intermedium des Zwerchfells in die Brusthöhle und zieht hier rechts vor den Wirbelkörpern in die Höhe, um sich etwa in Höhe des III. Brustwirbels bogenförmig über die rechte Lungenwurzel hinweg in die V. cava sup. einzusenken. Über ihre sonstige Lage im Mediastinum post. s. S. 173 und Fig. 33.

2. Die *V. hemiazygos* entsteht und verläuft in derselben Weise links: nur wendet sie sich gewöhnlich schon in Höhe des VIII. Brustwirbels hinter der Aorta und dem Ductus thoracicus nach rechts, um in die V. azygos einzumünden. Durch die beiden ebengenannten Venen wird eine Anastomose zwischen der V. cava inf. und V. cava sup. gebildet.

III. V. cava inferior.

Die untere Hohlvene, *V. cava inferior*, zieht von ihrer Mündung in das rechte Atrium sogleich durch das Zwerchfell, dann dicht vor der Wirbelsäule und rechts von der Aorta abdominalis (s. auch Fig. 57 S. 255) bis etwa zum IV. Lendenwirbel, wo sie sich, wie die Aorta, in die beiden *Vv. iliacae communes* und die *V. sacralis media* teilt. Jede V. iliaca comm. gabelt sich wieder in eine *V. hypogastrica* und *V. iliaca externa*. Die V. cava inf. entspricht mit ihren Verzweigungen (abgesehen von den *Vv. hepaticae*) den paarigen Ästen der Aorta abdominalis. Die drei unpaaren Eingeweideäste der Bauchaorta werden dagegen von Venen begleitet, welche ihr Blut in die Pfortader ergießen.

a) Bauchhöhle.

Demgemäß nimmt die V. cava inf. das Blut aus den *Vv. hepaticae*, *Vv. phrenicae inff.*, *Vv. lumbales*, *Vv. suprarenales*, *Vv. renales* und *Vv. spermaticae internae* auf. Über die *Vv. hepaticae* ist noch zu bemerken, daß dieselben sich sofort nach ihrem Austritt aus der Leber in die dicht dahintergelegene V. cava inf. einsenken. Von den *Vv. spermaticae intt*, welche beim Manne vom Hoden, beim Weibe vom Ovarium kommen, pflegt gewöhnlich nur die rechte in die V. cava inf., die linke dagegen in die *V. renalis sin.* einzumünden. Da der Blutstrom in der V. spermatica int. somit links zweimal eine rechtwinklige Knickung überwinden muß, ist es verständlich, daß auf dieser Seite am Samenstrang eine stärkere Disposition zu venösen Stauungen (zur sogen. Varicocele) vorhanden ist. Das Geflecht, welches diese Venen um den Samenstrang bilden, wird als *Plexus pampiniformis* bezeichnet.

b) Becken.

Die Verzweigungen der *V. hypogastrica* entsprechen den Ästen der *A. hypogastrica*, zeigen jedoch eine große Neigung, starke Geflechte (Plexus) zu bilden. Demgemäß hat man im kleinen Becken unterschieden: 1. einen *Plexus pudendalis* hinter dem unteren Teil der Symphyse; 2. einen *Plexus prostaticus* beim Manne, welcher nach innen von der Kapsel die Prostata umgibt; 3. einen *Plexus vesicalis*, hauptsächlich am Grund der Harnblase; 4. einen *Plexus uterovaginalis* beim Weibe um die Vagina und zur Seite des Uterus im Lig. latum; 5. einen *Plexus haemorrhoidalis*, welcher das Rectum, insbesondere die Analöffnung, umgibt.

c) Untere Extremität.

An der unteren Extremität sind die *V. femoralis* und *poplitea* einfach, die übrigen tiefen Venen neben den begleitenden Arterien in doppelter Zahl vorhanden. Doch sind außerdem noch zwei große Hautvenen, die *V. saphena magna* und *V. saphena parva* zu erwähnen.

1. Die *V. saphena magna* entsteht am medialen Fußrande und zieht an der medialen Fläche des Unterschenkels und Oberschenkels aufwärts, um sich schließlich in der Fossa ovalis in die *V. femoralis* einzusenken. Mitunter ist sie doppelt vorhanden (*V. saphena accessoria*).

2. Die *V. saphena parva* entsteht am lateralen Fußrande und zieht dann in der Mitte der Wade zur V. poplitea hin.

Nach Braune ist die *V. femoralis* das einzige Gefäß, welches das Blut aus der unteren Extremität zum Herzen führt: Bei einem Verschluß derselben unterhalb des Poupart'schen Bandes kann sich kein Kollateralkreislauf ausbilden, welcher das Blut der unteren Extremität zum Herzen leiten könnte.

IV. V. portae.

Die Pfortader, *V. portae*, entsteht hinter dem Kopfe des Pankreas durch die Vereinigung der *V. mesenterica sup.*, *V. lienalis* und *V. mesenterica inf.*, welche die drei gleichnamigen unpaaren Äste der Bauchaorta begleiten. Die Pfortader zieht dann hinter der Pars sup. duodeni zum *Lig. hepato-duodenale* und weiter zur Porta hepatis. In diesem Ligament ist sie zwischen dem rechts befindlichen *Ductus choledochus* und der links verlaufenden *A. hepatica* (zugleich etwas dorsal) gelegen.

Kleinere Anastomosen zwischen den Pfortaderzweigen und anderen Körpervenen sind mehrfach beschrieben. So soll nach SAPPEY eine *V. parumbilicalis* aus der vorderen Bauchwand neben der Nabelvene zur Pfortader ziehen.

G. Der Kreislauf des Blutes beim Fötus.

Die Abgabe der überschüssigen Kohlensäure und Aufnahme des notwendigen Sauerstoffs findet beim Fötus nicht durch die Lungen, sondern in dem Mutterkuchen, *Placenta*, statt. Dieselbe ist ein plattes, rundliches Organ, welches mittels der sog. Plazentarzotten in die Innenfläche des Uterus hineingewachsen ist. Von dem Mutterkuchen zieht zum Nabel des Fötus der Nabelstrang, *Funiculus umbilicalis*, welcher drei große Blutgefäße, nämlich die beiden Nabelarterien, *Aa. umbilicales*, und die Nabelvene, *V. umbilicalis*, enthält (vgl. Fig. 58).

Wenn wir nun vom Mutterkuchen ausgehen, so führt die Nabelvene das in dem letzteren restaurierte, d. h. hellrote, sauerstoffhaltige Blut zunächst zum Nabel und dann zur unteren Fläche der Leber. Hier teilt sich die Nabelvene in zwei Äste, von denen der eine zur Pfortader geht und auf diese Weise der Leber gutes Blut zuführt, während der andere, der sogen. *Ductus venosus (Arantii)*, in der Fossa sagittalis sin. hepatis nach hinten zur V. cava inf. zieht. Da auch das Pfortaderblut, nachdem es die Leber durchflossen hat, durch die *Vv. hepaticae* in die V. cava inf. weitergeleitet wird, gelangt das ganze sauerstoffreiche Blut der Nabelvene durch die V. cava inf. in das rechte Atrium. Doch ist dies gute Blut schon mit dem Pfortaderblut und dem der V. cava inf. durchmischt, also bereits etwas entwertet. Aus dem rechten Atrium fließt dasselbe aber nicht wie beim Erwachsenen in den rechten Ventrikel, sondern wird durch die *Valvula Eustachii* in das *For. ovale*, sodann (s. Fig. 58) durch das letztere in das linke Atrium, hierauf in den linken Ventrikel und schließlich in das Aortensystem hinübergeleitet. Wenngleich diesem Blut bereits, wie erwähnt, das kohlensäurereiche Blut der Pfortader und der V. cava inf. beigemischt sind, so enthält dasselbe doch zunächst noch genug Sauerstoff, um die vom Anfangsteil der Aorta abgehenden großen Gefäße für die obere Körperhälfte ausreichend zu versorgen.

Dagegen tritt für die untere Körperhälfte eine starke Verschlechterung des Blutes dadurch ein, daß sich beim Fötus zwischen der Teilungsstelle der A. pulmonalis und der Konkavität des Aortenbogens eine starke Anastomose, der *Ductus arteriosus* (*Botalli*) befindet, durch welchen der größte Teil des (sauerstoffarmen) Lungen-

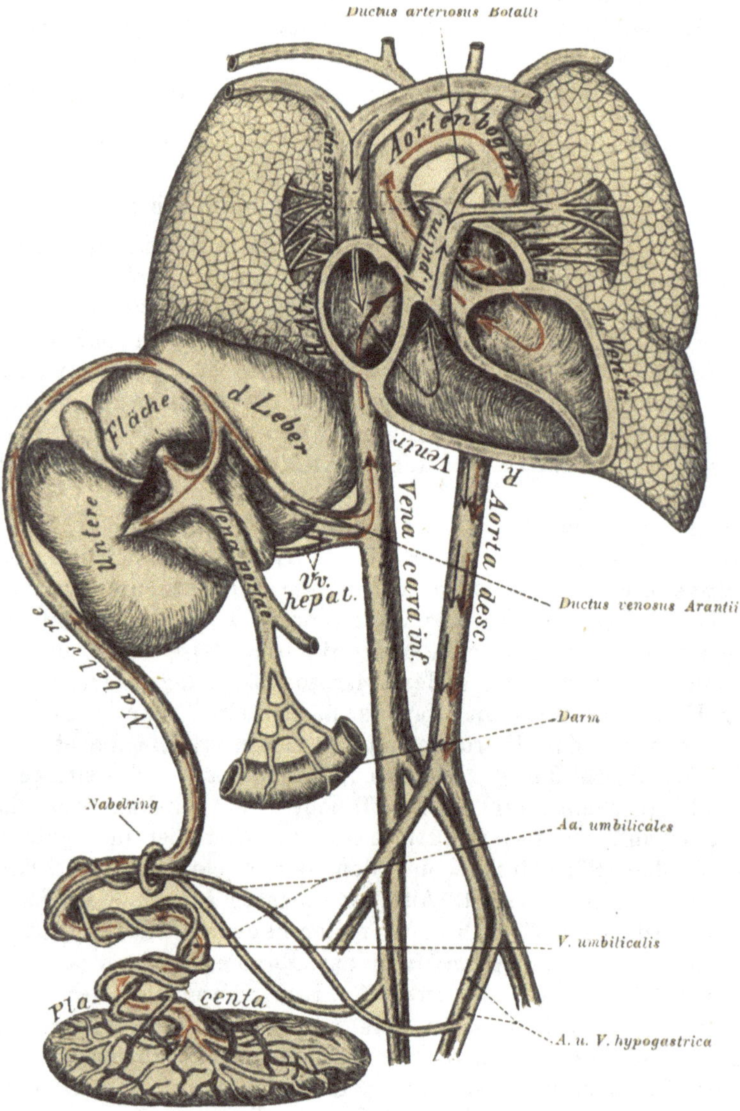

Fig. 58. Der **Kreislauf des Blutes beim Fötus** (schematisch unter Benutzung einer Figur von Heitzmann). Die roten Pfeile entsprechen dem oxydierten Blut der V. umbilicalis, die schwarzen dem sauerstofflosen der V. cava sup.

arterienblutes in die Aorta hinübergeleitet wird. Das Lungenarterienblut stammt ja aus der rechten Herzhälfte, somit aus der Vena cava sup., ist also stark kohlensäurehaltig und nur in geringem Grade mit dem vorüberströmenden, sauerstoffhaltigen Blut aus der V. cava inf. vermischt. Die Aorta descendens enthält also bereits so schlechtes Blut, daß dasselbe behufs Restauration durch die Nabelarterien zum Mutterkuchen (*Placenta*) geführt werden muß.

Das beste Blut beim Fötus erhält also die Leber, ferner der Kopf und die obere Extremität, welche somit bei demselben auch am stärksten entwickelt sind. Man nimmt an, daß die Häufigkeit der Schädellagen daherrührt, daß infolgedessen der Schwerpunkt des Fötus mehr nach der oberen Körperhälfte verlegt ist. Das schlechteste Blut strömt zu den relativ kleinen Lungen: es stammt hauptsächlich aus der V. cava sup. und ist im rechten Atrium nur wenig mit dem sauerstoffhaltigen Blut der V. cava inf. vermischt.

Nach der Geburt gehen folgende Veränderungen vor sich. Nach Ablösung der Placenta macht der Fötus die erste Atembewegung; in die erweiterten Lungen strömt durch die Lungenarterien mehr Blut, so daß der Blutdruck in der rechten Herzhälfte stark abnimmt. In der linken Herzhälfte nimmt er dementsprechend zu. Dadurch wird die *Valvula foraminis ovalis* gegen das Septum cordis gedrückt und das For. ovale verschlossen. Placenta und Nabelstrang werden abgestoßen. Die Nabelvene wird zum *Lig. teres hepatis,* die Nabelarterien zu den *Ligg. vesicae lateralia*, der *Ductus arteriosus Botalli* zum *Lig. arteriosum*, der *Ductus venosus Arantii* zum *Lig. venosum*.

H. Das Lymphgefäßsystem.

I. Die Lymphgefäße.

Die Anfänge der Lymphgefäße sind noch nicht überall erkannt; zum Teil sind sie in den Saftlücken und Saftkanälchen der Gewebe zu suchen. Hier entstehen netzförmige Lymphkapillaren, deren Wandung wie bei den Blutkapillaren aus einfachen Endothelzellen zusammengesetzt ist. Die größeren Lymphgefäße haben ziemlich den gleichen Bau wie die Venen: nur sind sie dünnwandiger, jedoch auch mit Klappen versehen. In einzelnen Organen, wie z. B. im Gehirn, verlaufen die Lymphgefäße perivaskulär, d. h. als Scheiden um die Blutgefäße.

Die sämtlichen Lymphgefäße sammeln sich schließlich in zwei Hauptstämmen, dem *Ductus lymphaticus dexter* und dem *Ductus thoracicus* (Ductus lymphaticus sinister).

Der *Ductus lymphaticus dexter* bildet einen 1—2 cm langen Stamm, welcher die Lymphgefäße der ganzen rechten Körperhälfte aufnimmt und sich in der Fossa supraclavicularis major in den rechten Angulus venosus (s. S. 261) ergießt.

Der *Ductus thoracicus* entsteht an der Vorderfläche der mittleren Lendenwirbel mittels einer Erweiterung, *Cisterna chili*, aus den großen Lymphstämmen der unteren Körperhälfte und zieht von hier dicht vor der Wirbelsäule hinten und rechts von der Aorta durch das Zwerchfell in die Brusthöhle. Dort ist er unten zwischen der Aorta und V. azygos, oben etwas mehr links hinter dem Oesophagus, jedoch vor den Interkostalarterien bzw. vor der Wirbelsäule gelegen. In Höhe des VII. Halswirbels wendet er sich bogenförmig nach vorn, um sich in den linken Angulus venosus zu ergießen. Der *Ductus thoracicus* nimmt die Lymphgefäße der ganzen unteren und der linken oberen Körperhälfte auf.

II. Die Lymphdrüsen.

Die Lymphdrüsen, *Lymphoglandulae* (besser als Lymphknoten, *Ganglia lymphatica*, zu bezeichnen), sind in den Verlauf der Lymphgefäße an gewissen Stellen eingeschaltet. Diese etwa hirsekorngroßen Organe sind gewissermaßen Filtrationsapparate für die durchströmende Lymphe, da die in ihnen enthaltenen Zellen (Lymphkörperchen) allerlei kleine Fremdkörper, z. B. Zinnoberkörnchen, aber auch Bazillen und Mikrokokken aufnehmen und für einige Zeit oder dauernd zurückhalten, also zunächst für den Gesamtorganismus unschädlich machen können. Die sogen. Lymphfollikel, welche wir bereits in verschiedenen Eingeweiden kennen gelernt haben, sind auch nichts anderes als kleine, mitunter mit bloßem Auge kaum sichtbare Lymphdrüsen, welche sich allerdings, wie bei den Tonsillen und den Peyer'schen Haufen, auch zu größeren Gruppen vereinigen können. Da die Lymphdrüsen häufig der Sitz von Anschwellungen oder Eiterungen sind, ist es notwendig, die Lage, wenigstens der wichtigsten dieser Organe, zu kennen.

a) Lymphdrüsen am Halse und Kopfe.

α) Oberflächliche Drüsen.

1. Die 1—2 *Lymphogl. occipitales* liegen dicht neben der Protub. occip. ext. Ihre Vasa afferentia kommen aus der Scheitel- und Hinterhauptgegend, ihre Vasa efferentia ziehen zu den Lgl. cervicales superficiales.

2. Die 2—3 *Lgl. auriculares postt.* liegen hinter dem Ohre auf dem Proc. mastoideus. Ihre V. affer. stammen aus der hinteren Scheitelgegend, ihre V. effer. ziehen zu den tiefen Cervikaldrüsen (unter der Insertion des Sterno-cleido mastoideus).

3. Die 2—4 *Lgl. auriculares antt.* liegen zum Teil in der Substanz, zum Teil auf der Parotis. V. affer. kommen aus der

Schläfengegend, V. effer. ziehen zum Teil zu den Lgl. submaxillares, zum Teil zu den Lgl. cervicales superff. hin.

4. Die *Lgl. submaxillares* (4—10) liegen zum Teil am Rande, zum Teil an der medialen Fläche des Corpus mandibulae. V. affer. stammen aus den Weichteilen des ganzen Gesichtes (auch dem Boden der Mundhöhle und Isthmus faucium), V. effer. gehen zu den oberflächlichen und tiefen Cervikaldrüsen.

5. Die *Lgl. cervicales superff.* (4—6) liegen zum Teil auf dem M. sterno-cleido-mastoideus, zum Teil hinter dem letzteren unter der Haut des Halses. V. affer. kommen zum Teil aus anderen Lymphdrüsen, zum Teil aus der Haut des Halses und Nackens. V. effer. gehen in die unteren Lgl. cervicales proff. über.

β) Tiefe Drüsen.

6. Die 10—16 *Lgl. cervicales profundae supp.* liegen längs der V. jugularis int. und den Karotiden. V. affer. kommen hauptsächlich aus der Schädelhöhle, dem Pharynx und Larynx. V. effer. ziehen zu den folgenden Drüsen hin.

9. Die 4—6 *Lgl. cervicales profundae inff.* liegen in der Tiefe der Fossa supraclavicularis major. Die V. affer. nehmen teils aus der Nachbarschaft, teils indirekt aus anderen Drüsen sämtliche Lymphgefäße des Kopfes und Halses auf. Die V. effer. gehen direkt in den Ductus thoracicus oder lymphat. dexter über.

b) Lymphdrüsen der oberen Extremität.

1. Die *Lgl. cubitales* liegen zum Teil (1—3) um die Vasa brachialia, zum Teil (1—2) etwas oberhalb des Condylus medialis (bald vor, bald hinter demselben). V. affer. kommen aus dem ulnaren Hautabschnitt und den tiefen Teilen der Hand und des Unterarmes. V. effer. ziehen zu den Axillardrüsen.

2. Die 10—12 *Lgl. axillares* liegen in der Achselhöhle zum Teil dicht unter der Faszie, zum Teil in der Tiefe neben der V. axillaris. Die V. affer. kommen aus der ganzen oberen Extremität, aber auch aus der Thorax- und Bauchwand bis zum Nabel, endlich sogar aus dem Rücken und Nacken. V. effer. ziehen zum Ductus thoracicus bzw. lymphat. dexter.

c) Lymphdrüsen der Brusthöhle.

1. Die 6—10 *Lgl. sternales* und 8—10 *Lgl. mediastinales antt.* liegen an der Innenfläche des Thorax, teils hinter dem Sternum, teils zwischen den Rippenknorpeln, teils um die großen Gefäße des Herzens. V. affer. stammen von den Nachbarteilen. V. effer. gehen nach oben in die Hauptlymphgefäßstämme.

2. Die *Lgl. intercostales* befinden sich vereinzelt an der Innenfläche der Rippenköpfchen.

3. Die 8—12 *Lgl. mediastinales postt.* liegen neben der Aorta descendens. V. affer. kommen von den Organen des Mediastinum post. V. effer. gehen zum Teil in den Ductus thoracicus, zum Teil in die Bronchialdrüsen über.

6. Die 20—30 *Lgl. bronchiales* sind an der Teilungstelle der Trachea und den Bronchi gelegen. Meist von Kohlenstaub schwärzlich. V. affer. kommen hauptsächlich aus den Lungen. V. effer. münden in den Ductus thoracicus.

d) Lymphdrüsen der unteren Extremität.

1. Die *Lgl. popliteae* (unbeständig) in der Kniekehle.

2. Die *Lgl. inguinales* liegen in wechselnder Zahl längs des Poupart'schen Bandes. V. affer. aus der unteren Hälfte der Bauchwand und den Genitalien. V. effer. zu den folgenden Drüsen.

3. Die 7—12 *Lgl. subinguinales superficiales* sind unterhalb des Poupart'schen Bandes unter der Haut gelegen. V. affer. kommen vom Gesäß, der unteren Extremität vom Damm und den Genitalien. V. effer. ziehen zu den folgenden Drüsen.

4. Die 3—6 *Lgl. subinguinales profundae* liegen unter dem Proc. falciformis neben der A. und V. femoralis. Gewöhnlich liegt eine davon im Schenkelring und wird als Rosenmüller'sche Drüse bezeichnet. V. affer. kommen aus den tieferen Teilen des Beines, zum Teil auch aus den vorigen Drüsen. V. effer. führen zu den Lymphdrüsen des Beckens.

e) Lymphdrüsen des Beckens.

1. Die 6—8 *Lgl. iliacae* liegen neben der A. und V. iliaca. V. affer. aus den vorigen Drüsen und der benachbarten Beckenwand. V. effer. zu den Lgl. lumbales.

2. Die 9—12 *Lgl. hypogastricae* liegen neben der A. und V. hypogastrica. V. affer. aus den Beckenmuskeln und -eingeweiden. V. effer. zu den Lgl. lumbales.

3. Die 2—8 *Lgl. sacrales* liegen auf dem Promontorium und in der Kreuzbeinaushöhlung. V. affer. aus Kreuzbeingegend und Rectum. V. effer. zu den Lgl. lumbales.

f) Lymphdrüsen der Bauchhöhle.

1. Die *Lgl. lumbales* (20—30) liegen um die Bauchaorta und V. cava inf. V. affer. aus den Beckendrüsen, der Bauchwand, den Rückenmuskeln sowie nahe gelegenen Eingeweiden. V. effer. gehen zum Ductus thoracicus.

2. Die *Lgl. coeliacae* (15—20) liegen in der Gegend der A. coeliaca, also nach oben an die vorigen anschließend. V. affer. aus Leber, Milz, Pankreas, Magen und auch zum Teil aus den folgenden Drüsen. V. effer. zum Ductus thoracicus.

3. Die *Lgl. mesentericae* sind sehr zahlreich im Dünndarm- und Dickdarmgekröse gelegen. Die V. affer. führen denselben den weißen fetthaltigen Chylussaft des Darmes zu. V. effer. zum Ductus thoracicus.

I. Das Gehirn und seine Häute.

I. Die Hirnhäute.

Das Gehirn, *Encephalon*, besitzt von außen nach innen drei Häute, nämlich: 1. die harte Hirnhaut, *Dura mater*; 2. die Spinnwebenhaut, *Arachnoidea;* 3. die weiche Hirnhaut, *Pia mater*. Die beiden letzteren bleiben bei der Herausnahme des Gehirnes aus der Schädelhöhle an demselben haften.[1]

1. Die Dura mater.

Die harte Hirnhaut, *Dura mater* (auch *Pachymeninx* genannt), überzieht als derbe fibröse Haut die Innenfläche des Schädels wie eine Art von innerem Periost, welches bei Kindern mit den Knochen fest verwachsen ist, sich dagegen beim Erwachsenen von denselben abziehen läßt. Zwischen der Dura und dem Schädel finden sich die kapillären, nur mikroskopisch sichtbaren epiduralen Lymphräume und zwischen den letzteren beim wachsenden Schädel die sogen. Riesenzellen (Myeloplaxen), denen man die Resorption der anliegenden Knochensubstanz zuschreibt. Zwischen der Dura und der Arachnoidea liegt dagegen ein einziger großer spaltförmiger Lymphraum, der Subduralraum, *Cavum subdurale*, durch den nur die Hirnnerven und Hirngefäße hindurchtreten und dessen Innenfläche von einer einfachen Endothelschicht ausgekleidet ist. Die Dura sendet in die Schädelhöhle folgende Fortsätze hinein:

1. Die große Hirnsichel, *Falx cerebri*, schiebt sich in der Medianlinie von der Crista galli bis zur Protub. occip. int. zwischen die beiden Großhirnhemisphären ein.

2. Die kleine Hirnsichel, *Falx cerebelli*, bildet die schwache Fortsetzung der vorigen bis zum For. magnum und schiebt sich zwischen die beiden Kleinhirnhemisphären ein.

3. Das Hirnzelt, *Tentorium*, ist eine horizontale Platte, welche sich von der oberen Kante der Pyramide und dem Sulcus transversus

[1] Arachnoidea und Pia mater hat man auch zusammen als *Pia mater* (*Leptomeninx*) bezeichnet und an der letzteren ein äußeres und inneres Blatt unterschieden (R. Virchow).

zwischen das Großhirn und Kleinhirn einschiebt. Der vordere konkave Rand, *Inc. tentorii*, begrenzt eine Öffnung, in welcher der durchtretende Hirnstock liegt.

4. Über dem Türkensattel bildet die Dura eine Art Deckel, *Diaphragma sellae,* welcher ein Loch, *For. diaphragmatis,* für den Stiel der im Türkensattel gelegenen Hypophysis besitzt.

Die sensiblen Nerven der Dura werden von den drei *Nn. recurrentes* der drei Trigeminusäste geliefert (s. daselbst). Auch der *N. vagus* sendet einen *R. meningeus* zur Dura.

Die Arterien derselben verlaufen zwischen der Dura und den Schädelknochen. 1. Die kleine *A. meningea ant.* (aus der A. ethmoidalis ant.) zieht neben der Crista galli nach aufwärts. 2. Die *A. meningea media* (aus der A. maxillaris int.) tritt durch das For. spinosum in die Schädelhöhle und teilt sich sogleich in einen vorderen Ast für die Stirnbeingegend und einen hinteren Ast für die Gegend des Scheitelbeins und der Hinterhauptschuppe. 3. Für die Dura der hinteren Schädelgrube ist ein kleiner *R. meningeus* aus der A. vertebralis und der *R. mastoideus* der A. occipitalis (vgl. S. 244) zu nennen.

Die Venen der Dura werden — abgesehen von den Begleitvenen der eben genannten Arterien — durch die *Sinus durae matris* (s. S. 262) repräsentiert.

1. Der *Sinus sagittalis sup.* verläuft von der Crista galli an längs der Konvexität der Falx cerebri im Sulcus sagittalis und ergießt sich hinten in den Sinus transversus.

2. Der *Sinus sagittalis inf.* zieht in der Konkavität der Falx cerebri von vorn nach hinten, vereinigt sich mit der *V. magna Galeni* und fließt dann in den Sinus rectus.

3. Der *Sinus rectus* liegt dort, wo das Tentorium und die Falx cerebri zusammenstoßen und ergießt sein Blut in den Sinus transversus.

4. Der *Sinus transversus* liegt im Sulcus transversus und setzt sich nach abwärts (im Sulcus sigmoideus des Schläfenbeines) in den *Sinus sigmoideus* fort, welcher in die *V. jugularis int.* mündet.

5. Der winzige *Sinus spheno-parietalis* zieht am Rande des kleinen Keilbeinflügels zum Sinus cavernosus.

6. Der *Sinus cavernosus* (von vielen kleinen Balken durchsetzt) liegt zu beiden Seiten der Sella turcica und setzt sich jederseits in den folgenden Sinus fort. Sein Blut umspült die Carotis int. und den VI. Hirnnerven (*N. abducens*), welche durch ihn hindurchtreten. In seiner oberen Wand ziehen der III. Hirnnerv (*N. oculomotorius*) und der IV. Hirnnerv (*N. trochlearis*), in der lateralen Wand der I. Ast des V. (*N. trigeminus*) zur Augenhöhle.

7. Der *Sinus petrosus inf.* verläuft im Sulcus petrosus inf. zur V. jugularis int.

8. Der *Sinus petrosus sup.* verbindet im Sulcus petrosus sup. den Sinus cavernosus mit dem Sinus transversus.

9. Der *Sinus occipitalis* zieht längs der Crista occip. int. vom Sinus transversus zu den Venen im For. magnum.

Weniger wichtig sind der *Sinus intercavernosus ant.* und *post.*, welche vor und hinter der Hypophysis die Sinus cavernosi verbinden und mit denselben um die Hypophysis den sogen. *Sinus circularis* (*Ridleyi*) bilden.

2. Die Arachnoidea.

Die Spinnwebenhaut, *Arachnoidea*, spannt sich als glatte Haut über alle Unebenheiten an der Hirnoberfläche hinüber. Spinnwebenartig sind nur die zahlreichen fibrösen Stränge, durch welche sie mit der Pia mater verbunden ist. Die zwischen diesen Bindegewebsträngen (also unter der Arachnoidea) gelegenen, mit Endothel ausgekleideten Lymphräume (Subarachnoidealräume, *Cavum subarachnoideale*) enthalten eine seröse Flüssigkeit, *Liquor cerebro-spinalis*, welche sich bei der Herausnahme des Gehirns in die Schädelhöhle entleert. Das Cavum subarachnoideale ist am besten an der Gehirnbasis ausgebildet. Man hat auch noch an demselben verschiedene größere Räume, *Cisternae*, unterschieden, von denen die *Cisterna cerebello-medullaris* (zwischen Kleinhirn und Großhirn), die *Cisterna fossae lateralis* (in der Fossa Sylvii) und die *Cisterna interpeduncularis* (an den Pedunculi cerebri) besonders ins Auge fallen.

Eine Eigentümlichkeit der Arachnoidea sind die Arachnoidealzotten oder Pacchioni'schen Granulationen, *Granulationes arachnoideales*, d. h. Wucherungen der Arachnoidea, welche in die Dura und sogar bis in die Schädelknochen vordringen können und deren Außenwand vielfach durchlöchert ist. Nach Axel, Key und Retzius sollen diese Zotten bzw. die eben erwähnten Löcher dazu dienen, den Abfluß der Lymphe aus den Subarachnoidealräumen zu ermöglichen, welcher sonst nur durch die Saftbahnen in den Scheiden der Hirnnerven erfolgen könnte. Eigene Nerven scheint die Arachnoidea nicht zu besitzen.

3. Die Pia mater.

Die weiche Hirnhaut, *Pia mater*, bekleidet unter der Arachnoidea die ganze Oberfläche des Gehirns, dessen Furchen sie sogar bis zum Grunde ausfüllt. Sie besitzt im Gegensatz zur Arachnoidea zahlreiche Blutgefäße, welche auch von ihr in die Oberfläche des Gehirns eintreten. Indessen auch in das Innere des Gehirns, d. h. die Hirnhöhlen oder Ventrikel, sendet die Pia gefäßhaltige Fortsätze, die Adergewebe, *Tela chorioidea*, welche mit gefäßhaltigen Zotten, den Adergeflechten, *Plexus chorioidei*, versehen sind, denen die Aufgabe zufällt, die (allerdings normalerweise nur sehr geringe) seröse Flüssigkeit in den Ventrikeln abzusondern. Die Tela chorioidea dringt nun an zwei Stellen in das Gehirn ein, welche beide hinten (dorsal) liegen.

Die erste Eintrittsstelle befindet sich zwischen Großhirn und Kleinhirn unterhalb des Splenium corporis callosi (s. Fig. 62). Die hier eindringende Pia wird *Tela chorioidea ventriculi tertii* benannt und bildet als doppelte Platte die Decke des III. Ventrikels. In das Lumen des letzteren hängt der *Plexus chorioideus ventriculi tertii* als sagittaler paariger Zottenstreif hinein. Vom vorderen Ende des letzteren verläuft dann jederseits der *Plexus chorioideus ventriculi lateralis* im Seitenventrikel nach hinten und dann bis in das Unterhorn abwärts.

Die zweite Eintrittstelle ist zwischen dem Kleinhirn und der Medulla oblongata gelegen. Die hier befindliche *Tela chorioidea ventriculi quarti* bildet als einfache Platte die hintere Wand des IV. Ventrikels. Auch hier finden sich jederseits ein *Plexus chorioideus medius* und ein *Plexus chorioideus lateralis* vor, von denen sich der letztere durch den Rec. lateralis bis zur Hirnbasis erstreckt. Die Tela ist hier in der Mitte durch eine kleine Öffnung, *Apertura mediana ventriculi quarti* (*For. Magendii*), an der Spitze des Recessus lateralis jederseits durch die *Apertura lateralis ventriculi quarti* durchbrochen. Durch diese Öffnungen steht die Lymphe der Subarachnoidealräume mit derjenigen der Ventrikel in Verbindung. Feine Nervenzweige bekommt die Pia von den durchtretenden Hirnnerven.

II. Das Wichtigste über die Entwicklung des Gehirns.

Das Gehirn und Rückenmark bilden beim Embryo in seiner frühesten Entwicklungszeit einen graden röhrenförmigen Hohlraum, dessen Kopfende (das Gehirn) etwas dicker ist. Die Wand dieses Hohlraumes ist relativ dünn, der Hohlraum relativ groß. Der Hohlraum des Gehirns scheidet sich weiterhin in eine Anzahl von Abteilungen, welche man als Ventrikel bezeichnet. Derjenige des Rückenmarkes wird späterhin zu dem engen Zentralkanal.

An dem Kopfende des Zentralnervensystems bilden sich weiterhin durch Einschnürungen drei Erweiterungen (Hirnbläschen, Reichert), von denen das erste später zum Vorderhirn, *Prosencephalon*, das zweite zum Mittelhirn, *Mesencephalon*, das dritte zum Rautenhirn, *Rhombencephalon*, wird. Aus dem ersten Hirnbläschen (s. Fig. 59 u. 60) wachsen dann die beiden Großhirnbläschen oder Hemisphärenbläschen (*Telencephalon*) hervor, welche allmählich so groß werden, daß sie schließlich in Gestalt des Großhirns die ganze übrige Hirnanlage überdecken. Die beiden ursprünglichen Höhlen des Telencephalon stellen den späteren rechten und linken Seitenventrikel (des Großhirns) dar. Der Rest des ersten Hirnbläschens bildet den späteren III. Ventrikel nebst seinen Wänden (Zwischenhirn, *Diencephalon*). Aus dem zweiten Hirnbläschen (dem *Mes-*

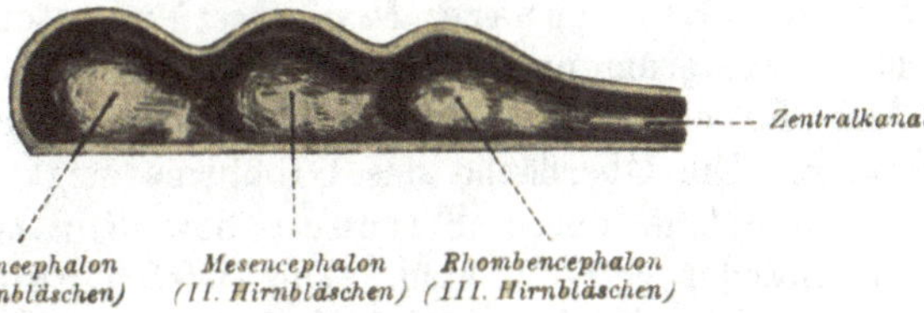

Fig. 59. Embryonales Gehirn, II.—III. Woche.
Medianschnitt. Nach einemModell von C. B. Reichert.

encephalon) entwickelt sich dann weiterhin der *Aquaeductus cerebri* (*Sylvii*) nebst seinen Wänden. Das dritte Hirnbläschen (*Rhombencephalon*) endlich liefert den IV. Ventrikel nebst seinen Wänden, an denen sich schließlich als Verdickungen das Hinterhirn, *Metencephalon*

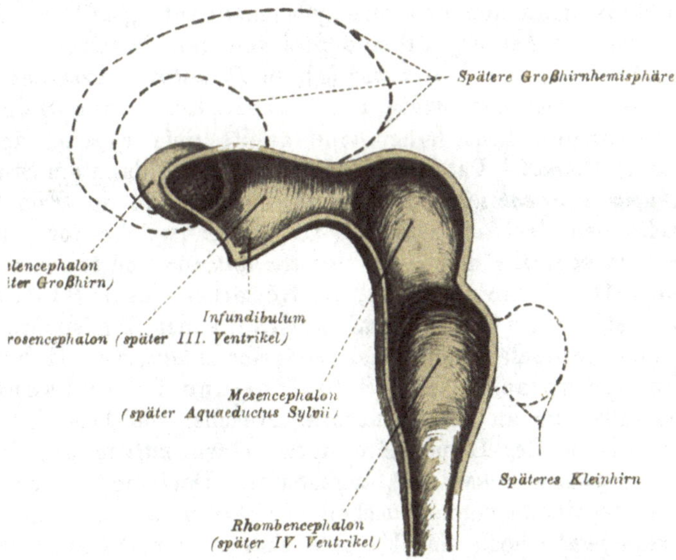

Fig. 60. Embryonales Gehirn, IV.—V. Woche.
Medianschnitt. Gesichtskopfbeuge nach einem Modell von C. B. Reichert.

(Varolsbrücke und Kleinhirn), und das Nachhirn, *Myelencephalon* (die spätere Medulla oblongata), herausbilden. Die ursprüngliche Anlage der drei Hirnbläschen hat man auch als Hirnstock oder Hirnstamm bezeichnet, an dem sich gewissermaßen als Auswüchse das Großhirn und das Kleinhirn befinden.

III. Das Großhirn.

Das Großhirn, *Cerebrum*[1], wird durch die *Fissura transversa cerebri* vom Kleinhirn getrennt, durch die *Fiss. mediana cerebri* in eine linke und rechte Hemisphäre, *Hemisphaerium*, geteilt. Jede Hemisphäre besteht wiederum nach den B. N. A. aus dem Hirnmantel, *Pallium*, dem Riechhirn, *Rhinencephalon*, und dem Stammteil, *Corpus striatum*. Die Oberfläche des Großhirns zeigt die Hirnwindungen, *Gyri*, welche durch Furchen bzw. Spalten, *Sulci* bzw. *Fissurae*, voneinander getrennt sind. Die tiefsten Furchen nun teilen das Großhirn in folgende Lappen: 1. den Stirnlappen, *Lobus frontalis*; 2. den Scheitellappen, *Lobus parietalis*; 3. den Hinterhauptlappen, *Lobus occipitalis*, und 4. den Schläfenlappen, *Lobus temporalis*. Dazu kommt noch die in der Tiefe der Fiss. Sylvii vom Scheitel-, Stirn- und Schläfenlappen bedeckte *Insula* (*Reilii*) (s. Fig. 63).

Zunächst werden der Stirn- und Schläfenlappen vorn durch die *Fossa cerebri lat.*, s. *Sylvii*, weiter hinten durch die tiefe *Fiss. cerebri lat.* (*Fiss. Sylvii*) getrennt. An dieser Furche bzw. Spalte unterscheidet man nun den vorn gelegenen Anfangsteil oder Stamm, *Truncus fossae Sylvii* (Fig. 61) und drei von dem letzteren ausgehende Äste, nämlich a) den *R. posterior* (s_{I}); b) *R. anterior accendens* (s_{II}) und c) den *R. anterior horizontalis* (s_{III}). Zwischen dem Stirn- und Scheitellappen liegt ferner eine zweite tiefe Furche, der *Sulcus centralis* s. *Rolandi*. Parallel mit letzterem läuft dann am Stirnlappen der *Sulcus praecentralis* (meist unterbrochen wie in Fig. 61), am Scheitellappen der *Sulcus postcentralis*, durch welche vor und hinter dem Sulcus centralis der *Gyrus centralis anterior* und *posterior* begrenzt werden. Die Grenze zwischen Scheitel- und Hinterhauptlappen ist nur an der medialen Fläche der Hemisphäre (Fig. 62) durch eine vertikale Spalte, *Fiss. parieto-occipitalis*, deutlich markiert. Die Grenze zwischen dem Schläfen- und Hinterhauptlappen ist ebenfalls nur an der Grenzkante zwischen der lateralen und der unteren Fläche der Hemisphäre durch einen kurzen Einschnitt, die *Inc. praeoccipitalis* (Schwalbe), angedeutet. Doch findet sich meistens in einer Verbindungslinie zwischen der *Fiss. parieto-occipitalis* und der *Inc. praeoccipitalis* noch eine kleinere Furche, der *Sulcus occipitalis ant.* von Wernicke (*oa*), als vordere Grenze des Hinterhauptlappens vor. Außerdem sind aber an den einzelnen Lappen noch andere besonders bezeichnete Furchen und Windungen vorhanden.

Der Stirnlappen (s. Fig. 61) zeigt an seiner lateralen Fläche zunächst, vom *Sulcus praecentralis* sagittal nach vorn laufend, die I.

[1] Nach den B. N. A. gehören (vgl. W. Krause, Anatomie) zum Großhirn nicht nur die Hemisphären, sondern auch noch das *Diencephalon* und *Mesencephalon*. Diese Auffassung scheint mir nicht sehr zweckmäßig.

oder obere Stirnfurche, *Sulcus frontalis sup.* (f_I) und die II. oder untere Stirnfurche, *Sulcus frontalis inf.* (f_{II}), durch welche die I. oder obere Stirnwindung, *Gyrus frontalis sup.* (F_I), die II. oder mittlere Stirnwindung, *Gyrus frontalis medius* (F_{II}) und die III.

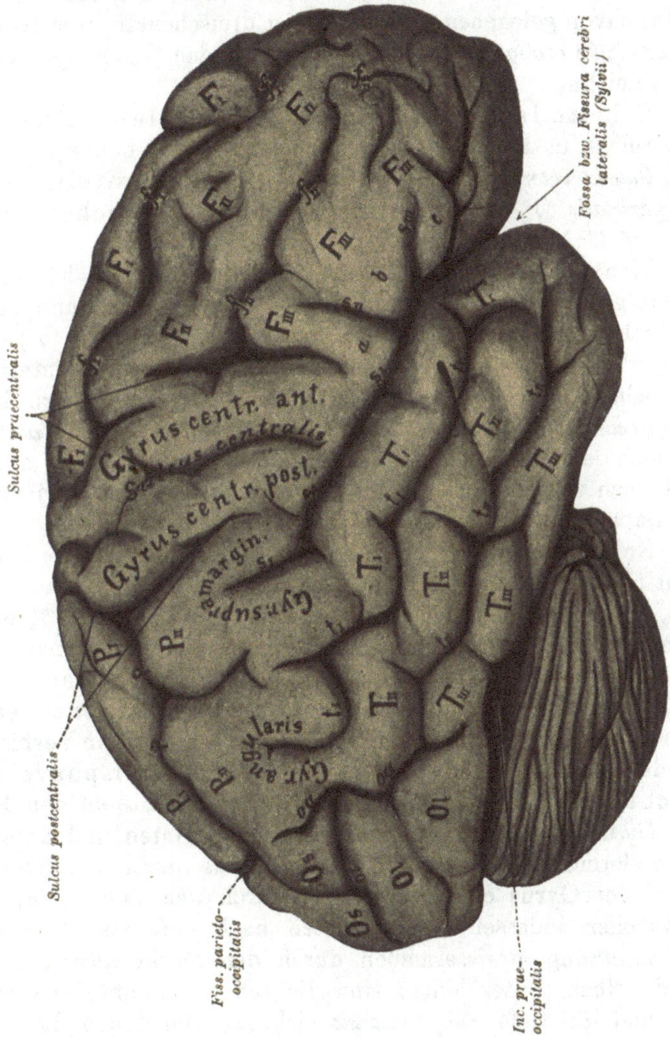

Fig. 61. Die Hirnwindungen. Laterale Fläche. Über die Bezeichnungen s. den Text.

oder untere Stirnwindung, *Gyrus frontalis inf.* (F_{III}), voneinander geschieden werden. Die untere Stirnwindung wird durch die drei Äste der Fossa Sylvii noch in drei Abschnitte, nämlich: eine *Pars opercularis* (*a*), eine *Pars triangularis* (*b*) und eine *Pars orbitalis* (*c*) geteilt. Die Pars opercularis ist insofern wichtig, als sie den Sitz des motorischen Sprachzentrums darstellt (BROCA). Die Stirnwindungen setzen sich indessen auch über das vordere Ende des Gehirns auf die untere Fläche des Stirnlappens fort (Fig. 63). Die erste Stirnwindung wird hier als *Gyrus rectus*, die erste Stirnfurche wegen des in ihr gelegenen Bulbus olfactorius auch *Sulcus olfactorius* genannt (Fig. 63). Die lateral davon gelegenen Furchen (meist dreischenklig oder H-förmig) werden als *Sulci orbitales*, die ihnen naheliegenden Windungen als *Gyri orbitales* bezeichnet.

Der Scheitellappen wird an seiner lateralen Fläche durch die vom Sulcus postcentralis sagittal nach hinten ziehende Scheitelfurche, *Sulcus interparietalis* (*p*), in das obere Scheitelläppchen, *Lobulus parietalis* (P_I) und das untere Scheitelläppchen, *Lobulus parietalis inf.* (P_{II}) geteilt.

Der Hinterhauptlappen zeigt an der lateralen Fläche sehr unregelmäßige sagittale *Sulci* und *Gyri occipitales supp.* und *latt.* (O_s und O_l), welche meistens von einem *Sulcus occip. transversus* (*o t*) durchkreuzt werden. An der unteren Fläche zeigt der Hinterhauptlappen medial den *Gyrus lingualis*, welcher sich nach vorn in den *Gyrus hyppocampi* des Schläfenlappens, lateral den *Gyrus fusiformis*, welcher sich ebenfalls, jedoch unter demselben Namen, auf den Schläfenlappen fortsetzt (Fig. 63). Die eben genannten Gyri sind an beiden Lappen durch die lange *Fiss. collateralis* getrennt.

Der Schläfenlappen zeigt an der lateralen Fläche die drei sagittalen Schläfenfurchen, den *Sulcus temporalis sup.*, *medius* und *inf.* (t_1, t_2, t_3), denen ebensoviel Schläfenwindungen (T_1, T_2 und T_3) entsprechen. An die III. Temporalwindung schließt sich nach unten hin (s. Fig. 63) der soeben erwähnte *Gyrus fusiformis*, dann die *Fiss. collateralis*, endlich ganz medial der *Gyrus hippocampi* an. Letzterer steht durch den Haken, *Uncus*, mit dem *Hippocampus* (s. w. u.) in Verbindung.

An der medialen Fläche der Großhirnhemisphäre sieht man dicht oberhalb des Balkens (*Corpus callosum*) den bogenförmigen *Gyrus cinguli* (Fig. 62), welcher nach hinten und unten mit einer schmaleren Stelle, *Isthmus*, in den *Gyrus hippocampi* übergeht.[1] Oben wird der Gyrus cinguli zunächst durch den *Sulcus cinguli* begrenzt, welcher indessen weiter hinten nach aufwärts abbiegt und dessen Fortsetzung gewissermaßen durch den *Sulcus subparietalis* ersetzt wird. Noch weiter hinten sind die schon erwähnte *Fiss. parieto-occipitalis* und die tiefe *Fiss. calcarina* sichtbar, von denen die letztere die untere und mediale Fläche des Hinterhauptlappens scheidet. Der dreiseitige zwischen der Fiss. calcarina und parieto-occipitalis gelegene Teil des Hinterhauptlappens wird nun als Zwickel, *Cuneus*, der zwischen der Fiss. parieto-occipitalis und dem Ende des Sulcus cinguli gelegene

[1] Der *Gyrus cinguli* und *Gyrus hippocampi* bilden zusammen den *Gyrus fornicatus* (vgl. Fig. 71).

Teil des Parietallappens als Vorzwickel, *Praecuneus*, bezeichnet. Vor dem Praecuneus liegt noch (dem oberen Ende des Sulcus centralis ent-

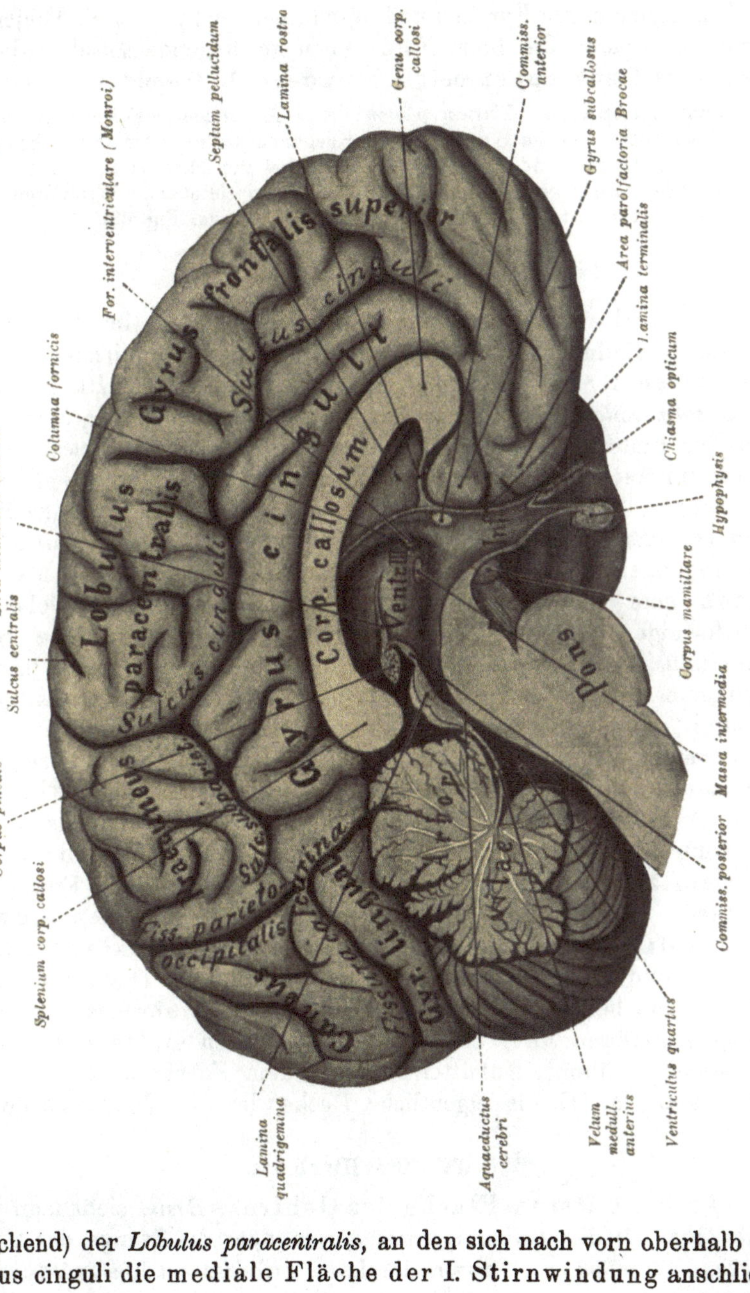

sprechend) der *Lobulus paracentralis,* an den sich nach vorn oberhalb des Sulcus cinguli die mediale Fläche der I. Stirnwindung anschließt.

Es ist bereits erwähnt, daß der Stirn-, Scheitel- und Schläfenlappen an der Fiss. Sylvii gemeinsam einen kleinen Hirnabschnitt, den Stammlappen oder die Insel, *Insula* (*Reilii*) (s. Fig. 63), verdecken, an dem einige kurze Furchen und Windungen sichtbar sind. Diejenigen Hirnteile, welche die beim Fötus noch freiliegende Insel bedecken, werden als Decklappen oder Klappdeckel, *Operculum*, bezeichnet.

Zum Riechhirn, *Rhinencephalon* (beim Menschen verkümmert), rechnet man nicht allein den im Sulcus rectus gelegenen *Lobus olfactorius* (bestehend aus *Bulbus*, *Tractus* und *Trig. olfactorium* s. bei der Hirnbasis), sondern auch noch die *Substantia perforata ant.*, sowie zwei anschließende Windungen, den *Gyrus subcallosus* und die *Area parolfactoria Brocae* (s. Fig. 62).

Der Balken.

Der Balken, *Corpus callosum*, bildet eine starke, im Ganzen horizontale Verbindungsbrücke zwischen den beiden Großhirnhemisphären (Fig. 62), an der man das gebogene vordere Ende, das Balkenknie, *Genu. corp. callosi*, das Mittelstück, den Körper, *Corpus corp. callosi* und das hintere verdickte Ende, den Balkenwulst, *Splenium corp. callosi*, unterscheidet. Nach abwärts läuft das Knie, dünner werdend, in das *Rostrum corp. callosi* aus, welches sich wieder in eine dünne Platte, *Lam. rostralis*, fortsetzt, die weiter abwärts in die *Lam. terminalis* des III. Ventrikels übergeht. Hinter dem Genu liegt in der Medianebene eine weiße Scheidewand, *Septum pellucidum*, welche eine spaltförmige, mit Lymphe gefüllte, gänzlich abgeschlossene Höhle, *Ventriculus septi pellucidi*, enthält. Dicht hinter dem Septum bzw. den Columnae fornicis (s. Fig. 62) liegt jederseits das *For. interventriculare* (Monroi), durch welches man aus dem III. Ventrikel in die beiden Seitenventrikel gelangt. Die obere Fläche des Balkens zeigt eine mediane Leiste, *Raphe corp. callosi*, zu deren beiden Seiten schwächere *Striae longitudinales* verlaufen. Die Hauptmasse des Balkens wird jedoch durch Querfasern, *Striae transversae*, gebildet. An die untere Balkenfläche ist nun das bogenförmige Gewölbe, *Fornix*, angeheftet. Der Fornix wird aus den beiden vorderen Gewölbschenkeln, *Columnae fornicis*, dem unpaaren Gewölbkörper, *Corpus fornicis*, und den hinteren Gewölbschenkeln, *Crura fornicis*, gebildet. Die beiden Columnae setzen sich nach abwärts bis zu den *Corpp. mamillaria* fort, die Crura (postt.) gehen in das Ammonshorn, *Hippocampus*, über. Unmittelbar unter dem Fornix ist die *Tela chorioidea ventriculi* III als eigentliche Decke des III. Ventrikels gelegen.

IV. Die Hirnbasis.

An der unteren Fläche des Gehirns, *Basis*, sieht man jederseits (Fig. 63) den *Bulbus olfactorius*, von dem die Zweige des I. Hirnnerven, *N. olfactorius*, durch die Lam. cribrosa nach abwärts ziehen.

Der Bulbus setzt sich nach hinten in den *Tractus olfactorius* fort, dessen beide Wurzeln, *Stria medialis* und *lateralis,* das *Trigonum olfactorium* zwischen sich fassen. Dicht hinter dem letzteren ist die von Blut-

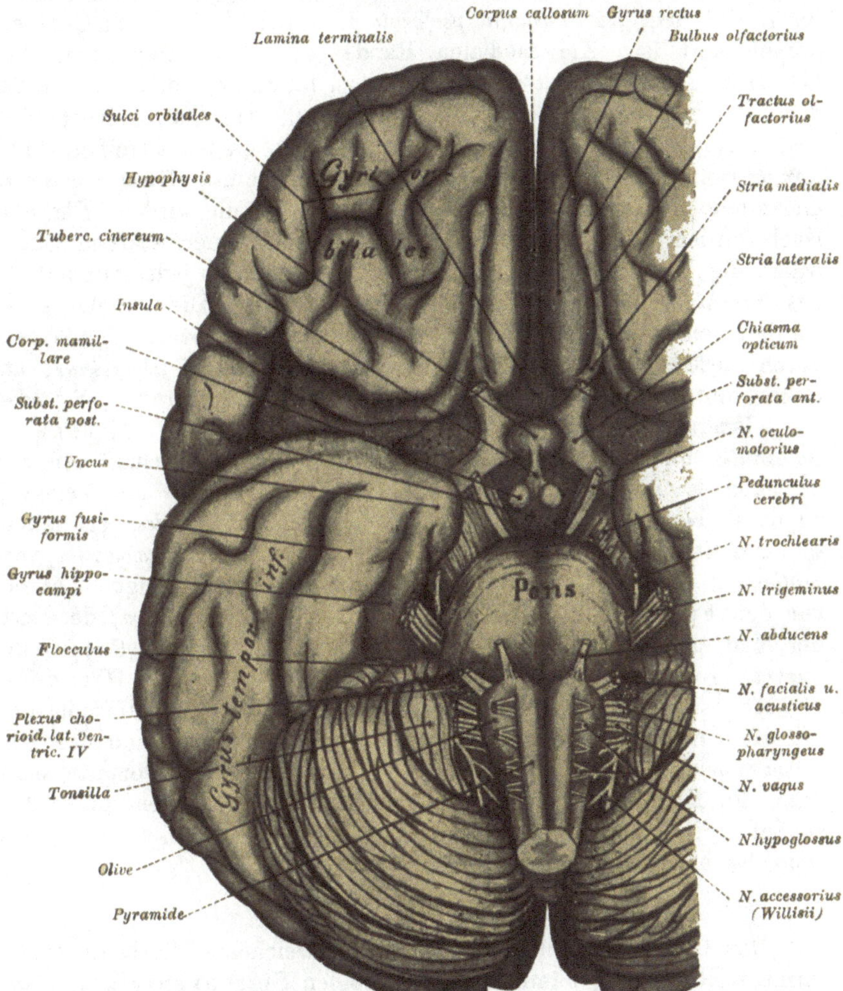

Fig. 63. Die Hirnbasis. Die Decklappen der Insula Reilii sind zur Seite geschoben und dadurch die Insel freigelegt.

gefäßen fein durchlöcherte *Substantia perforata ant.,* in der Mitte zwischen beiden Subst. perforatae die Sehnervenkreuzung, *Chiasma opticum,* gelegen. Das Chiasma setzt sich jederseits hinten in den *Tractus opticus* fort, welcher sich lateral vom Pedunculus undeutlich in eine *Radix medialis* und *lateralis* teilt. Hinter dem Chiasma liegt das *Tuber cinereum*, von welchem an einem Stiel, *Pedunculus*, der Hirnanhang, *Hypophysis cerebri*, herunterhängt. Dicht hinter dem letzteren springen die halbkugeligen, weißen *Corpp. mamillaria* hervor. Noch mehr hinten, zwischen zwei starken Strängen, den beiden *Pedunculi cerebri*, liegt die *Substantia perforata post.*, welche von feinen Gefäßen durchlöchert ist. Am medialen Rande jedes Pedunculus tritt der III. Hirnnerv, *N. oculo-motorius*, heraus, lateral von demselben zieht der IV. Hirnnerv, *N. trochlearis*, nach vorn. Ein Querschnitt des Pedunculus zeigt, daß derselbe durch einen grauen Streifen, *Substantia nigra pedunculi*, in einen vorderen Abschnitt, *Basis pedunculi*, und einen hinteren, die Haube, *Tegmentum*, geteilt wird (s. Fig. 64). Nach hinten (unten) stoßen die Pedunculi an einen starken Querwulst, die Varolsbrücke, *Pons* (*Varoli*), welche sich jederseits mittels des *Brachium pontis* in das Kleinhirn fortsetzt. Die Brücke zeigt median den *Sulcus basilaris* für die A. basilaris, zu beiden Seiten den durch dieselbe hervorbrechenden V. Hirnnerven, *N. trigeminus*; an ihrem hinteren (unteren) Rande[1] tritt der VI. Hirnnerv, *N. abducens*, lateral von dem letzteren der VII. und VIII. Hirnnerv, *N. facialis* und *acusticus*, aus der *Medulla oblongata* heraus. An der letzteren ist in der Medianlinie die *Fiss. longitudinalis ant.* gelegen, zu deren beiden Seiten sich die Pyramiden, *Pyramides*, als longitudinale Stränge befinden, deren unteres Ende die *Decussatio pyramidum*, d. h. eine teilweise Kreuzung ihrer Fasern zeigt. Lateral von den Pyramiden liegt jederseits die ovale Olive, *Oliva;* der Rest der Med. oblongata bildet die strangförmigen Körper, *Corpp. restiformia.* Zwischen der Pyramide und Olive tritt der XII. Hirnnerv, *N. hypoglossus*, endlich an den Seiten der Corpp. restiformia der IX. Hirnnerv, *N. glosso-pharyngeus*, der X., *N. vagus*, und der XI., *N. accessorius*, heraus. Zu beiden Seiten der Medulla oblongata sieht man die Kleinhirnhemisphären mit ihren Lappen, unter denen besonders dicht neben dem Brachium pontis jederseits der kleine *Flocculus* auffällt.

V. Die Hirnhöhlen.

Das Gehirn besitzt vier besonders bezeichnete, übrigens spaltförmige Hohlräume, nämlich: 1. die beiden Seitenventrikel, *Ventriculi laterales*; 2. den III. Ventrikel, *Ventriculus tertius*, und endlich 3. den IV. Ventrikel, *Ventriculus quartus.* Der linke und rechte Seitenventrikel stehen mit dem III. Ventrikel durch das hinter den Columnae fornicis gelegene *For. interventriculare* (*Monroi*), der III. und

---

[1] Die Bezeichnungen „vorn" und „hinten" werden auch beim Gehirn des Erwachsenen noch so gebraucht, wie wenn das Hirn und Rückenmark noch wie beim Foetus eine grade Röhre mit dem vorderen oder Kopfende und dem hinteren oder Steißende bildete.

IV. Ventrikel durch den *Aquaeductus cerebri* (*Sylvii*) in Verbindung (Fig. 62). Die Auskleidung der Hirnhöhlen, das sogen. *Ependym*, besteht aus einer Schicht feiner verflochtener Fasern, auf denen bei jüngeren Individuen Flimmerepithel aufsitzt. In den Wänden der Hirnhöhlen (aber auch anderweitig) finden sich häufig sogen. *Corpuscula amylacea* (durch Amyloidinfiltration umgebildete Gliazellen) vor.

1. Die Seitenventrikel.

Die beiden Seitenventrikel bilden die Hohlräume der beiden Großhirnhemisphären. Entsprechend den vier Lappen der letzteren besitzt jeder Seitenventrikel vier Abschnitte, nämlich: 1. das Vorderhorn, *Cornu ant.*, im Stirnlappen; 2. den Mittelteil, *Pars centralis*, im Scheitellappen; 3. das Hinterhorn, *Cornu post.*, im Hinterhauptlappen; 4. das Unterhorn, *Cornu inf.*, im Schläfenlappen.

Das Vorderhorn zeigt den birnförmigen Streifenhügel, *Corpus striatum*, welcher jedoch nur die freie Oberfläche eines grauen Kernes, des *Nucleus caudatus*, darstellt, dessen spitzes hinteres Ende sich bogenförmig bis in die Decke des Unterhorns erstreckt.

Der Mittelteil zeigt am Boden hinten und medial vom Corpus striatum einen hellgelblichen Streifen, die *Stria terminalis* (Stria cornea) mit der *V. terminalis*, medial und nach hinten von der letzteren die obere Fläche des Sehhügels, *Thalamus* (*opticus*), welche von seiner medialen (dem III. Ventrikel angehörenden) Fläche durch einen weißen Streifen, *Stria medullaris thalami*, getrennt ist (s. Fig. 62).

Das Hinterhorn besitzt an seiner medialen Wand eine längliche Hervorragung, den Vogelsporn, *Calcar avis*, welcher durch das tiefe Eindringen der *Fiss. calcarina* in die Hirnsubstanz bedingt ist. Oberhalb des Calcar ist noch als kleinerer Wulst der *Bulbus cornu posterioris* gelegen. Bereits am Übergang in das Unterhorn ist endlich noch ein kleiner Wulst, *Eminentia collateralis*, vorhanden, welcher der Fiss. collateralis der Hirnbasis entsprechen soll.

Das Unterhorn zeigt an der medialen Wand den bogenförmigen Längswulst des Ammonshornes oder Seepferdes, *Hippocampus*, an dessen unterem Ende durch eine Anzahl Kerben die zehenähnlichen *Digitationes hippocampi* voneinander getrennt werden. Längs der Konkavität des Ammonshornes zieht als Fortsetzung des hinteren Gewölbschenkels ein schmaler Saum, *Fimbria hippocampi*, nach abwärts.

Von dem bereits erwähnten Thalamus sei noch einmal betont, daß nur die obere, von einer dünnen weißen Markschicht überzogene Fläche dem Seitenventrikel angehört, während die mediale (wie der ganze Thalamus sonst) aus grauer Substanz bestehende Fläche die Seitenwand des III. Ventrikels bildet. Am vorderen schmalen Ende des Thalamus findet sich ein kleiner Höcker, *Tuberc.*

ant., hinten ein kleiner Wulst, das *Pulvinar* (Tuberc. post.) Die beiden oben erwähnten *Striae medullares* laufen hinten zur *Habenula* (Zügel) zusammen, an welcher die Wurzel der Zirbel, *Corpus pineale*, befestigt ist. An die Zirbel schließen sich nach abwärts (hinten) die Vierhügel, *Corpp. quadrigemina*, an (s. w. u.). Unterhalb des hinteren Thalamusendes liegen endlich noch zwei kleine Hervorragungen, die Kniehöcker, *Corpus geniculatum mediale* und *laterale*, zu denen die mediale und laterale Wurzel des Tractus opticus verlaufen.

2. Der dritte Ventrikel.

Der III. Ventrikel (s. Fig. 62) bildet einen spaltförmigen, in der Medianebene gelegenen Raum, an dem man die folgenden sechs Wände unterscheidet.

Die obere Wand wird durch die dicht unter dem Fornix gelegene *Tela chorioidea sup.* dargestellt, welche seitlich mit der oberen Fläche des Thalamus verwachsen ist.

Die vordere Wand wird durch den hinteren Rand des *Septum pellucidum* bzw. die beiden *Columnae fornicis*, weiter abwärts durch die *Lam. terminalis* gebildet.

Die beiden Seitenwände werden durch die medialen Flächen der *Thalami* dargestellt, unterhalb deren sich eine Furche, *Sulcus hypothalamicus* (Sulcus Monroi), befindet. Die trichterförmige Vertiefung, welche sich unterhalb dieser Furche bis in das Tuberc. cinereum bzw. den Stiel der Hypophysis erstreckt, wird *Infundibulum* genannt.

Die untere Wand wird durch das *Chiasma*, das *Tuber cinereum*, die *Corpp. mamillaria* und die *Subst perfor. post.* gebildet.

Die kurze hintere Wand entspricht der Wurzel der Zirbel, *Corpus pineale*, und geht nach hinten (abwärts) in den Aquaeductus cerebri (Sylvii) über.

Von kleineren Buchten können noch der *Recessus infundibuli* (die Spitze des Infundibulum) und der *Recessus opticus* (am Chiasma) genannt werden.

Die beiden Seitenwandungen sind jedoch noch durch drei quere Stränge, Kommissuren, miteinander verbunden, nämlich: 1. die zwischen den Columnae sichtbare weiße *Commiss. ant.*; 2. die graue bandartige *Massa intermedia* zwischen den beiden Thalami und 3. die weiße *Comm. post.*, welche zwischen der Zirbel und dem Aquaeductus liegt.

3. Der Aquaeductus cerebri.

Der *Aquaeductus cerebri* s. *Sylvii* verbindet als enger Gang den III. und IV. Ventrikel miteinander. Die ventrale Wand wird durch die Haube, *Tegmentum* (s. Fig. 64), bzw. die *Subst. perfor. post.*, die dorsale Wand durch die oberen und unteren Vierhügel, *Corpp.*

quadrigemina, gebildet, welche man als *Lam. quadrigemina* zusammenfaßt. Von den oberen Vierhügeln geht jederseits ein Verbindungsstrang, *Brachium quadrigeminum sup.*, nach lateralwärts zum Pulvinar, von den unteren Vierhügeln ebenso jederseits das *Brachium quadrigeminum inf.* zum Corp. geniculatum mediale hin (Fig. 69). Lateral und unten von den Vierhügeln ist noch ein dreiseitiges Feld, *Trigonum lemnisci*, zu erwähnen, an dem die weißen Fasern der Schleife, *Lemniscus* (s. S. 290), zutage treten.

4. Der vierte Ventrikel.

Der vierte Ventrikel (auf dem Medianschnitt dreiseitig) ist in der Gegend zwischen dem Kleinhirn und der Pons bzw. Med. oblongata gelegen (Fig. 64).

Seine vordere (untere) Wand (auch als Boden des IV. Ventrikels bezeichnet) bildet die vierseitige Rautengrube, *Fossa rhomboidea*, in deren Bodensubstanz die Kerne der meisten Hirnnerven liegen (s. Fig. 69). Die Medianlinie derselben wird von dem *Sulcus medianus* durchzogen, zu dessen beiden Seiten die longitudinalen *Eminentiae mediales* hervorragen. Lateral von den letzteren zeigt sich die Grenzfurche, *Sulcus limitans*, welche im oberen (vorderen) Abschnitt eine stark pigmentierte Stelle, den *Locus caeruleus*, besitzt. In der Mitte der Eminentia medialis macht sich ein kleiner Hügel, *Colliculus facialis*, in dem aber der Abduzenskern liegt, besonders bemerkbar. Ihr unteres Ende läuft in ein kleines Dreieck, *Trig. hypoglossi*, aus. Lateral von letzterem ist die *Area acustica*, ein Feld für die Kerne des N. acusticus, gelegen. Zwischen dem Trig. hypoglossi und dem Colliculus facialis ziehen von der Medianlinie weiße Stränge, *Striae medullares* (früher *Chordae acusticae* genannt), über die Area acustica in die lateralen Ecken der Rautengrube (*Recessus laterales*) hinein. Endlich ist noch nach unten (hinten) vom Trig. hypoglossi eine kleine dreieckige. stark pigmentierte Vertiefung, *Ala cinerea*, zu erwähnen. Die obere Ecke der Rautengrube geht in den Aquaeductus cerebri, die untere Ecke (*Calamus scriptorius*) in den Zentralkanal des Rückenmarkes über.

Die winklig geknickte hintere (obere) Wand, das Dach, *Tegmen ventr. IV.*, wird oben (vorn) durch eine dünne Markplatte, *Velum medullare ant.* (s. Fig. 62), unten (hinten) durch verschiedene kleine Gebilde, wie z. B. eine kurze Markplatte, *Velum medullare post.*, zwei Markstreifen, *Taeniae*, sowie den Riegel, *Obex*, indessen der Hauptsache nach durch die *Tela chorioidea ventriculi IV.* ausgefüllt (s. S. 274). Die letztere ist hier, wie dort bereits erwähnt, durch das *For. Magendii* und die beiden *Aperturae laterales* durchbrochen. Nach hinten von der winkligen Ausbuchtung des IV. Ventrikels (*Fastigium*) ist dann das Kleinhirn gelegen.

VI. Das Kleinhirn.

Das Kleinhirn, *Cerebellum*, steht mit den Nachbarteilen durch drei Paar Stränge, *Brachia* (Crura) in Verbindung, nämlich: 1. die Bindearme, *Brachia conjunctiva*, welche aufwärts zu den Vierhügeln gehen, indem sie das Velum medull. ant. zwischen sich fassen; 2. die Brückenarme, *Brachia pontis*, lateralwärts zur Varolsbrücke und 3. die strickförmigen Körper, *Corpp. restiformia*, nach abwärts zur Med. oblongata.

Das Kleinhirn besteht aus zwei Hälften, den Kleinhirnhemisphären, welche vorn und hinten durch die *Inc. cerebelli ant.* und *post.* getrennt und durch eine Kommissur, den Wurm, *Vermis*, miteinander verbunden sind. Eine tiefe Furche, *Sulcus horizontalis cerebelli*, grenzt überall die obere und untere Fläche des Kleinhirns voneinander ab. Durch andere weniger tiefe Furchen wird das letztere noch jederseits in eine Anzahl von Lappen geteilt, welche durch besondere Abschnitte des Wurmes zusammenhängen.

Die obere Fläche zeigt als solche Lappen zunächst ganz vorn die schmalen *Alae lobuli centralis*, welche durch das Zentralläppchen des Wurmes, *Lobulus centralis*, verbunden sind. An dieselben schließen sich nach hinten die ausgedehnten *Lobuli quadrangulares*, welche durch den höchst gelegenen Teil des Wurmes, den Berg, *Monticulus*, in Verbindung stehen.[1] Es folgen die *Lobuli semilunares supp.*, zwischen denen das Wipfelblatt, *Folium vermis*, liegt.

An der unteren Fläche liegen am meisten nach hinten wieder die *Lobuli semilunares inff.*, welche durch den kurzen Klappenwulst, *Tuber vermis*, verbunden sind. Nach vorn schließen sich dann die *Lobuli biventeres* mit der *Pyramis* des Wurmes, weiterhin die Mandeln, *Tonsillae*, mit der *Uvula vermis*, schließlich die *Flocculi* an, welche durch ihre Stiele, *Pedunculi*, mit dem Knötchen des Wurmes, *Nodulus*, in Verbindung stehen. Endlich wäre noch die auf dem Velum medullare ant. als kleines Läppchen gelegene *Lingula cerebelli* zu erwähnen.

VII. Die Medulla oblongata.

Das verlängerte Rückenmark, *Med. oblongata*, besitzt vorn und hinten je eine spaltförmige Furche, *Fiss. mediana ant.* und *post.* Vorn neben der Fiss. ant. liegen jederseits die Pyramidenstränge, *Pyramides*, welche 1—2 cm unterhalb der Varolsbrücke die *Decussatio pyramidum*, d. h. eine teilweise Kreuzung ihrer Fasern, zeigen.[2] Lateral von den Pyramiden sieht man jederseits eine ellip-

---

[1] Also an der oberen Fläche besitzt der Wurm hohe Teile (Berg und Wipfelblatt).

[2] Es ist aber zu beachten, daß diese medialen Kreuzungsfasern nicht im Vorderstrang, sondern im Seitenstrang der anderen Seite des Rückenmarkes als Pyramidenseitenstrangbündel weiterziehen. Nur die ungekreuzten Fasern laufen im Vorderstrang nach abwärts (Pyramidenvorderstrangbündel).

tische Hervorragung, die Olive, *Oliva*, vorspringen, an welche sich nach abwärts der Seitenstrang, *Funiculus lateralis*, anschließt. Der letztere wird durch schwache Furchen, den *Sulcus lat. ant.* und *post.* von den Nachbarsträngen getrennt. Am unteren Ende der Olive sind auch mitunter noch quere Faserzüge, die *Fibrae arcutae externae*, sichtbar. An die Funiculi laterales schließen sich endlich nach hinten als Fortsetzung der Hinterstränge des Rückenmarkes die strickförmigen Körper, *Corpp. restiformia*, an.[1]

VIII. Die Anordnung der weißen und grauen Hirnsubstanz.

Schon mit bloßem Auge ist festzustellen, daß die Hirnsubstanz zum Teil aus weißer, zum Teil aus grauer Masse besteht. Die weiße Substanz enthält im wesentlichen markhaltige Nervenfasern, die graue Substanz die wichtigen Nervenzellen (Ganglienzellen) und marklosen Nervenfasern. Die eben genannten Elemente werden nun von einer Stützsubstanz, *Neuroglia*, getragen: dieselbe besteht aus den kleinen meist rundlichen Gliazellen und zahlreichen feinen Gliafasern, welche eine Art Netzwerk (Spongiopilem, Hornspongiosa) bilden. Von den Fortsätzen der Ganglienzellen geht der eine meist in eine markhaltige Nervenfaser über (*Neurit*), die anderen verbinden entweder direkt oder auch mittelst Durchflechtung die Ganglienzellen untereinander (*Dendriten*). Eine Nervenzelle mit ihren Ausläufern und deren Endigung wird als Nerveneinheit (*Neuron*) bezeichnet. Gruppen von Ganglienzellen, welche zusammen eine bestimmte Funktion ausüben, werden Kerne, *Nuclei*, genannt.

1. Im Großhirn.

Die graue Substanz findet sich im Großhirn zunächst an der ganzen freien Oberfläche in der Dicke von 2—3 mm als graue Rinde vor. Größere, indessen von weißen Markfasern durchsetzte, graue Massen besitzt das Großhirn an der Hirnbasis in Gestalt der Großhirnknoten oder Großhirnganglien, zu denen man den Schwanzkern, *Nucleus caudatus*, und den Linsenkern, *Nucleus lentiformis*[2], ja sogar noch den eigentlich nicht zum Großhirn gehörigen *Thalamus* rechnen kann.

Der *Nucleus caudatus* besteht aus dem Kopf, Körper und Schwanz: er ist derartig gekrümmt, daß der Kopf bzw. wohl auch

---

[1] Jeder Hinterstrang des Rückenmarkes (s. daselbst) wird noch durch eine Furche in den medialen Goll'schen und den lateralen Burdach'schen Strang geteilt. Dem ersteren entsprechend findet sich an der Med. oblongata eine Anschwellung, *Clava*, dem letzteren entsprechend das *Tuberc. cuneatum.*

[2] Der *Nucleus caudatus* und *lentiformis* werden auch unter der Bezeichnung *Corpus striatum* zusammengefaßt. Andere Autoren verstehen unter dem Corpus striatum nur die freie Oberfläche des Nucleus caudatus im Seitenventrikel.

ein Teil des Körpers im Vorderhorn des Seitenventrikels als *Corpus striatum* sichtbar sind, während der nach hinten und abwärts gebogene Schwanz in der oberen Wand des Unterhornes liegt.

Der *Nucleus lentiformis* liegt lateral vom Kopf des Nucleus caudatus und vom Thalamus, medial von der Insula Reilii. Auf dem Horizontalschnitt erscheint er bikonvex mit stärkerer medialer Krümmung, auf dem Frontalschnitt keilförmig und in drei Zonen geteilt. Die laterale Zone des Linsenkernes wird als *Putamen*, die mittlere und mediale als *Globus pallidus* bezeichnet. Vorn hängt er durch eine graue Brücke mit dem Nucleus caudatus zusammen. Unter dem vorderen Ende des Linsenkernes ist ferner noch eine kleinere graue Masse, der Mandelkern, *Nucleus amygdalae*, gelegen, welcher mit der Subst. perfor ant. der Hirnbasis zusammenhängt. Lateral vom Linsenkern ist endlich noch (in der äußeren Linsenkapsel) eine bandartige graue Masse, die Vormauer, *Claustrum*, zu erwähnen. Auch der *Bulbus* und *Tractus olfactorius*, sowie die *Subst. perforata ant.* bestehen aus grauer Substanz.

Die weiße Substanz füllt die Zwischenräume zwischen den eben beschriebenen grauen Körpern und Kernen aus. Lateral vom Balken bildet sie eine mächtige Masse, das *Centrum semiovale*, (Vieussenii), in das die Balkenfasern ausstrahlen. Der Linsenkern wird (mit Ausnahme der vorhin genannten Brücke) gänzlich von der weißen Linsenkapsel umgeben, deren lateraler Abschnitt als *Capsula externa*, deren medialer, zwischen Linsenkern und dem Nucleus caudatus bzw. Thalamus gelegener Abschnitt als *Capsula interna* bezeichnet wird (s. Fig. 73). An der letzteren wird wieder der vordere Schenkel, *Pars frontalis*, das medianwärts vorspringende Knie, *Genu*, und der hintere Schenkel, *Pars occipitalis*, unterschieden. Die innere Linsenkapsel ist deswegen ein sehr beachtenswertes Organ, weil durch dieselbe die wichtigsten Hirnbahnen führen.

2. Im Hirnstock.

a) Thalamus, Regio hypothalamica, und III. Ventrikel.

Der Sehhügel, *Thalamus opticus*, ist, wie bereits erwähnt, an seiner oberen, zum Seitenventrikel gehörigen Fläche mit einer dünnen weißen Lage, *Stratum zonale*, überzogen, besteht aber an der medialen, dem III. Ventrikel zugekehrten Fläche (wie auch sonst) aus grauer Substanz, welche indessen durch weiße Züge, *Laminae medullares*, in drei Abschnitte, nämlich den *Nucleus medialis*, *lateralis* und *anterior*, geschieden wird.

Unterhalb des Thalamus, in der sogen. *Regio hypothalamica*, ist noch dicht oberhalb der Substantia nigra pedunculi der Luys'sche Körper, *Nucleus hypothalamicus*, als 1 cm lange hellbraungraue

Masse gelegen. Auch die *Corpp. mamillaria* und die *Corpp. geniculata mediale* und *laterale* enthalten graue Kerne.

Aus grauer Substanz sind ferner fast die ganzen Wände des III. Ventrikels, auch die Lam. terminalis und namentlich der Boden (graue Bodenkommissur) zusammengesetzt. Aus weißer Substanz bestehen an den Wänden des III. Ventrikels vorn die *Columnae fornicis* (wie überhaupt der ganze *Fornix*), ferner die *Comm. ant.*, die *Striae medullares* bzw. die *Habenula*[1], endlich die *Comm. post.* Die *Massa intermedia* ist dagegen ganz grau. Die graurötliche Zirbel enthält keine Ganglienzellen, sondern hauptsächlich Neuroglia mit runden oder polygonalen Epithelzellen, ferner den sogen. Hirnsand, *Acervulus*, d. h. maulbeerförmige Konkremente, welche sich übrigens auch in den Telae chorioideae vorfinden.

b) Die Gegend der Pedunculi und Vierhügel.

Durchschneidet man diesen Teil des Hirnstockes, so sieht man zunächst, wie bereits S. 282 erwähnt, daß (s. Fig. 64) jeder Großhirnstiel, *Pedunculus cerebri*, besteht: 1. aus einem ventralen Abschnitt von weißer Substanz (also markhaltigen Nervenfasern), dem Hirnschenkelfuß, *Basis* s. *Pes pecunduli*; 2. aus der dahinter liegenden dunkelgrauen, mit pigmentierten Ganglienzellen versehenen *Substantia nigra* und 3. aus der noch weiter hinten befindlichen Haube, *Tegmentum*, welche man sich dorsal durch eine Linie begrenzt denken kann, die den Aquaeductus Sylvii transversal durchschneidet. Die Haube besteht aus grauer Substanz, untermischt mit weißen Faserzügen, welche sich zum Teil kreuzen. Ausschließlich graue Substanz findet sich als zentrales Höhlengrau, *Stratum griseum centrale*, um den Aquaeductus vor. Der Ausdruck Haube (besser Haubenregion) wird übrigens durchaus nicht bloß für den dorsalen Teil des Pedunculus gebraucht; sondern sie erstreckt sich aufwärts bis unter den Thalamus, abwärts bis in die Medulla oblongata, indem sie den Boden des III. Ventrikels (teilweise), des Aquaeductus und des IV. Ventrikels (gänzlich) bildet. Dorsalwärts geht die Haube in die Vierhügelplatte über. Die Vierhügel enthalten ebenfalls graue Kerne, welche von dem dünnen weißen *Stratum zonale* überzogen sind.

In der Haubenregion findet sich etwa in Höhe der oberen Vierhügel außer den Kernen des III. und IV. Hirnnerven (*N. oculomotorius* und *trochlearis*) noch der etwa 1 cm große, hellbraunrote, rundliche rote Haubenkern, *Nucleus ruber tegmenti*, welcher von den Ursprungsfasern des N. oculomotorius durchsetzt wird (vgl. Fig. 64). Weiter abwärts sind in der Haubenregion noch die anderen Hirnnervenkerne gelegen.

Außer den eben erwähnten grauen Kernen sind aber in der Haubenregion noch andere Gebilde zu nennen. Schon hier treten

[1] Doch ist im sogen. Trig. habenulae der kleine graue *Nucleus habenulae* gelegen.

auf dem Querschnitt die markhaltigen Fasern der absteigenden Quintuswurzel, *Radix descendens n. trigemini* (untermischt mit Ganglienzellen), auf, welche zu dem Hauptkern des N. trigeminus nach abwärts ziehen (vgl. Fig. 65 u. 69). Weiterhin fällt hier der Querschnitt eines dreikantigen markhaltigen Faserzuges auf, welcher jederseits neben der Medianlinie ventral von den Kernen der Augenmuskelnerven liegt und als mediales (hinteres) Längsbündel, *Fasciculus longitudinalis medialis*, bezeichnet wird. Das Bündel verbindet die Kerne des Oculo-

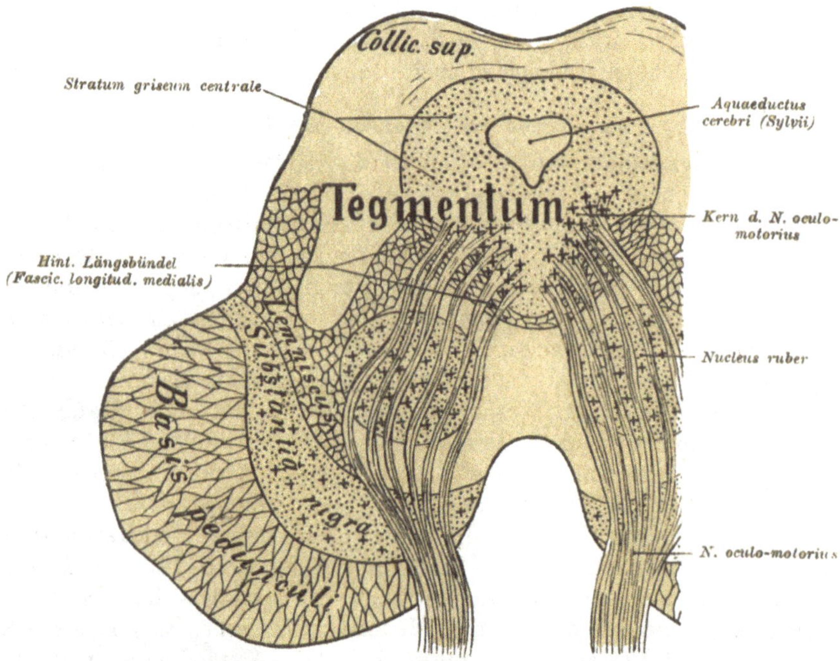

Fig. 64. Querschnitt durch die Mitte der Pedunculi und oberen Vierhügel. Halbschematisch nach STILLING.

motorius, Trochlearis und Abducens miteinander (vgl. die Hirntafel), anscheinend um deren kombinierte Wirkung zu erleichtern; doch scheinen seine Fasern auch noch weiter spinalwärts zu reichen. Endlich ist noch ein anderes markhaltiges Faserbündel, die Schleife, *Lemniscus*, zu erwähnen, deren Fasern zum Teil auch an der Außenfläche des Hirnstockes (*Trig. lemnisci*, S. 285) zutage liegen. Die Schleife ist im vordersten Teil der Haube, oben dicht hinter der Substantia nigra, unten hinter der Brücke gelegen. Sie ist deswegen wichtig, weil ihr medialer Abschnitt die sensiblen (sensible Schleife), ihr lateraler die Akustikusfasern (Akustikusschleife) enthält, welche zur Hirnrinde nach aufwärts ziehen. Die Zwischenräume zwischen diesen

Faserzügen werden durch die *Formatio reticularis* ausgefüllt, so bezeichnet, weil diese Substanz im ganzen ein netzförmiges Aussehen hat. In Wirklichkeit besteht dieselbe aus mannigfach durcheinanderliegenden weißen längslaufenden, bogenförmigen und sich kreuzenden Fasern, von denen die letzteren wohl hauptsächlich die in ihr vorhandene *Raphe* als einen medianen Streifen hervorrufen.

c) Die Brückengegend.

An die Pedunculi schließt sich spinalwärts die Brücke, *Pons* (*Varoli*), an, an der man die ventral gelegene Brücke im engeren

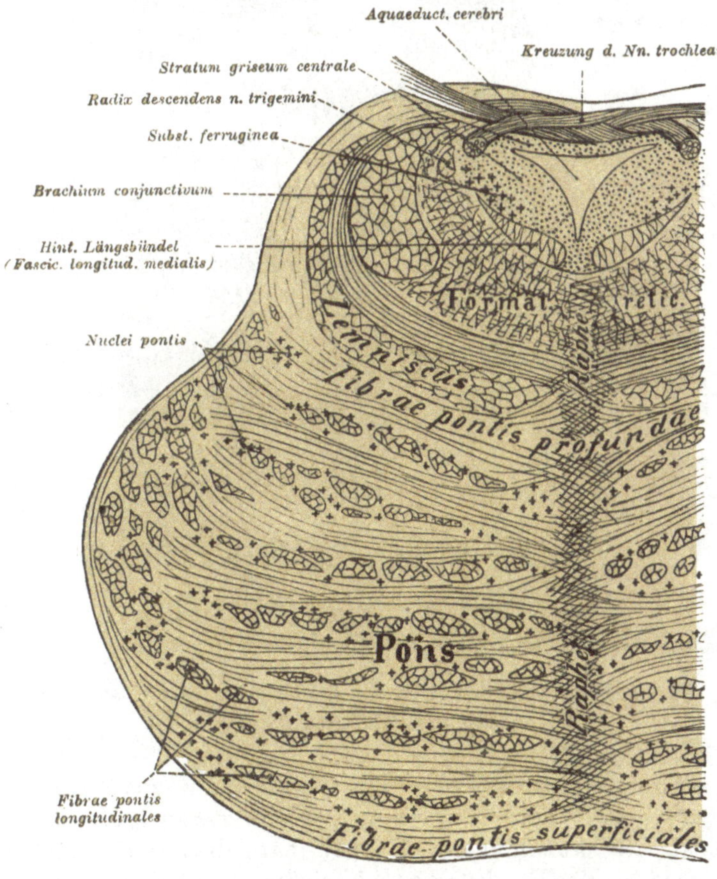

Fig. 65. Querschnitt durch den oberen Teil der Brücke bzw. das untere Ende des Aquaeductus cerebri. Halbschematisch.

Sinne, *Pars basilaris pontis*, und den dorsal befindlichen Brückenteil der Haube, *Pars dorsalis pontis*, unterscheidet.

Die eigentliche Brücke, *Pars basilaris pontis*, besteht (Fig. 65) hauptsächlich aus Querfasern, welche noch in eine oberflächliche, mittlere und tiefe Schicht, *Stratum superficiale, medium* und *profundum* eingeteilt werden. Die tiefe Schicht wird wegen ihrer deutlichen trapezähnlichen Abgrenzung (namentlich bei Tieren) auch noch als *Corpus trapezoides* besonders bezeichnet (Fig. 67). Die mittlere Schicht wird

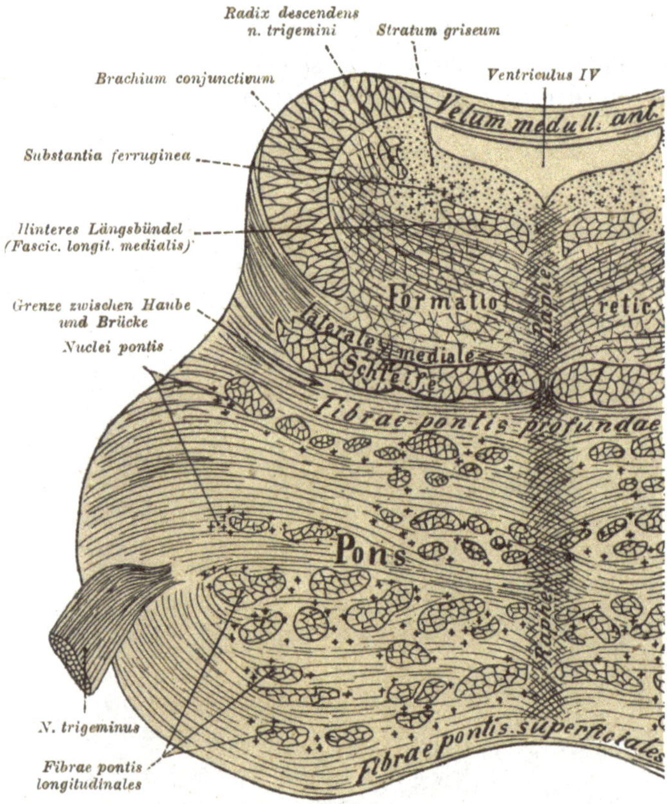

Fig. 66. Querschnitt durch die Mitte der Brücke bzw. das Velum medullare anterius. Halbschematisch.

durch die als Fortsetzung des Pedunculus spinalwärts zu den Pyramiden verlaufenden sogen. Pyramidenfasern, *Fasciculi longitudinales*, durchsetzt, welche die motorischen Extremitätenbahnen enthalten. Außerdem sind in der Brücke schon mit bloßem Auge viele verstreute graue Kerne, *Nuclei pontis*, wahrzunehmen. Die Querfasern gehen lateralwärts durch die *Brachia pontis* in das Kleinhirn über.

Der dorsal gelegene Brückenteil der Haube, *Pars dorsalis pontis*, zeigt dieselben Gebilde, welche wir bereits am Pedunculusteil der Haube, S. 290, kennen gelernt haben, nämlich: 1. das hintere Längsbündel; 2. die Radix V descendens; 3. die Formatio reticularis und 4. die Schleife. Betreffs der letzteren ist noch zu sagen, daß an derselben hier besonders deutlich die Teilung in die mediale sensible und die laterale Akustikusschleife sichtbar ist (Fig. 66). Die Fasern der medialen Schleife (obere Schleife der Autoren) lassen sich zerebralwärts bis zur Rinde des Scheitellappens, spinalwärts bis in den Goll'schen und Burdach'schen Strang des Rückenmarkes verfolgen: sie enthalten die psychosensorischen Bahnen,

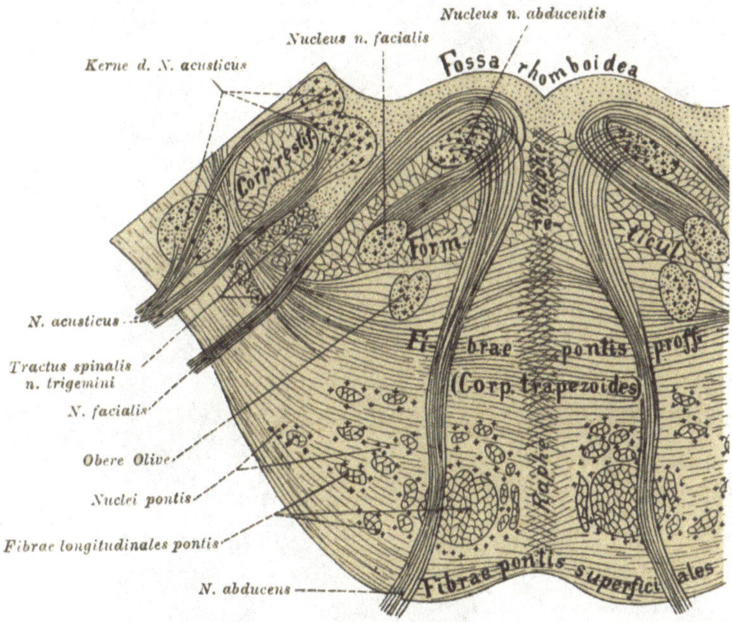

Fig. 67. Querschnitt durch den unteren Rand der Brücke bzw. die Mitte der Fossa rhomboidea. Halbschematisch.

d. h. die Gefühlsbahnen vom Arm und Bein zum Gehirn. Die Fasern der lateralen Schleife (untere Schleife der Autoren) kommen von den hinteren Vierhügeln und ziehen spinalwärts zum Kern des N. acusticus, lassen sich zum Teil auch zur oberen Olive derselben und (unter Kreuzung) auch der anderen Seite verfolgen. Die laterale Schleife überträgt wahrscheinlich Gehörsempfindungen durch Vermittlung des hinteren Vierhügelpaares in Leistungen des Auges. Das medialste Bündel der Schleife hängt zerebralwärts mit der Basis pedunculi zusammen (Bündel vom Fuß zur Schleife). Seine spinale Fortsetzung ist nicht sicher erforscht: es enthält vielleicht die Bahnen motorischer Hirnnerven (Facialis und Hypoglossus?).

d) Die Medulla oblongata.

Im verlängerten Rückenmark liegen ventral die Pyramiden: sie enthalten die motorischen Pyramidenbahnen, welche sich an der Decussatio in den Pyramidenvorderstrang (für den Rumpf) und den Pyramidenseitenstrang (für die Extremitäten) teilen. Vor den Pyramiden verlaufen quer (Fig. 68) als meistens undeutliche Faser-

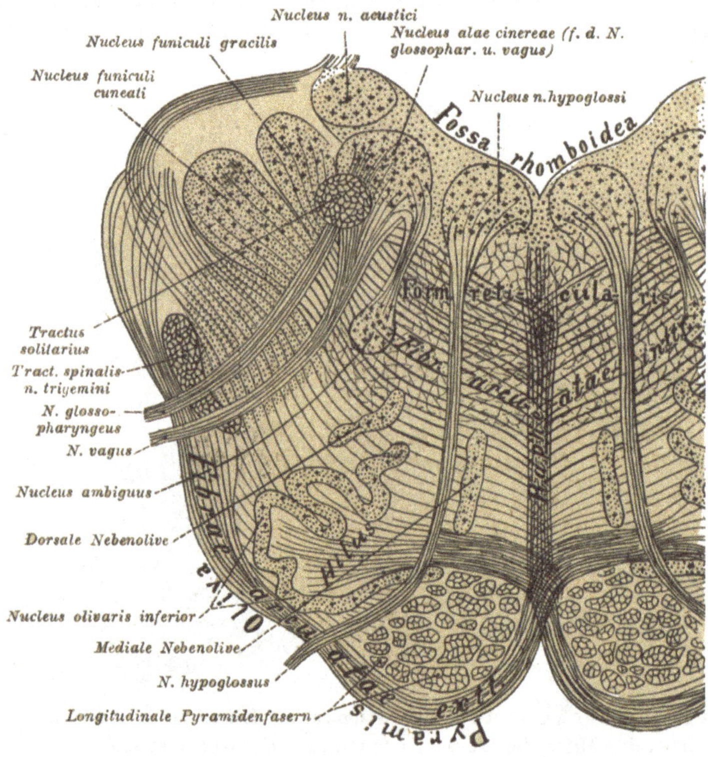

Fig. 68. Querschnitt durch die Mitte der Medulla oblongata bzw. den unteren Abschnitt der Fossa rhomboidea. Halbschematisch.

züge die *Fibrae arcuatae externae.*[1] Die lateral von den Pyramiden gelegenen Oliven (große oder untere Oliven) besitzen als Kern ein graues, mehrfach gewundenes Band, den *Nucleus olivaris inf.* (*Nucleus dentatus* der Olive), aus dessen Konkavität (*Hilus nuclei olivaris*) zahlreiche Fasern durch Vermittlung des Corp. restiforme ins Kleinhirn gehen (Kleinhirn-Olivenbahn). In der Nachbarschaft der

[1] Die *Fibrae arcuatae internae* verlaufen ganz innen von den Kernen des Tuberc. cuneatum und der Clava schräg nach vorn durch die Raphe zur medialen Schleife der entgegengesetzten Seite (vgl. Fig. 68).

großen Olive gibt es noch mehrere kleine ähnliche Kerne, die mediale und dorsale Nebenolive (Bedeutung noch nicht erkannt), sowie die obere Olive, *Nucleus olivaris sup.*, welche durch ihre Verbindungen wahrscheinlich eine Vermittlungsstation zwischen Gesicht- und Gehörsinn darstellt. Lateral von den Oliven liegen die Strickkörper, *Corpp. restiformia*, welche äußerlich als eine Fortsetzung der Hinter- und Seitenstränge des Rückenmarkes in das Kleinhirn erscheinen. Dementsprechend führen dieselben auch Fasern aus dem Rückenmark (Keinhirn-Seitenstrangbahn), aber auch von der unteren Olive (Kleinhirn-Olivenbahn) zum Kleinhirn aufwärts.

Weiterhin sieht man auf dem mikroskopischen Querschnittsbilde dieser Gegend noch ein durchschnittenes Bündel, *Tractus spinalis n. trigemini* (früher als *Radix ascendens n. trigemini* bezeichnet), welches vom Zervikalmark zum sensiblen Trigeminuskern zieht und schließlich in die sensible Trigeminuswurzel übergeht. Auch der Querschnitt des *Tractus solitarius* kann noch erwähnt werden, d. i. ein eigentümliches, rundliches Faserbündel, welches am unteren Halsmark entsteht und sich nach oben bis zu den Kernen des Vagus und Glosso-pharyngeus fortsetzt (daher auch als aufsteigende Glosso-pharyngeuswurzel bezeichnet). Man hat dies Bündel mit der Respiration in Beziehungen gebracht (Respirationsbündel Krause), doch ist seine Bedeutung noch unklar. Im Boden der Rautengrube sind endlich die Kerne verschiedener Hirnnerven, lateral davon der *Nucleus gracilis* (Kern der Clava) und der *Nucleus cuneatus* (Kern des Funic. cuneatus) gelegen (vgl. Fig. 68).

e) Das Kleinhirn.

Das Kleinhirn besteht wie das Großhirn aus zentraler weißer Marksubstanz und der grauen Rinde. Die letztere zeigt schon für das bloße Auge zwei Schichten, nämlich die äußere graue Molekularschicht, *Stratum cinereum*, und die innere graugelbe oder rostfarbene Körnerschicht, *Stratum granulosum*. Zwischen beiden ist eine einfache Lage von großen Ganglienzellen (Purkinje'sche Zellen) gelegen, welche geweihartig Verzweigungen in die Molekularschicht hineinsenden. Die weiße Marksubstanz bildet in den Hemisphären den großen Markkern, *Corpus medullare*, auf einem Medianschnitt des Wurmes den Lebensbaum, *Arbor vitae* (Fig. 62). Im medialen Abschnitt des Markkernes sind nun noch jederseits einige graue Kerne vorhanden. Der größte und wichtigste ist ein gezacktes Band, der gezahnte Kern, *Nucleus dentatus*, welcher dem Kern der großen Olive sehr ähnlich sieht. Das Band ist zerebral- und medianwärts offen (*Hilus*). Seine Konvexität ist von einem dichten Gewirr von Fasern umgeben (*Capsula*, Stillings Vliess). Drei andere kleinere Kerne, der sogen. *Embolus*, *Nucleus globosus* und *Nucleus fastigii*, sind weniger wichtig.

Die Verbindungen des Kleinhirns mit anderen Hirnteilen treten sämtlich durch die drei Paar weißen Kleinhirnstiele, *Crura cerebelli*, hindurch, welche man als Bindearme, Brückenschenkel und Strickkörper unterscheidet. In den Bindearmen, *Brachia conjunctiva*, verlaufen hauptsächlich sensible Fasern aus dem Hilus des Nucleus dentatus zunächst zum roten Kern der anderen Seite und dann zum Scheitellappen des Großhirns (s. die Tafel der Hirnbahnen). Im Brückenschenkel, *Brachium pontis*, ziehen besonders Fasern, welche von der Großhirnrinde zu den Kernen der Brücke und von hier zur Kleinhirnhemisphärenrinde der entgegengesetzten Seite gelangen (Großhirn-Kleinhirn-Brückenbahn). In den Strickkörpern, *Corpp. restiformia*, liegen die bereits S. 295 als Kleinhirn-Olivenbahn und Kleinhirn-Seitenstrangbahn bezeichneten, nach abwärts laufenden Fasern.

Das Kleinhirn ist in erster Linie das Organ für die Erhaltung des körperlichen Gleichgewichtes. Der Wurm ist besonders bei denjenigen Tieren stark entwickelt, welche, wie die Fische und Vögel (beim Schwimmen und Fliegen) Meister der Bewegung sind.

IX. Die Ursprünge der Hirnnerven.

Der I. Hirnnerv, *N. olfactorius*, und der II. Hirnnerv, *N. opticus*, werden betreffs ihres Ursprunges erst bei der Beschreibung ihres peripheren Verlaufs erörtert werden. Die Kerne der übrigen 10 Hirnnerven sind sämtlich in der ventralen Wand des Aquaeductus und des IV. Ventrikels, der Kern des *N. accessorius* sogar noch tiefer abwärts, nämlich bereits im Rückenmark gelegen. Alle Hirnnervenwurzeln treten ferner an der ventralen Seite des Gehirns heraus — mit Ausnahme der Trochleariswurzel, welche allein an der dorsalen Hirnseite zum Vorschein kommt (s. w. u.). Die Kerne der Hirnnerven liegen allerdings nicht (wie auch aus den Querschnittbildern ersichtlich) in gleicher Tiefe, sondern zum Teil mehr dorsal, zum Teil mehr ventral. Ein besonderes Verhalten zeigt der *N. facialis* insofern, als seine Fasern vom Fazialiskern erst dorsalwärts zum Colliculus facialis und dann um den im letzteren gelegenen Abduzenskern wieder nach ventralwärts ziehen (vgl. Fig. 67). In der Wand des Aquaeductus sind die Kerne des III. und IV. Hirnnerven, in dem oberhalb der Striae medullares gelegenen Abschnitt des Bodens der Rautengrube die Kerne des V., VI. und VII. Hirnnerven gelegen. Die Kerne des VIII., des N. acusticus, nehmen etwa die Gegend der Striae ein. In dem unterhalb der Striae gelegenen Abschnitt der Rautengrube bis ins Rückenmark hinein sind die Kerne des IX.—XII. Hirnnerven zu finden. Im einzelnen ist noch folgendes zu erwähnen.

Der Kern des III. Hirnnerven, N. oculomotorius, liegt in Höhe der oberen Vierhügel, dicht neben der Medianlinie, in der ventralen Wand des Aquaeductus. Seine Fasern (rein motorisch) ziehen durch den roten Kern (vgl. Fig. 64) nach vorn und treten medial von den

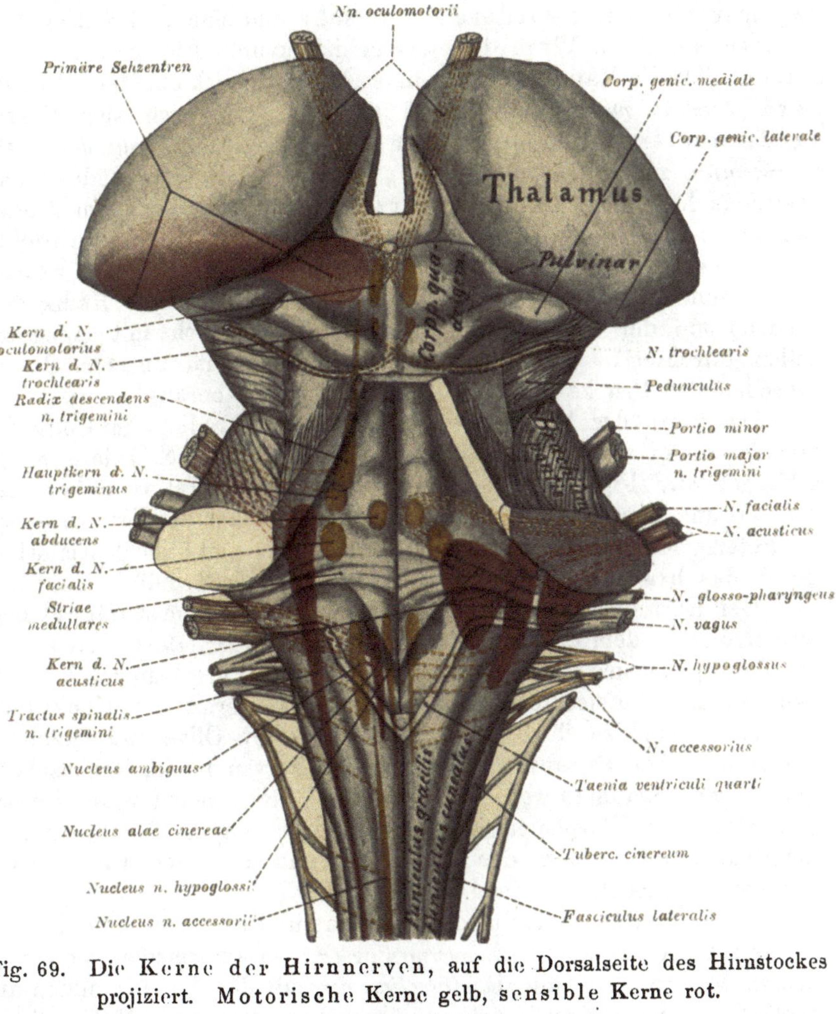

Fig. 69. Die Kerne der Hirnnerven, auf die Dorsalseite des Hirnstockes projiziert. Motorische Kerne gelb, sensible Kerne rot.

Pedunculi aus der Hirnbasis hervor. Es findet teilweise Kreuzung statt, indem Fasern von dem Kern der einen Seite in den Nerven des anderen übergehen (s. Fig. 69).

Der Kern des IV. Hirnnerven, N. trochlearis, liegt etwas mehr spinalwärts wie der vorige, d. h. etwa der Grenze zwischen dem oberen und unteren Vierhügel jederseits entsprechend, sonst ebenso wie der

Oculomotoriuskern. Die (rein motorischen) Fasern desselben ziehen dorsalwärts, kreuzen sich zwischen den unteren Vierhügeln fast vollständig mit denen der anderen Seite (*Decussatio*) und treten unterhalb der letzteren heraus.

Der V. Hirnnerv, N. trigeminus, ist ein gemischter Nerv, an dem man eine kleine vordere motorische und eine 4—5mal größere hintere sensible Wurzel unterscheiden kann. Die motorischen Fasern (für die Kaumuskeln) stammen hauptsächlich aus dem Hauptkern, *Nucleus motorius princeps n. trigemini*, dem sich aber Fasern aus der absteigenden Quintuswurzel, *Nucleus* und *Radix descendens n. trigemini*, zugesellen (vgl. Fig. 69), welche in der Gegend des Locus caeruleus liegt. Die sensible Wurzel kommt zum Teil vom *Tractus spinalis n. trigemini* (früher als *Radix ascendens V*, aufsteigende Quintuswurzel, bezeichnet), zum Teil vom sensiblen Kern, welcher lateral vom Hauptkern liegt. Übrigens sind sowohl die Radix descendens wie der Tractus spinalis ebenfalls reichlich mit Ganglienzellen durchsetzt. Der Trigeminus tritt jederseits an der Grenze zwischen der Brücke und dem Brachium pontis heraus.

Der Kern des VI. Hirnnerven, N. abducens, liegt im Colliculus facialis, wo er von der knieförmigen Umbiegung des N. facialis eingeschlossen wird (Fig. 67). Seine (rein motorischen) Fasern ziehen nach ventral- und etwas abwärts, um am unteren Rande der Brücke zutage zu treten. Mit den Kernen des Oculomotorius und Trochlearis ist er durch das hintere Längsbündel verbunden (s. S. 290).

Der Kern des VII. Hirnnerven, N. facialis (rein motorisch), liegt also nicht in dem Colliculus facialis, sondern mehr lateral und ventral von dem Abduzenskern (s. Fig. 67 u. 69). Seine Wurzel umgreift jedoch den letzteren hufeisenförmig, mit dorsalwärts gerichteter Konkavität, und zieht dann zu ihrer Austrittstelle zwischen Olive und Brachium pontis hin. Die zerebrale Bahn dieses Nerven ist im Gegensatz zu den bisher erwähnten wohlbekannt: seine Fasern gehen vom Kern zunächst durch die Raphe nach der anderen Seite in die Pyramidenbahn der Brücke, dann durch den Pedunculus und die innere Linsenkapsel zur vorderen Zentralwindung hin.

Zwischen Facialis und Acusticus und dann mit dem Facialis verläuft noch der kleine *N. intermedius* (Portio intermedia Wrisbergi), dessen Fasern weiterhin das *Ganglion geniculi* des Facialis bilden und schließlich in die *Chorda tympani* übergehen (s. w. beim N. facialis).

Der VIII. Hirnnerv, N. acusticus (reiner Sinnesnerv), besitzt zwei Wurzeln, eine *Radix vestibularis* und *Radix cochlearis*. Der *Nucleus n. cochlearis* liegt im lateralen Winkel der Rautengrube. Die Radix vestibularis besitzt vier *Nuclei n. vestibularis*, welche mehr medial von dem *Nucleus n. cochlearis* im Boden der Rautengrube sich befinden und auch einzeln benannt sind. In den untersten dieser Kerne treten noch Fasern ein (*Radix descendens n. vestibularis*, aufsteigende Akustikuswurzel von ROLLER), welche vom Corpus restiforme herkommen und deren Bedeutung nicht klar ist. Die *Striae medullares* (früher *Chordae acusticae* genannt), gehen nicht in den N. acusticus über; sie kommen zwar vom Nucleus n. cochlearis, ziehen zur Medianlinie, gehen dann aber in die Schleife über. Auch ihre Bedeutung ist noch nicht erforscht.

Der IX. und X. Hirnnerv, N. glosso-pharyngeus und vagus sind gemischte Nerven: der *N. glosso-pharyngeus* ist hauptsächlich Geschmacksnerv, der *N. vagus* motorischer und sensibler Nerv für Kehlkopf, Schlund, Lunge, Herz, Speiseröhre und Magen. Beide Nerven beziehen ihre Fasern gemeinsam aus zwei im untersten Bodenabschnitt der Rautengrube gelegenen Kernen, nämlich dem medial gelegenen *Nucleus alae cinereae* und dem lateral befindlichen *Nucleus ambiguus* (Fig. 69). Aus dem Nucleus alae cinereae stammen die sensiblen bzw. sensorischen, aus dem Nucleus ambiguus die motorischen Fasern beider Nerven. Endlich bekommen beide Nerven (hauptsächlich aber der IX.) durch den bereits S. 295 erwähnten *Tractus solitarius* (aufsteigende Glosso-pharyngeuswurzel der Autoren) noch Fasern, welche oberhalb der Pyramidenkreuzung auf noch nicht erforschte Art entstehen und durch die Corpp. restiformia in die Wurzeln beider Nerven übergehen. Die Fasern des IX., X. und XI. Hirnnerven treten in drei Etagen zwischen Olive und Corp. restiforme hervor.

Der XI. Hirnnerv, N. accessorius (anscheinend rein motorisch), wird in einen Accessorius vagi und Accessorius spinalis eingeteilt. Der erstere kommt von den Vaguskernen und geht ganz in die Bahn des Vagus über, der Ursprung des letzteren reicht bis in das VI. Zervikalsegment hinab.

Der XII. Hirnnerv, N. hypoglossus, hat seinen Kern im *Trigonum n. hypoglossi:* letzterer reicht von hier noch bis in die Höhe der Clava nach abwärts. Seine Fasern treten zwischen Pyramide und Olive heraus. Der Hypoglossus ist der motorische Nerv für die Zunge. Seine zerebralen Bahnen sind bekannt: sie laufen durch die Raphe zum medialsten Teil der Schleife (wahrscheinlich), sodann durch das Knie der inneren Linsenkapsel zum untersten Ende der vorderen Zentralwindung.

X. Die Rindenzentren des Großhirns.

Während man früher die Anschauung hatte, daß die Oberfläche des Großhirns überall die gleiche psychische Tätigkeit ausübe, hat man jetzt festgestellt, daß bestimmte psychische Funktionen an gewisse mehr oder weniger deutlich abgrenzbare Bezirke geknüpft sind, welche man als Rindenzentren bezeichnet.

1. Die motorischen Zentren liegen (s. Fig. 70 u 71) hauptsächlich im *Lobus paracentralis* und im *Gyrus centralis anterior*, sowie einigen angrenzenden Partien. Der Lobus paracentralis und der oberste Teil des Gyrus centralis ant. (bis zur I. Stirnfurche) enthalten die Zentren

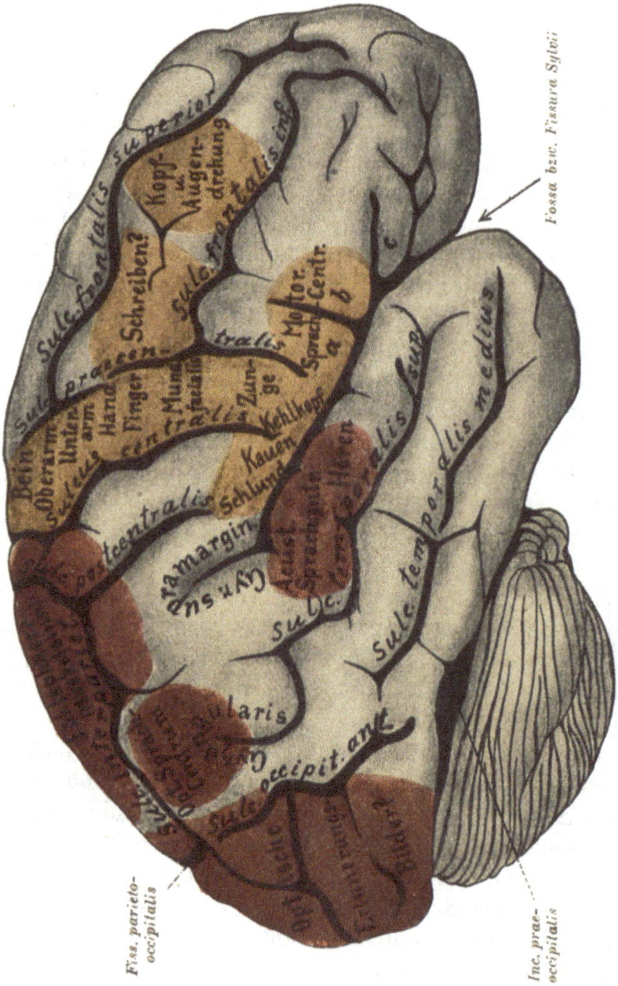

Fig. 70. Die Rindenzentren des Großhirns nach Th. Ziehen. Laterale Fläche rechts. Motorische Zentren gelb, sensible bzw. sensorielle rot.

für das Bein, der mittlere Teil des Gyrus centralis ant. (zwischen I. und II. Stirnfurche) die Zentren für den Arm, der unterste Teil des Gyrus diejenigen für den Facialis (Gesichtsmuskeln) und den Hypoglossus (Zunge). An die letzteren schließen sich, auf das untere Ende der hinteren Zentralwindung übergreifend, die Zentren für den Kehlkopf, das Kauen und Schlucken an. Unmittelbar nach vorn von dem unteren Ende der vorderen Zentralwindung ist in der III. Stirnwindung (Broca'schen Windung) noch das motorische Sprachzentrum gelegen. Auch für das Schreiben hat man ein allerdings angezweifeltes Zentrum dicht vor dem Sulcus praecen-

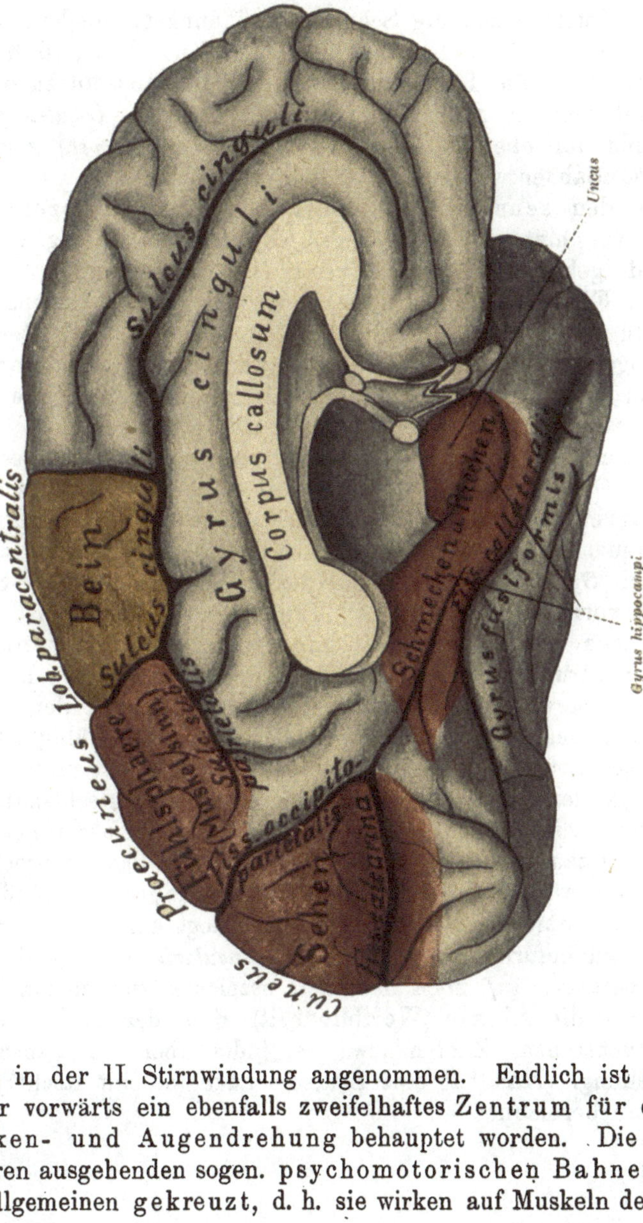

Fig. 71. Die Rindenzentren an der medialen bzw. unteren Fläche des Großhirns nach Th. Ziehen. Motor. Zentrum gelb, sensible bzw. sensorielle rot.

tralis in der II. Stirnwindung angenommen. Endlich ist noch etwas weiter vorwärts ein ebenfalls zweifelhaftes Zentrum für die Kopf-, Nacken- und Augendrehung behauptet worden. Die von diesen Zentren ausgehenden sogen. psychomotorischen Bahnen verlaufen im allgemeinen gekreuzt, d. h. sie wirken auf Muskeln der entgegengesetzten Seite. Nur wenige Muskeln, insbesondere die auf beiden Seiten gleichzeitig wirkenden, wie z. B. die Schließmuskeln des Auges, die Kau-, Schlund- und Kehlkopfmuskeln, sollen ungekreuzte Bahnen besitzen.

2. Die sensiblen Zentren (auch als Fühlsphäre bezeichnet), zu denen man nicht allein die Schmerzempfindungen, sondern auch das Gefühl für Druck und Zug, sowie den Muskelsinn, d. h. die Fähigkeit, sich über die Lage und Bewegung der Muskeln zu orientieren, rechnet, sind im Scheitellappen (*Praecuneus*, *Lobulus parietalis sup.* und im oberen Ende des *Gyrus centralis post.*) gelegen. Alle sensiblen Bahnen verlaufen ebenfalls gekreuzt.

3. Von den sensoriellen Zentren hat das Hörzentrum seinen Sitz am hinteren Ende der I. Schläfenwindung. Seine Bahnen sind gekreuzt. Das Sehzentrum nimmt vor allem die Gegend der Fiss. calcarina, aber auch den ganzen Cuneus und die laterale Fläche des Okzipitallappens ein. In der letzteren sollen die sogen. optischen Erinnerungsbilder (Gesichtsvorstellungen) liegen, deren Ausfall zur „Seelenblindheit" führt. Die vom Sehzentrum ausgehenden Bahnen sind zur Hälfte gekreuzt. Das Riechzentrum ist beim Menschen für den *Uncus* sichergestellt. Bei besseren Osmatikern der Tierwelt nimmt dasselbe wahrscheinlich den ganzen *Gyrus fornicatus* ein. Seine Bahnen sind fast ganz ungekreuzt. Das Geschmackszentrum schließt sich wahrscheinlich im *Gyrus hippocampi* an das Riechzentrum an. Seine Bahnen sind vorzugsweise gekreuzt. Ein Sprachzentrum ist nach Ziehen dreifach vorhanden. Das motorische Sprachzentrum (Broca'sche Zentrum) liegt in der III. Stirnwindung (*Pars triangularis* und *opercularis*), und zwar bei Rechtshändern auf der linken Seite. Seine Zerstörung nimmt dem Patienten die Fähigkeit zu sprechen. Das akustische Sprachzentrum soll dicht hinter dem Hörzentrum in der I. Schläfenwindung (ebenfalls bei Rechtshändern links) gelegen sein. Seine Zerstörung führt zur sensoriellen Aphasie (Worttaubheit), d. h. der Patient hört das gesprochene Wort, versteht es aber nicht. Ihm fehlt das „Sprachverständnis". Das dritte, das optische Sprachzentrum, liegt am hinteren Ende der oberen Schläfenfurche im sogen. *Gyrus angularis*, welcher als Teil des *Lobulus parietalis inf.* noch besonders bezeichnet worden ist. Sein Verlust bedingt die Alexie (Wortblindheit), d. h. der Kranke sieht wohl die Buchstaben, Zahlen usw., verbindet aber mit denselben keine Vorstellung. Man hat dies Zentrum auch (ob mit Recht?) als „Lesezentrum" bezeichnet.

K. Das Rückenmark und seine Häute.

I. Die Häute des Rückenmarkes.

Die Häute des Rückenmarkes sind Fortsetzungen der Hirnhäute und werden ebenso bezeichnet als: 1. *Dura mater*; 2. *Arachnoidea* und 3. *Pia mater*. Doch besteht die Dura hier deutlich aus zwei Schichten, von denen die äußere das Periost des Wirbelkanals bildet, während die innere die eigentliche Dura darstellt. Zwischen beiden Schichten ist lockeres fetthaltiges Bindegewebe mit zahlreichen Venenplexus gelegen. Zwischen Dura und Arachnoidea ist auch hier der mit Endothel ausgekleidete spaltförmige Subduralraum vorhanden. Dagegen ist der Subarachnoidealraum des Rückenmarkes erheblich weiter als beim Gehirn, so daß die Arachnoidea hier die Pia nach Art eines weiten schlaffen Sackes umgibt. Die Pia bildet unten nach dem Aufhören des Rückenmarkes einen dünnen Strang, *Filum terminale*, welcher sich bis ins Ende des Kreuzbeinkanales fortsetzt. Dura und Arachnoidea kleiden, dicht nebeneinander liegend, den Spinalkanal bis etwa zum III. Kreuzbeinwirbel aus und enden dann konisch zugespitzt, indem sie dem Filum noch eine dünne Scheide mitgeben. Zwischen Dura und Pia ist noch ein frontal gestelltes Band, *Lig. denticulatum,* gelegen, dessen Zacken im ausgespannten Zustande dreiseitig erscheinen. Die Basis dieser zusammenhängenden Zacken geht aus der Pia hervor, die Spitzen sind an die Dura angeheftet, das Band selbst ist von der Arachnoidea bekleidet.

Die Nerven der Hirnhäute kommen zum Teil von den sympathischen Geflechten der Blutgefäße, zum Teil durch das Lig. denticulatum direkt vom Rückenmark, zum Teil rückläufig von den sensiblen Wurzeln der Spinalnerven. Die Blutgefäße stammen von den beiden *Aa. spinales antt.* und *postt.* (aus den *Aa. vertebrales*), sowie von den *Rr. spinales* der *Aa. vertebrales, intercostales, lumbales* und *sacrales* her, welche durch die Forr. intervertebralia in den Spinalkanal eintreten.

II. Das Rückenmark.

Das Rückenmark, *Medulla spinalis,* bildet einen zylindrischen Strang, welcher nur an zwei Stellen, nämlich im untersten Teil des Halsmarkes (*Intumescentia cervicalis*) und vom XI. Brustwirbel nach abwärts (*Intumescentia lumbalis*) spindelförmig angeschwollen ist. Das Rückenmark endet bereits am I.—II. Lendenwirbel kegelförmig zugespitzt mittels des sogen. *Conus medullaris,* welcher eine Erweiterung des Zentralkanals, *Ventriculus terminalis,* enthält. Unterhalb des II. Lendenwirbels sind also im Wirbelkanal nur das oben bereits als

Fortsetzung der Pia erwähnte *Filum terminale* und die starken Nervenwurzeln des *Plexus lumbalis* und *sacralis* gelegen, deren Gesamtheit man als *Cauda equina* bezeichnet. In der Medianlinie des Rückenmarkes verläuft vorn und hinten je eine Furche, von denen die vordere, tiefer eindringende als *Fiss. mediana ant.*, die hintere als *Sulcus medianus post.* bezeichnet wird. Lateral sind ebenfalls, entsprechend den hier austretenden vorderen und hinteren Wurzeln der Spinalnerven, jederseits zwei Längsreihen, der *Sulcus lat. ant.* und *post.*, vorhanden. Die vordere Wurzel eines jeden Spinalnerven

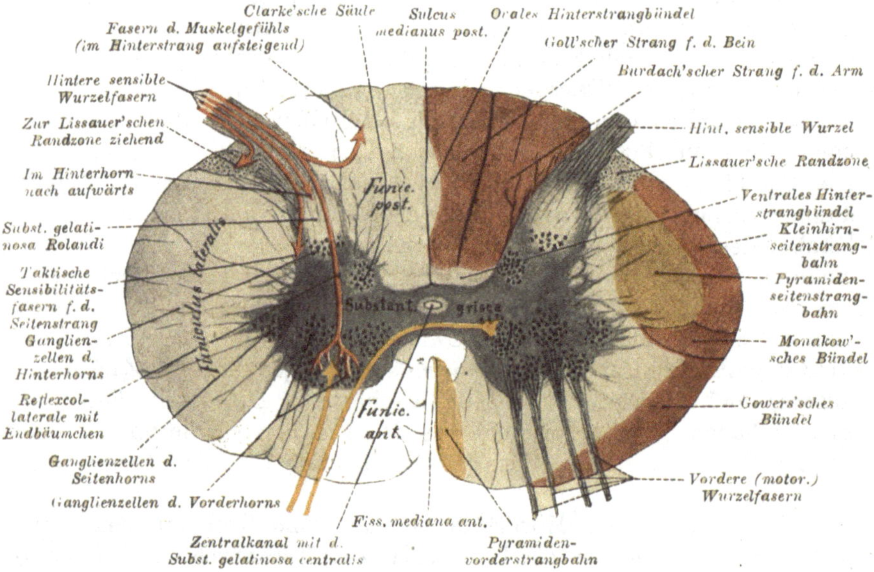

Fig. 72. **Rückenmarksquerschnitt** zur Demonstration der wichtigsten Faserbahnen nach einem Entwurf von Th. Ziehen. Motor. Bahnen gelb, sensible rot.

besitzt (abgesehen von einigen rückläufigen sensiblen Fasern für die Pia) nur motorische, die hintere Wurzel nur sensible Nervenfasern. An jeder hinteren Wurzel sitzt ein kleines Knötchen, das *Ganglion spinale* (intervertebrale). Beide Wurzeln treten in den Forr. intervertebralia alsdann zu einem gemeinsamen Stamm, *N. spinalis*, zusammen.

Auf dem Querschnitt des Rückenmarkes kann man schon mit bloßem Auge folgendes konstatieren: Die weiße Substanz bildet hier die Peripherie, die graue Substanz nimmt in Gestalt einer Schmetterlingsfigur den zentralen Abschnitt des Querschnittes ein. In der Mitte der letzteren ist der Zentralkanal, *Canalis centralis*, gelegen. Der vor dem Zentralkanal befindliche Teil der grauen

Substanz heißt *Comm. grisea ant.*, der dahinter gelegene *Comm. grisea post.* Die beiden stumpfen Vorsprünge nach vorn, aus denen die motorischen Nervenwurzeln entstehen, werden als Vorderhörner, *Cornua antt.*, die mehr spitzigen Vorsprünge nach hinten, aus denen die sensiblen Nervenwurzeln entspringen, als Hinterhörner, *Cornua postt.*, bezeichnet. Lateral ist noch ein kleiner Vorsprung, das Seitenhorn, *Cornu laterale*, vorhanden. Was indessen an dem Querschnitt als „Hörner" erscheint, sind an der isolierten grauen Substanz längslaufende Säulen, welche man als *Columna ant.*, *lat.* und *post.* (*grisea*) bezeichnet. Durch die vordere Längsspalte bzw. die hintere Längsfurche und die austretenden Nervenwurzeln wird nun die weiße Substanz in sechs Stränge geteilt. Zwischen den beiden Vorderhörnern liegen die beiden Vorderstränge, *Funiculi antt.*, welche dicht vor der vorderen grauen Kommissur noch durch eine quere Brücke, *Commiss. alba ant.*, zusammenhängen, was die Hinterstränge nicht in gleicher Weise tun. Zwischen Vorderhorn und Hinterhorn ist jederseits der Seitenstrang, *Funic. lateralis*, zwischen den beiden Hinterhörnern die Hinterstränge, *Funiculi postt.*, gelegen. An den Hintersträngen kann man endlich mitunter noch einen medialen Abschnitt, den Goll'schen Strang, *Funic. gracilis*, und einen lateralen, den Burdach'schen Strang, *Funic. cuneatus*, unterscheiden.

Mikroskopisch besteht die weiße Substanz aus markhaltigen Nervenfasern, welche, wie im Gehirn, in eine Art Stützsubstanz, *Neuroglia*[1], eingebettet sind. In der grauen Substanz findet sich, abgesehen von den daselbst gelegenen Ganglienzellen und Nervenfasern, die Neuroglia in zwei Formen, nämlich: 1. als *Substantia spongiosa*; 2. als *Substantia gelatinosa* vor. Die Substantia spongiosa besteht aus feinen filzartig verflochtenen Fasern, zwischen denen sternförmige, mit vielen Fortsätzen versehene Neurogliazellen gelegen sind, die Substantia gelatinosa dagegen aus einer mehr gallertartigen Grundsubstanz mit zahlreichen mehr eckigen Zellen. Die Substantia gelatinosa findet sich: 1. in der Umgebung des Zentralkanales als *Substantia gelatinosa centralis* und 2. im Hinterhorn als *Substantia gelatinosa Rolandi* vor. Die Ganglienzellen sind zunächst im Vorderhorn jederseits in vier Gruppen (s. Fig. 72) angeordnet. Je eine weitere Gruppe sind im Seitenhorn und Hinterhorn vorhanden. Außerdem ist am Übergang des Hinterhornes in die Comm. grisea post. der *Nucleus dorsalis* (Clarke'sche Säule) als Anhäufung von Ganglienzellen vorhanden, welche aber im oberen und unteren Teile des Rückenmarkes allmählich aufhören. Endlich kommen auch noch kleinere Gruppen von Ganglienzellen in der grauen Substanz vor.

[1] Die Neuroglia wird neuerdings nicht als Bindesubstanz, sondern als eine Art nervöses Gewebe angesehen, dessen Zellen nicht so hoch entwickelt sind wie die Ganglienzellen.

Ihrer Bedeutung nach teilt Ramon y Cayal die Ganglienzellen des Rückenmarkes ein in: 1. Ganglienzellen des Vorderhornes, deren Achsenzylinderfortsatz direkt in eine vordere (motorische) Wurzelfaser übergeht; 2. Kommissurenzellen, deren Achsenzylinderfortsatz durch die Commiss. ant. in eine vordere (motorische) Wurzelfaser übergeht (s. Fig. 72); 3. Strangzellen, deren Achsenzylinderfortsatz in eine Nervenfaser übergeht, welche in einem auf der gleichen Seite des Rückenmarkes auf- oder absteigenden Strange verläuft und 4. Ganglienzellen des Hinterhornes, deren Achsenzylinderfortsatz sich in der grauen Substanz des Rückenmarkes reich verästelt, ohne dieselbe nachweisbar zu verlassen. Während nun aber die Fasern der vorderen motorischen Wurzel direkt aus den Ganglienzellen des Vorderhornes hervorgehen, verhalten sich die Fasern der hinteren sensiblen Wurzel komplizierter. Vom *Ganglion spinale* kommend, treten dieselben in das Rückenmark hinein. Hier geht eine jede Faser bald in einen aufsteigenden und absteigenden Ast über, von dem wieder zahlreiche Seitenäste (Kollateralen) unter rechtem Winkel in die graue Substanz eindringen. Jeder Seitenast gelangt schließlich zu einer Ganglienzelle, in deren Umgebung er sich baumförmig verästelt (Endbäumchen), ohne direkt in die Ganglienzelle oder deren Ausläufer überzugehen. Wie aus Fig. 72 ersichtlich, geht ein Teil der hinteren (sensiblen) Wurzelfasern direkt zu den Ganglienzellen der Vorderhörner, um die letzteren zu umspinnen: dieselben bilden die sogen. Reflexkollateralen, durch welche die Rückenmarksreflexe vermittelt werden. Ein anderer Teil, die wichtigen Fasern des Muskelgefühls, steigen im Hinterstrang, noch ein anderer Teil, die taktischen Sensibilitätsfasern, im Seiten-, vielleicht auch im Vorderstrang aufwärts. Die meisten derselben laufen erst an den Ganglienzellen des Nucleus funiculi gracilis und cuneati (also in der Medulla oblongata) in Endbäumchen aus, von wo aus die sensiblen Bahnen dann zerebralwärts sich an die mediale Schleife anschließen. Endlich zieht noch ein Teil dieser hinteren Wurzelfasern im Hinterhorn nach aufwärts, indem er auch die hier gelegenen Ganglienzellen mit Endbäumchen umspinnt.

Die wichtigsten Nervenfaserbahnen des Rückenmarkes.

Die in der weißen Substanz des Rückenmarkes verlaufenden Nervenfasern gehören nun aber bestimmten, jedoch sehr verschiedenartigen Bahnen an, welche sich (s. Fig. 72) gegeneinander, wenn auch nicht ganz scharf abgrenzen lassen. Man hat unterschieden: 1. lange (zentrifugale und zentripetale) Bahnen, welche zwischen dem Gehirn und Rückenmark und 2. kurze Bahnen, welche zwischen den Strangzellen, also zwischen einzelnen Teilen des Rückenmarkes verlaufen. Es mögen hier die wichtigsten angeführt werden.

1. Im Vorderstrang (s. Fig. 72) verläuft die wichtige motorische Bahn für die Rumpfmuskeln, die Pyramidenvorderstrangbahn, *Fasciculus cerebro-spinalis ant.*, welche aus den ungekreuzten Pyramidenfasern hervorgeht und sich erst unterhalb der Decussatio durch die weiße Kommissur zu den Vorderhornzellen der anderen Rückenmarkshälfte begibt. Der Rest des Vorderstranges, das sogen. Vorderstranggrundbündel, *Fasciculus ant. proprius* von Flechsig, enthält (abgesehen von einzelnen noch nicht genügend erforschten Faserbündeln) hauptsächlich kurze Faserzüge, welche einzelne Teile des Rückenmarkes verbinden.

2. Der Seitenstrang enthält vor allem die wichtige motorische Bahn für die Extremitätenmuskeln, die Pyramidenseitenstrangbahn, *Fascic. cerebro-spinalis lateralis*, deren Fasern bereits in der Decussatio pyramidum gekreuzt sind und somit zu den Vorderhornzellen derselben Seite gehen. Diese Bahn nimmt auf dem Querschnitt ein etwa birnförmiges Feld ziemlich in der Mitte des Seitenstranges ein. Außerdem sind noch im Seitenstrang folgende zentripetale Bahnen (s. Fig. 72) vorhanden, welche den sensiblen Apparat des Rückenmarkes mit dem Kleinhirn und vielleicht auch noch weiter zerebralwärts mit dem Großhirn verbinden und deren Bedeutung noch nicht sicher klargestellt ist, nämlich: 1. die Kleinhirnseitenstrangbahn (Flechsig), *Fasciculus cerebello-spinalis*, deren Fasern aus den Ganglienzellen der Clarke'schen Säulen zum Randgebiet des Seitenstranges, von hier neben der Pyramidenbahn zum Corp. restiforme und schließlich zum Wurm des Kleinhirns gehen; 2. das Monakow'sche Bündel, *Tractus rubro-spinalis*, welches (dicht vor dem vorigen) vom Lendenmark an aufwärts, dann neben der Schleife zum roten Kern der anderen Seite zieht[1]; 3. das Gowers'sche Bündel, *Fascic. antero-lateralis superficialis*, nimmt dicht vor dem vorigen das Randgebiet des Seiten- und auch Vorderstranges ein. Der Ursprung seiner Fasern ist noch unbekannt; das Bündel entsteht schon im Lendenmark und endet im Wurm des Kleinhirns. Die übrigen Abschnitte des Seitenstranges enthalten weniger wichtige oder nicht genau bekannte Bahnen, wie z. B. die Lissauer'sche Randzone.

3. Die Hinterstränge sind meist schon für das bloße Auge durch eine feine Linie in den Goll'schen und Burdach'schen Strang geteilt, welche die wichtigsten zentripetalen Bahnen von

[1] Nach Edinger soll das Monakow'sche Bündel „den motorischen Eigenapparat des Rückenmarkes mit dem Kleinhirn und vielleicht auch mit dem Großhirn verbinden".

den beiden Extremitäten zur Großhirnrinde leiten.[1] Beide Stränge sind natürlich nur im Halsmark vorhanden und gegeneinander deutlich abzugrenzen. Der mediale Goll'sche Strang, *Funiculus gracilis*, ist für das Bein, der laterale Burdach'sche Strang, *Funiculus cuneatus*, ist für den Arm bestimmt. Doch ist zu bemerken, daß an jedem Hinterstrang zwei kleine Felder, nämlich: a) das ovale Hinterstrangbündel dicht neben der Medianlinie und b) das ventrale Hinterstrangbündel dicht hinter der Comm. grisea post. (s. Fig. 72) andere Fasern enthalten, welche wahrscheinlich zwischen einzelnen Abschnitten des Rückenmarkes (als Eigenfasern desselben) verlaufen.

L. Die wichtigsten Hirn- und Rückenmarksbahnen.

I. Intrazerebrale Bahnen.

Die in der weißen Substanz gelegenen, von Gehirnteilen zu Gehirnteilen verlaufenden (also intrazerebralen) Fasern werden als: 1. Assoziationsfasern; 2. Kommissurenfasern; 3. Stabkranzfasern unterschieden.

1. Die Assoziationsfasern verbinden Rindenbezirke ein und derselben Großhirnhemisphäre: sie müssen zweifellos als Unterlage für die kombinierten Leistungen im Denken, Empfinden und Handeln angesehen werden. Derartige Fasern heißen *Fibrae propriae cerebri*, wenn sie benachbarte Bezirke verbinden. Entferntere Bezirke werden verbunden durch: a) die Zwinge, *Cingulum*, welche lateral vom Gyrus cinguli vom Stirnlappen bis zur Spitze des Schläfenlappens, b) das Hakenbündel, *Fascic. uncinatus*, welches von der unteren Stirnwindung um das Ende der Fiss. Sylvii zum Gyrus uncinatus, c) das obere Längsbündel, *Fascic. longitudinalis sup.*, welches oberhalb der Großhirnganglien vom Stirn- zum Hinterhauptlappen und d) das untere Längsbündel, *Fascic. longitudinalis inf.*, welches in der unteren Wand des Hinter- und Unterhornes vom Hinterhaupt zum Schläfenlappen verläuft. Auch das Gewölbe, *Fornix*, kann hierher gerechnet werden: seine Fasern verbinden wahrscheinlich die Corpp. mamillaria durch das Mark des Ammonshornes mit dem Riechzentrum.

2. Die Kommissurenfasern verbinden die linke und die rechte Hemisphäre, ermöglichen also das gleichzeitige Zusammenarbeiten beider Hemisphären. Die Hauptkommissur ist der Balken, dessen Querfasern als *Radiatio corporis callosi* in die

[1] Nach neueren Anschauungen sollen dieselben nur die Fasern für den Tiefensinn (Muskelgefühl) enthalten, während die Fasern für den Oberflächensinn (Schmerz- und Tastgefühl usw.) medial vom Gowers'schen Strange, im sogen. *Tractus spino thalamicus* und *spino-tectalis*, verlaufen.

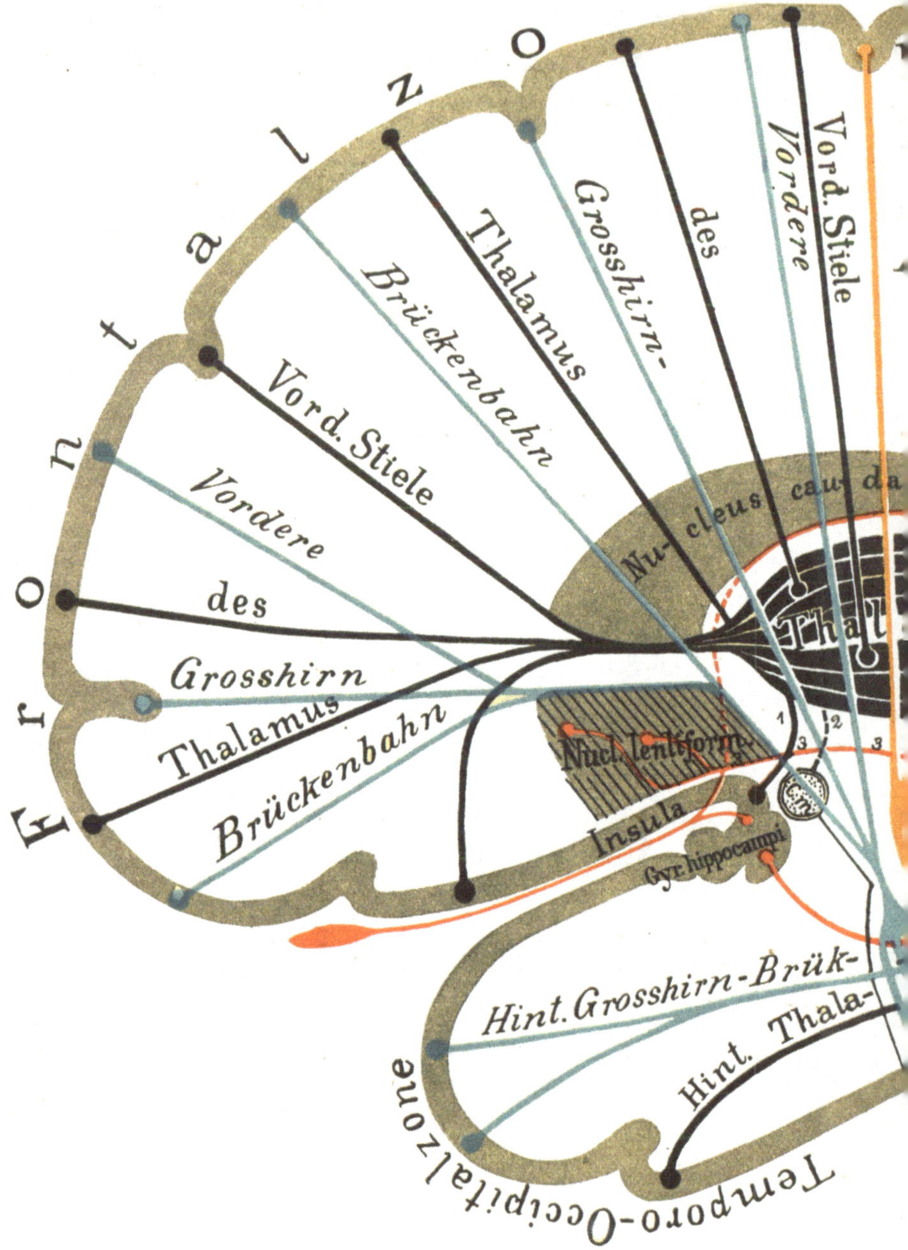

Schema der wichtigsten Hirn- und Rückenmarksbahnen unter Benut
der Flechsig'schen Hirntafel.

Motorische Bahnen gelb, sensible und sensorische rot, Thalamusstiele sch Großhirn-Kleinhirnbrückenbahnen blau. *N. r.* Nucleus ruber, *C. m.* C mamillare, *C. g. l.* Corpus geniculatum laterale, *C. g. m.* Corpus geniculatum me *III., IV., VI., VIII.* Kerne des III., IV., VI. und VIII. Hirnnerven. *1* Unt. Thalamus *2* Vicq d'Azyr'sches Bündel, *3* Linsenkernschlinge.

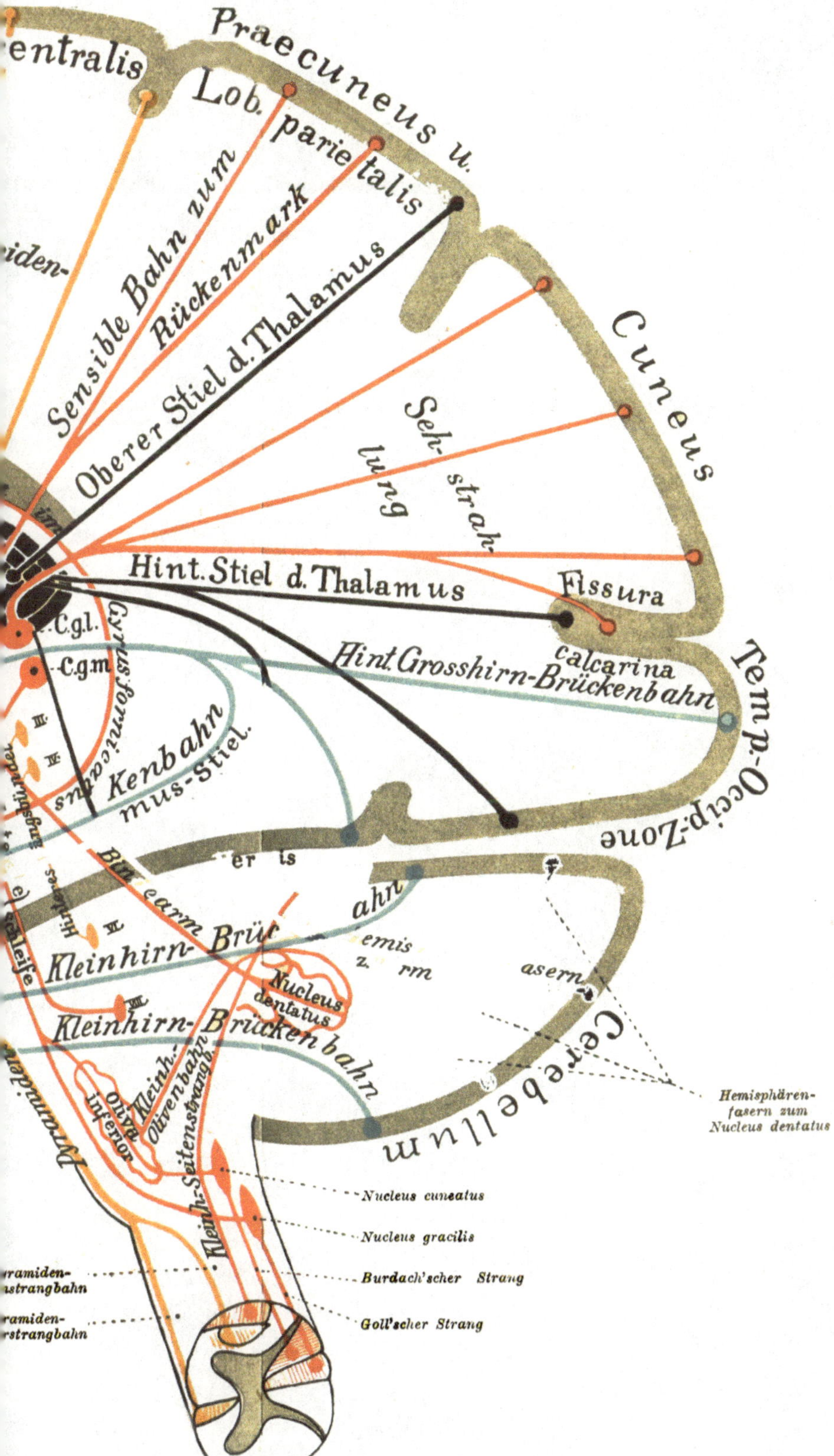

Praecuneus u.
Lob. parietalis
Sensible Bahn zum Rückenmark
Oberer Stiel d. Thalamus
Cuneus
Sehstrahlung
Hint. Stiel d. Thalamus
Fissura calcarina
C.g.l.
C.g.m.
Gyrus fornicatus
Hint. Grosshirn-Brückenbahn
Temp.-Occip.-Zone
Kleinhirn-Brüc
Nucleus dentatus
Kleinhirn-Brückenbahn
Cerebellum
Oliva inferior
Kleinh.-Olivenbahn
Kleinh.-Seitenstrangb.
Hemisphärenfasern zum Nucleus dentatus
Nucleus cuneatus
Nucleus gracilis
Burdach'scher Strang
Goll'scher Strang

vier Großhirnlappen einstrahlen. Da die vorn in die Stirnlappen und hinten in die Hinterhauptlappen einstrahlenden Fasern im ganzen eine konkave Form zeigen, hat man die vorderen als kleine Zange, *Forceps minor*, die hintere als große Zange, *Forceps major*, bezeichnet. Derjenige Teil der Balkenstrahlung, welcher als Dach bzw. laterale Wand des Hinter- und Unterhornes in den Schläfenlappen einstrahlt, heißt auch *Tapetum*. Die vordere Kommissur des III. Ventrikels strahlt jederseits durch das Corpus striatum nach lateralwärts in den Schläfenlappen (wahrscheinlich in das Riechzentrum) hinein, verbindet also (wenigstens teilweise) beide Riechzentren. Da dieselbe bei Tieren mit gut entwickelten Riechorganen sehr stark ist, ist sie wohl mit Recht Riechkommissur genannt worden. Die hintere Kommissur des III. Ventrikels ist betreffs ihrer Bedeutung noch nicht erforscht. Dasselbe gilt auch von der sogen. Meynert'schen oder oberen Kommissur, d. i. ein kleiner Faserzug, welcher im oberen Winkel des Chiasma zwischen den beiden Corpp. striata verläuft (s. auch beim N. opticus).

3. Als Stabkranzfasern (*Corona radiata*) bezeichnet man alle Fasern, welche von der Großhirnrinde nach abwärts ziehen. Unter denselben wollen wir hier zunächst nur die innerhalb des Gehirnes verbleibenden erwähnen. Dazu gehören:

a) Die Sehstiele oder Thalamusstiele, *Radiatio thalami optici*, konvergieren (s. die Tafel schwarze Linien) von der Großhirnrinde zum Thalamus. Entsprechend den vier Lappen des Großhirns hat man einen vorderen, oberen, hinteren und unteren Thalamusstiel unterschieden. Die Bedeutung der Thalamusstiele ist noch nicht völlig aufgeklärt: jedenfalls enthalten sie zentripetale und zentrifugale Fasern. Auch die Bedeutung des Thalamus ist noch nicht erkannt. Nach abwärts (kaudalwärts) sendet derselbe nur wenige Züge, so z. B. zum Corp. mamillare (Vic d'Azyr'sches Bündel), zum Nucleus ruber, zum Rückenmark usw. Nach Obersteiner soll er ein „Reflexzentrum für die affektiven Ausdrucksbewegungen bei psychischen Emotionen (Lachen, Schmerzausdruck usw.)“ darstellen. Nach Edinger soll er eine Art „Umschaltung“ zwischen der Großhirnrinde und anderen Zentren vermitteln. Jedenfalls darf man auch nicht vergessen, daß die Optikusfasern zwischen den Kernen des Thalamus zur inneren Kapsel bzw. zum Hinterhauptlappen treten, also bei Erkrankungen des Thalamus leicht in Mitleidenschaft geraten können.

b) Das Corpus striatum (*Nucleus caudatus* und *lentiformis*) ist betreffs seiner Bedeutung noch weniger erkannt. Edinger hält es „nicht für unwahrscheinlich, daß ein guter Teil von dem, was man als Spontaneität der Bewegung bezeichnet, durch das Striatum vermittelt wird“. Allerdings darf man nicht vergessen, daß alle drei grauen Hirnganglien (auch der Thalamus) als Abkömmlinge der grauen Hirnrinde zu betrachten sind. Verletzung des vorderen Teiles des Nucleus caudatus soll das Tier zwingen, beständig nach vorn zu laufen (*Nodus cursorius* von NOTNAGEL). Unter den vom Corpus striatum ausgehenden Fasern sind zunächst stärkere Bündel zur Verbindung mit dem Thalamus (*Radiatio strio-thalamica*) zu nennen. Weiterhin die Linsenkernschlinge, *Ansa lentiformis* s. *lenticularis* (s. d. Hirntafel: 3, rote Linien), deren Fasern, zum Teil durch den Nucleus ruber erst zum Kleinhirn, zum Teil direkt über den Nucleus gracilis und cuneatus in die sensiblen Bahnen des Rückenmarkes (Goll'scher und Burdach'scher Strang) übergehen.

c) Die Großhirn-Kleinhirnbrückenbahn (s. d. Hirntafel, blaue Linien) nimmt folgenden Weg: Frontalzone (vordere Gr. Br. Bahn) oder Okzipitalzone (hintere Gr. Br.-Bahn) des Großhirns, vorderer bzw. hinterer Schenkel der inneren Linsenkapsel, Pedunculus, Nuclei pontis (Kreuzung), Kleinhirnrinde. Durch diese Bahn werden wahrscheinlich psychische Vorgänge vom Großhirn auf das Kleinhirn übertragen.

d) Der N. olfactorius. Seine Bahn ist noch nicht genau bekannt: sie geht von der Nasenhöhle aus zunächst durch den Lobus, Tractus und die Striae olfactoriae, von da zum Teil durch die Commiss. ant. zum Riechzentrum der anderen Seite, vielleicht auch im Gyrus fornicatus oder Fornix oder direkt zum Gyrus hippocampi bzw. Uncus (Riechzentrum derselben Seite).

e) Der N. opticus. Die (linksseitige) Bahn beginnt links in der temporalen, rechts in der nasalen Hälfte der Retina — von hier links durch die Fibrae directae, rechts durch die Fibrae cruciatae des Chiasma zum linken Tractus opticus, von hier durch die laterale Wurzel des letzteren zum linken Corp. geniculatum lat., Pulvinar und oberen Vierhügel, dann durch den hinteren Schenkel der linken Capsula int. (GRATIOLET'sche Sehstrahlung) zum Sehzentrum im linken Hinterhauptlappen (Cuneus und Fiss. calcarina). Die mediale Wurzel des Tractus opticus, welche im Corp. genic. mediale endet, hat wahrscheinlich mit dem Sehen nichts zu tun, vielleicht mit dem Hören, da auch die Acustikusfasern zum Corp. genic. mediale hinziehen (s. sub f.) und durch die mediale Wurzel somit eine Vermittlung zwischen Optikus und Acusticus (Sehen und Hören) möglich wäre.

f) Der N. acusticus. Seine Bahn ist noch nicht überall genau erforscht. Doch geht dieselbe wahrscheinlich von den Acusticuskernen durch das Corp. trapezoides (Kreuzung) zur oberen Olive der anderen Seite, von da durch die laterale Schleife zum hinteren Vierhügel und Corpus genic. mediale, von da durch den hinteren Schenkel der Capsula interna zum Hörzentrum in der I. Schläfenwindung. Die *Radix vestibularis* (*N. vestibuli*) kommt von den Bogengängen und hat nichts mit dem Hören, sondern wahrscheinlich nur mit der Erhaltung des Gleichgewichtes zu tun.

g) Der N. facialis. Seine Bahn ist fast ganz bekannt. Das Rindenzentrum liegt im Gyrus centralis ant. (unteres Drittel), von dort ziehen seine Fasern zur Capsula int. (Knie bzw. Übergang in den hinteren Schenkel), von dort durch die Basis pedunculi wahrscheinlich in das Bündel vom Fuß zur Schleife, sodann im medialsten Teil der Schleife (Kreuzung in der Raphe) zum Fazialiskern der Rautengrube. Der N. facialis versorgt hauptsächlich die Kopfmuskeln und das Platysma.

h) Der N. hypoglossus. Seine Bahn verläuft dicht neben der vorigen und ist ebenso ziemlich gut festgestellt. Das Rindenzentrum liegt etwas unterhalb des Fazialiszentrums im Gyrus centralis ant. bzw. in der Pars opercularis und triangularis der III. Stirnwindung (motor. Sprachzentrum). Von hier geht die Bahn oberhalb des Linsenkernes zur Capsula int. (Knie bzw. Übergang in den hinteren Schenkel), sodann Basis pedunculi, hierauf wahrscheinlich Bündel vom Fuß zur Schleife, medialster Teil der Schleife (Kreuzung in der Raphe) zum Hypoglossuskern. Der N. hypoglossus versorgt die Zungenmuskeln mit Einschluß des *M. genio-hyoideus*.

Die Bahnen der übrigen Hirnnerven (von den Kernen der Rautengrube nach zerebralwärts) sind noch nicht genügend erforscht.

Als intrazerebrale Bahn könnte hier noch einmal (s. S. 290) das hintere (mediale) Längsbündel, *Fasciculus longitudinalis medialis*, erwähnt werden, welches die Kerne des Oculomotorius, Trochlearis und Abducens verbindet, anscheinend, um deren kombinierte Aktion zu erleichtern.

II. Großhirn-Rückenmarksbahnen.

Ebenso wichtig wie die soeben beschriebenen Bahnen des Optikus, Fazialis und Hypoglossus sind für die Diagnose von Erkrankungen des Zentralnervensystems die langen Großhirn-Rückenmarksbahnen, von denen zu merken sind:

1. Die motorische, psychomotorische oder Pyramidenbahn. Das Rindenzentrum liegt im Lobulus paracentralis und Gyrus centralis ant. (ist jedoch für den Rumpf noch nicht festgestellt). Von hier aus zieht die Bahn durch den hinteren Schenkel der Capsula int. zur Basis pedunculi — dann als Pyramidenfasern durch die Brücke zur Pyramide — von dort an Teilung in: a) die Pyramidenvorderstrangbahn (für den Rumpf) und b) die Pyramidenseitenstrangbahn (für die Extremitäten). Die Fasern der letzteren kreuzen sich in der Decussatio, diejenigen der ersteren in der Comm. alba, um zu den Vorderhornzellen der anderen Seite,

und dann weiter durch die vordere Wurzel in die Spinalnerven zu gelangen.

2. Die sensible, psychosensorische oder Gefühlsbahn verläuft folgendermaßen: Sensibler Endapparat, sensibler Nerv, Spinalganglion, hintere Wurzel. Von hier an Teilung in zwei Bahnen: a) für das Muskelgefühl (Tiefensinn) durch den Hinterstrang (Goll'scher Strang für das Bein, Burdach'scher Strang für den Arm) zum *Nucleus funiculi gracilis* und *cuneati* — von hier durch die *Fibrae arcuatae intt.* (vgl. Fig. 68) unter Kreuzung auf die andere Seite — von hier teils direkt, teils über die untere Olive in die mediale Schleife — von da durch den hinteren Schenkel der inneren Linsenkapsel und die sogen. Haubenstrahlung zum Rindenzentrum (Praecuneus und obere Parietalwindung); b) für den Oberflächensinn (Schmerz-, Tast- und Temperaturempfindung); die Fasern dieser noch nicht ganz sicher erforschten Bahn (auch als taktische Sensibilitätsfasern bezeichnet) sollen von der hinteren Spinalnervenwurzel unter Kreuzung in der Comm. grisea ant. zum Seitenstrang der anderen Seite, hierauf in der medialen Schleife zum Thalamus und dann, wie die vorige Bahn, durch die innere Linsenkapsel zum Rindenzentrum (Praecuneus und obere Parietalwindung) hinziehen. Nach dem Schema von Flechsig geht noch ein Teil dieser Fasern in die Linsenkernschlinge über (vgl. die Tafel).

3. Die Großhirn-Kleinhirnbahn über den roten Kern ist so benannt, obschon sie, ebenso wie die vorige, ihre zentripetalen sensiblen) Fasern wahrscheinlich ebenfalls aus dem Seiten- und Hinterstrange des Rückenmarks bezieht. Diese gehen aber nicht in die mediale Schleife über, sondern über die untere Olive zum Nucleus dentatus des Kleinhirns (vgl. die Tafel) — von dort durch den Bindearm (Bindearmkreuzung) auf die andere Seite zum Nucleus ruber — von dem letzteren entweder: a) in die Haubenstrahlung (wie die vorige Bahn) oder b) in die Linsenkernschlinge oder c) zum Thalamus.

Allgemeine Bemerkungen.

Aus dem Gesagten geht hervor, daß alle Bahnen: 1. zwischen dem Großhirn und den Hirnnerven; 2. zwischen Großhirn und dem Kleinhirn und 3. zwischen dem Großhirn und den Rückenmarksnerven an irgendeiner Stelle eine vollständige Kreuzung durchmachen, d. h., daß die Fasern dort von der einen auf die andere Seite treten. Nur beim N. olfactorius und opticus ist eine teilweise Kreuzung vorhanden.

Durch die innere Linsenkapsel gehen folgende wichtigen Bahnen (vgl. Fig. 73): 1. durch den vorderen Schenkel die vordere (frontale) Großhirnbrückenbahn; 2. durch den hinteren Schenkel (vom Knie nach hinten gerechnet): a) die motorischen Bahnen für den Facialis, Hypoglossus, die Arm-, Bein- und Rumpfmuskeln; b) die sensiblen Bahnen der Hautempfindungen und des Muskelgefühls; c) die hintere (okzipitotemporale) Großhirnbrückenbahn;

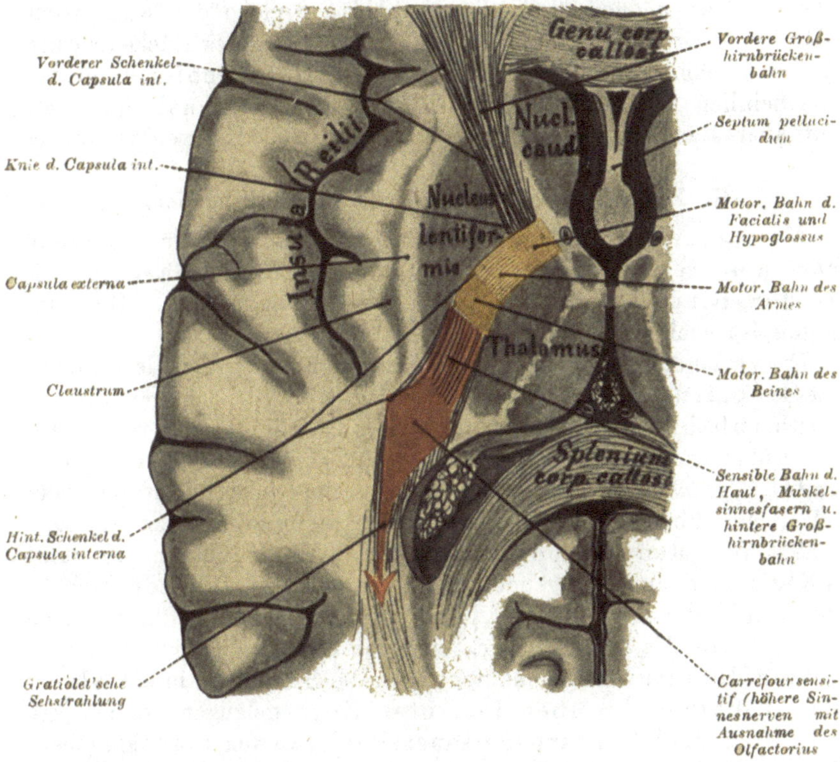

Fig. 73. Die Faserbahnen der inneren Linsenkapsel. Horizontalschnitt durch die Großhirnganglien. Nach einer Zeichnung von Th. Ziehen. Motorische Bahnen gelb, sensible bzw. sensorielle dunkelrot, Großhirnbrückenbahnen schwarz. Die motorische Bahn des Rumpfes ist, weil noch nicht sicher umgrenzt, nicht angegeben.

d) endlich ganz hinten die Bahnen für die höheren Sinnesnerven, mit Ausnahme des N. olfactorius. Den Querschnitt der letzteren hat Charcot als *Carrefour sensitif* bezeichnet: von ihm geht die leicht sichtbare Gratiolet'sche Sehstrahlung nach hinten.

Der Hirnschenkelfuß, *Basis*, s. *Pes pedunculi*, dient ebenfalls wichtigen Bahnen zum Durchtritt. Der mediale Abschnitt wird durch die vordere Großhirnbrückenbahn, der laterale durch die hintere Großhirnbrückenbahn eingenommen. In der Mitte zwischen diesen beiden ist die Bahn des Facialis und Hypoglossus und die Pyramidenbahn gelegen.

Die Schleife, *Lemniscus*, besteht aus: 1. der lateralen oder Akustikusschleife, welche Akustikusfasern von den Akustikuskernen zu den hinteren Vierhügeln leitet, also wahrscheinlich durch die letzteren Gehörsempfindungen in Leistungen des Auges überträgt; 2. der medialen oder sensiblen Schleife, welche den wichtigsten Verbindungsweg zwischen den sensiblen Bahnen des Rückenmarkes und des Großhirns darstellt; 3. der medialsten Schleife, in der wahrscheinlich noch die Fazialis- und Hypoglossusbahn, vielleicht aber auch noch die anderer motorischer Hirnnerven verlaufen.

III. Kleinhirn- bzw. Kleinhirnrückenmarksbahnen.

Als eigene Bahnen des Kleinhirns sind: 1. Hemisphärenfasern (aus der Rinde) zum Wurm, und 2. Hemisphärenfasern (aus der Rinde) zum Nucleus dentatus zu nennen. Ihre Bedeutung ist noch unklar.

Die Verbindungen mit dem Großhirn sind bereits geschildert: es sind 1. die Großhirn-Kleinhirnbrückenbahn (s. S. 310); 2. die Großhirn-Kleinhirnbahn über den roten Kern (s. S. 312). An den roten Kern schließt übrigens spinalwärts das bereits S. 307 erwähnte Monakow'sche Bündel, *Tractus rubro-spinalis*, an, durch welches sensible Fasern vom Rückenmark über den roten Kern zum Großhirn gelangen könnten.

Mit der Medulla oblongata und dem Rückenmark steht das Kleinhirn durch folgende bereits beim Rückenmark beschriebene Bahnen in Verbindung: 1. Die Kleinhirn-Olivenbahn, durch welche die sensiblen Fasern des Hinterstranges über die untere Olive zum Nucleus dentatus und von hier durch die Bindearme in die Kleinhirn-Großhirnbahn über den roten Kern gelangen können (vgl. die Tafel); 2. die Kleinhirn-Seitenstrangbahn von Flechsig (ebenfalls sensibel), deren Fasern von den Clarke'schen Säulen in den Seitenstrang und dann oben durch das Corp. restiforme zum Wurm des Kleinhirns ziehen, und 3. das Gowers'sche Bündel (die Kleinhirn-Vorderstrangbahn), dessen ebenfalls sensible Fasern zuerst im Vorderstrang (aber auch Seitenstrang), dann dorsal von der Brücke aufwärts, und schließlich durch die Bindearme zum Nucleus dentatus des Kleinhirns nach hinten umbiegen sollen (vgl. auch S. 307).

M. Die Hirnnerven.

Die Hirnnerven, *Nn. cerebrales*, welche direkt vom Gehirn entspringen, bilden 12 Paare, deren Zahl man sich merken muß, da sie vielfach nur nach der letzteren benannt werden: I. Der *N. olfactorius*, II. der *N. opticus*, III. der *N. oculomotorius*, IV. der *N. trochlearis*, V. der

N. trigeminus, VI. der *N. abducens*, VII. der *N. facialis*, VIII. der *N. acusticus*, IX. der *N. glosso-pharyngeus*, X. der *N. vagus*, XI. der *N. accessorius*, XII. der *N. hypoglossus*.

I. N. olfactorius.

Als Geruchsnerven, *N. olfactorius*, kann man nur die zahlreichen marklosen Nervenfäden zusammenfassen, welche vom Bulbus olfactorius durch die Lam. cribrosa zur Nasenschleimhaut treten, wo sie sich an der lateralen und der Scheidewand bis zur Höhe des unteren Randes der mittleren Muschel verzweigen. Über die zerebrale Bahn des Nerven s. S. 310.

II. N. opticus.

Die beiden Sehnerven, *Nn. optici*, treten als *Tractus optici* lateral von den Pedunculi hervor und bilden dann das kreuzförmige *Chiasma opticum*, in dem sich die Nervenfasern folgendermaßen verhalten:

1. Die innersten Fasern kreuzen sich (*Fibrae cruciatae*) und versorgen dann die nasale Hälfte des betreffenden Augapfels.

2. Die beiden lateralen Winkel des Chiasma werden durch die sogen. *Fibrae directae* eingenommen, welche zu der temporalen Hälfte des Augapfels derselben Seite verlaufen.

3. Die vorderen Kommissurenfasern sollen von einem Bulbus zum anderen verlaufen, indem sie den vorderen Winkel des Chiasma ausrunden.

4. Die hinteren Kommissurenfasern (auch als obere oder Meynert'sche Kommissur bezeichnet) runden den hinteren Winkel des Chiasma aus und verbinden wahrscheinlich das Corpus striatum der einen mit dem der anderen Seite.

Die Bedeutung der Kommissurenfasern ist noch nicht völlig geklärt. Mit dem Sehen haben dieselben nichts zu tun.

Der *N. opticus* tritt vom Chiasma durch das For. opticum in die Augenhöhle, verläuft dort leicht **S**-förmig gekrümmt und tritt schließlich medial vom hinteren Pol in den Bulbus hinein. Eine jede der drei Hirnhäute gibt dem Opticus eine Scheide in die Augenhöhle mit. Zwischen diesen 3 Scheiden (äußeres, mittleres und inneres Neurilemm) sind intervaginale Lymphräume gelegen, welche mit dem Subdural- und Subarachnoidealraum kommunizieren. Die zerebrale Bahn des Optikus s. S. 310.

III. N. oculomotorius.

Der *N. oculomotorius* tritt jederseits an der medialen Seite des Pedunculus hervor, zieht dann in der oberen Wand des Sinus cavernosus zur Fiss. orbitalis sup. und teilt sich in einen oberen und einen unteren Ast, von denen der obere den M. rectus oculi sup.

und M. levator palpebrae superioris, der untere die übrigen Augenmuskeln (mit Ausnahme des M. obliquus oculi sup. und rectus lat.) versorgt. Von dem unteren Aste entspringt die kurze Wurzel, *Radix brevis*, zum Ganglion ciliare, durch welche auch noch zwei innerhalb des Bulbus gelegene Muskeln, nämlich der Verengerer der Pupille, *M. sphincter pupillae*, und der Akkommodationsmuskel des Auges, *M. ciliaris* (M. tensor chorioideae), Fasern zugeführt erhalten. Der Oculomotorius ist also ein rein motorischer Nerv.

IV. N. trochlearis.

Der *N. trochlearis* tritt an der Dorsalseite des Gehirns zwischen dem hinteren Vierhügel und dem Velum. medull. ant. hervor und zieht dann lateral von dem Pedunculus in die obere Wand des Sinus cavernosus, hierauf durch die Fiss. orbitalis sup. in die Augenhöhle, wo er nur den *M. obliquus oculi superior* versorgt.

V. N. trigeminus.

Der *N. trigeminus* tritt jederseits mit einer kleineren motorischen (*Portio minor*) und einer größeren sensiblen Wurzel (*Portio major*) zwischen den Fasern der Varolsbrücke (am Übergang in die Brachia pontis) heraus und an der Spitze der Schläfenbeinpyramide unter die Dura mater (*Cavum Meckelii*). Hier bildet er in der Impressio trigemini des Schläfenbeins eine Anschwellung, das *Ganglion semilunare* s. *Gasseri*, von dem dann die drei Äste ausgehen, welche man als I. Ast, *N. ophthalmicus*, als II. Ast, *N. maxillaris*, und als III. Ast, *N. mandibularis*, bezeichnet. An der Bildung des Ganglion Gasseri nimmt jedoch nur die sensible Portio major teil.

Ein jeder Trigeminusast sendet nun einen rückläufigen Zweig (*R. recurrens*) zur Dura, welcher die letztere mit sensiblen Fasern versorgt. Der Recurrens des I. Astes, *N. tentorii*, läuft eigentümlicherweise zunächst in der Scheide des N. trochlearis nach hinten und dann erst zum Tentorium. Der Recurrens des II. Astes, *N. meningeus* (*medius*), zieht mit dem vorderen Ast der A. meningea media nach oben und vorn. Der Recurrens des III. Astes, *N. spinosus*, entspringt erst außerhalb der Schädelhöhle und tritt dann mit der A. meningea media durch das For. spinosum zur Dura, indem er hauptsächlich den hinteren Ast der Arterie begleitet, aber auch zum vorigen Nerven eine Anastomose schickt.[1]

Jeder von den drei Trigeminusästen besitzt ferner ein Ganglion, in welches allerdings auch noch andere Hirnnervenzweige eintreten. Das Ganglion des I. Astes, *Ganglion ciliare*, liegt in der Augenhöhle.

---

[1] Die Dura der hinteren Schädelgrube wird durch den *R. meningeus* des *N. vagus* versorgt.

Das Ganglion des II. Astes, *Ganglion spheno-palatinum* s. nasale, ist in die Fossa pterygo-palatina eingebettet. Das Ganglion des III. Astes, *Ganglion oticum*, ist unter dem For. ovale, also in der Nähe des Gehörganges, gelegen.

I. Ast des Trigeminus.

Der I. Ast, *N. ophthalmicus*, rein sensibel, zieht in der lateralen Wand des Sinus cavernosus zu der Fiss. orbitalis sup., in der er sich in drei Zweige: a) den *N. frontalis*, b) den *N. lacrimalis* und c) den *N. naso-ciliaris*, teilt.

1. Der *N. frontalis* verläuft dicht unter dem Periost des Orbitaldaches nach vorn und teilt sich bald mehr hinten, bald vorn in folgende Zweige:

a) den *N. supraorbitalis*, welcher durch die gleichnamige Inzisur des Stirnbeins zur Haut der Stirn und des Scheitels zieht;

b) den kleinen *R. frontalis*, welcher medial von dem vorigen durch die Inc. frontalis zur Haut der Stirn, und

c) den *N. supratrochlearis*, welcher oberhalb der Trochlea des M. obliquus oculi sup. mit der A. und V. supratrochlearis zur Haut des medialen Augenwinkels und oberen Augenlides verläuft.

2. Der *N. lacrimalis* zieht neben der A. und V. lacrimalis an der Grenze zwischen oberer und lateraler Orbitalwand zur Tränendrüse hin. Ob er die letztere oder (durch sie hindurchtretend) die Haut über dem lateralen Augenwinkel versorgt, ist zweifelhaft. Anastomosiert mit dem *N. zygomaticus* (s. w. u.).

3. Der *N. naso-ciliaris* zieht zwischen dem oberen und unteren Ast des Oculomotorius, dann dicht oberhalb des Opticus zur medialen Wand der Augenhöhle, wo er neben der A. ophthalmica, nahe der oberen Wand nach vorn verläuft. Seine Zweige sind:

a) die lange Wurzel, *Radix longa*, zum Ganglion ciliare, durch welche sensible Fasern zum Bulbus gelangen (s. folg. S.);

b) ein oder zwei *Nn. ciliares longi* ziehen neben dem Opticus zum Augapfel, in dem sie zwischen Sclera und Chorioidea bis zur Cornea gelangen (sensibel);

c) der *N. ethmoidalis post.* tritt mit den gleichnamigen Gefäßen durch das For. ethm. post. zu den hinteren Siebbeinzellen und der Keilbeinhöhle (sensibel);

d) der *N. ethmoidalis ant.* (ebenfalls sensibel) zieht mit den gleichnamigen Gefäßen durch das For. ethm. ant. zu den vorderen Siebbeinzellen. Ein *R. externus* verläuft an der hinteren Fläche des Nasenbeins bis zur Haut der Nasenspitze.

Das Ganglion ciliare liegt ganz hinten zwischen dem Opticus und M. rectus lat. Seine Wurzeln sind:

1. Die *Radix brevis* vom *N. oculomotorius* führt dem Ganglion motorische Fasern für den M. sphincter pupillae und M. ciliaris (M. tensor chorioideae) zu.

2. Die *Radix media* kommt vom sympathischen Geflecht der A. carotis int., ist manchmal doppelt, jedoch meistens kaum sichtbar und bringt dem Ganglion Fasern, welche im Bulbus den M. dilatator pupillae versorgen.

3. Die *Radix longa* vom *N. naso-ciliaris* führt dem Ganglion sensible Fasern für den Bulbus oculi zu.

Aus dem vorderen Teil des Ganglion treten mehrere *Nn. ciliares breves* hervor, welche gemischte Fasern aus allen drei Wurzeln des Ganglion besitzen und neben dem N. opticus zum Bulbus verlaufen.

II. Ast des Trigeminus.

Der II. Ast, *N. maxillaris,* geht durch das For. rotundum nach vorn und teilt sich in der Fossa pterygo-palatina in: 1. den *N. infraorbitalis;* 2. den *N. zygomaticus,* und 3. die *Nn. spheno-palatini.*

1. Der *N. infraorbitalis* (rein sensibel) zieht in Begleitung der A. und V. infraorbitalis durch die Fiss. orbitalis inf. zum Sulcus und Canalis infraorbitalis am Boden der Augenhöhle, um dann durch das For. infraorbitale zum Gesicht zu treten. Er gibt ab:

a) die hinteren, mittleren und vorderen Oberkiefernerven, *Nn. alveolares supp. postt., medii* und *antt.,* welche in den feinen Kanälchen der Wandung der Kieferhöhle zu den Zähnen (*Nn. dentales supp.*) und zum Zahnfleisch (*Rr. gingivales*) verlaufen;

b) die Gesichtsäste, *Rr. faciales,* gehen nach dem Austritt des Infraorbitalnerven aus dem Kanal als *Nn. palpebrales inff.* zum unteren Augenlid, als *Nn. nasales subcutanei* zur Haut der Nase und als *Nn. labiales supp.* zur Haut der Oberlippe.

2. Der *N. zygomaticus* (sensibel) tritt mit den gleichnamigen Blutgefäßen durch die Fiss. orbitalis inf. in die Augenhöhle, wo er sich innerhalb des Jochbeins in den *R. zygomatico-facialis* für die Haut über dem Jochbein und den *R. zygomatico-temporalis* für einen kleinen Hautbezirk der Schläfe teilt.

3. Die *Nn. spheno-palatini* sind zwei kurze Nerven, welche sich sogleich, abwärts ziehend, in das *Ganglion spheno-palatinum* einsenken.

Das Ganglion spheno-palatinum s. nasale ist in der Fossa pterygo-palatina (Fiss. spheno-maxillaris) gelegen. Als Wurzeln muß man ansehen:

1. Die ebenerwähnten *Nn. spheno-palatini.*

2. Den *N. canalis pterygoidei* (*N. Vidianus*), welcher sich aus dem *N. petrosus superficialis major* und dem *N. petrosus prof. major* zusammensetzt (vgl. Fig. 4 S. 16).

Der *N. petrosus superfic. major* kommt vom *Ganglion geniculi* des *N. facialis:* seine Fasern ziehen durch das *Ganglion spheno-palatinum*, sodann in der Bahn der *Nn. palatini* zu den Gaumenmuskeln (mit Ausnahme des M. tensor veli).

Der *N. petrosus prof. major* kommt vom sympathischen Geflecht der Carotis int.: seine Fasern ziehen durch das Ganglion wahrscheinlich zu den Drüsen der Nasenschleimhaut.

Äste des Ganglion nasale sind:

1. Die *Nn. palatini* ziehen in Begleitung der A. und V. palatina descendens im Can. pterygo-palatinus nach abwärts und treten durch das For. palatinum majus und die beiden Forr. palatina minora zum Gaumen. Man unterscheidet den sensiblen *Nn. palatinus ant.* und *post.* für die Schleimhaut des Gaumens und der Tonsille und den motorischen *N. palatinus medius* für die Gaumenmuskeln (mit Ausnahme des Tensor veli); doch stammen die Fasern dieses motorischen Nerven durch den *N. petrosus superfic. major* (s. o.) vom N. facialis her.

2. Die *Nn. nasales supp. postt. mediales* und *laterales* gehen in Begleitung der gleichnamigen Blutgefäße durch das For. sphenopalatinum in die Nasenhöhle, deren Scheidewand und laterale Wand sie mit sensiblen Fasern versorgen. Unter den Scheidewandnerven ist durch seine Länge und Stärke der *N. naso-palatinus* (*Scarpae*) ausgezeichnet, welcher bis in den Canalis incisivus hineinzieht.

Der II. Ast des Trigeminus ist also hauptsächlich sensibel bis auf die wenigen Fasern für die Gaumenmuskeln, welche ihm vom Facialis durch den *N. petrosus superfic. major* zugeführt werden.

III. Ast des Trigeminus.

Der III. Ast, *N. mandibularis,* zieht nach seinem Durchtritt durch das For. ovale zwischen dem M. pterygoideus ext. und int. nach abwärts und teilt sich bald in den überwiegend motorischen oberen Ast, *R. superior* s. *masticatorius,* und den fast gänzlich sensiblen unteren Ast, *R. inferior.*

I. R. superior (masticatorius).

Der *N. masticatorius* (Kaumuskelnerv) gibt folgende Äste ab, welche immer von den gleichnamigen Blutgefäßen begleitet sind:

1. Der *N. massetericus* zieht durch die Inc. mandibularis zum M. masseter.

2. Die *Nn. temporales profundi* (doppelt) verlaufen dicht auf dem Planum temporale des Schädels zum M. temporalis.

3. u. 4. Der *N. pterygoideus ext.* und *int.* gehen direkt zum M. pterygoideus ext. und int.

5. Der *N. buccinatorius* (der einzige sensible Zweig des R. superior) tritt meist durch den M. pterygoideus ext., sodann an der Außenfläche des M. buccinator zur Haut der Wange. Doch gehen auch Zweige desselben, unter Durchbohrung des M. buccinator, zur Mundschleimhaut. Der Muskel selbst wird von diesem Nerven trotz des gleichen Namens nicht innerviert.

II. R. inferior.

Der *R. inferior* zeigt drei Hauptäste, nämlich: 1. den *N. auriculo-temporalis*; 2. den *N. alveolaris inf.* und 3. den *N. lingualis.*

1. Der *N. auriculo-temporalis* verläuft zuerst an der medialen Seite, dann dicht hinter dem Unterkieferhalse lateralwärts und hierauf dicht vor dem Ohr mit der A. und V. temporalis superf. nach aufwärts zur Haut der Schläfen- und Ohrgegend (*Rr. temporales* und *auriculares antt.*). Von ihm entspringen außerdem noch folgende Zweige:

a) eine konstante Anastomose mit dem *Ganglion oticum*, durch welche dem Auriculo-temporalis von dem eben genannten Ganglion sekretorische Fasern für die Parotis zugeführt werden (s. auch beim N. glosso-pharyngeus). Diese Fasern gelangen weiterhin:

b) durch die *Rr. parotidei* zur Ohrspeicheldrüse;

c) eine konstante Anastomose mit dem *N. facialis*, welche dem letzteren sensible Fasern zuführt.

2. Der *N. alveolaris inf.* zieht mit den gleichnamigen Blutgefäßen in den Canalis mandibularis, um schließlich als *N. mentalis* durch das For. mentale sich am Gesicht zu verästeln. Der Nerv gibt folgende Zweige ab:

a) den *N. mylo-hyoideus*, den einzigen motorischen Zweig des III. Astes; er verläuft im Sulcus mylo-hyoideus des Unterkiefers und versorgt den M. mylo-hyoideus und vorderen Bauch des M. digastricus[1];

b) die *Nn. dentales inff.*, rein sensibel, gehen zu den Zähnen und dem Zahnfleisch (*Rr. gingivales*) des Unterkiefers;

c) den Endast, *N. mentalis*, ebenfalls sensibel, welcher die Haut des Kinnes und der Unterlippe versorgt.

3. Der *N. lingualis* verläuft vorn und medial von dem N. alveol. inf. zwischen dem M. pterygoideus int. und dem Unterkieferast, sodann zwischen dem M. mylo-hyoideus und Duct. submaxillaris zum Seitenrand der Zunge. In den N. lingualis senkt sich von hinten die *Chorda tympani*, welche (vom *N. facialis* kommend) dem Lingualis sekretorische Fasern für die *Gland. submaxillaris* und *sublingualis* und außerdem Geschmacksfasern für den vorderen Teil der Zunge zuführt. Seine Zweige sind:

a) *Rr. submaxillares*, wie eben erwähnt sekretorisch, ziehen unter Bildung des Ganglion submaxillare zur Gl. submaxillaris;

b) *Rr. sublinguales*, ebenfalls sekretorisch, ziehen zur Gl. sublingualis;

---

[1] Wie man sieht, werden vom *N. trigeminus* nicht allein die Muskeln, welche den Kieferschluß (Kaumuskeln), sondern auch die beiden Muskeln versorgt, welche hauptsächlich die Kieferöffnung bewirken.

c) die Endäste, *Rr. linguales*, versorgen die ganze Zungenschleimhaut mit sensiblen Fasern. Doch sind denselben, wie eben erwähnt, auch Geschmacksfasern für den vorderen Teil der Zunge von der *Chorda tympani* aus beigemischt.

Das Ganglion oticum ist dicht unter dem For. ovale an die mediale Seite des III. Trigeminusastes angeheftet. Als Wurzeln desselben kann man ansehen:

1. Verbindungszweige mit dem Stamm des III. Astes, insbesondere dem *N. pterygoideus int.*;

2. den *N. petrosus superficialis minor* (s. Fig. 4, S. 16). Derselbe kommt vom *N. glosso-pharyngeus*, tritt zum Ganglion oticum, von hier durch die Anastomose zum *N. auriculo-temporalis* und schließlich durch dessen *Rr. parotidei* zur Parotis, welche er mit Sekretionsnerven versorgen soll (HEIDENHAIN).

Als Äste des Ganglion sind zu nennen:

1. Die eben erwähnte Anastomose mit dem N. auriculotemporalis (sekretorische Fasern, welche in die *Rr. parotidei* des letzteren übergehen);

2. ein (motorischer) Zweig zum *M. tensor veli palatini*;

3. ein (motorischer) Zweig zum *M. tensor tympani*.

Der III. Ast des Trigeminus ist also ein gemischter, teils sensibler teils motorischer Nerv. Doch ist zu beachten, daß ihm die sekretorischen Fasern für die Parotis durch den *N. petrosus superf. minor* (vom Glosso-pharyngeus), die sekretorischen Fasern für die Gl. submaxillaris und sublingualis, sowie die Geschmacksfasern für die Zungenspitze durch die *Chorda tympani* (vom Facialis) zugeführt werden. Es wird später (beim Facialis) gezeigt werden, daß auch die Chorda sich zerebralwärts bis zum Glosso-pharyngeuskern verfolgen läßt, so daß also die Innervation sämtlicher Speicheldrüsen und Geschmacksorgane von dem ebengenannten Kerne ausgehen würde.

VI. N. abducens.

Der *N. abducens* tritt am unteren (hinteren) Rande der Varolsbrücke hervor und zieht dann nahe der lateralen Wand durch den Sinus cavernosus, hierauf durch die Fiss. orbitalis sup. in die Augenhöhle, wo er nur den M. rectus oculi lat. versorgt.

VII. N. facialis.

Der Gesichtsnerv, *N. facialis*, tritt zusammen mit dem Acusticus dicht neben dem Flocculus aus der Hirnsubstanz hervor. Hierauf ziehen beide Nerven in Begleitung der A. und V. auditiva int. in den Porus acust. internus hinein. Der N. facialis tritt alsdann in einen besonderen Kanal des Schläfenbeins, den Fallopischen Kanal, *Canalis facialis,* in dem er zunächst nach vorn und lateralwärts, dann unter Bildung des Knies, *Geniculum n. facialis,* dicht oberhalb der Fenestra vestibuli nach hinten und lateralwärts, hierauf nach abwärts verläuft, um schließlich durch das For. stylo-mastoideum in die Substanz der Parotis einzudringen. Am Knie bildet der Facialis eine Anschwellung, *Ganglion geniculi,* innerhalb der Parotis ein weitmaschiges Geflecht, *Plexus parotideus* (Pes anserinus). Die Äste sind folgende:

a) Fazialisäste während seines Verlaufes im Schläfenbein.

1. Der *N. intermedius* stellt eine scheinbare Anastomose zwischen dem N. facialis und acusticus dar. In Wirklichkeit soll er vom Glosso-pharyngeuskern kommen, legt sich an den Facialis an, bildet dann aber lediglich eine Schleife zum Acusticus, welche wieder zum Facialis zurückkehrt. Die Fasern des N. intermedius gehen sämtlich in die Chorda tympani über (vgl. S. 320 u. 321).

2. Der *N. petrosus superfic. major* kommt vom Ganglion geniculi, verläuft in einer besonderen Furche der Schläfenbeinpyramide (vgl. S. 16) nach vorn und tritt durch das For. lacerum in den Canalis Vidianus, wo er mit dem N. petr. prof. major (s. Fig. 4 S. 16) den *N. Vidianus* bildet. Seine Fasern geben zum Ganglion sphenopalatinum und schließlich durch die *Nn. palatini* des letzteren zum Gaumen, wo sie sämtliche Gaumenmuskeln (mit Ausnahme des Tensor veli) versorgen. Daher muß bei Fazialiserkrankungen oberhalb des Ganglion geniculi infolge Lähmung der von den Nn. palatini versorgten Muskeln auch das Gaumensegel schief stehen.

3. Der *N. stapedius* versorgt den gleichnamigen Muskel der Paukenhöhle.

4. Die *Chorda tympani* entspringt im unteren Ende des Fallopischen Kanals und zieht dann mit einem nach aufwärts konvexen Bogen (s. Fig. 44, S. 209) zwischen Hammergriff und Ambos (also dicht neben dem Trommelfell) durch die Paukenhöhle, hierauf durch die Fiss. Glaseri nach abwärts zum N. lingualis. Die Chorda führt dem letzteren Geschmacksfasern für den vorderen Teil der Zunge und sekretorische Fasern für die Gl. submaxillaris und sublingualis (s. auch beim *N. intermedius*) zu.

b) Fazialisäste nach dem Austritt aus dem Schläfenbein.

1. Der *N. auricularis post.* zieht mit der A. und V. auricul. post. zunächst dicht vor dem Proc. mastoideus, sodann hinter dem Ohr zum M. occipitalis und den Ohrmuskeln hin.

2. Der *R. stylo-hyoideus et digastricus* versorgt den M. stylohyoideus und den hinteren Bauch des M. digastricus.

3. Die Endäste des N. facialis verlaufen nach ihrem Durchtritt durch die Parotis zu allen Teilen des Gesichtes und werden demgemäß als *Rr. temporales, zygomatici* und *buccales* bezeichnet. Ein *R. marginalis mandibulae* verläuft in der Nähe des Unterkieferrandes nach vorn. Alle diese Äste ziehen zu den Gesichts- und Schädelmuskeln hin. Ein *R. colli* verläuft hinter dem Kieferwinkel zum *Platysma* nach abwärts.

Der *N. facialis* ist somit an und für sich ein rein motorischer Nerv, doch geht er mit den Trigeminusästen am Gesicht zahlreiche Anastomosen ein, durch welche ihm auch sensible Fasern beigemischt werden. Daß die ihm zugesellten Fasern des *N. intermedius* schließlich in die Chordafasern übergehen und über ihre Bedeutung ist S. 322 nachzusehen.

VIII. N. acusticus.

Der *N. acusticus* tritt an der Hirnbasis lateral vom N. facialis hervor (s. S. 321 u. Fig. 63). Über den *N. intermedius* s. S. 322. Im inneren Gehörgang teilt sich der Acusticus in den *N. cochleae* und *N. vestibuli.*

1. Der *N. cochleae* (*Radix cochlearis n. acustici*) versorgt den Sacculus und das ganze Corti'sche Organ im Ductus cochlearis, nachdem er vor dem Eintritt einen zusammenhängenden gangliösen Streifen, *Ganglion spirale,* gebildet hat (s. Fig. 46, S. 214). Er ist somit wohl als der eigentliche Hörnerv anzusehen.

2. Der *N. vestibuli* (*Radix vestibularis n. acustici*) bildet ebenfalls eine Anschwellung, *Ganglion vestibulare,* und teilt sich dann in Zweige für den Utriculus und die Ampullen der Bogengänge. Man kann annehmen, daß der größte Teil seiner Fasern nicht mit dem Hören, sondern der Erhaltung des Gleichgewichtes zu tun hat.

IX. N. glosso-pharyngeus.

Der *N. glosso-pharyngeus* tritt zusammen mit dem N. vagus und N. accessorius aus dem Corp. restiforme hervor und verläßt auch mit diesen Nerven durch das For. jugulare die Schädelhöhle. Beim Eintritt in das letztere bildet er das *Ganglion superius,* etwas tiefer in der Fossula petrosa des Schläfenbeines das *Ganglion petrosum* und gelangt hierauf zwischen A. carotis und V. jugularis int. an die hintere Fläche des M. stylo-pharyngeus, den er bis zur Zungenwurzel begleitet. Seine Äste sind:

1. Der *N. tympanicus* s. *Jacobsonii* zieht vom Ganglion petrosum in die Paukenhöhle, deren Schleimhaut er mit sensiblen Fasern versorgt (vgl. Fig. 4, S. 16). Er zieht längs des Promontorium aufwärts, tritt dann aber zur vorderen oberen Fläche der Schläfenbeinpyramide und wird hier *N. petrosus superfic. minor* genannt. Der

letztere Nerv tritt dann durch das For. lacerum zum Ganglion oticum, von dem aus seine Fasern durch die S. 321 erwähnte Anastomose zum *N. auriculo-temporalis* und durch dessen *Rr. parotidei* zur *Parotis* gelangen, deren Sekretion sie bewirken. Auch mit dem Plexus caroticus int. ist er durch kleine Zweige (*N. petrosus prof. minor*) verbunden (s. auch Fig. 4, S. 16).

2. Der *N. stylo-pharyngeus* zum M. stylo-pharyngeus.

3. Die *Rr. pharyngei,* wahrscheinlich sensibel, zum Schlunde, um dessen Wand sie mit dem N. vagus und sympathicus ein Geflecht, *Plexus pharyngeus,* bilden. Nach Volkmann soll auch der *M. constrictor pharyngeus medius* vom Glosso-pharyngeus innerviert werden.

4. Die *Rr. tonsillares,* feine sensible Zweige zur Schleimhaut der Mandeln und Gaumenbogen.

5. Die *Rr. linguales* gehen zur Zungenschleimhaut, deren hinteren Abschnitt sie mit Geschmacksfasern versorgen.

Der *N. glosso-pharyngeus* ist somit hauptsächlich als Geschmacksnerv der Zunge und Sekretionsnerv für die Speicheldrüsen anzusehen. Daß auch die Geschmacks- und Sekretionsfasern der Chorda tympani vom Glosso-pharyngeuskern kommen, ist bereits S. 321 erwähnt worden.

X. N. vagus.

Die Wurzelfasern des *N. vagus* treten dicht unterhalb des Glossopharyngeus aus dem Corp. restiforme hervor. Der Nerv verläßt hierauf zugleich mit dem IX. und XI. Hirnnerven durch das For. jugulare die Schädelhöhle. In dieser Öffnung bildet er das *Ganglion jugulare,* etwas unterhalb der Schädelbasis das mehr geflechtartige *Ganglion nodosum.* Am Halse läuft der *N. vagus* mit der *Carotis int.* bzw. *communis* und der *V. jugularis int.* zur Seite des Pharynx innerhalb einer gemeinsamen Scheide nach abwärts. Dabei ist er zwischen beiden Gefäßen und etwas nach hinten von denselben gelegen. Der Nerv tritt alsdann sowohl links wie rechts zwischen der A. subclavia und V. anonyma in die Brusthöhle. Der rechte N. vagus biegt hierauf nach hinten und gesellt sich zum Oesophagus, der linke läuft erst vor dem Aortenbogen nach abwärts und zieht dann ebenfalls nach hinten zum Oesophagus, neben dem hierauf der linke mehr vorn, der rechte mehr hinten nach abwärts verläuft. Auf diese Weise gelangt der linke auf die vordere, der rechte auf die hintere Fläche des Magens. Der Vagus gibt folgende Äste ab:

1. Der kleine sensible *R. meningeus* versorgt die Dura der hinteren Schädelgrube.

2. Der kleine sensible *R. auricularis n. vagi* zieht in transversaler Richtung durch das Schläfenbein zur Fiss. tympano-

mastoidea und dann zur unteren und hinteren Wand des äußeren Gehörganges[1] hin.

3. Die *Rr. pharyngei* gehen schräg nach unten zur Seitenwand des Pharynx und bilden mit den Rr. pharyngei des Glosso-pharyngeus und des Sympathicus ein von Ganglienzellen durchsetztes Geflecht, *Plexus pharyngeus*, von dem die Muskeln und die Schleimhaut des Schlundes versorgt werden. Der Vagus liefert wahrscheinlich die Fasern für die Schlundmuskulatur (vielleicht mit Ausnahme des *Constrictor pharyngis medius* s. S. 324), der Glosso-pharyngeus die sensiblen Zweige.

4. Der *N. laryngeus sup.* geht hinter der Carotis zum Kehlkopf, neben dem er sich in einen äußeren und inneren Ast teilt. Der äußere Ast, *R. externus*, zieht an der Außenfläche des Pharynx nach abwärts zum M. crico-thyreoideus. Der innere Ast, *R. internus*, dringt mit der A. und V. laryngea sup. durch die Membr. hyothyreoidea ins Innere des Kehlkopfes, dessen Schleimhaut er mit sensiblen Zweigen versorgt.

Der innere Ast ist mit dem *N. laryngeus sup.* durch die sogen. Galen'sche Anastomose verbunden, welche an der hinteren Fläche der Kehlkopfmuskeln liegt und dem Laryngeus inf. sensible Fasern zuführen soll.

5. Der *N. laryngeus inf.* entspringt erst in der Brusthöhle. Der rechte geht unter der *A. subclavia,* der linke unter dem *Arcus aortae* nach hinten. Beide Nerven verlaufen alsdann in der seitlichen Rinne zwischen Oesophagus und Trachea aufwärts, dringen hinter der Artic. crico-thyreoidea in den Kehlkopf hinein und versorgen dort sämtliche Muskeln, vielleicht mit Ausnahme des *M. crico-thyreoideus,* der jedenfalls (s. o.) auch einen Zweig vom Laryngeus sup. erhält.

6. Die *Rr. cardiaci* entspringen nicht allein vom Stamm des Vagus, sondern auch vom N. laryngeus sup. und inf. Die oberen ziehen längs der Carotis, die unteren direkt neben dem Aortenbogen zum Herzen, wo sie mit Sympathicuszweigen den *Plexus cardiacus* bilden. Auch zum Herzbeutel geben die Rr. cardiaci feine Zweige. Der Vagus führt Hemmungs-, der Sympathicus beschleunigende Fasern für die Herzaktion.

7. Die *Rr. tracheales* versorgen die glatten Muskelfasern und die Schleimhaut der Luftröhre.

8. Die *Rr. bronchiales* ziehen in die Lungen hinein, indem sie um die vordere und hintere Wand der Bronchien zwei Geflechte, den *Plexus pulmonalis ant.* und *post.*, bilden, von dem dann sensible und motorische Fasern für die glatten Muskelfasern und die sonstige Substanz der Bronchien und Lungen abgehen.

---

[1] Die vordere und obere Wand des Ganges wird vom *N. auriculotemporalis* versorgt.

9. Die *Rr. oesophagei* gehen von den benachbarten Vaguszweigen zum Oesophagus, dessen Schleimhaut sie mit sensiblen, dessen glatte Muskulatur sie mit motorischen Fasern versorgen.

10. Der *Plexus gastricus ant.* und *post.* sind vor und hinter der kleinen Kurvatur gelegen. Von denselben gehen folgende Zweige ab:

a) *Rr. gastrici* für die glatten Muskelfasern bzw. die Schleimhaut des Magens;

b) *Rr. hepatici* (wahrscheinlich sensibel) durch das Lig. hepatoduodenale zur Leber;

c) *Rr. coeliaci* (sensibel?) sind Zweige zum sympathischen *Plexus coeliacus*, welche wahrscheinlich mit dem letzteren zu verschiedenen Eingeweiden, also zum Darm, Pancreas, den Nieren und Nebennieren hinziehen.

Der *N. vagus* ist der längste von allen Hirnnerven und ein gemischter Nerv. Doch scheint der größte Teil der motorischen Fasern (vielleicht sogar alle) dem Vagus durch den N. accessorius zugeführt zu werden.

XI. Der N. accessorius.

Der Beinerv, *N. accessorius* (*Willisii*), kommt unterhalb des vorigen Nerven mit einem Teil seiner Wurzelfasern aus dem Vaguskern, mit einem anderen Teile aus dem Seitenhorn bzw. Seitenstrang des Rückenmarkes (zwischen den vorderen und hinteren Wurzeln der sechs obersten Zervikalnerven) zum Vorschein (vgl. Fig. 69). Der Nerv geht dann erst durch das For. magnum in die Schädelhöhle, hierauf jedoch mit dem IX. und X. Hirnnerven durch das For. jugulare wieder aus der letzteren heraus, worauf er sich in einen oberen oder inneren Ast, *R. internus,* und einen unteren oder äußeren Ast, *R. externus,* teilt.

1. Der *R. internus* stammt vom Vaguskern (*Accessorius vagi*) und geht auch völlig in die Bahn des N. vagus über, dem er motorische Fasern für die quergestreiften Muskeln des Pharynx, zum Teil auch des Larynx, sowie für die glatten Muskelfasern des Oesophagus, des Magens, der Trachea, der Bronchien und wahrscheinlich auch für diejenigen des Herzens zuführt.

2. Der *R. externus* kommt vom Rückenmark (*Accessorius spinalis*) und zieht schräg nach unten und lateralwärts zum M. sternocleido-mastoideus, durchbohrt den letzteren und verläuft sodann von der Mitte seines hinteren Randes weiter abwärts zum M. trapezius.

Der *N. accessorius* ist somit als rein motorischer Nerv anzusehen.

XII. Der N. hypoglossus.

Der Zungenfleischnerv, *N. hypoglossus*, tritt jederseits zwischen Pyramide und Olive hervor und durch den Can. hypoglossi zum Schädel hinaus. Hierauf verläuft er lateral vom Vagus und den beiden Karotiden bogenförmig nach vorn und unten. Weiterhin zieht er (vom M. digastricus und stylo-hyoideus bedeckt) zum M. hyoglossus und dringt dann dicht oberhalb des Zungenbeines durch den letzteren in die Zungenwurzel hinein.

Schon hoch oben geht er mit dem I. und II. Zervikalnerven eine Anastomose ein, welche deswegen wichtig ist, weil die in derselben enthaltenen Zervikalnervenfasern völlig in die Bahn des *R. descendens n. hypoglossi* (bzw. wohl auch des R. thyreo-hyoideus und genio-hyoideus) übergehen. Weitere Äste des Hypoglossus sind:

1. Der *R. thyreo-hyoideus* nach abwärts zum M. hyo-thyreoideus.

2. Der *R. descendens n. hypoglossi* verläuft vor der Scheide der großen Halsgefäße (V. jugul. int. und Karotiden) nach abwärts und zieht zum M. sterno-thyreoideus, sterno-hyoideus und omohyoideus. Auf diesem Wege werden dem *R. descendens* auch noch vom II. bis III. Zervikalnerven durch einen besonderen Nervenstrang, *Ansa hypoglossi*, zervikale Fasern zugeführt.

3. Der *R. genio-hyoideus* zum N. genio-hyoideus.

4. Die *Rr. linguales* zu sämtlichen Zungenmuskeln mit Einschluß des *M. stylo-glossus.*

Der *N. hypoglossus* ist also der motorische Nerv für sämtliche Zungenmuskeln mit Einschluß des *M. stylo-glossus.* Diejenigen Fasern, welche die mittleren Halsmuskeln versorgen, werden ihm von den drei obersten Zervikalnerven zugeführt.

N. Die Rückenmarksnerven.

Die vom Rückenmark entspringenden Nerven, *Nn. spinales*, entstehen durch Vereinigung der vorderen motorischen und der hinteren sensiblen Wurzel, von denen in die letztere das *Ganglion spinale* eingelagert ist. Man unterscheidet 31 Paare, nämlich: a) 8 Paar Halsnerven, *Nn. cervicales*, von denen der oberste zwischen Occiput und Atlas hervortritt; b) 12 Paar Brust- oder Rückennerven, *Nn. thoracales*; c) 5 Paar Lendennerven, *Nn. lumbales*; d) 5 Paar Kreuzbeinnerven, *Nn. sacrales* und endlich e) 1 Paar Steißbeinnerven, *Nn. coccygei*, welche aus dem Hiatus canalis sacralis herauskommen. Nachdem die Spinalnerven aus den Forr. intervertebralia herausgetreten sind, teilt sich ein jeder in einen vorderen Ast, *R. anterior* und einen hinteren, *R. posterior.*

Die hinteren Äste sämtlicher Spinalnerven versorgen die Haut und tiefe Muskulatur des Nackens, Rückens, der Lenden- und Kreuzbeingegend. Auch die Gesäßhaut erhält von den hinteren Ästen der drei oberen Lumbal- und drei oberen Sakralnerven Zweige. Besonders sind die hinteren Äste der beiden obersten Spinalnerven benannt. Der des ersten, *N. suboccipitalis*, tritt zwischen der A. vertebralis und dem hinteren Bogen des Atlas zu den tiefen kurzen Nackenmuskeln. Der des II. Zervikalnerven, *N. occipitalis major*, biegt sich um den M. obliquus cap. inf. nach aufwärts, um sich nach Durchbohrung des M. semispinalis capitis bzw. mitunter auch des Trapezius an der Haut des Hinterhauptes zu verästeln.

Die vorderen Äste der Spinalnerven sind erheblich stärker und bilden folgende, zum Teil sehr starke Geflechte: 1. den *Plexus cervicalis*, welcher aus den vier obersten Zervikalnerven besteht; 2. den *Plexus brachialis*, welcher von den vier untersten Zervikalnerven und dem größten Teil des I. Brustnerven gebildet wird, während der Rest des letzteren als *N. intercostalis* I in den ersten Interkostalraum übergeht; 3. die 12 *Nn. thoracales*, welche kein Geflecht bilden, sondern als *Nn. intercostales* (der XII. am unteren Rande der XII. Rippe) nach vorn ziehen; 4. den *Plexus lumbalis*, welcher sich aus den drei obersten und dem größten Teil des IV. Lumbalnerven zusammensetzt; 5. den *Plexus sacralis*, welcher aus den $1^1/_2$ untersten Lumbalnerven und den $3^1/_2$ obersten Sakralnerven gebildet ist und endlich 6. den *Plexus coccygeus*, welcher aus den $1^1/_2$ letzten Sakralnerven und dem *N. coccygeus* besteht[1]. Sämtliche Spinalnerven hängen durch die *Rr. communicantes* mit dem Grenzstrang des N. sympathicus zusammen.

I. Plexus cervicalis.

Der *Plexus cervicalis* ist zur Seite der vier oberen Halswirbelquerfortsätze gelegen und gibt folgende Äste ab, deren oberflächliche Zweige sämtlich in der Mitte des Sterno-cleido-mastoideus (hinterer Rand) zum Vorschein kommen.

1. Sowohl vom I. bis II. Zervikalnerven, als auch vom II. bis III. Zervikalnerven (*Ansa hypoglossi*) geht je eine Anastomose zum N. hypoglossus hin (s. S. 327), deren Fasern in den *R. hyo-thyreoideus*, *R. genio-hyoideus* und *R. descendens hypoglossi* übergehen, um den M. genio-hyoideus und die unteren Zungenbeinmuskeln zu versorgen.

2. Muskeläste zu den nahegelegenen Halsmuskeln (*M. longus cap. et colli*, *Mm. scaleni* und mitunter auch *M. levator scapulae*).

---

[1] Zwischen dem Plexus sacralis und coccygeus kann man noch den *Plexus pudendus* besonders bezeichnen, welcher jedoch meist nur als Anhang des Plexus sacralis auftritt.

3. Der *N. occipitalis minor* verläuft dicht hinter dem Sterno-cleido-mastoideus, parallel mit demselben, nach aufwärts zur Haut des Hinterhauptes.

4. Der *N. auricularis magnus* zieht auf dem M. sterno-cleido-mastoideus, etwas dorsal von der V. jugularis ext., senkrecht zur Haut des Ohres nach aufwärts.

5. Der *N. cutaneus colli* geht über den hinteren Rand des Sterno-cleido-mastoideus auf dem letzteren nach vorn unter das Platysma, nachdem er sich vorher in einen oberen Zweig, *R. cutaneus colli medius,* und einen unteren, *R. cutaneus colli inf.*, geteilt hat, welche beide durch das Platysma zur Haut des Halses treten.

6. Die *Nn. supraclaviculares* gehen, bedeckt vom Platysma, zum Teil vor dem Sterno-cleido-mastoideus, zum Teil in der Fossa supraclavicularis major, endlich vor dem Schlüsselbein nach abwärts, um die Haut der unteren Hals-, oberen Brust- und vorderen Schultergegend zu versorgen.

7. Mitunter sendet der Plexus cervicalis Muskeläste zum *M. sterno-cleido-mastoideus* und *M. trapezius*, welche dann ganz oder teilweise den *N. accessorius* ersetzen können.

8. Der *N. phrenicus* geht dicht vor dem M. scalenus ant., dann zwischen der A. und V. subclavia in die Brusthöhle. Hier verläuft er jederseits vor der Lungenwurzel zwischen Pleura mediastinalis und Pericardium zum Zwerchfell, welches er allein versorgt. Kleinere sensible Zweige, *Nn. phrenico-abdominales,* treten durch die Leberligamente zur Leber, vielleicht auch noch zum Ganglion coeliacum und den Nebennieren.

II. Plexus brachialis.

Der *Plexus brachialis* setzt sich aus den vorderen Ästen der vier untersten Zervikalnerven und dem größten Teil des I. Thorakalnerven zusammen. Derselbe kommt zwischen dem M. scalenus ant. und medius zum Teil hinter, zum Teil oberhalb der *A. subclavia* zum Vorschein. Aus dem Geflecht gehen drei Hauptstränge hervor, welche die *A. axillaris* umfassen. Von diesen drei Strängen sind zwei vorn (der eine medial, der andere lateral), der dritte hinten gelegen.

a) Die kurzen Äste.

Die kurzen Äste, *Pars supraclavicularis,* entspringen oberhalb des Schlüsselbeines und sind:

1. Muskeläste zu den Mm. scaleni und longus colli.

2. Der *N. thoracalis post.* zieht meist durch den M. scalenus medius nach hinten zum M. levator scapulae und rhomboideus.

3. Die *Nn. thoracales antt.* ziehen unterhalb des Schlüsselbeines nach vorn zum M. subclavius, pectoralis major und minor.

4. Der *N. thoracalis longus* (lateralis) verläuft in der Axillarlinie auf der Außenfläche des M. serratus ant. nach abwärts, indem er diesen Muskel versorgt.

5. Der *N. suprascapularis* zieht nach hinten, wo er unter dem Lig. transversum durch die Inc. scapulae zum M. supra- und auch infraspinatus gelangt.

6. Die *Nn. subscapulares* versorgen die Mm. subscapularis, latissimus und teres major. Von diesen Nerven verläuft der zum Latissimus ziehende (als *N. thoraco-dorsalis* besonders bezeichnet) am lateralen Rande des Schulterblattes nach unten.

7. Der *N. axillaris* entspringt bereits vom hinteren Strang des Plexus und verläuft mit der *A.* und *V. circumflexa humeri post.* zunächst zwischen dem langen Kopf des Triceps und dem Humerus, dann unter dem M. deltoideus von hinten her um das Collum chirurgicum humeri, indem er den M. deltoideus und teres minor versorgt. Bevor er hinten unter den Deltoideus tritt, gibt er den *N. cutaneus brachii lateralis* für die Haut an der lateralen Seite des Oberarmes ab.

b) Die langen Äste des Plexus brachialis.

Die langen Äste, *Pars infraclavicularis*, entspringen unterhalb des Schlüsselbeines von den drei Strängen, welche die *A. axillaris* umgeben.

1. Der *N. cutaneus brachii medialis* kommt aus dem vorderen medialen Strange des Plexus, zieht an der medialen Seite der V. brachialis nach abwärts, durchbohrt etwa in der Mitte des Oberarmes die Faszie und versorgt die Haut an dem unteren Abschnitt der medialen Oberarmfläche. Der Nerv wird mitunter ganz oder teilweise durch den *N. intercosto-brachialis* (den perforierenden Zweig des II. Interkostalnerven) ersetzt, welcher allerdings für gewöhnlich nur die Haut der Achselhöhle und des oberen Abschnittes der medialen Oberarmfläche innerviert.

2. Der *N. cutaneus antibrachii medialis* entspringt ebenfalls vom vorderen medialen Strange des Plexus und verläuft am Oberarm unter der Faszie an der medialen Seite der A. und V. brachialis. Er durchbohrt auch an der medialen Seite oberhalb der Ellenbeuge die Faszie und versorgt mit einem vorderen und einem hinteren Ast die Haut der Ulnarseite des Unterarmes.

3. Der *N. ulnaris* entspringt ebenfalls aus dem vorderen medialen Strange des Plexus und verläuft zunächst hinter dem vorigen Nerven, dann hinter dem Septum intermusculare mediale und hinter

dem Epicondylus medialis humeri (Stelle des sogen. Musikantenknochens), ohne am Oberarm Zweige abzugeben. Hierauf bohrt sich der Nerv in den Ursprung des M. flexor carpi ulnaris hinein und zieht, bedeckt von diesem Muskel, neben der A. und V. ulnaris zur Hohlhand, in die er an der Radialseite des leicht fühlbaren Erbsenbeines eintritt. Hier teilt er sich dann in einen oberflächlichen und tiefen Endast. Am Unterarm gibt der Ulnaris folgende Zweige ab:

a) Rr. musculares für den M. flexor carpi ulnaris und den ulnaren Teil des M. flexor dig. profundus;

b) den *R. cutaneus palmaris* in der Nähe des Handgelenkes zur Haut des Kleinfingerballens;

c) der *R. dorsalis manus* tritt unter der Sehne des M. flexor carpi ulnaris zum Handrücken, wo er mittels der *Nn. digitales dorsales* sensible Zweige für die Ränder der $2^1/_2$ letzten Finger abgibt;

d) der oberflächliche Endast, *R. volaris superficialis,* zieht mit dem gleichnamigen Ast der A. und V. ulnaris, bedeckt von der Aponeurosis palmaris, in die Hohlhand, um dort die Ränder der $1^1/_2$ letzten Finger zu versorgen. Doch schickt er in der Hohlhand noch eine Anastomose zum *N. medianus* (s. w. u.) und einen kleinen Zweig zum *M. palmaris brevis* hin;

e) der tiefe Endast, *R. volaris profundus,* dringt mit dem gleichnamigen Ast der A. und V. ulnaris zwischen dem M. abductor und flexor brevis digiti V in die Tiefe, wo er neben dem arteriellen tiefen Hohlhandbogen verläuft. Dieser Ast versorgt die Muskeln des Kleinfingerballens, sämtliche Mm. interossei, den M. adductor pollicis und den III. bis IV. Lumbricalis.

4. Der *N. musculo-cutaneus* entspringt aus dem vorderen lateralen Strange des Plexus, durchbohrt gewöhnlich den M. coracobrachialis (N. perforans casseri) und zieht alsdann zwischen dem M. biceps und brachialis zur lateralen Seite des Oberarmes. Nachdem er an dem letzteren sämtliche Beuger versorgt hat, durchbohrt er lateral von der Bizepssehne die Faszie, um als *N. cutaneus antibrachii lateralis* die Haut der Radialseite des Unterarmes zu versehen.

5. Der *N. medianus* entspringt gabelförmig aus den beiden vorderen Strängen des Plexus und zieht dann neben der A. brachialis zur Ellenbeuge. Der Nerv ist oben an der lateralen Seite, in der Mitte vor, unten medial von der Arterie gelegen und namentlich in der Mitte deutlich durch die Haut zu fühlen. Unter dem Lacertus fibrosus tritt er zum Unterarm, wo er, von den oberflächlichen Flexoren bedeckt, zwischen M. flexor digitorum sublimis und profundus, dann unter dem Lig. carpi transversum

zur Hand weiter zieht. In der Hohlhand teilt er sich dann in einen medialen und einen lateralen Endast. Am Oberarm gibt der N. medianus keine Zweige ab, dagegen am Unterarm die folgenden:

a) *Rr. musculares* für sämtliche Flexoren des Unterarmes, mit Ausnahme des *M. flexor carpi ulnaris* und des Ulnarteiles des *M. flexor digitorum prof.* (s. darüber S. 331 sub a);

b) der *N. interosseus volaris* zieht mit der A. und V. interossea volaris dicht vor der Membrana interossea zum M. pronator quadratus;

c) der *R. cutaneus palmaris* durchbohrt am Handgelenk die Unterarmfaszie und versorgt einen kleinen Hautbezirk des Daumenballens und der Hohlhand;

d) die beiden Endäste versorgen in der Hohlhand sämtliche Daumenmuskeln (mit Ausnahme des *M. adductor pollicis*) und den I.—III. M. lumbricalis. Alle übrigen Muskeln der Hand werden (s. S. 331 sub 3d u. e) vom *N. ulnaris* innerviert. Außerdem geben beide Endäste sensible Zweige für die Ränder der ersten $3^1/_2$ Finger ab. Doch ist zu beachten, daß die einander zugekehrten Ränder des III. und IV. Fingers auch durch die (sub 3d) erwähnte, neben dem oberflächlichen Hohlhandbogen gelegene Anastomose mit dem Ulnaris von dem letzteren Fasern zugeführt erhalten können.

6. Der *N. radialis* entspringt aus dem hinteren Strange des Plexus und zieht dann mit der *A.* und *V. profunda brachii*, bedeckt vom Triceps, im Sulcus n. radialis des Oberarmbeines (also hinter dem letzteren) nach unten und lateralwärts. Hierauf verläuft der Nerv zwischen dem M. brachialis und brachio-radialis wieder nach vorn, um sich etwa in Höhe des Ellbogengelenks in einen oberflächlichen und tiefen Ast zu teilen. Seine Zweige sind:

a) *Rr. musculares* für den M. triceps und anconaeus.

b) Der *N. cutaneus brachii post.* entspringt, bevor der N. radialis unter dem Triceps verschwindet, und versorgt die Haut an der Rückseite des Oberarmes.

c) Der *N. cutaneus antibrachii dorsalis* entspringt nach dem Hervortritt des N. radialis unter dem Triceps und verbreitet sich in der Haut an der Rückseite des Unterarmes.

d) Der tiefe Endast, *R. profundus*, bohrt sich durch den M. supinator zur Rückseite des Unterarmes, wo er als *N. interosseus dorsalis* mit der A. und V. interossea dorsalis zwischen den tiefen Extensoren längs der Membr. interossea nach abwärts zieht, indem er sämtliche Extensoren des Unterarmes versorgt.

e) Der oberflächliche Endast, *R. superficialis*, verläuft zunächst unter dem M. brachio-radialis nach abwärts, dann unter der Sehne des letzteren zur Rückseite der Hand und teilt sich dort in die *Nn. digitales dorsales* für die Ränder der $2^1/_2$ ersten Finger.

Der *N. radialis* versorgt also an der Dorsalseite des Armes nicht allein die ganzen Streckmuskeln, sondern auch fast die ganze Haut.

Übersicht über die Hautäste des Plexus brachialis.

1. Am Oberarm wird die mediale Seite oben vom *N. intercosto-brachialis* (vom II. Interkostalnerven), unten vom *N. cutaneus brachii medialis*, die laterale Seite vom *N. cutan. brachii lat.* (aus dem *N. axillaris*), die hintere Seite vom *N. cutan. brachii post.* (aus dem *N. radialis*) versorgt.

2. Am Unterarm wird die ulnare Seite vom *N. cutan. antibrachii medialis*, die radiale Seite vom *N. cutaneus antibrachii lat.* (aus dem *N. musculo-cutaneus*), die Dorsalseite vom *N. cutan. antibrachii dorsalis* (aus dem *N. radialis*) versorgt.

3. An der Hand wird die Volarfläche entsprechend den ersten $3^1/_2$ Fingern vom *N. medianus*, entsprechend den $1^1/_2$ letzten Fingern vom *N. ulnaris* versorgt. Die Dorsalfläche erhält, entsprechend den ersten $2^1/_2$ Fingern, ihre Zweige vom *N. radialis*, entsprechend den letzten $2^1/_2$ Fingern Zweige vom *N. ulnaris*. Dabei ist zu beachten, daß — mit Ausnahme des Daumens — die dorsalen Fingernerven nur die Haut der I. Phalanx innervieren, während die II. und III. Phalanx am Fingerrücken noch von den erheblich stärkeren volaren Nerven versorgt wird.

Übersicht über die Muskelzweige des Plexus brachialis.

Es werden versorgt:

Die Mm. pectoralis major, minor und subclavius von den *Nn. thoracales antt.*

Der M. levator scapulae und die Mm. rhomboidei vom *N. thoracalis post.*

Der M. serratus ant. vom *N. thoracalis longus.*

Die Mm. supra- und infraspinatus vom *N. suprascapularis.*

Die Mm. latissimus, teres major und subscapularis von den *Nn. subscapulares.*

Die Mm. deltoideus und teres minor vom *N. axillaris.*

Am Oberarm sämtliche Beugemuskeln vom *N. musculocutaneus*, sämtliche Streckmuskeln vom *N. radialis.*

Am Unterarm sämtliche Streckmuskeln ebenso vom *N. radialis*, sämtliche Beugemuskeln vom *N. medianus*, mit Ausnahme des M. flexor carpi ulnaris und eines Teiles des M. flexor digg. profundus, welche der *N. ulnaris* versorgt.

An der Hand die Muskeln des Daumenballens (mit Ausnahme des Adductor pollicis) und der I.—III. Lumbricalis vom *N. medianus*, alle übrigen Handmuskeln vom *N. ulnaris*.

III. Nn. thoracales.

Über die hinteren Äste der 12 Brust- oder Rückennerven, *Nn. thoracales*, ist bereits S. 328 gesagt, daß dieselben wie alle übrigen Spinalnerven zur Haut oder Muskulatur des Rückens ziehen.

Die vorderen Äste, *Nn. intercostales*, laufen in den Zwischenrippenräumen zwischen den Mm. intercostales intt. und extt. nach vorwärts, der XII. jedoch am unteren Rande der XII. Rippe. Jeder Interkostalnerv wird von der *A.* und *V. intercostalis* begleitet und gibt folgende Zweige ab:

1. Muskelzweige für die Mm. intercostales, triangularis sterni und subcostales, ferner die Mm. levatores costarum, endlich die Mm. serratus post. sup. und inf. Die vorderen Enden der 6 unteren Interkostalnerven versorgen auch, über die Rippen nach vorn tretend, den oberen Abschnitt der Bauchmuskulatur.

2. Hautzweige zur Haut der Brust und des Bauches, welche in zwei Linien die Muskeln durchbrechen, nämlich: a) als *Rr. cutanei laterales* etwa in der vorderen Axillarlinie und b) als *Rr. cutanei antt.* etwa in der Parasternallinie. Die ersteren verbreiten sich mit je einem vorderen und einem hinteren Zweig in der Gegend zwischen der Mamillar- und Skapularlinie, die letzteren zwischen der Mamillar- und Medianlinie. Der *R. cutaneus lat.* des II. Interkostalnerven zieht als *N. intercosto-brachialis* zur medialen Fläche des Oberarmes (s. S. 330).

IV. Plexus lumbalis.

Der *Plexus lumbalis* entsteht aus den vorderen Ästen der $3^1/_2$ oberen Lumbalnerven und ist zwischen der vorderen und hinteren Schicht (also innerhalb) des M. psoas major gelegen. Die Äste des Plexus sind:

1. Der *N. ilio-hypogastricus* verläuft zwischen der Niere und dem M. quadratus lumborum, parallel der XII. Rippe nach vorn, gibt Zweige an die benachbarten Bauchmuskeln und teilt sich über der Mitte der Crista iliaca in den *R. cutaneus lateralis* für die Haut über der Hüfte und den *R. cutaneus ant.* für die Bauchhaut oberhalb des Lig. Pouparti.

2. Der *N. ilio-inguinalis* verläuft parallel dem vorigen (jedoch etwas tiefer) ebenfalls zwischen der Niere und dem Quadratus lumborum. Beide Nerven sind vielfach zu einem einzigen Stamme vereinigt. Der N. ilio-inguinalis gibt auch den Bauchmuskeln Zweige.

Hauptsächlich ist er jedoch daran zu erkennen, daß sein Ende durch den Leistenkanal verläuft, um einen kleinen Hautbezirk am Mons pubis zu versorgen.

3. Der *N. genito-femoralis* durchbohrt den Psoas major und zieht dann auf der Vorderfläche desselben nach abwärts, ist jedoch meist schon innerhalb dieses Muskels in zwei Zweige, den *N. spermaticus ext.* und *N. lumbo-inguinalis* geteilt:

a) der *N. spermaticus ext.* zieht vor der A. und V. iliaca ext. in den Leistenkanal und versorgt nach seinem Durchtritt hauptsächlich die Hüllen des Hodens (auch Tunica dartos und M. cremaster).

b) der *N. lumbo-inguinalis* geht lateral von dem vorigen unterhalb des Poupart'schen Bandes nach abwärts, wo er einen meist nur kleinen Hautbezirk neben oder unterhalb der Fovea ovalis versorgt.

4. Der *N. cutaneus femoris lateralis* zieht schräg vor dem M. iliacus bis zur Spina iliaca ant. sup., neben der er unter dem Poupart'schen Bande hindurchtritt, um die Haut an der lateralen Seite des Oberschenkels bis zum Knie zu versorgen.

5. Der starke *N. femoralis* liegt zunächst zwischen dem M. psoas und iliacus und zieht dann durch die Lacuna musculorum (s. S. 92) unterhalb des Lig. Pouparti zum Oberschenkel, wo er sich lateral von der A. femoralis in Zweige auflöst. Der Nerv gibt ab:

a) *Rr. musculares* zum M. psoas und iliacus.

b) *Rr. musculares* zu sämtlichen Streckmuskeln des Oberschenkels (mit Ausnahme des *M. tensor fasciae latae*).

c) die *Rr. cutanei antt.* zur Haut der medialen und vorderen Seite des Oberschenkels. Von denselben tritt gewöhnlich ein medialer Ast (auch als *N. cutaneus medialis* bezeichnet) unter der Fossa ovalis durch die Faszie und zieht neben der V. saphena magna nach abwärts, die anderen durchbrechen die Faszie mehr vorn in verschiedener Höhe.

d) der *N. saphenus* verläuft zunächst lateral, weiter abwärts vor, endlich medial von der A. femoralis bis zum Adduktorenschlitz: von hier an zieht er allein unter dem M. sartorius weiter, durchbohrt dessen Sehne und gelangt dann an der medialen Seite des Unterschenkels zur *V. saphena magna*, hinter welcher er entweder nur bis zum Fußgelenk oder auch bis zur großen Zehe verläuft. Der N. saphenus versorgt die Haut an der medialen Seite des Unterschenkels, mitunter auch noch den Großzehenrand des Fußes.

6. Der *N. obturatorius* zieht etwas unterhalb der Linea terminalis an der Innenfläche des kleinen Beckens nach vorn bis zur oberen Ecke des For. obturatum, durch welches er in Begleitung der A. und V. obturatoria hindurchtritt, um sämtliche Adduktoren

nebst dem M. obturator ext. zu versorgen. Ein Hautast desselben, *R. cutaneus n. obturatorii,* zieht weiter abwärts, durchbricht die Faszie etwa in der Mitte des Oberschenkels und versorgt dann die untere Hälfte der medialen Fläche des letzteren. Die obere Hälfte wird (s. S. 335 sub 5c) von einem der *Rr. cutanei antt.* des *N. femoralis* innerviert.

V. Plexus sacralis.

Der außerordentlich starke *Plexus sacralis* s. ischiadicus setzt sich aus einem Teil des IV., dem ganzen V. Lumbalnerven (dem sogen. *Truncus lumbo-sacralis*) und den $3^1/_2$ oberen Sakralnerven zusammen und ist an der Vorderfläche des M. piriformis gelegen. Direkt vom Plexus gehen außer feinen Zweigen für die Beckeneingeweide noch Muskelzweige zum *M. piriformis, obturator int.,* den *Mm. gemelli* und dem *M. levator ani* hin. Doch können dieselben auch von einem der nachfolgend zu nennenden Äste stammen.

1. Der *N. glutaeus sup.* tritt mit der A. und V. glutaea sup. durch das For. suprapiriforme (s. S. 83) aus dem kleinen Becken und verläuft dann zwischen dem M. glutaeus medius und minimus bis zum M. tensor fasciae latae, indem er diesen drei Muskeln Zweige gibt.

2. Der *N. glutaeus inf.* tritt in Begleitung der A. und V. glutaea inf. durch das For. infrapiriforme (s. S. 83) aus dem kleinen Becken, um dann ausschließlich den M. glutaeus maximus zu versorgen.

3. Der *N. pudendus*[1] tritt, wie der vorige Nerv, mit den gleichnamigen Blutgefäßen durch das For. infrapiriforme zum kleinen Becken hinaus, zieht aber sogleich wieder hinter der Spina ischiadica durch das For. ischiadicum minus in dasselbe, richtiger gesagt in die Fossa ischio-rectalis hinein, an deren lateraler Wand (zwischen der Fascia obturatoria und dem M. obturator int.) er bis zum unteren Rande des M. transv. perinei profundus verläuft. Hierauf dringt der Nerv zwischen den Fasern dieses Muskels längs des Randes des unteren Sitz- und Schambeinastes bis unter die Symphysis pubis, um dann durch das Lig. suspensorium penis zu treten und als *N. dorsalis penis* auf dem Rücken des Penis nach vorn zu verlaufen. Außer Zweigen für das Rectum (*Nn. haemorrhoidales medii*), die Vagina (*Nn. vaginales*) und die Blase (*Nn. vesicales inff.*) gibt er ab:

a) die *Nn. haemorrhoidales inferiores* ziehen mit der A. und V. haemorrhoidalis inf. schräg durch das Fett der Fossa ischiorectalis zum M. sphincter ani ext. und der Haut des Anus.

---

[1] Der *N. pudendus* entspringt vielfach von einem kleinen Geflecht, *Plexus pudendus*, welches einen Anhang des Plexus sacralis bildet und auch in den B. N. A. noch besonders bezeichnet wird.

b) der *N. perinei* zieht mit den gleichnamigen Blutgefäßen (zwischen dem M. bulbo-cavernosus und ischio-cavernosus) dicht unter der Haut nach vorn, um beim Manne in der Haut des Scrotum mittels der *Nn. scrotales postt.*, beim Weibe in der Haut der großen Schamlippen mittels der *Nn. labiales postt.* zu enden. Auf diesem Wege versorgt er die Haut des Dammes und sämtliche Dammmuskeln (mit Ausnahme des *M. levator ani*).

c) der *N. dorsalis penis* (*clitoridis*) zieht in der Rückenfurche des Penis (bzw. der Klitoris) nach vorn, indem er die Haut des Penis nebst der Eichel (bzw. die Schleimhaut der Klitoris) versorgt.

4. Der *N. cutaneus femoris post.* tritt ebenfalls durch das For. infrapiriforme heraus, ist zunächst vom M. glutaeus maximus bedeckt und läuft dann unter der Fascia lata hinter dem N. ischiadicus in der Mitte der hinteren Oberschenkelfläche nach abwärts. Sein Ende durchbricht die Faszie meist etwas oberhalb der Kniekehle und reicht hierauf gewöhnlich noch bis zur Wade (manchmal jedoch nicht so weit) nach abwärts. Seine Zweige durchbrechen am Oberschenkel überall die Fascia lata und versorgen die Haut des Gesäßes (*Nn. clunium inff.*), des Dammes (*Rr. perineales*) und der hinteren Fläche des Oberschenkels bzw. mitunter auch des Unterschenkels (*Nn. cutanei femoris* bzw. *cruris postt.*).

5. Der *N. ischiadicus* tritt, wie der vorige, durch das For. infrapiriforme aus dem Becken und ist zunächst vom M. glutaeus maximus, weiter abwärts vom M. biceps femoris bedeckt. Der Nerv ist oben etwa in der Mitte zwischen Tuber ischiadicum und Trochanter major gelegen. Am Oberschenkel teilt er sich (bald mehr oben, bald mehr unten in der Kniekehle) in den *N. tibialis* und *N. peronaeus.*

a) Der *N. tibialis* zieht als eigentliche Fortsetzung des N. ischiadicus durch die Mitte der Kniekehle nach abwärts (s. S. 258), tritt dann zwischen beide Gastroknemiusköpfe, hierauf unter den M. soleus und läuft schließlich (etwa in der Mitte zwischen dem medialen Knöchel und dem Fersenhöcker) zur Fußsohle, wo er sich in seine beiden Endäste, den *N. plantaris medialis* und *lateralis*, teilt. Auf diesem Wege gibt er ab:

α) in der Gesäßgegend mitunter Zweige für den M. obturator int., die Mm. gemelli oder den M. quadratus femoris.

β) am Oberschenkel Zweige für sämtliche Beugemuskeln (mit Ausnahme des kurzen Bizepskopfes, der vom *N. peronaeus* versorgt wird).

γ) in der Kniekehle den *Nn. suralis*[1], welcher auf oder in der Sehne zwischen beiden Gastroknemiusköpfen abwärts zieht,

[1] Der *N. suralis* wird im Gegensatz zum lateralen Hautast des *N. peronaeus* auch als *N. cutaneus surae medialis* bezeichnet, obschon er nicht an der medialen Seite, sondern in der Mitte der Wade liegt.

in der Mitte der Wade die Faszie durchbricht und sich mit dem *R. anastomoticus n. peronaei* vereinigt, um dann die Haut am lateralen Teil der Ferse und lateralen Fußrand zu versorgen.

δ) in der Kniekehle und am Unterschenkel Zweige zu sämtlichen Beugemuskeln, sowie die *Rr. calcanei mediales* zur Fersenhaut. Ein langer, sensibler *N. interosseus cruris* geht vor dem M. popliteus zwischen den Fasern der Membrana interossea nach abwärts.

ε) am Fuße zieht der *N. plantaris medialis* mit den gleichnamigen Blutgefäßen zwischen dem M. abductor hallucis und flexor digg. brevis nach vorn und endigt mit sensiblen Zweigen (*Nn. digitales plantares communes* und *propriae*) für die Ränder der ersten $3^1/_2$ Zehen und den entsprechenden Teil der Fußsohlenhaut. Außerdem versorgt der *N. plantaris medialis* noch die Muskeln des Großzehenballens (mit Ausnahme des Adduktors), den M. flexor digg. brevis und die beiden ersten Mm. lumbricales. Der *N. plantaris lateralis* geht oberhalb des M. flexor digg. brevis nach lateralwärts und versorgt alle übrigen Muskeln der Fußsohle, sowie in ähnlicher Weise wie der vorige mittels der sensiblen *Nn. digitales. plantares communes* und *propriae* die Ränder der $1^1/_2$ letzten Zehen und den entsprechenden Hautabschnitt der Fußsohle.

b) Der *N. peronaeus communis* liegt lateral vom N. tibialis und zieht zunächst längs des M. biceps femoris, dann (bedeckt von der Faszie) unterhalb des Capitulum fibulae, unter Durchbohrung des M. peronaeus longus, zur Vorderseite des Unterschenkels, wo er sich unter dem eben genannten Muskel in zwei größere Äste, den *N. peronaeus profundus* und *N. peronaeus superficialis* teilt. Seine Zweige sind:

α) ein Zweig zum kurzen Kopfe des M. biceps femoris.

β) der *N. cutaneus surae lateralis* durchbohrt die Faszie am oberen Ende des Unterschenkels und versorgt die Haut an der lateralen Seite desselben.

γ) der *R. anastomoticus peronaeus* vereinigt sich in der Mitte der Wade mit dem N. suralis (s. oben).

δ) wenn der N. cutaneus femoris post. nicht soweit nach abwärts reicht, versorgt mitunter ein *N. cutaneus cruris post.* die Haut an der Rückseite der Wade.

ε) der *N. peronaeus profundus* verläuft an der Vorderfläche der Membr. interossea mit der A. und V. tibialis ant. nach abwärts, dann unter dem Lig. cruciatum und weiterhin dicht auf den Bändern der Fußwurzel zum I. Intermetatarsalraum, wo er sich in zwei *Nn. digitales dorsales* für die einander zugewandten Ränder

der I. und II. Zehe spaltet. Auf diesem Wege versorgt er: 1. sämtliche Extensoren des Unterschenkels; 2. die Muskeln des Fußrückens.

ζ) der *N. peronaeus superficialis* gibt zunächst Zweige für die Mm. peronaei ab, zieht dann unter dem M. peronaeus longus nach vorn und durchbricht die Faszie (etwa eine Handbreit oberhalb der Malleolen) gewöhnlich schon in zwei Zweige geteilt, nämlich den *N. cutaneus pedis dorsalis medialis* und *lateralis*, von denen der erstere den medialen Rand des Fußes und der großen Zehe, beide zusammen außerdem noch mittels der *Nn. digitales dorsales* die einander zugekehrten Ränder der II.—V. Zehe versorgen, während die einander zugekehrten Ränder der I.—II. Zehe, wie auf vor. Seite erwähnt, vom *N. peronaeus profundus* innerviert werden.

VI. Plexus coccygeus.

Der *Plexus coccygeus* entsteht aus den $1^1/_2$ letzten Sakralnerven und dem N. coccygeus, umspinnt die Steißbeinspitze und versorgt (*Nn. ano-coccygei*) die Haut dieser Gegend. Auch der hintere Teil des M. levator ani bzw. der M. coccygeus können von demselben Zweige erhalten.

Übersicht über die Versorgung der Haut am Becken und der unteren Extremität.

1. Die Haut des Gesäßes wird oben lateral durch die hinteren Äste der drei oberen *Nn. lumbales*, oben medial durch die hinteren Äste der drei oberen *Nn. sacrales*, lateral durch den *N. iliohypogastricus*, unten durch den *N. cutaneus femoris post.* versorgt.

2. Die Haut der äußeren Geschlechtsteile wird am Mons pubis vom *N. ilio-inguinalis*, am Hoden bzw. den großen Schamlippen vorn durch den *N. spermaticus externus*, hinten vom *N. pudendus* (*N. perinei* s. S. 337), am Damm durch die *Rr. perineales* des *N. cutaneus femoris post.* versorgt.

3. Die Haut am Oberschenkel wird unterhalb des Lig. Pouparti vom *N. lumbo-inguinalis*, mitunter auch noch vom *N. ilio-inguinalis* oder *N. spermaticus ext.* versorgt. Im übrigen wird die ganze laterale Seite vom *N. cutaneus femoris lateralis*, die vordere Seite von den *Nn. cutanei antt.* des *N. femoralis*, die mediale Seite oben ebenso von einem Zweige der letzteren, unten vom *N. obturatorius* versehen.

4. Die Haut am Unterschenkel wird hinten oben noch vom *N. cutaneus femoris post.* oder, wenn der letztere nicht soweit hinab-

reicht, vom *N. cutaneus cruris post.* aus dem *N. peronaeus* versorgt. Die laterale Seite übernimmt der *N. cutaneus surae lateralis* aus dem *N. peronaeus*, die mediale Seite der *N. saphenus* aus dem *N. femoralis.*

5. Die Haut am Fuß wird für den ganzen medialen Rand durch den *N. saphenus* oder, da der letztere meist nicht soweit abwärts reicht, durch den *N. peronaeus superficialis* versorgt. Der ganze laterale Rand wird vom *N. suralis* aus dem *N. tibialis* innerviert. Am Fußrücken werden die einander zugekehrten Ränder der I.—II. Zehe vom *N. peronaeus profundus*, die übrigen Ränder der I.—V. Zehe vom *N. peronaeus superficialis* versorgt. Die Innervation der Fußsohle übernimmt der *N. tibialis*, und zwar mittels des *N. plantaris medialis* die Ränder der $3^1/_2$ ersten, mittels des *N. plantaris lateralis* diejenigen der $1^1/_2$ letzten Zehen. Die *Nn. digitales dorsales* erstrecken sich gewöhnlich nur bis zur II. Phalanx; das Nagelglied wird gänzlich von den *Nn. digitales plantares* versorgt.

Übersicht über die Versorgung der Muskeln an der unteren Extremität.

1. Von den Hüftmuskeln werden der M. iliacus und psoas major entweder direkt vom *Plexus lumbalis* oder vom *N. femoralis*, der M. glutaeus maximus wird vom *N. glutaeus inf.*, der M. glutaeus medius und minimus sowie der M. tensor fasciae latae werden vom *N. glutaeus sup.* innerviert. Der M. obturator int. nebst den Gemelli und der Piriformis bekommen gewöhnlich direkte Zweige vom *Plexus sacralis.* Der M. quadratus femoris erhält einen Zweig vom *N. ischiadicus*, der M. obturator ext. vom *N. obturatorius.*

2. Am Oberschenkel werden sämtliche Extensoren (mit Ausnahme des M. tensor fasciae latae s. oben) vom *N. femoralis* versorgt. Die Adduktoren werden sämtlich vom *N. obturatorius* innerviert, der Adductor magnus meistens auch noch durch einen Zweig des *N. ischiadicus.* Die Flexoren bekommen ihre Zweige vom *N. tibialis*; nur der kurze Kopf des Bizeps wird vom *N. peronaeus* versorgt.

3. Am Unterschenkel werden die Flexoren ebenso wie die des Oberschenkels vom *N. tibialis*, die Extensoren dagegen und die Peronaei vom *N. peronaeus* mit Zweigen versehen.

4. Am Fuß werden die Muskeln des Fußrückens vom *N. peronaeus profundus*, diejenigen der Fußsohle vom *N. tibialis* versorgt. Letzterer innerviert also (mit Ausnahme des kurzen Bizepskopfes) sämtliche Muskeln an der hinteren Seite des Ober- und Unterschenkels und an der Fußsohle.

O. Der N. sympathicus.

Der *N. sympathicus*, ein geflechtartig durch den ganzen Körper verzweigtes Nervensystem, kann neben dem Gehirn und Rückenmark als das dritte nervöse Zentralorgan aufgefaßt werden, da sich zwischen seinen Nervenfasern zahlreiche Ganglienzellen befinden, welche vielfach zu größeren Knoten, den sympathischen Ganglien, vereinigt sind. Der N. sympathicus versorgt die glatte Muskulatur des Körpers, hat also mit den unwillkürlichen Bewegungen des letzteren zu tun.

Die sympathischen Ganglienzellen sind kuglig und von einer bindegewebigen Scheide umgeben. Die sympathischen Nervenfasern haben kein Nervenmark, sehen also grau und durchscheinend aus. Doch sind denselben vielfach auch weiße markhaltige Nervenfasern beigemischt, welche von den Hirn- und Rückenmarksnerven herstammen. Das System des Sympathicus besteht aus drei Hauptabteilungen, nämlich: 1. dem Grenzstrang, *Truncus sympathicus;* 2. den *Rr. communicantes* des letzteren mit den Cerebro-Spinalnerven; 3. den peripheren sympathischen Geflechten, *Plexus sympathici*, welche sämtliche Blutgefäße des Körpers bis in ihre feinsten Verzweigungen begleiten.

I. Der Grenzstrang.

Der Grenzstrang oder Stamm, *Truncus sympathicus*, bildet einen langen Strang, welcher an der Halswirbelsäule vor den Querfortsätzen, an den Brustwirbeln vor den Rippenköpfchengelenken, an den Lendenwirbeln längs der Seitenfläche der Wirbelkörper (am medialen Rande des Psoas major), am Kreuz- und Steißbein medial von den Forr. sacralia antt. (also vorn) gelegen ist. Am unteren Ende sind beide Stränge durch eine Schlinge verbunden. Während dieses Verlaufes ist der Grenzstrang durch eine Anzahl Knötchen, *Ganglia trunci sympathici*, unterbrochen, welche im allgemeinen der Zahl der Wirbel entsprechen. Jedoch können auch hier und da benachbarte Ganglien miteinander verschmelzen. Am Halse ist dies die Regel, indem dort nur drei Ganglien vorhanden sind, von denen das mittlere meistens auch noch fehlt. Von diesen liegt das stärkste oberste, das *Ganglion cervicale supremum*, vor den Querfortsätzen der oberen Halswirbel, das unterste, das *Ganglion cervicale inferius*, meist schon vor dem I. Rippenköpfchengelenk, wo es mit dem I. Brustganglion verschmolzen ist. Der Faserverlauf innerhalb des Grenzstranges kann sich ebensowohl in aufsteigender wie absteigender Richtung erstrecken. So sollen z. B. die Fasern für den

M. dilatator pupillae vom unteren Zervikalteil des Rückenmarkes durch den Grenzstrang zum Plexus caroticus und dann zum Augapfel gelangen.

II. Die Rr. communicantes.

Verbindungszweige zwischen dem Grenzstrang und den nahegelegenen Hirn- und Rückenmarksnerven sind überall, am deutlichsten vielleicht am Brust- und Bauchteil des Grenzstranges, vorhanden. Wahrscheinlich dienen dieselben hauptsächlich dazu, um Fasern vom Gehirn und Rückenmark in den Sympathicus hinüberzuleiten. Viele Tatsachen, so z. B. das Erblassen beim Schreck u. a. m. beweisen jedenfalls, daß auch der Sympathicus von den ebengenannten Organen aus beeinflußt werden kann. Andere Fasern scheinen vom Grenzstrang in die Bahn der Zerebrospinalnerven überzugehen.

III. Die peripheren Sympathicusgeflechte.

Von dem Grenzstrang gehen auch zu den nahegelegenen Blutgefäßen Zweige, welche die letzteren geflechtartig umspinnen und auch deren Zweige bis zu den verschiedenen Körperorganen begleiten.

a) Am Halsteil.

Das Ganglion cervicale superius gibt außer verschiedenen Verbindungszweigen mit den Hirnnerven die Geflechte für die Carotis int. und ext., den *Plexus caroticus ext.* und *int.* ab, welche weiterhin auch deren Äste begleiten. Vom Plexus carot. int. entstehen als besondere Zweige: 1. der *N. petrosus profundus major*, welcher mit dem *N. petr. superfic. major* zum *N. Vidianus* vereinigt, durch den Can. Vidianus (vgl. Fig. 4 S. 16) zum Ganglion spheno-palatinum und dann in der Bahn der Nn. nasales supp. postt. wahrscheinlich zu den Drüsen der Nasenhöhle zieht; 2. die *Nn. carotico-tympanici*[1], Verbindungszweige zum N. tympanicus, über deren Bedeutung nichts bekannt ist, und 3. die *Radix media* s. *sympathica* zum Ganglion ciliare, welche die Fasern für den M. dilatator pupillae liefert. Von sämtlichen 2 oder 3 Halsganglien gehen ferner *Rr. cardiaci* zum Herzen hin, welche neben den großen Halsgefäßen, weiterhin neben der Aorta zum Herzen gelangen, um dann mit den Rr. cardiaci des Vagus den *Plexus coronarius dexter* und *sinister* zu bilden. Die Sympathicusfasern enthalten beschleunigende, die Vagusfasern hemmende Nerven für die Herzaktion.

---

[1] Wenn nur einer vorhanden ist, hat man denselben auch als *N. petrosus prof. minor* bezeichnet.

b) Am Brustteil.

Der Brustteil bildet mit seinen zahlreichen Zweigen den *Plexus aorticus thoracalis*, welcher die Brustaorta und deren Äste umspinnt und auch zu den nahegelegenen Venen feinere Zweige sendet. Die wichtigsten Äste des Brust若stranges sind jedoch der *N. splanchnicus major* und *minor*, von denen der erstere etwa vom VI.—X., der letztere meist vom XI.—XII. Dorsalganglion nach abwärts steigt, um dann, zu einem einzigen Stamm vereinigt, durch das Crus mediale des Zwerchfells in die Bauchhöhle zu treten (vgl. Fig. 33 S. 173). Hier scheinen die Fasern beider Splanchnici zum Ganglion coeliacum (s. w. u.), die des Splanchnicus minor zum Teil auch noch zum Ganglion renali-aorticum zu gelangen. Übrigens sollen die Nn. splanchnici nach Ruedinger meist aus markhaltigen, also von den Rr. communicantes der Spinalnerven herrührenden und nur zu ein Fünftel aus marklosen, also eigentlich sympathischen, Fasern bestehen. Dementsprechend sollen diese Nerven außer den motorischen (vielleicht auch Hemmungsfasern) für die Darmmuskulatur auch sensible Fasern (für die Darmwand?) enthalten.

c) Am Bauchteil.

Vom Bauchteil des Grenzstranges gehen eine Anzahl ziemlich starker Äste zur Bauchaorta, wo sie den *Plexus aorticus abdominalis* bilden, welcher geflechtartig auch die Aortenäste umspinnt sowie der V. cava inf. Zweige gibt. In diesen Plexus sind nun eine Anzahl von sehr großen Ganglien eingelagert, welche man im allgemeinen nach den Blutgefäßen benennt, neben denen sie sich befinden. Unter diesen Ganglien ist zunächst als größtes das *Ganglion coeliacum* (semilunares s. solare) zu nennen, welches paarig zu beiden Seiten des Ursprunges der A. coeliaca gelegen ist. Ferner ist das *Ganglion renali-aorticum* jederseits am Ursprung der A. renalis aus der Aorta gelegen. Außerdem pflegt man noch ein *Ganglion mesentericum sup.* und *inf.* besonders zu benennen. Die sympathischen Plexus umspinnen nun auch, wie bereits erwähnt, sämtliche Aortenäste, mit denen sie zu den Baucheingeweiden, beim Manne auch (*Plexus spermaticus internus*) zum Hoden, beim Weibe zum Ovarium und Uterus gelangen. Im Magen- und Darmkanale versorgen dieselben wohl unzweifelhaft die glatten Muskelfasern, zwischen denen sie zwei große Geflechte bilden. Das eine, der Auerbach'sche Plexus, *Plexus myentericus,* liegt zwischen der Rings- und Längsmuskulatur des Magen-Darmkanals, der andere, der Meissner'sche Plexus, *Plexus submucosus,* in der Submucosa, wo er die sogen. Muscularis mucosae versorgt.

d) Am Beckenteil.

Auch auf die großen Äste der Bauchaorta setzt sich natürlich der Plexus aorticus fort. Insbesondere werden die *A. hypogastrica* und ihre Äste von reichlichen sympathischen Geflechten umgeben, welche medianwärts mit dem Grenzstrang zusammenhängen und sich auch als *Plexus haemorrhoidalis, vesicalis, utero-vaginalis, cavernosus penis* bzw. *clitoridis* auf die Baucheingeweide und Genitalien fortsetzen, wo sie wohl hauptsächlich die gatte Muskulatur versorgen, indessen auch markhaltige sensible Fasern enthalten. Der *Plexus cavernosus penis* soll nach ECKARD vorzugsweise gefäßerweiternde Fasern für den Penis (*Nn. erigentes penis*) besitzen, welche vom III.—IV. Sakralnerven herkommen.

FSC
www.fsc.org
MIX
Papier | Fördert
gute Waldnutzung
FSC® C083411

Zeitfracht Medien GmbH
Ferdinand-Jühlke-Straße 7
99095 Erfurt, Deutschland
produktsicherheit@kolibri360.de